Sylke Werner
Praxishandbuch Demenzbegleitung

Verlag Hans Huber
Programmbereich Pflege

Beirat
Angelika Abt-Zegelin, Dortmund
Jürgen Osterbrink, Salzburg
Christine Sowinski, Köln
Doris Schaeffer, Bielefeld
Franz Wagner, Berlin

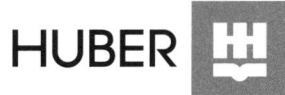

Sylke Werner

Praxishandbuch Demenzbegleitung

Menschen mit einer Demenz aktivieren, begleiten und unterstützen

Verlag Hans Huber

Sylke Werner. Examinierte Altenpflegerin, BSc Gesundheits- und Pflegemangement, Dozentin für Pflege, Berlin.
E-Mail: Sylke.Werner63@web.de

Lektorat: Jürgen Georg, Detlef Kraut, Caroline Kröner
Herstellung: Jörg Kleine Büning
Illustration: Can Aydemir, Jürgen Georg, Paul Werner, Sylke Werner
Titelillustration: pinx. Winterwerb und Partner, Design-Büro, Wiesbaden
Titelgestaltung: Claude Borer, Basel
Druckvorstufe: punktgenau GmbH, Bühl
Druck und buchbinderische Verarbeitung: AALEXX Buchproduktion GmbH, Großburgwedel
Printed in Germany

Bibliografische Information der Deutschen Nationalbibliothek
Die Deutsche Nationalbibliothek verzeichnet diese Publikation in der Deutschen Nationalbibliografie; detaillierte bibliografische Angaben sind im Internet über http://dnb.d-nb.de abrufbar.

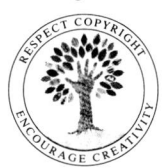

Dieses Werk, einschließlich aller seiner Teile, ist urheberrechtlich geschützt. Jede Verwertung außerhalb der engen Grenzen des Urheberrechtes ist ohne schriftliche Zustimmung des Verlages unzulässig und strafbar. Das gilt insbesondere für Kopien und Vervielfältigungen zu Lehr- und Unterrichtszwecken, Übersetzungen, Mikroverfilmungen sowie die Einspeicherung und Verarbeitung in elektronischen Systemen.
Die Verfasser haben größte Mühe darauf verwandt, dass die therapeutischen Angaben insbesondere von Medikamenten, ihre Dosierungen und Applikationen dem jeweiligen Wissensstand bei der Fertigstellung des Werkes entsprechen.
Da jedoch die Pflege und Medizin als Wissenschaft ständig im Fluss sind, da menschliche Irrtümer und Druckfehler nie völlig auszuschließen sind, übernimmt der Verlag für derartige Angaben keine Gewähr. Jeder Anwender ist daher dringend aufgefordert, alle Angaben in eigener Verantwortung auf ihre Richtigkeit zu überprüfen.
Die Wiedergabe von Gebrauchsnamen, Handelsnamen oder Warenbezeichnungen in diesem Werk berechtigt auch ohne besondere Kennzeichnung nicht zu der Annahme, dass solche Namen im Sinne der Warenzeichen-Markenschutz-Gesetzgebung als frei zu betrachten wären und daher von jedermann benutzt werden dürfen.

Anregungen und Zuschriften bitte an:
Verlag Hans Huber
Lektorat: Pflege
z.Hd.: Jürgen Georg
Länggass-Strasse 76
CH-3000 Bern 9
Tel: 0041 (0)31 300 4500
Fax: 0041 (0)31 300 4593
E-Mail: juergen.georg@hanshuber.com
Internet: http://verlag-hanshuber.com

1. Auflage 2014. Verlag Hans Huber, Hogrefe AG, Bern
© 2014 by Verlag Hans Huber, Hogrefe AG, Bern
ISBN 978-3-456-85137-2
(E-Book-ISBN_PDF 978-3-456-95137-9)
(E-Book-ISBN_EPUB 978-3-456-75137-5)

Inhaltsverzeichnis

Vorwort 11

Danksagung 15

1 Was heißt es, Menschen mit Demenz zu begleiten? 17
  1.1 Demenzbegleitung versus «Pflegealltag» 18
  1.2 Was bedeutet «Demenzbegleitung»? 21
    1.2.1 Aufgaben von Demenzbegleitern in der stationären Pflege ... 21
    1.2.2 Aufgaben von Demenzbegleitern in der ambulanten Pflege 23
  1.3 Demenzbegleitung und Pflegeprozess 23
    1.3.1 Der Pflegeprozess 24
    1.3.2 Die Dokumentation in der Demenzbegleitung 28
  1.4 Demenzbegleiter im Pflegeteam 30
    1.4.1 «Es müssen nicht alle gleich ticken» 31
    1.4.2 Kommunikation im Team 31

2 Was heißt es, an Demenz erkrankt zu sein? 35
  2.1 Was bedeutet «Demenz»? 36
    2.1.1 Definition 37
    2.1.2 Allgemeine Symptome einer Demenz 38
    2.1.3 Stadien der Demenz 38
    2.1.4 Formen der Demenz 40
  2.2 Wie wird eine demenzielle Erkrankung diagnostiziert und behandelt? ... 46
    2.2.1 Diagnostik 47
    2.2.2 Möglichkeiten der Behandlung 47
  2.3 Demenz vs. Delir 48
  2.4 Die Person mit Demenz 52
    2.4.1 Selbstwahrnehmung von Menschen mit Demenz 53
    2.4.2 Personzentrierter Ansatz (nach T. Kitwood) 55

3 Bedeutung der Lebensaktivitäten bei Menschen mit Demenz 61
  3.1 «Kommunizieren» 61
    3.1.1 Kognition und Perzeption bei Menschen mit Demenz 61
    3.1.2 Förderung von Wahrnehmung und Kommunikation 74

3.1.3	Kognitive Verfahren zur Förderung der Kommunikation	76
3.1.4	Lebensgeschichtlicher Zugang	93
3.1.5	Lebensumfeld und Verhalten	99
3.1.6	Rolle der Begleiter	107

3.2 «Sich bewegen» ... 110
3.2.1 Demenz und Bewegung ... 111
3.2.2 «Wandering» ... 113
3.2.3 Sturzprophylaxe in der Demenzbegleitung ... 115
3.2.4 Rolle der Begleiter ... 116

3.3 «Vitale Funktionen des Lebens aufrechterhalten». ... 117
3.3.1 Wahrnehmung und Beobachtung durch Begleiter ... 118

3.4 «Sich pflegen» ... 121
3.4.1 «Körperpflege nach Wunsch» ... 121
3.4.2 Recht auf Verwahrlosung? ... 123

3.5 «Sich kleiden». ... 124
3.5.1 «Kleider machen Leute» ... 125
3.5.2 Ressourcenorientierte Unterstützung durch die Begleiter ... 126

3.6 «Ausscheiden» ... 126
3.6.1 Umgang mit Inkontinenz bei Menschen mit Demenz ... 127
3.6.2 Ressourcenorientierte Unterstützung durch Begleiter ... 129

3.7 «Essen und Trinken». ... 133
3.7.1 «Nahrungsverweigerung» «Sterbewunsch» oder einfach «Vergessen»? ... 133
3.7.2 Einschätzen von Ernährungszustand und Flüssigkeitszufuhr ... 134
3.7.3 Rolle der Begleiter ... 138
3.7.5 Horten und Sammeln von Nahrungsmitteln ... 144

3.8 «Ruhen und Schlafen» ... 145
3.8.1 Schlaf-Wach-Rhythmus ... 145
3.8.2 «Sundowning». ... 146
3.8.3 Unterstützende Maßnahmen durch die Begleiter ... 146

3.9 «Sich beschäftigen» ... 148
3.9.1 Das Bedürfnis nach Beschäftigung ... 148
3.9.2 «Kreative» Beschäftigung? ... 150

3.10 «Die eigene Sexualität leben» ... 155
3.10.1 Sexualität bei Menschen mit Demenz. ... 155
3.10.2 Umgang mit Sexualität bei Menschen mit Demenz ... 156
3.10.3 «Ich bin ein Mann» ... 158

3.11 «Sichere und fördernde Umgebung» ... 160
3.11.1 Die Balance zwischen Autonomie und Fürsorge ... 161
3.11.2 Orientierungshilfen für Menschen mit Demenz ... 161
3.11.3 «Altersgerechte Assistenzsysteme» ... 166
3.11.4 Anforderungen an den Brandschutz ... 169

3.12 «Soziale Bereiche und Beziehungen sichern» ... 171
3.12.1 Soziale Sicherheit und Kontakte fördern ... 171
3.12.2 Isolation und Vereinsamung vermeiden ... 174

3.13 Mit existentiellen Erfahrungen des täglichen Lebens umgehen 175
    3.13.1 Existenzbedrohende Situationen.......................... 175
    3.13.2 Kontinuierlicher Abschied am Lebensende 176
    3.13.3 Rolle der Begleiter..................................... 178

4 Wesentliche Erkrankungen im Alter 183

4.1 Herz-Kreislauf-Erkrankungen 183
    4.1.1 Arteriosklerose 183
    4.1.2 Koronare Herzkrankheit (KHK) 184
    4.1.3 Apoplex (Schlaganfall) 184

4.2 Diabetes mellitus 187
    4.2.1 Unterzuckerung und Überzuckerung 187

4.3 Erkrankungen des Bewegungsapparates 189
    4.3.1 Arthrose 189
    4.3.2 Osteoporose 189

5 Selbstpflege in der Begleitung von Menschen mit Demenz 191

5.1 Umgang mit Belastungssituationen in der Demenzbegleitung 191
    5.1.1 «Distress» und «Eustress» 192
    5.1.2 Stressphysiologie 193
    5.1.3 Kompetenzförderung 194

5.2 Selbstpflegemanagement 196
    5.2.1 Voraussetzungen 196
    5.2.2 Selbstpflegestrategien 197

5.3 Strategien im Umgang mit Demenz am Lebensende 199
    5.3.1 Trauer zulassen 200

6 Hygiene im Alltag mit Menschen mit Demenz 203

6.1 Allgemeines zur Hygiene in stationären Einrichtungen 203

6.2 Personalhygiene – Eigen- und Fremdschutz 204

6.3 Infektionen vermeiden 205
    6.3.1 Infektionsschutzgesetz 206
    6.3.2 Kochen und Backen ohne Risiko 206

7 Rechtliche Grundlagen 209

7.1 Allgemeine Grundlagen 209

7.2 Heimgesetz 209

7.3 Pflegeversicherung 210
    7.3.1 Der Begriff der Pflegebedürftigkeit 210
    7.3.2 Nutzen der Pflegeversicherung für Menschen mit Demenz .. 210
    7.3.3 Ausblick – Pflegereform 211

7.4	**Rechtliche Betreuung**	211
	7.4.1 Bestellung eines Betreuers	212
	7.4.2 Betreuungsverfügung	213
	7.4.3 Vorsorgevollmacht	213
7.5	**Patientenverfügung**	213
	7.5.1 Bedeutung einer Patientenverfügung für Menschen mit Demenz	214
	7.5.2 Aktuelle rechtliche Situation	215
	7.5.3 Was gehört in eine Patientenverfügung?	216
7.6	**Rechtliche Regelungen zur Unterbringung und freiheitsentziehende Maßnahmen**	217
	7.6.1 Rechtliche Regelungen zur Unterbringung	217
	7.6.2 Was sind «freiheitsentziehende Maßnahmen»?	218
	7.6.3 Wann sind «freiheitsentziehende Maßnahmen» überhaupt notwendig?	218
	7.6.4 Mehr Sicherheit durch «Weglaufschutzsysteme»?	219
	7.6.5 Risiken für den Betroffenen	219
	7.6.6 Alternativen statt «freiheitsentziehende Maßnahmen»	220

8 Ethische Aspekte der Demenzbegleitung ... 223

8.1 Bedeutung einer Berufsethik ... 223

8.2 Ethische Kompetenz in der Demenzbegleitung ... 224

9 Demenzbegleitung im ambulanten Bereich ... 227

10 Wohnformen für Menschen mit Demenz ... 229

10.1 Betreutes Wohnen ... 229

10.2 Wohngemeinschaften (WG) ... 230

10.3 Hausgemeinschaften ... 230

10.4 Leben im Quartier ... 230

10.5 Pflegeoase für Menschen mit Demenz ... 231

11 Fortbildungsinhalte und Beispiele zur Ausbildung von Demenzbegleitern ... 233

11.2 Mindestanforderungen an die Ausbildung ... 233

10.2 Kritische Anmerkungen ... 234

Literaturverzeichnis ... 237

Anhang ... 243

**Deutschsprachige Literatur, Adressen und Links
zum Thema «Demenz»** 249

Autorinnenverzeichnis – Über die Autorin 267

Sachwortverzeichnis 269

Vorwort

Was waren die Gründe dafür, den Vorschlag des Verlages anzunehmen und dieses Praxishandbuch zu schreiben? Einerseits meine langjährige Praxiserfahrung in der Gerontopsychiatrie und im Umgang mit an Demenz erkrankten Menschen, andererseits meine Erfahrungen in der Ausbildung von Demenzbegleitern bzw. Alltagsbetreuern für Menschen mit Demenz. Außerdem bin ich immer auf der Suche nach entsprechender Literatur, nach einem Buch, das inhaltlich auf den Punkt kommt und die Aspekte beschreibt, die für die tägliche Begleitung von Menschen mit Demenz wichtig sind. Dabei darf es eben nicht nur um theoretisches Wissen über Demenz gehen, sondern in erster Linie darum, wie ich mit den Betroffenen umgehen sollte? Welche Bedürfnisse und Ängste haben Menschen mit Demenz? Was wollen sie überhaupt und was wünschen sie sich von ihren Begleitern? Wie lässt sich Demenzbegleitung in den Pflegealltag integrieren?

Die Begleitung von Menschen mit Demenz stellt für alle Beteiligten immer eine Herausforderung dar. Demenzielle Symptome können die Persönlichkeit und das Verhalten der Betroffenen verändern. Der fortschreitende kognitive Abbau stellt für sie eine existenzielle Bedrohung dar. Alltägliche Dinge zu vergessen, nicht mehr zu wissen, wer man ist und wo man herkommt, stellen das Leben dieser Menschen auf den Kopf. Sie benötigen zunehmend Begleitung, um ihrem Alltag in gewohnter und normaler Form nachgehen zu können. Normalität zu erhalten und einen gewohnten Alltag aufrechtzuerhalten sind zentrale Aufgaben von Demenzbegleitern.

Es geht vor allem darum, den Menschen mit Demenz so zu begleiten, dass er nicht an Würde und Lebensqualität verliert. Das ist ein hoher Anspruch, dem gerecht zu werden, nicht immer einfach ist. Viele pflegende Angehörige stellen sich dieser Aufgabe und sorgen dafür, dass der an Demenz erkrankte Mensch so lange wie möglich in seiner gewohnten Umgebung leben kann und in den Alltag einbezogen wird. Für Demenzbegleiter besteht hier ein großes Handlungsfeld, um pflegende Angehörige zu unterstützen und zu stärken.

Wenn ein Leben in den eigenen vier Wänden selbstständig nicht mehr möglich ist, wird ein Umzug in eine Pflegeeinrichtung oft unumgänglich. Vor allem, wenn der Betreffende allein lebt. In den Pflegeeinrichtungen gibt es heutzutage immer mehr spezielle Wohnbereiche, wo Menschen mit Demenz betreut und gepflegt werden. Mit dem Fortschreiten der Erkrankung erhöht sich ihr Unterstützungs- und Betreuungsbedarf. Die Pflege allein kann dies nicht mehr gewährleisten. Es bedarf zusätzlicher Betreuungspersonen, die entsprechend qualifiziert sind und Menschen mit Demenz außerhalb der Pflege im Alltag begleiten und unterstützen.

Mit dem Pflege-Weiterentwicklungsgesetz 2008 wurde der Paragraf 87b SGB XI (s. Anhang, S. 243) ins Leben gerufen und die Leistungen der gesetzlichen Pflegeversicherung für Menschen mit demenzbedingten Fähigkeitsstörungen ausgeweitet. Sie sollen nun durch Betreuungskräfte in Pflegeeinrichtungen betreut und aktiviert werden.

In einer Richtlinie der GKV wurden Aufgaben und erforderliche Qualifikation für diese Betreuungskräfte beschrieben (s. Anhang, S. 245). In den Kapiteln 1 und 11 des Buches wird darauf näher eingegangen.

In der Praxis werden Demenzbegleiter häufig im Zusammenhang mit dem § 87b SGB XI eingesetzt, also als sogenannte «zusätzliche Betreuungskräfte».

Der Schwerpunkt des Buches liegt demzufolge nicht auf der Pflege, sondern auf der Begleitung von Menschen mit Demenz. Daher gilt es die Frage zu klären, welche Kenntnisse und Fähigkeiten Demenzbegleiter für die Praxis erwerben und besitzen sollten?

Das Buch richtet sich somit an all jene, die im Rahmen der Demenzbegleitung tätig sind bzw.

täglich Menschen mit Demenz in deren Alltag begleiten. Es soll einerseits das nötige Wissen um die «Demenz» und um die Person mit Demenz vermitteln und andererseits praktische Tipps für den Umgang mit an Demenz erkrankten Menschen im Alltag geben, die sich bereits bewährt haben. Diese sind als Anregungen zu verstehen sowie als Grundlage für neue Ideen. Jeder Mensch ist individuell, besitzt eine eigene Identität. Ob sich ein Mensch mit Demenz wohlfühlt oder nicht, ist von vielen Faktoren abhängig, die im Buch beschrieben sind.

«Demenzbegleitung» ist ein weit gefasster Begriff. Im ersten Kapitel geht es deshalb zunächst um den Begriff «Demenzbegleitung» und darum, was es bedeutet, Menschen mit Demenz im Alltag zu begleiten. In diesem Zusammenhang wird auch die Rolle der Demenzbegleitung im Pflegeprozess erklärt, da die Begleitung von Menschen mit Demenz in der Praxis nicht losgelöst von der Pflege stattfindet. Ein wichtiger Aspekt ist dabei die Integration von Demenzbegleitern im (Pflege)-Team, da es hier in der Praxis immer wieder Reibungspunkte gibt.

Das zweite Kapitel beschäftigt sich mit dem Menschen mit Demenz. Es werden u. a. Symptome und Formen der Demenz erläutert. Desweiteren werden in diesem Kapitel das «Person-sein» und die Selbstwahrnehmung von Menschen mit Demenz diskutiert, zwei Aspekte, die im Umgang mit den Betroffenen eine entscheidende Rolle spielen.

Im folgenden Kapitel stehen die Lebensaktivitäten von Menschen mit Demenz im Mittelpunkt. Dieses Kapitel orientiert sich an den ABEDLs des Pflegemodells von Monika Krohwinkel (2008). Nach wie vor wird dieses Pflegemodell in den Einrichtungen der Altenhilfe angewandt. Die Aufgaben und die Rolle der Demenzbegleiter werden anhand verschiedener Lebensaktivitäten beschrieben, einschließlich Kommunikation und Umgang mit herausfordernden Verhaltensweisen.

Das vierte Kapitel widmet sich im Überblick den wesentlichen Erkrankungen im Alter, die zusätzlich zur Demenz auftreten können und sich beispielsweise auf das Verhalten der betreffenden Person auswirken können. Auf dieser Grundlage können Demenzbegleiter Veränderungen des Allgemeinbefindens und des Verhaltens der Betreffenden erkennen, ggf. erste Maßnahmen einleiten sowie Beobachtungen und Wahrnehmungen entsprechend weiterleiten.

Ein sehr wichtiger Aspekt in der Demenzbegleitung ist die Selbstpflege, denn nur wer sich auch selbst pflegt, kann Menschen mit einem Selbstpflegedefizit unterstützen. Kapitel 5 beschäftigt sich mit Stress- und Selbstpflegemanagement.

Kapitel 6 widmet sich dem Thema Hygiene. Nicht nur zu Hause, sondern besonders in Einrichtungen, wo mehrere Menschen zusammen leben, sind bestimmte Hygienemaßnahmen einzuhalten, zum Beispiel Personal- und Lebensmittelhygiene.

Rechtliche Grundlagen wie Pflegeversicherung und Betreuungsrecht werden im Kapitel 7 beschrieben. Ein besonderer Schwerpunkt ist das Thema Patientenverfügung bei Menschen mit Demenz.

Das Thema Ethik ist unmittelbarer Bestandteil der Demenzbegleitung und zieht sich wie ein roter Faden durch das gesamte Buch. Ethische Dilemmata und Entscheidungen stehen zum Beispiel in Bezug auf Ernährung, bei der Selbstbestimmung oder am Lebensende zur Diskussion. Kapitel 8 widmet sich noch einmal gesondert ethischen Kompetenzen im Kontext einer Berufsethik.

Im Kapitel 9 werden die Aufgaben der Demenzbegleitung im ambulanten Bereich zusammengefasst. Auch Menschen mit einer demenziellen Erkrankung möchten so lange wie möglich in ihrer gewohnten Umgebung leben. Für Demenzbegleiter besteht hier ein wichtiges Aufgabenfeld, auch in Bezug auf die Unterstützung pflegender Angehöriger.

Kapitel 10 beschreibt einerseits Wohnformen für Menschen mit Demenz *und* zeigt gleichzeitig weitere Arbeitsfelder der Demenzbegleitung auf, beispielsweise Wohngemeinschaften, Wohngruppen oder Leben im Quartier.

Schließlich beschäftigt sich Kapitel 11, ausgehend von den Aufgaben der Demenzbegleitung, mit wesentlichen Anforderungen und beleuchtet die derzeitigen Ausbildungsmöglichkeiten kritisch.

Dieses Praxishandbuch vermittelt all jenen das nötige Handwerkszeug, die Menschen mit Demenz begleiten oder begleiten wollen. Es liefert aber auch Argumente, sich von altbackenen Strukturen und Abläufen zu lösen und Rahmenbedingungen zu schaffen, in denen personzentrierte Begleitung tatsächlich möglich ist.

Verlieren Sie bitte trotz auftretender Schwierigkeiten und Missverständnisse, nicht den Mut, sondern reflektieren Sie, was Sie beim nächsten Mal vielleicht anders machen können. Niemand ist perfekt und auch dieses Buch kann keine Rezepte oder Goldstandards für den Umgang mit Menschen mit Demenz liefern, denn jeder Mensch ist zum Glück verschieden, von seiner Persönlichkeit und seinem Charakter her. Wenn Sie Anmerkungen, Kritik oder Erweiterungswünsche zu diesem Buch haben, danke ich Ihnen schon im Vorfeld für eine entsprechende Nachricht.

Es zeigt jedoch Möglichkeiten auf, wie sich beide Seiten im Alltag wohlfühlen können, der Mensch mit Demenz und sein Begleiter.

In diesem Sinne wünsche ich allen, die das Buch lesen oder damit arbeiten viel Erfolg und vor allem auch Spaß und Freude im Umgang mit Menschen mit Demenz, die es Ihnen, jeder auf seine Art und Weise, auf jeden Fall danken werden.

Sylke Werner

Altenpflegerin, B. Sc.
Gesundheits- und Pflegemanagement

Berlin, Februar 2013

Danksagung

Wie die Begleitung von Menschen mit einer Demenz sind auch Bücher das Ergebnis einer guten Teamarbeit. In diesem Sinne danke ich Herrn Detlef Kraut für die kritische Durchsicht und Korrektur des Manuskriptes, Anita Steininger für erweiternde Ideen zur Alltagsbegleitung und -gestaltung. Dem Verlag Hans Huber danke ich für die Annahme und Aufnahme in das breit gefächerte Demenzprogramm des Verlages. Dem Lektor und Programmplaner des Verlages Jürgen Georg, danke ich für die konzeptionelle Beratung während der Planung und Umsetzung des Buches, sowie seine Geduld bei der endgültigen Fertigstellung des Manuskriptes und einer abschließenden Bildredaktion. Vielen Dank auch an Paul Werner und Can Aydemir für die Skizzen und Cartoons in diesem Buch sowie an Peggy England für die Unterstützung.

Sylke Werner

1 Was heißt es, Menschen mit Demenz zu begleiten?

Fallbeispiele

Luise Meyer, Wilhelm Rosenberg und Maria Schmidt haben, wie andere Menschen mit einer demenziellen Erkrankung auch, vor ihrer Erkrankung ganz normal ihren Alltag gelebt, hatten einen Beruf, eine Familie, Freunde und Hobbys.

Luise Meyer war Bibliothekarin, Wilhelm Rosenberg war Lokführer und Maria Schmidt Lehrerin. Mit der Diagnose Demenz, hat sich ihr Leben von einem Tag auf den anderen verändert. Erste Anzeichen von Vergesslichkeit und Gedächtnisverlust ließen beispielsweise Luise Meyer bewusst werden, dass sie ihren Alltag auf die bekannte Weise nicht mehr leben und ihren Alltagsaktivitäten nicht mehr wie gewohnt nachgehen kann. Sie bemerkte, dass sie sich nicht mehr auf ihre Bücher konzentrieren kann. Sie fand Bücher, die sie «weggestellt» hatte, nicht mehr.

Wilhelm Rosenberg erinnerte sich plötzlich nicht mehr daran, warum er beispielsweise in den Keller oder den Garten gegangen ist oder ob er schon am Briefkasten nach Post oder der Zeitung geschaut hat.

Maria Schmidt vergaß immer öfter, warum sie in die Küche gegangen ist oder ihr fielen die Namen der Orte und Schulen nicht mehr ein, an denen sie unterrichtet hatte.

Im Verlauf der Erkrankung werden Luise Meyer, Wilhelm Rosenberg und Maria Schmidt mehr und mehr auf fremde Hilfe und Unterstützung angewiesen sein.

Demenzielle Erkrankungen beeinflussen auf vielfältige Weise den Lebensalltag von Menschen mit Demenz und deren Beziehungs- und Interaktionsfähigkeit zu ihrer sozialen Umwelt. Der Verlauf der Erkrankung führt zu dauerhaften Beeinträchtigungen im Alltagsleben. Dies wirkt sich auch auf die Fähigkeit zur selbständigen Lebensführung und die Lebensqualität aus. Andererseits möchten Menschen mit Demenz teilhaben am Leben und ihren Alltag so lange wie möglichst selbst gestalten. Aber was bedeutet «Alltag» für Menschen mit Demenz und was heißt es, Menschen mit einer demenziellen Erkrankung im Alltag zu «begleiten»? In welchem Kontext stehen «Begleitung» und «Alltag» zueinander? Gibt es in der Begleitung von Menschen mit Demenz überhaupt einen normalen «Alltag»? «Der Alltag ist das Selbstverständliche, das Nichtbesondere, Gewohnheiten und Routinehandlungen machen den Alltag aus» (Tschan, 2010: 19).

In vielen Fällen sind es pflegende Angehörige, die sich um die Betroffenen kümmern, sie soweit wie nur möglich in den häuslichen Alltag einbeziehen und ein Leben zu Hause ermöglichen. Demenzbegleiter können den Menschen mit Demenz und seine pflegenden Angehörigen dabei unterstützen (s. S. 227).

Zu Hause, in den eigenen vier Wänden, fühlen sich Menschen mit Demenz am wohlsten. Hier kennen sie sich aus, hier ist ihnen alles vertraut. Sie fühlen sich sicher und geborgen, vor allem, wenn noch Familienangehörige in der Nähe sind.

Wenn sich allerdings mit fortschreitender Demenz der Pflege- und Betreuungsbedarf erhöht, pflegende Angehörige zunehmend überfordert sind oder der Betroffene allein lebt, ist oftmals ein Einzug in eine Pflegeeinrichtung unvermeidlich. Der Umzug in eine Pflegeeinrichtung bedeutet für die Betroffenen jedoch einen großen Verlust ihrer vertrauten häuslichen Umgebung. Demenzbegleitern kommt in diesem Zusammenhang eine große Bedeutung zu, denn sie sollen den Menschen mit Demenz in seinem neuen Alltag in der Pflegeeinrichtung begleiten.

Demenzbegleiter sind häufig als «zusätzliche» Betreuungskräfte in den (Pflege) - Alltag in Pflegeeinrichtungen integriert. Gemeinsam mit dem Pflegepersonal besteht ihre Aufgabe darin, für das Wohlbefinden und eine möglichst hohe Lebensqualität pflegebedürftiger an Demenz erkrankter Menschen zu sorgen.

1.1 Demenzbegleitung versus «Pflegealltag»

Wenn Menschen wie Luise Meyer, Maria Schmidt und Wilhelm Rosenberg mit dem Fortschreiten ihrer Demenzerkrankung auf Hilfe und Unterstützung angewiesen sind, stationär oder ambulant professionell gepflegt und betreut werden, wird ihr Alltag bestimmt durch verschiedene pflegerische und betreuerische Settings. Das bedeutet, dass die Demenzbegleitung auch in den pflegerischen Alltag integriert ist.

Pflege und Demenzbegleitung orientieren sich an den Wünschen und Bedürfnissen der Betroffenen. Eine wichtige Rolle spielt dabei die Interaktion zwischen ihnen, den Pflegenden und Begleitern.

Da Pflege ein multiprofessionelles und interdisziplinäres Geschehen ist, sind in den «Alltag» alle an der Pflege und Betreuung Beteiligten integriert, z. B. Pflegepersonal, Mitarbeiter aus der Hauswirtschaft, Ergotherapeuten sowie auch Demenzbegleiter.

Der Alltag in einer Pflegeeinrichtung ist meist von einer bestimmten Tagesstruktur und Abläufen geprägt. Pflege findet rund um die Uhr statt, so dass sich pflegerische Abläufe in der Nacht fortsetzen.

Im ambulanten Bereich ist die Tagesstruktur ähnlich, nur dass die Betroffenen zu Hause leben. Je nach Bedarf werden sie vom ambulanten Pflegedienst oder von Angehörigen unterstützt oder versorgt.

Im stationären Pflegebereich ist die Demenzbegleitung in den «Pflegealltag» und dessen Abläufe integriert. Zur Orientierung zeigt der folgende Kasten ein Beispiel.

■ Beispiel für Abläufe im «Pflegealltag»:

Frühdienst: der Frühdienst beginnt mit der Übergabe, danach werden die Pflegebedürftigen morgens geweckt, es folgt die Grundpflege, das Frühstück, Aufräumarbeiten, Dokumentation, Mittagessen, Toiletten-/Blasentraining, Mittagsruhe, abschließende Dokumentation und Dienstübergabe.

Spätdienst: der Dienst beginnt mit der Übergabe, Toiletten-/Blasentraining, danach werden die Bewohner zum Kaffee gebracht, nach dem Kaffee finden Aktivitäten statt, ansonsten wird dokumentiert und das Abendbrot vorbereitet, nach dem Abendbrot werden die Bewohner zur Nacht versorgt und ins Bett gebracht, es findet die abschließende Dokumentation statt und die Übergabe zum Nachtdienst.

Nachtdienst: der Dienst beginnt mit der Übergabe; es finden so genannte «Kontrollgänge» statt bzw. «IKM-Wechsel»; eventuell werden spezielle Aufgaben vereinbart, wie z. B. Reinigungs- oder Aufräumarbeiten; abschließende Dokumentation und Übergabe an den Frühdienst. ■

Demenzbegleiter agieren sozusagen «dazwischen», wenn gerade keine Pflege stattfindet, sie spielen, singen, basteln mit den Betreffenden, machen einen Ausflug oder kochen gemeinsam. Sie sorgen sozusagen für ein Stück Normalität und dafür, dass an Demenz erkrankte Menschen ihren gewohnten Aktivitäten nachgehen können.

Deshalb sollte sich der Alltag in einer Pflegeeinrichtung an gewohnten Abläufen, wie zu Hause, orientieren und ein gewisses Maß an Lebensqualität bringen. Menschen mit Demenz sollen sich wohlfühlen, auch wenn sie auf fremde Hilfe und Unterstützung angewiesen sind.

Zum Alltag von Menschen mit Demenz gehört demzufolge viel mehr als nur Körperpflege, Toilettengänge oder die Mahlzeiten. Dazu gehören vor allem auch psychosoziale Aspekte wie Kommunikation, soziale Kontakte, Zuwendung und gewohnte Aktivitäten.

Während Luise Meyer zu Hause von ihrem Mann betreut wird, leben Maria Schmidt und Wilhelm Rosenberg bereits in einer Pflegeeinrichtung, weil sie zu Hause ihren Alltag nicht mehr allein und selbstständig bewältigen können. Sie benötigen Anleitung und Unterstützung bei der Bewältigung alltäglicher Aufgaben, beispielsweise bei der Körperhygiene, bei der Bewegung, bei der Gestaltung der Mahlzeiten, der Nahrungsaufnahme und bei der Beschäftigung.

Aufgrund der Krankheitssymptome (s. auch Kap. 2.1.2) benötigen Menschen mit einer demenziellen Erkrankung ein Pflege- und Betreuungskonzept, dass sich ihren Bedürfnissen und Ressourcen anpasst. Solche Modelle sind z. B.:
- Model der fördernden Prozesspflege nach Monika Krohwinkel (ABEDL)
- Model der FEDL, «Fähigkeiten und existentielle Erfahrungen des Lebens»
- Konzept der Integrativen Aktivierenden Alltagsgestaltung (IAA).

Das ganzheitliche Modell der fördernden Prozesspflege nach Monika Krohwinkel bietet die Möglichkeit, anhand der ABEDL, «Aktivitäten, Beziehungen und existenzielle Erfahrungen des täglichen Lebens», die Pflege und Betreuung auch für Menschen mit Demenz zu planen (s. Kap. 3). Das Modell orientiert sich an 13 ABEDL, die im (Pflege-)Alltag an die Bedürfnisse und Ressourcen von Menschen mit Demenz angepasst werden können. Dabei stehen eben nicht nur pflegerische Aspekte im Mittelpunkt, sondern eben auch ABEDLs wie «Kommunizieren können», «Sich beschäftigen können» und «Mit existentiellen Erfahrungen des Lebens umgehen können», die im Rahmen der Demenzbegleitung eine wesentliche Rolle spielen.

Ein weiteres Modell, das in Einrichtungen der Altenpflege angewandt wird, ist das Model der FEDL, «Fähigkeiten und existentielle Erfahrungen des Lebens» (Messer, 2009).

Entsprechend der Alltagsgestaltung von Pflegebedürftigen in stationären Einrichtungen wurde das Konzept der Integrativen Aktivierenden Alltagsgestaltung (IAA) entwickelt. «Das übergeordnete Ziel der Integrativen Aktivierenden Alltagsgestaltung (IAA) ist, die Wahrung der Würde und die bestmögliche Lebensqualität betagter Menschen in stationären Einrichtungen zu erhalten» (Tschan, 2010:22).

Allen Konzepten liegt eine ganzheitliche Betrachtungsweise des Menschen zu Grunde, das heißt, dass vor allem auch psychosoziale Aspekte im Alltag berücksichtigt werden. Im pflegerischen Bereich treten jedoch psychosoziale Aspekte häufig in den Hintergrund. Bereits bei der Erhebung des Pflegebedarfs liegt der Fokus, bewusst oder unbewusst, auf den Defiziten des Betroffenen, darauf, wozu er selbstständig nicht mehr in der Lage ist: Was kann der Pflegebedürftige nicht mehr und wo benötigt er deshalb welchen Unterstützungsbedarf, z. B. bei der Nahrungsaufnahme, bei der Körperpflege, beim Mobilisieren oder Ausscheiden? Er erhält dann bei Bedarf Unterstützung bei pflegerischen Maßnahmen. Man könnte deshalb meinen, dass sich der Alltag von Menschen mit Demenz, wie Maria Schmidt und Wilhelm Rosenberg, in der Pflegeeinrichtung nur noch an ihren verloren gegangenen Fähigkeiten orientiert, daran, was sie alles nicht mehr können. Im Alltag sollten jedoch ihre Ressourcen, Fähigkeiten und Verluste (Defizite) beachtet werden. In diesem Zusammenhang haben Demenzbegleiter eine wichtige Aufgabe. Auch wenn Menschen mit Demenz sich vielleicht nicht mehr allein waschen, ankleiden oder auf die Toilette gehen können, so können sie möglicherweise noch der Musik lauschen, tanzen, malen oder aus ihrem Leben erzählen. Das sind Ressourcen, die Demenzbegleiter fördern müssen (s. S. 54). Bezüglich der Lebensqualität und des Wohlbefindens ist das «wie», vor allem persönliche Zuwendung sowie die Berücksichtigung der Wünsche und Bedürfnisse der Betroffenen, von großer Bedeutung. Besonders bei der Begleitung von Menschen mit Demenz spielen psychosoziale Faktoren eine ganz wichtige Rolle.

Die derzeitige Situation in der Pflege macht jedoch deutlich, dass Pflegende allein diesem psychosozialen Anspruch längst nicht mehr gerecht werden können. Aufgrund der steigenden Anforderungen an die Pflege und der veränderten Rahmenbedingungen sind Pflegekräfte kaum mehr in der Lage, besonders Menschen mit Demenz die nötige psychosoziale Aufmerksamkeit entgegen zu bringen, die sie im Alltag tatsächlich brauchen. Alltagsrelevante Symptome wie Unruhezustände, Apathie, depressive Stimmungen mit Suizidalität, Desorientiertheit, Sinnestäuschungen oder aggressive und abwehrende Verhaltensweisen «bedingen notwendigerweise einen erhöhten Betreuungsbedarf und eine besondere Interaktion und Kommunikationskultur mit den Betroffenen.» (MDS, 2009: 10)

Aus diesem Grund wurde im Rahmen des Pflege-Weiterentwicklungsgesetzes 2008 beschlossen, dass in Pflegeheimen für Personen mit erheblichem allgemeinem Betreuungsbedarf zusätzliche Betreuungskräfte nach § 87b SGB XI beschäftigt werden können. Für jeweils rund 25 demenziell erkrankte Pflegeheim-Bewohner kann demzufolge eine zusätzliche Betreuungskraft finanziert werden.

Es gibt in der Begleitung von Menschen mit Demenz Kompetenz-Überschneidungen zwischen tatsächlichen § 87b-Kräften («zusätzliche Betreuungskräfte») und den neu entstehenden Tätigkeitsprofilen wie «Betreuungsassistenten», «Alltagsbegleiter», «Alltagsbetreuer» oder «Demenzbegleiter» (s. **Abb. 1-1**).

Mitarbeiter, die demnach zur Betreuung und Begleitung von Menschen mit Demenz eingestellt werden, werden in den Einrichtungen unterschiedlich bezeichnet, obwohl sie eigentlich als «zusätzliche Betreuungskräfte nach § 87b SGB XI» eingesetzt werden.

Uneinigkeit herrscht in der Praxis nach wie vor über das konkrete Aufgabengebiet von zusätzlichen Betreuungskräften, obwohl die Aufgaben von der GKV definiert wurden (s. Kap. 1.2.1). Besonders problematisch ist, dass keine bundeseinheitlichen Regelungen in Bezug auf die Ausbildung bzw. Qualifizierung von zusätzlichen Betreuungskräften existieren (s. Kap. 11).

In diesem Buch geht es ausschließlich um die «Demenzbegleitung», wobei sogenannte «zusätzliche Betreuungskräfte» gemäß GKV den «Demenzbegleitern» gleich gesetzt werden.

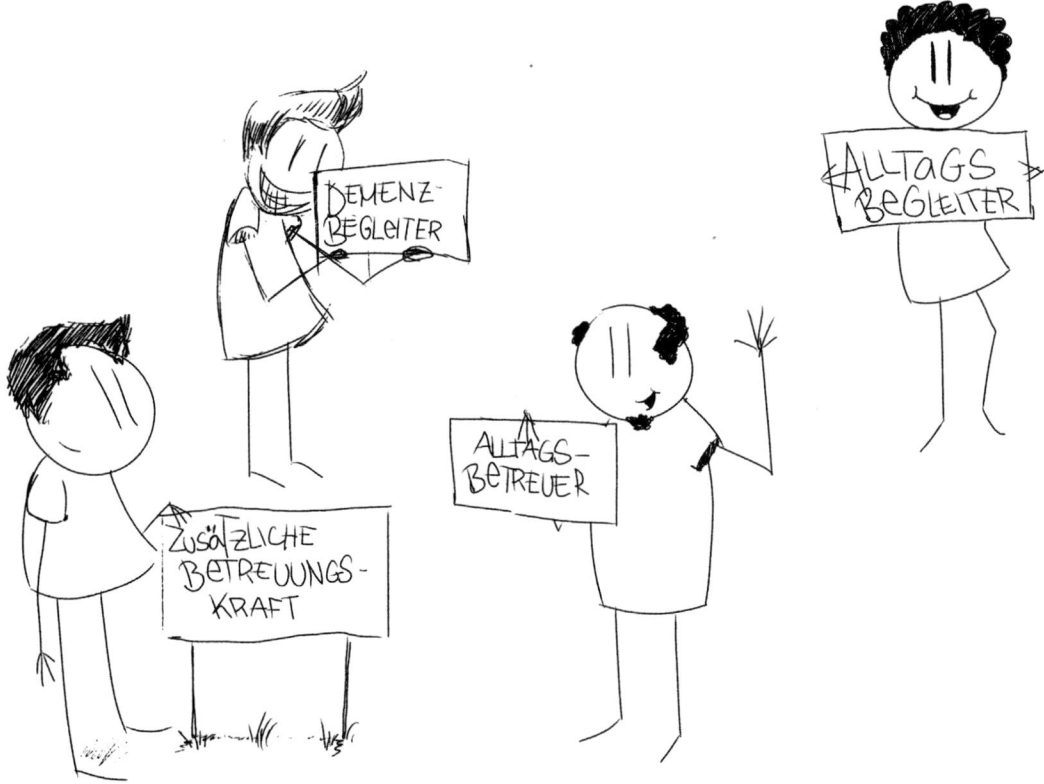

Abbildung 1-1: Verschiedene Bezeichnungen für Demenzbegleiter (Zeichnung: Can Aydemir)

1.2 Was bedeutet «Demenzbegleitung»?

«Demenzbegleitung» bedeutet, dass Menschen mit einer demenziellen Erkrankung «begleitet» werden. Sie benötigen Begleitung im Alltag, da ihnen wichtige kognitive Fähigkeiten verloren gehen, die wir grundsätzlich benötigen, um unseren Alltag selbstständig zu gestalten. Kognitive Verluste, die mit einer demenziellen Erkrankung einhergehen, sind beispielsweise Vergesslichkeit, Orientierungsstörungen, Denkstörungen und Sprachstörungen.

1.2.1 Aufgaben von Demenzbegleitern in der stationären Pflege

Menschen mit Demenz benötigen Hilfe und Unterstützung bei scheinbar ganz normalen alltäglichen Dingen. Dabei können sich die Betroffenen zu Beginn der Erkrankung meist noch selbstständig versorgen, wenn sie daran erinnert werden oder wenn ihnen erklärt wird, was gerade zu tun ist, wie z. B. das Waschen des Gesichts oder das Anziehen eines Pullovers funktionieren. Sie können sich auch beschäftigen, wenn sie Angebote erhalten und ihnen die Aktivität erklärt wird. Dazu ist ausreichend Zeit und Geduld erforderlich.

> ■ **Beispiel**
>
> Wie soll Wilhelm Rosenberg den Alltag meistern, wenn er morgens wach wird und nicht mehr weiß, wo er ist und was gerade zu tun ist?
>
> Wie soll Maria Schmidt im Alltag zurechtkommen, wenn sie nicht mehr weiß, wie sie sich morgens waschen und die Zähne putzen soll? Wie sie sich anziehen oder sich das Frühstück zubereiten soll?
>
> Luise Meyer fällt es schwer, sich nach dem Frühstück zu beschäftigen: Sie vergisst, das Radio oder den TV anzustellen, sie vergisst zu lesen oder was sie mit dem Buch machen soll, wenn sie es in der Hand hält.
>
> Luise, Maria und Wilhelm vergessen einkaufen zu gehen, haben den Weg vergessen oder was sie im Supermarkt tun sollen. Sie benötigen jemanden, der ihnen sagt, was wann und wie zu tun ist. ■

Menschen mit Demenz wollen auch trotz ihrer Erkrankung gewohnten Tätigkeiten nachgehen, wie kochen, Wäsche waschen, etwas reparieren, einkaufen oder einfach spazieren gehen. Krankheitsbedingt sind sie jedoch immer weniger in der Lage, zum Beispiel Situationen richtig einzuschätzen und ihre Grenzen zu erkennen. Sie begeben sich deshalb in Gefahr, wenn sie zum Beispiel mit Dingen hantieren, bei denen Vorsicht geboten ist (z. B. Herd, elektrische Geräte oder Reinigungsmittel) oder wenn sie allein unterwegs sind und die Orientierung verlieren.

Menschen mit Demenz benötigen einen erhöhten Beaufsichtigungs- und Betreuungsbedarf, damit sie sich nicht verletzen und an Lebensqualität einbüßen. Diese Beaufsichtigung und Betreuung übernehmen zusätzliche Betreuungskräfte bzw. Demenzbegleiter.

Für die zusätzlichen Betreuungskräfte für Menschen mit Demenz in Pflegeeinrichtungen entsprechend § 87b SGB XI wurden die Aufgaben klar definiert (GKV, 2008). Ihre Aufgabe besteht darin, die Bewohner zu betreuen und zu aktivieren und somit das Wohlbefinden und deren psychischen Zustand positiv zu beeinflussen (GKV, 2008:3). Im Einzelnen werden folgende Alltagsaktivitäten genannt (GKV, 2008:3):

- Malen und Basteln
- Handwerkliche Arbeiten und leichte Gartenarbeiten
- Haustiere füttern und pflegen
- Kochen und Backen
- Anfertigung von Erinnerungsalben oder -ordnern
- Musik hören, Musizieren, Singen
- Brett- und Kartenspiele
- Spaziergänge und Ausflüge
- Bewegungsübungen und Tanzen in der Gruppe
- Besuch von kulturellen Veranstaltungen, Sportveranstaltungen, Gottesdiensten, und Friedhöfen
- Lesen und Vorlesen
- Fotoalben anschauen.

Die soziale Betreuung von pflegebedürftigen Menschen mit Demenz zählt zum Leistungsumfang in Pflegeheimen, um die Betreuung und

Aktivierung der Betroffenen zu verbessern. Grundsätzlich ist das Aufgabengebiet für die zusätzlichen Betreuungskräfte getrennt von den pflegerischen Aufgaben zu sehen. Weitere Aufgaben im Rahmen der Betreuung sind (GKV, 2008):
- Gespräche mit Bewohnern über deren Ängste und Sorgen
- Ängste reduzieren, Sicherheit und Orientierung vermitteln
- Wünsche, Fähigkeiten und Befindlichkeiten der Betroffenen berücksichtigen
- Berücksichtigung der Biografie, des kulturellen Hintergrundes
- Gruppenaktivitäten, Einzelbetreuung.

Im § 2, Abs. 4 der Richtlinien der GKV heißt es u. a.:

«Zu den Aufgaben der zusätzlichen Betreuungskräfte gehören auch die Hilfen, die bei der Durchführung ihrer Betreuungs- und Aktivierungstätigkeiten unaufschiebbar und unmittelbar erforderlich sind, wenn eine Pflegekraft nicht rechtzeitig zur Verfügung steht.» Konkrete Angaben über solche «pflegerischen» Aufgaben fehlen jedoch.

Eine Evaluation der Betreuungskräfte-Richtlinie, die im Auftrag der GKV 2011 durchgeführt wurde (GKV, 2011) ergab, dass die Betreuungskräfte neben den Betreuungsaktivitäten auch regelmäßig in die Unterstützung bei der Nahrungs- und Flüssigkeitsaufnahme der Bewohner eingebunden wurden. «Kritisch ist auch auf die regelhafte Einbindung von Betreuungskräften in das Waschen und Ankleiden der Bewohner hinzuweisen.» (GKV, 2011) Daraus wird ersichtlich, dass der Gesetzgeber zusätzliche Betreuungskräfte ausschließlich zur «Betreuung» eingesetzt sehen möchte. Pflegerische Tätigkeiten sollten die Ausnahme bilden. Für die Praxis sei an dieser Stelle auf eine detaillierte Stellenbeschreibung für die Tätigkeit als Demenzbegleiter(in) verwiesen sowie auf klare Absprachen mit der Einrichtungsleitung bezüglich der Aufgaben.

Auf der gesetzlichen Ebene ist die Rolle des Demenzbegleiters somit eindeutig definiert. Der Demenzbegleiter soll gemäß seines Aufgabengebietes in den Pflegealltag integriert werden. Die Zeiten, die der Bewohner mit Demenz nicht mit pflegerischen Aktivitäten wie Waschen, Kleiden, Toilettengängen oder der Nahrungsaufnahme verbringt, sind demzufolge vom Demenzbegleiter zu gestalten. Es ist eine enge Zusammenarbeit und Abstimmung mit dem Pflegepersonal erforderlich, die strikte Trennung der Aufgabengebiete einzuhalten. Das fällt in der Praxis nicht immer leicht. Es ist für den Bewohner unangenehm, wenn er während des Singens oder Malens die Toilette aufsuchen muss und die Betreuungskraft erst nach einer Pflegeperson «sucht», die den Betroffenen zur Toilette begleitet. Ein Mensch mit Demenz könnte dabei sehr ungeduldig werden und möglicherweise mit herausforderndem Verhalten reagieren. Im Kap. 3.5 «Ausscheiden» wird die Rolle der Demenzbegleiter bei der Förderung der Kontinenz beschrieben.

Auch bieten sich immer wieder Gelegenheiten, wo Demenzbegleiter Bewohnern, die Unterstützung bei den Mahlzeiten benötigen, das Essen und Getränke reichen. Natürlich müssen Demenzbegleiter dabei auf Besonderheiten wie Schluckstörungen (Dysphagie) mit Aspirationsgefahr Rücksicht nehmen. Grundsätzlich spricht jedoch nichts dagegen, wenn Demenzbegleiter diese Aufgabe übernehmen, wobei sie im Rahmen ihrer Tätigkeit oft die Mahlzeiten gemeinsam mit den Bewohnern zubereiten und auch einnehmen. Im Kap. 3.7 «Essen und Trinken» wird die Rolle der Demenzbegleiter bei der Nahrungs- und Flüssigkeitsaufnahme beschrieben.

Pflegerische Tätigkeiten wie Unterstützung bei der Körperpflege und Ankleiden sollten grundsätzlich von Pflegenden übernommen werden. Im Rahmen der Demenzbegleitung wären beispielsweise Einzelbetreuungen in Bezug auf die Körperpflege möglich, wenn bestimmte Fähigkeiten und Wahrnehmungen der Betroffenen gefördert werden sollen (z. B. im Zusammenhang mit der Basalen Stimulation).

■ Beispiel

Bei Menschen mit Demenz ist eine Körperpflege mit Basaler Stimulation im Rahmen einer Einzelbetreuung möglich, wenn z. B. die Körperwahrnehmung stimuliert und gefördert werden soll. Bei einem entspannten und beruhigenden Bad nimmt sich der Demenzbegleiter ausreichend

> Zeit für den Bewohner, damit möglichst viele Sinne angesprochen werden. Er benutzt z. B. die Lieblingsdüfte des Bewohners. Anschließend kann der Begleiter gemeinsam mit dem Bewohner Kleidung aussuchen und ggf. ein «Anziehtraining» durchführen. ■

Solche Maßnahmen sollten jedoch mit dem Pflegeteam und dem Bewohner abgesprochen werden. Besonders in Zeiten, wo Personalmangel herrscht, beispielsweise an den Wochenenden, Feiertagen oder in der Urlaubszeit, könnten Demenzbegleiter im Rahmen einer Einzelbetreuung solche Aufgaben übernehmen. Nicht immer haben Pflegende so viel Zeit zur Verfügung, um mit den Betroffenen tatsächlich eine aktivierende Pflege durchzuführen. Spezielle Maßnahmen könnten dann vom Demenzbegleiter übernommen werden, um die Selbstständigkeit des Menschen mit Demenz zu erhalten und zu fördern. Das verhilft dem Betroffenen zu mehr Selbstbewusstsein, Autonomie und Lebensqualität. Dennoch sollten pflegerische Tätigkeiten die Ausnahme darstellen.

Demenzbegleiter sind Bestandteil eines Pflegeteams und sind an allen Entscheidungen, die den Bewohner betreffen, beteiligt. Ihre Meinung ist bei Fallbesprechungen gefragt, denn sie verbringen ebenso wie Pflegende sehr viel Zeit mit dem Bewohner und kennen ihn gut.

Im Kapitel 3 wird beschrieben, welche Rolle und Aufgaben Demenzbegleiter bei den ABEDLs haben und wie sie in den Pflegeprozess eingebunden sind.

> **Merke**
>
> Die Rolle der Demenzbegleiter definiert sich zum einen aus den gesetzlichen Vorgaben heraus und zum anderen aus den Bedürfnissen, Fähigkeiten und Interessen der Menschen mit Demenz.

1.2.2 Aufgaben von Demenzbegleitern in der ambulanten Pflege

Auch im ambulanten Bereich spielt die Demenzbegleitung zunehmend eine wichtige Rolle. Menschen mit Demenz möchten so lange wie möglich zu Hause leben und benötigen deshalb die nötige Unterstützung. Viele Angehörige pflegen ihren Partner, Vater oder Mutter, die an einer Form der Demenz erkrankt sind, zu Hause. Sie haben kaum Freizeit, denn sie stellen das Wohlergehen des Menschen mit Demenz in den Mittelpunkt. Dieser benötigt mit Fortschreiten der Erkrankung Pflege und Betreuung rund um die Uhr. Nicht selten sind pflegende Angehörige mit dieser Aufgabe irgendwann überfordert. Und dennoch machen sie weiter. Aus Liebe, aus Verantwortung demjenigen gegenüber, der oft nicht mehr den Namen des Menschen kennt, der sich Tag und Nacht um ihn kümmert. Demenzbegleiter unterstützen einerseits den Menschen mit Demenz im häuslichen Bereich und andererseits auch die pflegenden Angehörigen.

Viele ambulante Pflegedienste bieten Entlastungsdienste für pflegende Angehörige von Menschen mit Demenz an, kurz «EfA» genannt. Geschulte Helfer, sogenannte «Demenzbegleiter», kommen stundenweise in eine Familie und betreuen den an Demenz Erkrankten: Sie spielen mit ihnen, singen, lesen vor, gehen mit ihm spazieren oder haben einfach nur Zeit für sie und die Betroffenen erfahren persönliche Zuwendung. Die Kosten für die Demenzbegleiter übernehmen in der Regel die Pflegekassen. Pflegenden Angehörigen steht ein Jahresbudget für derartige Entlastungsdienste zu, wobei die Höhe vom Grad der Demenzerkrankung abhängig ist.

Mehr zum Thema Demenzbegleitung in der ambulanten Pflege können Sie im Kap. 9 lesen.

1.3 Demenzbegleitung und Pflegeprozess

Professionelle Pflege und Betreuung findet als Prozess statt, der geplant, strukturiert und nach neuesten pflegewissenschaftlichen Erkenntnissen abläuft.

Was haben Demenzbegleiter tatsächlich mit dem «Pflegeprozess» zu tun, wo doch pflegerische Tätigkeiten nicht zu ihrem Aufgabenbereich zählen. Aber auch die Demenzbegleitung ist ein Teil dieses Prozesses.

1.3.1 Der Pflegeprozess

Der Begriff «Pflegeprozess» erscheint auf dem ersten Blick als theoretisches Konstrukt, das sich mit der Demenzbegleitung an sich kaum verbinden lässt. Wenn man sich jedoch die einzelnen Phasen im Pflegeprozess genau ansieht, kann man darin das theoretische Handwerkzeug für die Pflege und Begleitung entdecken. Der Pflegeprozess (theoretisch) ist eine systematische Arbeitsmethode, mit der alle Maßnahmen für den pflegebedürftigen Menschen erfasst, geplant, durchgeführt und evaluiert werden und stellt somit eine Checkliste dar, an der sich die Begleitung von Menschen mit Demenz orientiert.

Der Pflegeprozess beinhaltet grundsätzlich folgende Teilaspekte, die auch für die Demenzbegleitung von Bedeutung sind:

- *Problemlösungsprozess*: Demenzbegleiter suchen nach «Lösungen», z. B. Ressourcen oder individuellen Fähigkeiten, mit denen Menschen mit Demenz ihre Beeinträchtigungen kompensieren können, um am Alltag teilzuhaben und sich wohl zu fühlen.
Beispielsweise überlegen sich Demenzbegleiter Maßnahmen, wie sie Maria Schmidt trotz ihrer fortgeschrittenen Demenzerkrankung mehr in bestimmte Aktivitäten integrieren können. Was macht ihr besonders Spaß? Was hat sie früher gern gemacht?

- *Beziehungsprozess*: Demenzbegleitung gelingt nur, wenn die Begleiter eine gute Beziehung, eine Vertrauensbasis, zum Betroffenen aufbauen. Der Beziehungsprozess ist für den Erfolg der Begleitung von Menschen mit Demenz demzufolge sehr entscheidend. Maria Schmidt und Wilhelm Rosenberg benötigen in der Pflegeeinrichtung feste, geregelte Strukturen und Personen, zu denen sie Vertrauen haben, die ihnen Sicherheit vermitteln und sie so akzeptieren, wie sie sind (s. Kap. 3.1.5).

- *Pflegedokumentation*: Demenzbegleiter dokumentieren alle Aktivitäten, Befindlichkeiten, Wünsche usw. von Maria Schmidt und Wilhelm Rosenberg. Das ist einerseits für den Informationsaustausch erforderlich sowie andererseits für die Transparenz der Begleitung. Letztlich gilt die Dokumentation auch in der Demenzbegleitung als Nachweis erbrachter betreuerischer Leistungen sowie als juristischer Nachweis (s. Kap. 1.3.2).

Um diesen Prozess einigermaßen anschaulich darzustellen, wurden im Laufe der Jahre verschiedene Prozess-Modelle entwickelt. Je nach Modell beinhaltet der Pflegeprozess vier bis sechs Phasen, die der gesetzlich vorgeschriebenen Pflegedokumentation dienen. Das Modell nach Fiechter/Meier wird in den Einrichtungen der Altenhilfe am häufigsten angewandt und beinhaltet folgende sechs Phasen (Fiechter/Meier, 1981: 31):

1. Informationssammlung über den Bewohner
2. Erkennen von Ressourcen und Problemen des Bewohners (Erhebung des Pflegebedarfs)
3. Formulierung der Pflegeziele
4. Planung der Maßnahmen, um die Ziele zu erreichen
5. Durchführung der Maßnahmen (Pflege, Betreuung)
6. Beurteilung (Evaluation), ob die Maßnahmen zum Erreichen der Ziele beigetragen haben.

Auf dieser Grundlage wird die Pflege und Betreuung für jeden Bewohner individuell geplant (s. Abb. 1-2). Auch wenn die eigentliche Pflegeplanung nicht von Demenzbegleitern geschrieben wird, liefert sie wichtige Informationen über den Bewohner für die Demenzbegleitung, z. B. wichtige Erkrankungen, vorhandene Fähigkeiten, Risikofaktoren und biografische Angaben.

> **Merke**
>
> Demenzbegleiter sollten sich anhand der Pflegeplanung und der Pflegedokumentation über den Bewohner informieren. Im Rahmen der Einarbeitung sollten Demenzbegleiter auch in das Dokumentationssystem eingeführt werden, damit sie entsprechende Eintragungen selbst vornehmen können.

Informationssammlung (Pflegeanamnese) über den Bewohner

Die Informationssammlung zielt darauf ab, den aktuellen Allgemeinzustand des Menschen mit Demenz zu erfassen. Dabei werden neben der Pflegeanamnese und Pflegediagnostik, vor allem lebensgeschichtliche Informationen, wie Lebensgewohnheiten und Bedürfnisse des Betroffenen erfasst. Nur so ist eine individuelle Begleitung möglich, die sich an vorhandenen individuellen Fähigkeiten und Ressourcen orientiert. Mithilfe von Informationen über den Bewohner, können Demenzbegleiter dessen Wünsche und Bedürfnisse erspüren und ihr Handeln danach ausrichten. Bei der Begleitung von Menschen mit Demenz im Pflegealltag spielen Biografie, Lebensgewohnheiten, Interessen usw. eine wesentliche Rolle (s. S. 93 ff.). Demenzbegleiter sollten herausfinden, *was* den Menschen mit Demenz zu dem gemacht hat, was er ist, *warum* er sich *wie* verhält und *wie* es ihm dabei geht.

> ■ **Beispiel**
>
> Luise Meyer liebt Bücher und sie freut sich bestimmt über eine Bücherecke, in der sie kramen und «sortieren» kann. Ebenso positiv könnte sich ein Besuch von Bibliotheken, Buchhandlungen oder Museen auswirken.
>
> Maria Schmidt, die immer gern für ihre Familie gekocht und gebacken hat, freut sich bestimmt, wenn sie auch im Pflegeheim bei der Zubereitung der Mahlzeiten dabei sein kann.
>
> Wilhelm Rosenberg, der früher gern mit Freunden am Stammtisch saß, Karten gespielt hat oder sich über Lokomotiven und Züge unterhielt, spielt vielleicht auch im Heim mit Begeisterung Karten beim wöchentlichen Stammtisch und ein Besuch am Bahnhof weckt alte Erinnerungen. ■

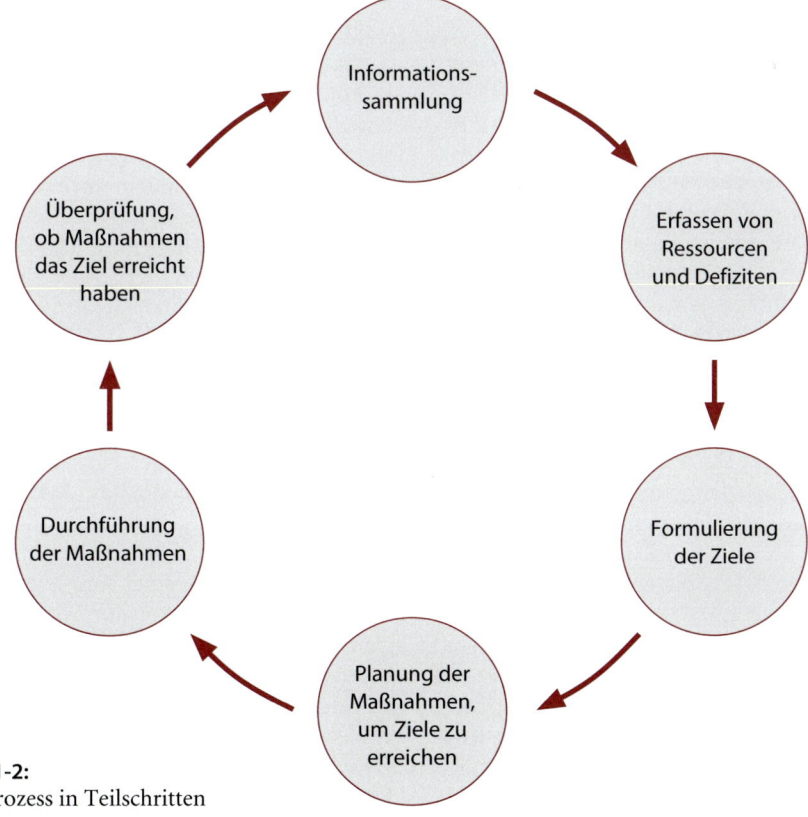

Abbildung 1-2:
Der Pflegeprozess in Teilschritten

Umso mehr Informationen bekannt sind, auch über kritische Lebensereignisse, umso individueller können Demenzbegleiter auf den Bewohner eingehen. Das schafft Vertrauen und fördert die Beziehung. Informationen werden im Erstgespräch mit dem Betroffenen gesammelt. Bei Menschen mit Demenz sind die Begleiter, aufgrund der eingeschränkten Fähigkeiten der Betroffenen zur Kommunikation, besonders auf ihre Wahrnehmung und Beobachtung angewiesen und meist auf die Aussagen von Angehörigen. Häufig erhalten Begleiter nicht sofort alle nötigen Informationen, so dass im Laufe der Zeit weitere Aspekte zusammengetragen werden, die sich aus Gesprächen mit dem Bewohner, Angehörigen oder aus der Beobachtung ergeben. All diese Informationen sind sorgfältig zu dokumentieren.

Beispielsweise können sich Demenzbegleiter wichtige Informationen und Beobachtungen notieren, um sie dann an die zuständige Pflegefachkraft weiter zu geben.

> ■ **Beispiel**
>
> Die Demenzbegleiterin beobachtet, dass Maria Schmidt große Freude daran hat, in der Küche mitzuhelfen. Sie ist dabei fröhlich, ruhiger und wirkt ausgeglichener. Das war bislang unbekannt. Die Demenzbegleiterin notiert sich diese Beobachtung, gibt sie weiter und die zuständige Pflegefachkraft ergänzt die Informationssammlung daraufhin. In Zukunft wird Maria Schmidt, wenn sie möchte, regelmäßig in die «Küchenarbeit» eingebunden bzw. sie kann zusehen. ■

Erkennen von Ressourcen und Defiziten des Menschen mit Demenz

Auf der Grundlage der gesammelten Informationen werden die Fähigkeiten (Ressourcen) des betreffenden Menschen mit Demenz sowie die Einschränkungen (Probleme) in den ABEDLs erfasst.

Ressourcen bei Menschen mit Demenz sind alle Fähigkeiten und Möglichkeiten, die der Betroffene zur Selbstpflege sowie zur Kompensation seiner kognitiven, psychischen und physischen Einschränkungen besitzt und anwenden kann, z. B., wenn der Bewohner:

- läuft (z. B. auch Lage im Bett oder Sitzposition verändern kann oder «wandert»)
- kommuniziert (verbal oder nonverbal), (z. B. Gespräch mit Begleiter suchen, fragen, Begleiter berühren)
- sich unter Anleitung wäscht, ankleidet usw.
- sich erinnert (z. B. beim Kuchen backen, Singen, Malen, Fotos anschauen)
- Gefühle zeigt (z. B. Lachen, Weinen, Verweigerung, Ablehnung)
- Antrieb besitzt (z. B. sich selbst beschäftigt, umher läuft, Kontakt zum Begleiter sucht)
- zu anderen Bewohnern Kontakt hat.

Auch Verhaltensweisen, die die Umwelt «stören» könnten, sind bei Menschen mit Demenz durchaus eine Ressource (Antrieb).

(Pflege-)Probleme bei Menschen mit Demenz sind Defizite in den ABEDLs, die der Betroffene nicht selbst kompensieren kann, die seine Lebensqualität und seine Autonomie einschränken sowie ihn psychisch belasten. Beispiele dafür sind:

- physische Beeinträchtigungen (z. B. Bewegungseinschränkungen, eingeschränkte Sehfähigkeit, Schmerzen)
- kognitive Einschränkungen (z. B. Vergesslichkeit, Desorientierung, Denkstörungen)
- psychiatrische Auffälligkeiten (z. B. Depression, paranoid-halluzinatorisches Syndrom)
- soziale Probleme (z. B. Isolation, Rückzug)
- Problem der Gefährdung und der Selbstverantwortung (z. B. fehlende Krankheitseinsicht, Situation und Gefahren nicht richtig einschätzen können).

Bei der Erhebung des Pflegebedarfs liegt der Fokus häufig auf den Defiziten bzw. Beeinträchtigungen: Was kann der Mensch mit Demenz, aufgrund demenzbedingter Symptome, alles nicht mehr selbstständig ausführen und wo benötigt er diesbezüglich Hilfe und Unterstützung? Dies führt zu einer sehr einseitig, defizitorientierten Sichtweise, die in der Demenzbegleitung unangebracht ist (Messer, 2009: 141). Bei einer ganzheitlichen Sichtweise auf den pflegebedürftigen Menschen sind seine Ressourcen von sehr großer Bedeutung, denn im Vordergrund steht eine aktivierende Begleitung, wo der Betroffene seine Ressourcen nutzen kann.

Eine problemorientierte oder defizitorientierte Sichtweise auf die Menschen mit Demenz verletzt deren Selbstwertgefühl, untergräbt ihre Autonomie und kann herausforderndes Verhalten zur Folge haben (s. Kap. 3.1.4).

Während der Begleitung auftretende Ressourcen und Defizite werden wiederum an die zuständige Pflegefachkraft weiter geleitet und im Team besprochen.

Begleiter können nur das als Ressource erkennen und fördern, was sie selbst «wahrzunehmen fähig sind» (Tschan, 2010:30). Was Menschen wie wahrnehmen, ist abhängig von ihren Gefühlen, Einstellungen und Werten. Auch muss die Bereitschaft der Begleiter dazu vorhanden sein.

> **Merke**
>
> Es ist bei der Begleitung von Menschen mit Demenz wichtig, dass deren Ressourcen gefördert und so lange wie möglich erhalten werden, um die Defizite «unscheinbar» erscheinen zu lassen. Besonders zu Beginn einer demenziellen Erkrankung werden die Betroffenen mit ihren Defiziten konfrontiert, was sie psychisch sehr belastet. Demenzbegleiter sollten daher auf eine ressourcenorientierte Begleitung achten (loben, anerkennen, akzeptieren).

Ressourcen oder vorhandene Fähigkeiten bei Menschen mit Demenz wahrzunehmen, hat demzufolge sehr viel mit der Sichtweise auf den Betroffenen zu tun: wird der Menschen mit Demenz aufgrund des Krankheitsbildes, der Symptome, des «geistigen Abbaus», nur defizitorientiert gesehen, dann können Ressourcen bei den Betroffenen nur schwer wahrgenommen werden, die zur Kompensation der Verluste benötigt werden. Wird der Betroffene allerdings als Person ganzheitlich wahrgenommen, mit Wünschen und Bedürfnissen, Antrieben und Gefühlen, dann werden Ressourcen erkannt und auch genutzt. Voraussetzung ist vor allem Empathie, wenn es um das Erkennen von Ressourcen und Defiziten geht. Zu berücksichtigen ist auch, dass die Ressourcen der Betreffenden von unterschiedlichen Faktoren abhängen können, z. B. (Tschan, 2010:35):

- negatives Selbstbild von Menschen mit Demenz (z. B. Verlust des Selbstbewusstseins, der Autonomie und Identität, «Ich kann ja gar nichts mehr», «Ich weiß nicht wer ich bin»)
- negatives Fremdbild von Menschen mit Demenz (z. B. psycho-pathologische, defizitäre Sichtweise, «Sie versteht doch sowieso nichts mehr»)
- Ängste, Stress und Resignation bei Betroffenen sowie Begleitern
- unzureichend angepasstes Umfeld an die Bedürfnisse von Menschen mit Demenz (z. B. räumliche Gestaltung der Einrichtung, Infrastruktur, unangemessene Kommunikation)
- Einstellung der Begleiter zu Demenz, Krankheit und Alter sowie die innere Bereitschaft, sich auf den Betroffenen einzulassen
- mangelnde Kenntnisse der Begleiter über demenzielle Erkrankungen

Formulierung der Pflegeziele

Im nächsten Schritt werden realistische Ziele formuliert, die schließlich zur Lösung von Problemen beitragen sollen, z. B. wenn die Betroffenen herausfordernde Verhaltensweisen zeigen.

> **■ Beispiel**
>
> Problem: Maria Schmidt zieht sich mit Fortschreiten der Demenzerkrankung mehr und mehr zurück. Sie spricht sehr wenig.
>
> Ressource: Sie war immer sehr gesellig und freut sich über Beschäftigungsangebote, die sie gern annimmt.
>
> Ziel: Maria Schmidt zieht sich nicht mehr so oft zurück, sondern nimmt an gemeinsamen Aktivitäten teil, die auch ihre Kommunikation fördern. ■

Planung der Maßnahmen, um die Ziele zu erreichen (Erhaltung und Förderung von Fähigkeiten)

Nachdem die Ziele formuliert wurden, können nun betreuerische Maßnahmen geplant werden, die zum Erreichen der genannten Ziele angewendet werden sollen.

■ Beispiele

«Frau Meyer reinigt einmal in der Woche am Vormittag unter Anleitung das Tiergehege.»

«Frau Schmidt nimmt zweimal in der Woche an der Bastelstunde teil.»

«Herr Rosenberg geht jeden Nachmittag in Begleitung spazieren.»

«Frau Meyer deckt jeden Tag den Tisch zu den Mahlzeiten ein.» ■

Betreuungsmaßnahmen im Rahmen der Demenzbegleitung sollten mit pflegerischen Maßnahmen abgestimmt werden, damit es in der Praxis nicht zu Unstimmigkeiten und Überschneidungen kommt.

Fallbeispiel

Wilhelm Rosenberg schläft morgens gern aus, frühstückt gegen 9 Uhr im Zimmer und wird erst danach pflegerisch versorgt, so dass er meist erst gegen 11 Uhr für den Tag bereit ist. Auf frühes Wecken reagiert er gereizt und ablehnend. Jeden Donnerstag beginnt die Demenzbegleiterin ihren Singkreis um 9 Uhr. Sie beklagt sich nun, dass Herr Rosenberg jedes Mal zu spät kommt und oft nur noch den Abschluss mitbekommt. Auch Wilhelm Rosenberg ist darüber sehr traurig; denn er singt sehr gern in der Gruppe mit.

Solche Situationen kommen in der Praxis häufig vor und bedeuten Stress für die Pflegenden, weil sie sich unter Zeitdruck sehen, und Stress für die Demenzbegleiter, weil sie ihre Gruppe nicht pünktlich zusammen haben. Hier ist eine Abstimmung im Team nötig. Die Demenzbegleiterin könnte ihren Singkreis etwas später beginnen, damit auch die Bewohner, die morgens mehr Zeit benötigen, daran teilnehmen können. Bis zum Mittag wäre dazu ausreichend Zeit. Voraussetzung ist, dass die Begleiterin auch tatsächlich bis zum Mittag Zeit für die Singgruppe hat und nicht etwa in einem anderen Bereich beschäftigt ist. Eine weitere Möglichkeit wäre, Wilhelm Rosenberg zu fragen, ob er donnerstags etwas früher aufstehen möchte, damit er pünktlich zum Singen gehen kann. Manchmal kann das eine Motivation für den Betroffenen sein, aufzustehen und sich soweit wie möglich selbstständig zu versorgen bzw. sich bei der Körperpflege unterstützen zu lassen.

Durchführung der Pflege und Betreuung

Alle pflegerischen und betreuerischen Maßnahmen werden entsprechend der Planung durchgeführt. Absprachen sollten diesbezüglich im Team stattfinden. Die fachgerechte Durchführung aller Maßnahmen wird anschließend dokumentiert ((Pflege-)Bericht, Leistungsnachweis).

Beurteilung (Evaluation)

Im letzten Schritt wird die Wirksamkeit aller Interventionen überprüft und ausgewertet. Damit schließt sich der Kreis und ein neuer «Prozess» beginnt, sobald Veränderungen in der Planung erforderlich sind. Das ist der Fall, wenn bestimmte Maßnahmen nicht das gewünschte Ergebnis erbracht haben oder die Ziele zu hoch gesteckt waren. Auch Veränderungen in den Problemen und Ressourcen des Menschen mit Demenz können einen neuen «Prozess» auslösen, z. B. im Zusammenhang mit einer Erkrankung oder nach einem Krankenhausaufenthalt. Der (Pflege-)Prozess beginnt nun wieder von vorn.

1.3.2 Die Dokumentation in der Demenzbegleitung

Die Dokumentation sollte über ein für alle Mitarbeiter nachvollziehbares und gut strukturiertes System erfolgen und ist für alle Beteiligten verbindlich. Sie ist ein urkundliches Instrument bei der Begleitung eines Patienten bzw. Bewohners und kann vor Gericht als Beweismaterial herangezogen werden (Büker, 2010:168). Sämtliche relevante Informationen zum Klientel werden erfasst und ausgewertet. Die Dokumentation fungiert als wichtigstes Informations- und Kommunikationsmittel zwischen allen an der Pflege und Betreuung beteiligten Berufsgruppen. In der Praxis stellt sie den Informationsfluss sicher und reduziert Schnittstellenprobleme.

> **Merke**
>
> Das Dokumentationssystem ist eine Urkunde. Alle Eintragungen im Rahmen der Demenzbegleitung, dürfen nicht mit Bleistift vorgenommen, überklebt oder mit Korrekturstiften überschrieben werden!

Alle Eintragungen werden von den Demenzbegleitern immer persönlich vorgenommen. Das bedeutet, jeder zeichnet das ab, was er im Rahmen der Begleitung getan hat. Wenn Sie als Demenzbegleiter beispielsweise eine Einzelbetreuung mit einem Bewohner durchgeführt haben, dann zeichnen Sie diese «Einzelbetreuung» im vorgesehenen «Betreuungsblatt» ab. Wenn Sie eine Gruppenstunde durchgeführt haben, dann zeichnen Sie diese auf dem «Betreuungsblatt» in der Dokumentation jedes Einzelnen, der daran teilgenommen hat, ab.

Der Medizinische Dienst des Spitzenverbandes Bund der Krankenkassen e.V. (MDS) empfiehlt, in der Dokumentation eine «Spalte für die Sichtweise des Pflegebedürftigen» zu schaffen, um den Blick von Pflege- und Betreuungskräften immer wieder auf die Perspektive des Betroffenen zu richten (MDS, 2009).

Die Sichtweise des Menschen mit Demenz zu den einzelnen Problemen, damit verbundenen Zielen und Maßnahmen, spielt eine entscheidende Rolle für den Erfolg der eingeleiteten Maßnahmen.

In der Dokumentation muss sich die individuelle Anwendung der im Pflege- und Betreuungskonzept der Einrichtung beschriebenen Ansätze wie z.B. Validation (s.S. 80), ROT (s.S. 161), Basale Stimulation usw. wiederfinden. Die Auswahl der entsprechenden Methoden für den einzelnen Bewohner muss begründet werden und die Auswirkungen der Interventionen im Rahmen der Demenzbegleitung müssen beschrieben werden. Eine ausschließliche Erwähnung z.B. des Konzeptes «Snoezelen» oder «ROT» ohne individuelle Zielformulierung, Maßnahmenplanung und Evaluation reicht nicht aus. «Die Situation von Menschen mit Demenz wird meist nur ungenau in der Pflegedokumentation abgebildet und das Hauptproblem des/der Betroffenen wird nicht nachvollziehbar beschrieben.» (BMfSFJ, 2007: 67) Einige Einrichtungen sind bemüht, eine spezifische (Pflege)-Dokumentation speziell für Menschen mit Demenz zu führen. In vielen Einrichtungen sind z.B. Demenzbegleiter an der Tagesgestaltung der Bewohner/-innen beteiligt. Sie wirken jedoch nicht immer an der Planung mit und sie weisen ihre erbrachten betreuerischen Leistungen nicht in einer Form nach, die beispielsweise eine Evaluation möglich macht (BMfSFJ, 2007). So ist nicht immer nachzuvollziehen, warum der Mensch mit Demenz ein bestimmtes Angebot (z.B. Snoezelen, 10-Minuten-Aktivierung oder ROT) erhält und wie er darauf reagiert. Es ist nicht nachvollziehbar dargestellt, in welcher Form der Betreffende möglicherweise zur Teilnahme motiviert werden kann oder wie er sich nach der Teilnahme verhält. Somit kann nicht belegt werden, dass das Angebot den Bedürfnissen und Möglichkeiten des Betroffenen entspricht.

Es muss jedoch nachvollziehbar sein, warum und mit welchem Ziel dem an Demenz Erkrankten ein bestimmtes Angebot unterbreitet wird. Unter Umständen sind Demenzbegleiter auch am Erfragen biografischer Daten beteiligt (s. Kap.3.1.4) Deshalb sollten Demenzbegleiter die Durchführung der von ihnen geplanten Leistungen korrekt nachweisen und regelmäßig einen Verlaufsbericht führen. Anhand der Dokumentation in der Demenzbegleitung muss erkennbar sein, inwieweit das Angebot den Bedürfnissen und Möglichkeiten des Betroffenen entspricht.

Erweist sich im Rahmen der Demenzbegleitung die Teilnahme von Menschen mit Demenz an Gruppenangeboten als für sie ungeeignet, werden Einzelbetreuungen angeboten.

«Zu beachten ist zudem, dass in der Einrichtung neben einem Pflegekonzept auch ein Konzept für die soziale Betreuung vorliegen soll; beide Konzepte müssen das Zusammenwirken der Fachbereiche aufzeigen.» (BMfSFJ, 2007: 75)

Zur Beurteilung der Situation von Menschen mit Demenz wird in einigen Einrichtungen mit Dementia Care Mapping (s.S. 56ff.) gearbeitet. Weitere eingesetzte Instrumente zur Einschätzung der Lebensqualität von Menschen mit Demenz sind der Clipper und H.I.L.D.E. «Die Ergebnisse werden gesondert dokumentiert, ebenso die anschließend durchgeführten Fallbesprechungen. Das Datum der Anwendung ist in der Pflegedokumentation festgehalten und die Ergebnisse fließen in der Regel nachvollziehbar in die Pflegeplanung ein.» (BMfSFJ, 2007:70)

> **Merke**
>
> Im Verlaufsbericht werden keine Leistungen «als erbracht» dokumentiert, sondern ausschließlich Informationen festgehalten, die die Befindlichkeit des Betreffenden, z. B. bei bestimmten Interventionen, verdeutlichen.

Im Rahmen der Demenzbegleitung gehören in den Verlaufsbericht z. B.:
- wichtige Geschehnisse, Beobachtungen, Informationen der Betroffenen
- Erlebnisse des Menschen mit Demenz vor, während oder nach betreuerischen Maßnahmen
- aktuelle Probleme und Veränderungen in Bezug auf begleitende Maßnahmen
- Abweichungen von geplanten betreuerischen Maßnahmen mit einer Begründung.

> ■ **Beispiel**
>
> Pflegebericht über Maria Schmidt (fortgeschrittenes Stadium der Alzheimer-Demenz) die sich sehr oft zurückzieht und immer weniger spricht:
>
> Bewohnerin hat heute zum ersten Mal während der Malstunde etwas aus ihrem Leben erzählt. Sie versuchte in Worten auszudrücken, dass sie früher sehr gern gezeichnet hat, aber im Beruf als Lehrerin sehr viel zu tun hatte und deshalb irgendwann nicht mehr Zeit dafür fand. Frau Schmidt hat zum Schluss gelächelt, die Demenzbegleiterin umarmt und sich dafür bedankt, dass sie wieder malen durfte. ■

In der Praxis wird häufig der Standpunkt geäußert, dass nur «für den MDK» dokumentiert wird, bzw. um den MDK bei Kontrollen sozusagen «zufrieden zu stellen». Dies verdeutlicht, dass der eigentliche Sinn und Zweck der Dokumentation bei Pflegenden und Begleitern noch nicht immer deutlich geworden ist. Es muss zwar alles dokumentiert werden und der Gesetzgeber schreibt im Rahmen des Pflegeversicherungsgesetzes auch die Dokumentation vor. Ebenso gibt es Vorgaben vom MDK, was unbedingt wie zu dokumentieren ist, um die gesetzlichen Bestimmungen zu erfüllen. Aber: «Zentraler Prüffokus bei den MDK-Prüfungen ist die unmittelbare Versorgungsqualität der pflegebedürftigen Menschen und nicht sinnfreie Dokumentation. Dokumentation ist Basiselement eines guten Versorgungsprozesses [...] Wie sonst sollte in einem Bereich, in dem rund um die Uhr im Mehrschichtbetrieb eine Dienstleistung erbracht wird, kontinuierliche Kommunikation und Information sicher gestellt werden? [...] Deshalb darf vernünftige Dokumentation nicht mit überzogener Bürokratie gleichgesetzt werden.» (MDS, 2011)

Einzig und allein das Qualitätsmanagement in den Einrichtungen ist dafür verantwortlich, einerseits ein «unbürokratisches» und für alle Beteiligten nachvollziehbares Dokumentationssystem zu entwickeln, sowie andererseits für dessen effektive Umsetzung und Anwendbarkeit zu sorgen. Es obliegt jeder Einrichtung, welches Dokumentationssystem angewandt wird. Wichtig ist jedoch, dass der Informationsfluss gewährleistet ist, die Wirksamkeit der Begleitung überprüfbar bleibt und vor allem die Qualität der Begleitung sichergestellt wird. (Tschan, 2010: 45)

1.4 Demenzbegleiter im Pflegeteam

Ein Pflegeteam ist sehr heterogen zusammengesetzt, beispielsweise bezüglich der Qualifikation, der Berufsgruppe oder der Herkunft. Auch Demenzbegleiter gehören zum Pflegeteam, egal, ob in einer Pflegeeinrichtung oder in einem ambulanten Pflegedienst. Diese Heterogenität führt nicht selten zu Konflikten, die sich, wenn sie nicht gelöst werden, auf die gesamte Pflege und Betreuung auswirken können. Damit ein Team gut funktioniert und miteinander und nicht etwa gegeneinander arbeitet, ist eine angemessene Kommunikation sehr wichtig.

Teamarbeit sowie der Umgang untereinander im Team beeinflussen nicht zuletzt auch die Arbeitszufriedenheit jedes einzelnen Mitarbeiters.

1.4.1 «Es müssen nicht alle gleich ticken»

Probleme im Team können weitreichende Folgen haben. Sie beeinflussen nicht nur die Teamarbeit selbst, sondern wirken sich auch auf den Umgang mit Menschen mit Demenz, die Angehörigen und Mitarbeitern anderer Berufsgruppen aus. Ein schlechtes Klima auf einem Wohnbereich oder in einem Pflegedienst birgt auch ein Sicherheitsrisiko: Wenn man sich im wahrsten Sinne des Wortes nicht versteht, sind Missverständnisse bei der gegenseitigen Information und der Dokumentation Tür und Tor geöffnet. «Die Psychologie, und möglicherweise auch die Pflege, verfällt immer wieder dem Fehler, Menschen als abgekapseltes Ganzes zu sehen, anstatt sie in ihrem sozialen Umfeld zu betrachten.» (Niven/Robinson, 2001: 12).

Die Demenzbegleitung ist ein anspruchsvolles Berufsfeld, in dem zwischenmenschliche Beziehungen zum Alltag gehören. Eine harmonische Zusammenarbeit wird von sehr vielen Mitarbeitern als notwendige Vorrausetzung gesehen, um den schwierigen Aufgaben in einem Pflegeheim oder einem ambulanten Pflegedienst gewachsen zu sein. Teamarbeit spielt eine wesentliche Rolle in Bezug auf die Arbeitszufriedenheit und die Arbeitsqualität. Die professionelle, gegenseitige Information, die letztendlich sowohl der eigenen Absicherung als auch der Sicherheit und dem Wohlbefinden von Menschen mit Demenz dient, kann unter einem schlechten Arbeitsklima leiden.

Aber müssen sich tatsächlich alle Mitarbeiter immer prima verstehen? Müssen alle im Team sozusagen gleich «ticken»?

Das Team stellt auch für den Demenzbegleiter einen zentralen, beruflichen und auch persönlichen Bezugspunkt dar. Grenzerfahrungen, Misserfolge oder Überforderungserscheinungen können in einem «stimmigen» Team aufgefangen und bearbeitet werden. Ein umfassender und organisierter Informationsfluss ist notwendig, um Missverständnisse und Unstimmigkeiten zu vermeiden. In der Praxis herrschen selten optimale Voraussetzungen. Oft stehen Beziehungen, ausgesprochene und unausgesprochene Regeln, Konflikte, Sympathien und Antipathien dahinter. Das soziale Zusammenleben innerhalb eines Teams ist vielschichtig. Einerseits tauschen Kollegen untereinander private Dinge aus, andererseits werden tatsächliche Probleme und Konflikte, die die eigentliche Arbeit betreffen, nicht angesprochen, sodass Missverständnisse vorprogrammiert sind.

Störungen im Team können durch verschiedene Aspekte ausgelöst werden. In der Pflege und Begleitung wird normalerweise sehr viel Zeit mit und am Klienten verbracht, und weniger im Kollegenkreis. Oftmals ist es aufgrund von hohem Arbeitsaufkommen nicht möglich, bei wichtigen Entscheidungen bezüglich einer optimalen Betreuung, Rücksprachen mit dem Team zu treffen. Demenzbegleiter sind, genauso wie Pflegende, häufig auf sich allein gestellt. Ein fehlender Erfahrungsaustausch sowie fehlendes Feedback durch Kollegen können jedoch zu Monotonie und Routine in der Demenzbegleitung führen. Jeder Einzelne arbeitet dann nach eigenem besten Wissen und Gewissen. Wie jeder einzelne Mitarbeiter, von der Pflegehilfskraft, dem Demenzbegleiter bis hin zur examinierten Pflegefachkraft, sollte sich auch die Leitung als Teil des Teams betrachten. Sie trägt eine gewisse Verantwortung dafür, dass alle Mitarbeiter sozusagen «an einem Strang ziehen», motiviert sind und gute Arbeit leisten.

1.4.2 Kommunikation im Team

Ein wichtiger Schritt in Richtung funktionierender Teamarbeit ist, dass Probleme erkannt, ausgesprochen und diskutiert werden. Probleme sind nicht von vornherein als Hindernisse zu sehen, sie können ein Team auch stärken. Voraussetzung ist, dass Probleme oder Konflikte nicht geleugnet und vertuscht werden. Das setzt wiederum eine konstruktive Kommunikation und die Kritikfähigkeit aller voraus. Bereits durch eine mangelnde sachliche Kommunikation können Missverständnisse entstehen, die zu Störungen im Team führen können. Kommunikation im Team ist die wichtigste Voraussetzung überhaupt, damit Teamarbeit funktioniert.

In der Praxis wird deutlich, dass Demenzbegleiter keinesfalls nur mit der Begleitung von Menschen mit Demenz beschäftigt sind, sondern sie sind auch immer auf die anderen im Team angewiesen, damit Demenzbegleitung überhaupt gelingen kann. Dies gilt besonders für

Absprachen und Arbeitsaufteilungen von Demenzbegleitern mit dem Pflegeteam, damit die Arbeit reibungslos laufen kann. Dieses Miteinander kann gelingen oder auch scheitern, denn neben Verständnis, Toleranz und eigenem Zurückhalten, gibt es einen Aspekt, der mit Vernunft nicht unbedingt zu steuern ist: die «Chemie» untereinander. Es finden sich in einem Team die unterschiedlichsten Charaktere, mit verschiedenen Temperamenten, Lebenshintergründen, Interessen, Fähigkeiten und Fehlern. Kann ich mir im privaten Umfeld meinen Freundes- und Bekanntenkreis selbst wählen, werden Pflegeteams meist unabhängig von persönlichen Passungen gebildet. Ein Team ist sozusagen ein heterogenes Gemisch, das Entwicklungschancen, Herausforderungen, aber auch viel Stress mit sich bringen kann. Wenn es schließlich gelingt, hinsichtlich des Umgangs mit Menschen mit Demenz auch in schwierigen Situationen Geduld oder Verständnis hervorzubringen, so gelangt die «professionelle Haltung» unter den Kollegen dennoch nicht selten an ihre Grenzen.

Störfaktoren im Team sind nicht vorhersehbar. Es gibt auch keine schlechten oder guten Teams. Sie sind in der Regel dauerhaft den unterschiedlichsten Herausforderungen ausgesetzt und können auf diese gemeinsam, mit den gegebenen Rahmenbedingungen mehr oder weniger gut reagieren.

Es kann sehr hilfreich sein, wenn sich ein Team immer wieder darüber austauscht, welchen Anforderungen es tagtäglich ausgesetzt ist und welche Aufgaben es gut meistern kann bzw. welche misslingen (s. **Abb. 1-3**). Hierbei hilft die Bereitschaft zur Reflexion jedes Einzelnen. Die folgende Auflistung gibt einen Überblick über mögliche Störungsquellen bei den unterschiedlich Beteiligten:

Klientel
- Arbeit mit Menschen mit Demenz kann eine sehr befriedigende und gleichzeitig kräftezehrende Aufgabe sein.
- Begleitung von Menschen mit Demenz verdient eine hohe Wertschätzung.

Angehörige
- Eine unzureichende Angehörigenarbeit provoziert Missverständnisse und Unzufriedenheit.
- Demenzbegleiter fungieren häufig als Trostspender, Konfliktlöser, Aufklärer oder Blitzableiter.
- Angehörigenarbeit kann über Gebühr Kräfte rauben oder Konfliktpotential erhöhen.

Vorgesetzte/Führungskräfte
- Die Leitung hat nicht nur Bewohner oder Mitarbeiter im Blick, sondern muss auch auf die Einhaltung finanzieller, rechtlicher, hygienischer, struktureller Vorgaben achten.

Äußere Rahmenbedingungen
- Vorgaben der Träger, zum Beispiel Personalschlüssel, Vergütung, Ausstattung an Hilfsmitteln.
- Wie sind die Aufgaben und Abläufe organisiert und verteilt?

Eigene persönliche Verfassung
- Wie stark ist der einzelne Mitarbeiter belastbar? Über welche Fähigkeiten verfügt er?
- In welcher Lebenssituation befindet er sich gerade?
- Ist er Doppelbelastungen ausgesetzt?

Das Team
- Wie gut passen die Mitarbeiter zusammen?
- Stimmt die «Chemie»? Sind Fähigkeiten, Aufgaben, Interessen ausgeglichen verteilt?
- Gibt es einen Konkurrenzkampf zwischen Pflegenden und Demenzbegleitern sowie anderen Berufsgruppen?

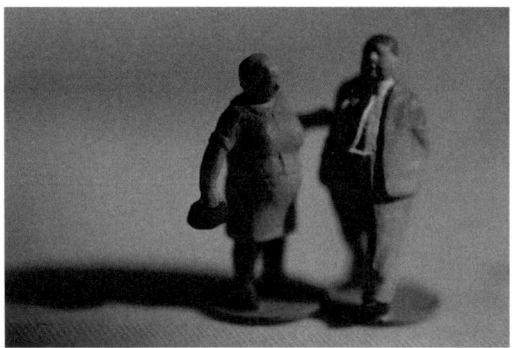

Abbildung 1-3: Kommunikation im Team ist wichtig. (Foto: Jürgen Georg)

Teamgespräche können Arbeitsabläufe und das Miteinander verbessern, aber auch nur, wenn «oben», auf Managementebene, genannte Störfaktoren angesprochen werden und gemeinsam Lösungswege gesucht werden.

Des Weiteren sollten sich auch Demenzbegleiter beispielsweise folgende Fragen zur Verbesserung der Teamarbeit stellen:
- Wo liegen die eigenen individuellen Stärken und Schwächen?
- Was ist das gemeinsame Ziel? Wo wollen Sie hin?
- Gibt es feste Zeiten und Orte, an denen sich die Mitarbeiter in Ruhe treffen und austauschen können – und das nicht nur über die Arbeit?

Trotz aller Planung und Vernunft kommen wir um heikle Kommunikationssituationen nicht herum, denn sie gehören zum Alltag. Dann gilt es, sie möglichst konstruktiv und mit Ruhe zu meistern.

Die Art und Weise, wie die Mitarbeiter miteinander kommunizieren bestimmt die Qualität ihrer Beziehung und schließlich auch die Qualität der Begleitung. Im Vordergrund sollten aus diesem Grund Eigen- und Teamreflexion sowie eine hohe Kommunikationskompetenz stehen. Wie gehen wir miteinander um? Wie entsteht Beziehung und vor allem eine Beziehung zum Menschen mit Demenz? Wie wirken Unterschiede in der Kommunikation sowohl auf die Beziehung zum Menschen mit Demenz, zu Angehörigen und Mitarbeitern anderer Berufsgruppen, sowie auch auf die Teamarbeit?

> **Tipps zur Kommunikation im Team:**
>
> - Überlegen Sie sich, wo Ihre wunden Punkte liegen, die Sie so auf bestimmte Verhaltensweisen von Mitarbeitern, Angehörigen usw. anspringen lassen?
> - Verändern Sie die Perspektive: Nicht der Mitarbeiter ist so, sondern Sie stört sein Verhalten in einer bestimmten Situation. Überlegen Sie sich, was die Motive für sein Verhalten sein könnten.
> - Was wollen Sie erreichen und was ist wirklich wichtig?
> - Sprechen Sie die Themen offen, aber konstruktiv an. Trennen Sie dabei Person und Verhalten!
> - Wägen Sie jeweils ab: Tragen diese Gespräche wirklich zu Ihrer Entlastung bei oder belasten sie das soziale Klima zusätzlich?

Folgende Empfehlungen können dabei helfen, das Team zu «pflegen» und eine angenehme Atmosphäre zu erzeugen:
- Blumen im Stationszimmer, Schokolade, ein selbstgebackener Kuchen können Lichtblicke zwischendurch sein.
- Untereinander loben, wenn jemand etwas gut gemacht hat.
- Vor allem auch sich selbst zu loben, wenn man mit seiner Arbeit zufrieden ist.
- Kritik oder Wünsche, Ärger oder Kummer aussprechen.
- Wenn man einen «schlechten» Tag hat, gereizt oder genervt ist, hilft es diesen Umstand den Kollegen bereits zu Dienstbeginn mitzuteilen, damit jeder etwas Rücksicht nehmen kann.
- Interesse für Kollegen zeigen: einfach mal nach Familie, Vorlieben, Hobbys, Lieblingsessen, dem letzten Kinofilm, Lieblingsmusik usw. fragen.

Den Möglichkeiten der eigenen Teampflege sind somit keine Grenzen gesetzt. Man muss nur bereit dazu sein und auch in der Demenzbegleitung ist Teamfähigkeit eine wesentliche Voraussetzung dafür, dass man Spaß und Freude an der Arbeit hat. Denn, geht es den Demenzbegleitern gut, geht es auch den zu begleitenden Menschen mit Demenz gut.

2 Was heißt es, an Demenz erkrankt zu sein?

Im Rahmen der Demenzbegleitung ist es elementar, sich in den Menschen mit Demenz hineinzuversetzen, seine Gefühle zu erspüren, seine Wünsche und Bedürfnisse zu entdecken. Dies ist nur möglich, wenn man weiß, was «Demenz» bedeutet, welche Symptome demenzielle Erkrankungen hervorrufen können, mit denen Menschen mit Demenz leben und mit denen sie sich auseinandersetzen müssen.

Das folgende Kapitel vermittelt einen Überblick über die «Demenz», über bestimmte Formen einer Demenz und deren Symptome.

Des Weiteren wird das «Person-sein» des Menschen mit Demenz beschrieben und wie er seine Umwelt wahrnimmt.

Fallbeispiel 1

Luise Meyer ist 76 Jahre alt, lebt mit ihrem Mann zu Hause. Sie ist körperlich noch recht rüstig. Allerdings vergisst sie immer häufiger, was sie eben getan hat. So geht sie mehrmals in die Küche und weiß nicht mehr, was sie dort eigentlich tun wollte. Ab und zu «verlegt» sie auch Gegenstände, vor allem ihre Bücher und Zeitschriften und sucht sie verzweifelt. Als ehemalige Bibliothekarin kann sie es sich schließlich nicht erlauben, Bücher lange zu suchen oder falsch zu sortieren. Ihr Mann hilft ihr dann beim Suchen. Außerdem fällt es ihr schwer, sich auf Gespräche zu konzentrieren, neue Informationen zu behalten und Personen zu erkennen. Trifft sie auf der Straße Freundinnen oder Bekannte, kann sie sich nicht an sie erinnern. In Gesprächen wiederholt sie sich oft. Manchmal reagiert sie auch ungehalten, wenn sie «korrigiert» wird. Sie traut sich seit einiger Zeit auch nicht mehr gern allein aus dem Haus, seit sie sich einmal verlaufen hatte und nicht mehr wusste, wo sie wohnt. Ihr Mann begleitet sie bei jedem Gang vor die Haustür. Die Situation belastet beide. Luise Meyer schämt sich, dass sie immer häufiger auf die Hilfe ihres Mannes angewiesen ist.

Fallbeispiel 2

Wilhelm Rosenberg, 81 Jahre alt, leidet unter immer stärker werdenden Gedächtnisverlust und lebt in einer Pflegeeinrichtung. Seine Frau starb vor zwei Jahren. Manchmal äußert er, dass er unbedingt zum Bahnhof muss, um nach seiner Lok zu sehen und sie zu fahren. Zeitweise spricht er von seiner Frau, dass sie ihn bald besuchen kommt. Außerdem weiß er nicht immer eine Antwort auf die Fragen nach seinem Alter oder seinem aktuellen Wohnort. Gelegentlich stellt er aber auch gezielte Fragen und äußert spezielle Wünsche, z.B. dass er rasiert werden möchte oder einen Film im Fernsehen sehen will. Häufig weiß er nicht, wie man sich wäscht oder Zähne putzt. Bei Hilfs- bzw. Unterstützungsangeboten reagiert Wilhelm Rosenberg bisweilen sehr ungehalten und ablehnend. Dann werden ihm seine Defizite bewusst und er ist sehr traurig.

Fallbeispiel 3

Maria Schmidt ist 87 Jahre und lebt ebenfalls in einer Pflegeeinrichtung. Sie benötigt mittlerweile sehr viel Unterstützung bei den ABEDLs, beispielsweise beim Waschen, Kleiden oder beim Toilettengang. Sie läuft nur noch wenige Schritte in Begleitung. Maria Schmidt spricht immer weniger, manchmal lächelt sie und versucht etwas zu sagen. Zeitweise wirkt sie abwesend und zurückgezogen. Sie nimmt sehr gern am gemeinsamen Kochen und Backen teil. Sie hat früher als Lehrerin sehr viel gemalt und gezeichnet und kann je nach Tagesform noch ein paar Pinselstriche auf das Papier bringen. Mit viel Einfühlungsvermögen können Demenzbegleiter Maria Schmidt zur Teilnahme an Beschäftigungsangeboten «überreden».

2.1 Was bedeutet «Demenz»?

Demenz ist der Überbegriff für viele Erkrankungen, bei denen es aufgrund neurokognitiver Störungen zum Verlust geistiger Fähigkeiten kommt. Charakteristisch ist u. a. eine Verschlechterung der Gedächtnisleistungen, des Denkvermögens und der Sprache. Die wörtliche Übersetzung aus dem Lateinischen lautet: «Weg vom Geist» bzw. «ohne Geist», wobei das wesentlichste Merkmal, der Verlust der geistigen Fähigkeiten, deutlich wird. Diese Probleme verstärken sich im Laufe der Zeit.

Die Fallbeispiele zeigen, wie sich die Symptome im Laufe der Erkrankung verändern (s. Fallbeispiele 1–3). Zu Beginn einer Demenz (leichte Demenz – Fallbeispiel 1) stehen Störungen des Kurzzeitgedächtnisses und der Merkfähigkeit im Vordergrund.

Luise Meyer ist noch recht rüstig, jedoch die kognitiven Beeinträchtigungen wie Gedächtnisverlust und Konzentrationsprobleme belasten sie sehr. Sie ist auf die Unterstützung ihres Mannes angewiesen, was für sie sehr unangenehm ist.

Im weiteren Verlauf der Krankheit (mittelschwere Demenz – Fallbeispiel 2) verschwinden bereits eingeprägte Inhalte des Langzeitgedächtnisses. Die Betroffenen verlieren die während ihres Lebens erworbenen Fähigkeiten und Fertigkeiten. Wilhelm Rosenberg lebt in einer Pflegeeinrichtung. Er kann sich verbal äußern und zeitweise je nach Tagesform einige Dinge selbst ausführen, wie z. B. die Körperpflege, Kleiden oder sich beschäftigen. Häufig benötigt er jedoch Anleitung und Unterstützung und zunehmend rund um die Uhr Aufsicht und Begleitung. Werden ihm seine Defizite bewusst, reagiert er mit herausforderndem Verhalten.

Maria Schmidt befindet sich bereits im schweren Stadium einer demenziellen Erkrankung (Fallbeispiel 3). Sie ist vollständig auf Hilfe angewiesen. Beschäftigungsangebote nimmt sie sehr gern an. Manchmal reagiert sie ungehalten, da sie sich immer weniger mit Worten ausdrücken kann. Sie fühlt sich dann missverstanden und ist darüber sehr traurig.

Der Umgang mit den Betroffenen ist in jedem Stadium unterschiedlich. Luise Meyer, die sich im leichten Stadium der Krankheit befindet, ist beispielsweise eine Kommunikation auf verbaler Ebene ganz wichtig. Sie benötigt Begleitung in Bezug auf ihren zunehmenden Gedächtnisverlust. Sie ist noch körperlich fit und kann und will viele Dinge selbst erledigen. Mithilfe dieser Ressource kann sich ihre Lebensqualität erhöhen, vor allem wenn ihr Akzeptanz, Empathie und Wertschätzung entgegengebracht werden.

Auch im Beispiel von Wilhelm Rosenberg ist eine verbale Kommunikation wichtig. Er benötigt zwar mehr Unterstützung und Hilfe bei den Alltagsaktivitäten als Luise Meyer, aber dennoch weist er Ressourcen auf, vor allem das Bedürfnis nach Selbstbestimmung. Er kann Situationen nicht immer adäquat einschätzen und Gefahren vermeiden. Wird ihm auf dieser Ebene Begleitung angeboten, die sich an seiner Biografie, seinen Gewohnheiten und Fähigkeiten orientiert, kann auch er an Lebensqualität gewinnen und sich wohl fühlen.

Maria Schmidt besitzt vor allem Ressourcen (z. B. Gefühle) auf der nonverbalen Ebene, wie z. B. bei Berührung und vor allem bei emotionaler Zuwendung. Ihre Verhaltensweisen sollten ganz genau beobachtet und wahrgenommen werden, besonders wenn sie traurig oder wütend ist. Es ist aber auch wichtig, dass Maria in den Alltag einbezogen wird, damit sie sich nicht isoliert fühlt. Aus ihrer Biografie (s. Kap. 3.1.4) geht hervor, dass sie gern gekocht und gemalt hat. Sie sollte demzufolge im Rahmen der Demenzbegleitung in die Nahrungszubereitung einbezogen werden. So kann sie zuschauen und die Düfte beim Kochen könnten ihren Appetit anregen. Malen könnte Maria Schmidt zur Kommunikation anregen, so dass sie sich vielleicht ab und zu an einige Worte erinnern könnte.

Bei der Begleitung von Menschen mit Demenz im schweren fortgeschrittenen Stadium stehen häufig auch ethische Fragen zur Diskussion, wie zum Beispiel bei zu geringer Nahrungs- und Flüssigkeitsaufnahme (s. Kap. 3.7.2).

Für den zeitlichen Verlauf einer Demenzerkrankung gibt es keine Regel.

Grundsätzlich ist eine Demenz mehr als eine «einfache» Gedächtnisstörung. Sie zieht das ganze Sein des Menschen in Mitleidenschaft, seine Wahrnehmung, sein Verhalten und sein Erleben.

In Deutschland leben heute rund 1,2 Mio. Menschen, die an Demenz erkrankt sind. Diese Zahl wird aufgrund der steigenden Lebenserwartung bis 2050 auf schätzungsweise drei Millionen ansteigen.

Demenzerkrankungen treten vermehrt im hohen Alter auf. Bislang ist unklar, wie die Krankheit verhindert oder geheilt werden kann. Damit kommen auf die zukünftige Gesellschaft große Herausforderungen für die Therapie, Pflege und Versorgung der Erkrankten zu. Neben der körperlichen und seelischen Belastung für die Erkrankten sowie ihre Angehörigen und Begleiter verursachen demenzielle Erkrankungen zudem erhebliche Kosten im Gesundheitssystem.

Die Demenz ist der häufigste Grund für einen Umzug in ein Pflegeheim. Dort steigt der Anteil der Pflegebedürftigen mit einer demenziellen Erkrankung kontinuierlich an. In den Heimen selbst bemühen sich Pflegende und Begleiter, auch unter schwierigen Rahmenbedingungen, alles Mögliche für die Lebensqualität von an Demenz erkrankten Menschen zu tun. Durch gezielte Maßnahmen kann das Fortschreiten bestimmter Demenzformen in begrenztem Maße aufgehalten, verzögert und die Situation der Betroffenen verbessert werden. Die Verbesserung der gefühlsmäßigen Befindlichkeit der Betroffenen spielt in der Demenzbegleitung eine zentrale Rolle.

2.1.1 Definition

Demenz ist ein Syndrom, das heißt ein klinisches Zustandsbild, das durch verschiedene Symptome und psychosoziale Auswirkungen gekennzeichnet ist. Es handelt sich dabei um eine häufig chronisch fortschreitende Erkrankung des Gehirns. Dabei sind viele höhere Funktionen beeinträchtigt wie Gedächtnis, Denken, Orientierung, Sprache und Urteilsvermögen (Dilling/Freyberger, 2010: 24).

«Unter Demenz versteht man eine erworbene, organisch bedingte Beeinträchtigung der allgemeinen, insbesondere der intellektuellen Hirnleistungsfähigkeiten, verbunden mit negativen Auswirkungen auf die sozialen Funktionen.» (Hafner/Meier, 2005:291)

Folgende Kriterien müssen gemäß der Internationalen Klassifikation psychischer Störungen (ICD-10) erfüllt sein, um von einer Demenz zu sprechen:
- es muss eine Abnahme der Gedächtnisleistungen vorliegen
- zusätzlich müssen weitere geistige Fähigkeiten (z. B. Urteilsfähigkeit, logisches Denken) deutlich beeinträchtigt sein
- auch Sozialverhalten und Gefühlsäußerungen müssen Störungen aufweisen
- die geistigen Störungen und Einbußen dauern seit mindestens sechs Monate an (Hafner/Meier, 2005:291).

Wenn diese Krankheitssymptome zusammentreffen, liegt eine Demenz vor, die von anderen psychischen Erkrankungen wie Depression oder Delir diagnostisch eindeutig unterschieden werden kann (s. Kap. 2.3).

Beim Delir handelt es sich um einen akuten Verwirrtheitszustand, der u. a. oft durch mangelnde Flüssigkeitsaufnahme, Flüssigkeitsverlust, Medikamenteneinnahme oder Infektionen verursacht wird.

Eine demenzielle Erkrankung ist keinesfalls Teil des normalen Alterungsprozesses und in der Regel irreversibel. Etwa 3 % der Ursachen von Demenz können behandelt werden (Sifton, 2011:119). Auch entwickelt nicht jede an Demenz erkrankte Person sämtliche Symptome. So ist es möglich, dass bestimmte Personen sehr ausgeprägte Symptome aufweisen, die bei anderen Personen kaum auffallen. Die Symptome können auch zu manchen Tageszeiten oder Wochentagen vorhanden sein und zu anderen Zeiten wiederum fehlen.

Leichte kognitive Beeinträchtigung

«Als leicht kognitiv beeinträchtigt werden Menschen bezeichnet, die leichte Gedächtnisprobleme aufweisen und von Gedächtnisschwierigkeiten berichten, welche die relevanten Kriterien für eine Demenz jedoch nicht erfüllen.» (Mace/Rabins, 2012:395)

Aktuelle Diskussionen beziehen sich auf einen neuen Begriff für «Demenz», die «neurokognitive Störung». Es existieren vielschichtige Ursachen für kognitive Beeinträchtigungen und viele ältere Menschen haben Probleme mit dem

Gedächtnis, ohne pathologische Befunde. Besonders im frühen Stadium der Demenz ist deshalb die Abgrenzung vom normalen Altern, verbunden mit Gedächtnisproblemen, von einer tatsächlichen Alzheimer-Demenz, schwierig. Noch bevor der Betreffende Symptome einer Demenz bemerkt, beginnt bereits der kognitive Abbau im Gehirn. Das bedeutet, dass normale altersbedingte Veränderungen der geistigen Leistungsfähigkeit nicht einfach von pathologischen (krankhaften) kognitiven Veränderungen abzugrenzen sind, also von einer beginnenden Demenz. Der Begriff «Mild Cognitive Impairment» (leichte kognitive Beeinträchtigung) soll leichte Gedächtnisprobleme erfassen, die jedoch noch nicht die Kriterien für eine Demenz erfüllen.

«Zu den leichten kognitiven Beeinträchtigungen gehören wahrscheinlich die Frühstadien der Alzheimer-Krankheit, die Anfänge anderer Demenz verursachender Krankheiten und extreme altersbedingte Veränderungen.» (Mace/Rabins, 2012: 396)

Studien ergaben, dass in jedem Jahr nach der Diagnosestellung 5–12 % der Menschen mit leichten kognitiven Beeinträchtigungen eine Demenz entwickeln, aber selbst nach fünf Jahren sind noch 40–50 % in dieser Gruppe, d. h. ihr Zustand hat sich nicht verschlechtert oder er hat sich gebessert und ihre Kognition ist wieder normal. (Mace/Rabins, 2012)

Die American Psychiatric Association sieht die Einführung eines Risikosyndroms für Demenzerkrankungen vor, die so genannte «leichte neurokognitive Störung» oder «minor neurocognitive disorder». Damit sollen die Menschen erfasst werden, bei denen Störungen in Gedächtnis, Aufmerksamkeit oder Urteilsvermögen eine schwere neurokognitive Störung («major neurocognitive disorder»), ankündigt, z. B. Morbus Alzheimer, vaskuläre Demenz, frontotemporale Demenz und die Lewy-Körper-Demenz. Im amerikanischen Klassifikationssystem DSM-V soll dann die «Demenz» durch den Begriff «major neurocognitive disorder» ersetzt werden.

Derzeit wird nach therapeutischen Interventionen bei leichten kognitiven Beeinträchtigungen geforscht, um die Entstehung einer Demenz so früh wie möglich zu verhindern. Bislang können Betroffene nur versuchen, durch viel Bewegung und geistige Aktivität den Abbau kognitiver Leistungsfähigkeit hinauszuzögern (Mace/Rabins, 2012; Ärzteblatt, 2010).

«Die pathologischen Gehirnveränderungen, die die neurodegenerativen Demenzerkrankungen charakterisieren, beginnen viele Jahre vor dem Auftreten erster klinischer Symptome. Die Symptommanifestation ist ein meist langsam progredienter Prozess mit kognitiver Leistungsverschlechterung. […] MCI ist definiert als subjektive und objektivierbare kognitive Einbuße bei erhaltener Alltagskompetenz.» (DGPPN et al. 2009: 88)

2.1.2 Allgemeine Symptome einer Demenz

Bei den Symptomen einer Demenz wird zwischen *Primär-* und *Sekundärsymptomen* unterschieden (s. **Tab 2-1**).

Als *Primärsymptome* werden jene Symptome bezeichnet, die unmittelbar durch die Demenz, also durch die Schädigungen im Gehirn, verursacht werden. Sie sind die Auswirkungen der Krankheit.

Sekundärsymptome sind im Gegensatz dazu Folgeerscheinungen im Rahmen einer demenziellen Erkrankung. Sie stellen die Reaktion des Betroffenen auf seine Krankheit dar. Sekundäre Symptome können teilweise durch den Erkrankten selbst, Angehörige und Pflegende sowie durch die Gestaltung des Umfeldes beeinflusst werden.

Die Symptome einer Demenz können durch verschiedene Krankheiten verursacht sein. Einige dieser Krankheiten sind heilbar, andere nicht. So kann beispielsweise eine Schilddrüsenunterfunktion oder ein Vitamin B 12-Mangel eine Demenz verursachen bzw. begünstigen, die bei Behandlung dieser Erkrankungen zu verhindern bzw. reversibel ist.

2.1.3 Stadien der Demenz

Der Verlauf der Krankheit wird mit den allgemeinen Kriterien für den Schweregrad einer Demenz beschrieben. Allgemein wird dabei unterschieden in (Weih, 2011:28) leichte, moderate, mittelschwere und schwere Demenz.

Eine Einschätzung der kognitiven Fähigkeiten eines älteren Menschen, bzw. der Schwere

Tabelle 2-1: Primäre und sekundäre Symptome einer Demenz

Primäre Symptome	Sekundäre Symptome
– Gedächtnisschwäche – gestörte Merkfähigkeit – Beeinträchtigung des Denkvermögens – Orientierungsstörungen u. a.	– Angst – Panik – Aggression – Schamgefühl – Verunsicherung – Ratlosigkeit – Rückzug – Unruhe – wahnhafte Erlebnisdeutung – Depression u. a.

der Demenz, kann durch den so genannten Mini-Mental Status-Test (MMST) erfolgen. Erfasst werden dabei u. a. Orientierung, Gedächtnis, Aufmerksamkeit und Rechnen, Sprache und konstruktive Praxis.

Leichte Demenz
Eine Demenz gilt als leicht, wenn eine Person immer noch die Fähigkeit besitzt, allein zurechtzukommen, obwohl Arbeit und soziale Aktivitäten deutlich beeinträchtigt sind. Die Betroffenen sind in der Lage ihr Leben selbstständig zu gestalten, soweit nicht besondere Anforderungen auf sie zukommen. Somit sind dem Betroffenen die meisten Alltagstätigkeiten in vertrauter Umgebung noch möglich.

Moderate Demenz
Der Patient kommt allein noch ganz gut zurecht, benötigt jedoch ab und zu Anleitung.

Mittelschwere Demenz
Bei einer mittelschweren Demenz benötigt die Person zunehmend Hilfe bei der Bewältigung der gewöhnlichen Lebensführung und gewohnter Handlungsabläufe. Es ist ein gewisses Ausmaß an Aufsicht erforderlich.

Schwere Demenz
Diese Phase der Demenzerkrankung ist gekennzeichnet durch eine schwere Beeinträchtigung der Selbstständigkeit, wodurch der Betroffene dauerhafte Hilfe, Unterstützung und Betreuung bei den Aktivitäten des täglichen Lebens bedarf.

> **Merke**
>
> Der Schweregrad einer Demenz ist niemals als Richtmaß für die Lebensqualität des Betroffenen zu sehen. Menschen mit einer schweren Demenz können unter Umständen eine tiefere Lebensfreude genießen als weniger demente oder gesunde Menschen.

Die neuen Kriterien, wie sie für das DSM V vorgeschlagen werden, gehen über die oben genannten Stadien hinaus. Beispielsweise soll sich die Alzheimer-Erkrankung bereits in einem präklinischen Stadium nachweisen lassen, bevor sich erste Symptome zeigen. Im DSM V werden neurodegenerative Erkrankungen in drei große Syndrom-Kategorien gegliedert, Delir, leichte neurokognitive Erkrankungen (mild neurocognitive disorders) und schwere neurokognitive Erkrankungen (major neurocognitive disorders).

Diese unterteilt man dann wiederum entsprechend ihren Ursachen. Bei den leichten Erkrankungen gibt es etwa solche, die durch Morbus Alzheimer (associated with Alzheimer's Disease), durch eine vaskuläre Erkrankung, HIV, Substanzmissbrauch (z. B. Alkoholmissbrauch) oder etwa Parkinson bedingt sind.

Bei leichten Gedächtnisstörungen (Mild Cognitive Impairment, MCI) ist nach den neuen Kriterien dann von einem Morbus Alzheimer auszugehen, wenn zu den kognitiven Störungen auch Befunde aus Bildgebung und biochemischen Markern (in der Molekularbiologie verwendete Bezeichnung für eindeutig nachweisbare DNA-Abschnitte) vorliegen.

2.1.4 Formen der Demenz

In der Fachliteratur werden verschiedene Erkrankungen aufgeführt, die zu einer Demenz führen können. Alle demenziellen Entwicklungen haben in Bezug auf ihre Symptomatik einen vergleichbaren Ablauf, der inhaltlich, aber nicht zeitlich vorbestimmbar ist. Grundsätzlich wird zwischen primären und sekundären Formen der Demenz unterschieden, das heißt, nach ihren Ursachen:
- *Primäre Demenzen* – Ursache liegt im Gehirn selbst
- *Sekundäre Demenzen* – Folge anderer Erkrankungen (s. **Tab. 2-2**).

Demenzformen können auch nach dem überwiegenden Ort der neurologischen Veränderungen in *kortikale (die Hirnrinde «Kortex» betreffend)* bzw. *subkortikale («unterhalb der Hirnrinde»)* Demenzen kategorisiert werden (s. **Tab. 2-3**).

Der auffälligste Unterschied zwischen beiden Kategorien sind die primär motorischen Störungen.

Demenz vom Alzheimer Typ (SDAT)

Die Demenz vom Alzheimer-Typ ist die häufigste primär degenerative (kortikale) Demenz ungeklärter Ursache. Die Bezeichnung geht auf den deutschen Arzt Alois Alzheimer zurück, der 1906 eine 56 Jahre alte Patientin mit progredienter Gedächtnisschwäche, räumlicher Orientierungsstörung, paranoiden Denkinhalten, Aphasie und unberechenbarem Verhalten behandelte. Die Krankheit wurde als *präsenile Demenz* bezeichnet, weil die Frau noch nicht sehr alt war. Das Ergebnis seiner Untersuchung war eine diffuse Atrophie (Schrumpfung) des gesamten Gehirns. Alzheimers Annahme wurde

Tabelle 2-2: Formen der Demenz

Primäre Demenzen	Sekundäre Demenzen
– Alzheimer-Demenz – Vaskuläre Demenzen (Multiinfarktdemenz – MID) – Mischformen (vaskuläre Demenz und Alzheimer-Demenz). – Lewy-Körperchen-Demenz – Frontotemporale Lobärdegeneration (Morbus Pick) – Creutzfeldt-Jakob-Krankheit – Chorea Huntington – Parkinson Krankheit	– Demenzen infolge von chronischen Vergiftungen (z. B. Alkohol, Medikamente, Drogen) – Schilddrüsenunterfunktion – Infektionen des Gehirns – Epilepsie – Multiple Sklerose – Vitamin B 12-Mangel

Tabelle 2-3: Kortikale und subkortikale Demenzen

Kortikale Demenzen	Subkortikale Demenzen
– vor allem Großhirnrinde geschädigt («graue Zellen») – zuerst kognitive Symptome und Beeinträchtigungen («höhere geistige Funktionen») – später neurologische Ausfälle, Beispiel: Alzheimer-Demenz	– Großhirnrinde nicht primär geschädigt – zuerst neurologische Ausfälle (z. B. Gangstörungen) – später kognitive Beeinträchtigungen – Symptome z. B. Konzentrationsstörungen, langsame Handlungsabläufe, reduzierter Antrieb. – Beispiele: vaskuläre Demenz, Demenz bei Morbus Parkinson

wissenschaftlich bestätigt. Im Verlauf der Erkrankung werden die Nervenzellen des Gehirns durch Eiweiß-Ablagerungen, so genannte Plaques bzw. Fibrillen, irreversibel zerstört und es kommt zu einer Degeneration des Gehirns (s. **Abb. 2-1**). Bei Menschen, die an der Alzheimer-Krankheit leiden, werden unter dem Mikroskop pathologische Strukturveränderungen des Gehirns sichtbar, die als neuritische Plaques und Alzheimersche Fibrillenveränderungen bezeichnet werden. Nervenzellen und ihre Verbindungen untereinander sterben ab und ein Rückgang der Hirnmasse ist die Folge (Hirnatrophie). Außerdem kommt es zu einem Mangel an Acetylcholin, eines Botenstoffes, der für das Gedächtnis wichtig ist. Die Ursachen dafür sind noch immer nicht vollständig geklärt.

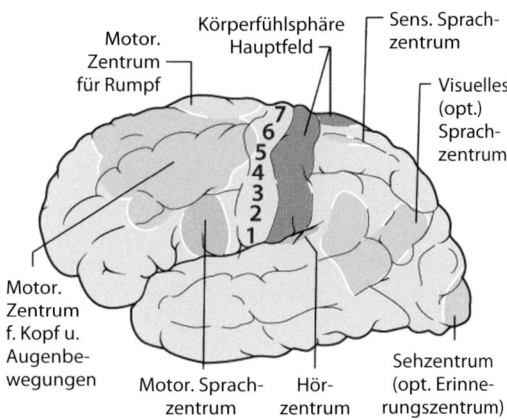

Abbildung 2-1: Steuerzentrale Gehirn

Entstehung und Verlauf
Die Entstehung der Alzheimer-Krankheit ist bisher weitgehend ungeklärt. Man geht davon aus, dass genetische Faktoren eine Rolle spielen sollen, aber auch Umweltfaktoren sollen von Bedeutung sein. Geistige Aktivitäten sollen sich positiv auswirken und der Entstehung der Krankheit entgegen wirken.

Sicher ist bisher, dass die Alzheimer-Krankheit ein langsam fortschreitender degenerativer Prozess ist. Die zeitlichen Verläufe sind von Mensch zu Mensch individuell verschieden und auch abhängig davon, in welchem Alter die Diagnose gestellt wird. Erkrankt ein Mensch beispielsweise mit 60 Jahren, so kann er durchaus 20 Jahre mit der Krankheit leben, während ein 85-Jähriger eine kürzere Lebenserwartung aufweist. Von den ersten Symptomen bis zum Tod dauert die Krankheit durchschnittlich sieben Jahre. Da die Ursachen der Alzheimer-Krankheit bislang noch nicht ausreichend erforscht sind, ist die Suche nach so genannten Risikofaktoren ein wichtiger Forschungsansatz. Als Hauptrisikofaktor für das Auftreten der meisten Demenzformen wird jedoch das Alter angesehen.

Symptome und Auswirkungen auf die Aktivitäten im Alltag
Die einzelnen Symptome unterscheiden sich im Verlauf der Erkrankung je nach Schweregrad der Alzheimer-Demenz. Zur Erfassung und Beurteilung der Schweregrade eignet sich z. B. der Mini-Mental-Status nach Folstein. Der Grad der Ausprägung der Erkrankung wird wie folgt unterteilt:

1. Leichte Demenz: Störungen der kognitiven Funktionen (Hirnleistungsstörungen), wobei die Defizite nur vom Betroffenen selbst registriert werden. Der Betroffene kann seine Defizite und Beeinträchtigungen noch überspielen und vertuschen. Symptome sind z. B.:
- Selbstständigkeit, obwohl die Leistungsfähigkeit auffallend abnimmt
- zunächst leichte Gedächtnisstörungen (z. B. Verlegen von Dingen, Vergessen von Namen bekannter Personen)
- Wortfindungsstörungen
- Störungen der Initiativ-, Planungs-, und Organisationsfähigkeit
- Nachlassen der Merkfähigkeit
- Versagen bei beruflichen Anforderungen und Beeinträchtigungen im Alltag
- verstärktes Auftreten von Problemen in unbekannten Situationen.

2. Mittelschwere Demenz: Kognitive Störungen führen zu deutlichen Beeinträchtigungen, wobei es zu einem zunehmenden Verlust der Selbstständigkeit und zu Verhaltensauffälligkeiten kommt. Symptome sind z. B.:
- Unfähigkeit, sich an wichtige Dinge des täglichen Lebens zu erinnern (Namen, Adressen, eigene Telefonnummer, bestimmte Orte)

- selbstständige Lebensführung nur noch begrenzt möglich
- Probleme bei der Auswahl angemessener Kleidung, unter Umständen Vernachlässigung der Körperpflege, der Mahlzeiteneinnahme
- Aphasie (Sprachlosigkeit), Apraxie (Unfähigkeit, gezielte Bewegungen auszuführen) und Agnosie (Unfähigkeit Objekte zu erkennen und zu erfassen)
- Betroffener ist auf fremde Hilfe und Betreuung angewiesen.

3. *Schwere Demenz:* der körperliche Abbau beginnt, der Betroffene wird absolut pflegebedürftig. Symptome sind z. B.:
- Beeinträchtigungen in den ABEDLs
- Schwierigkeiten beim Ankleiden und bei der persönlichen Hygiene
- keine bewusste Wahrnehmung der Umwelt
- extreme Reduzierung des Wortschatzes mit zunehmendem Verlust der Sprachfähigkeit
- Verlust der Fähigkeit zu lächeln
- Stadium geprägt durch fortschreitendes Auftreten von körperlichen Symptomen wie z. B. Gangstörung, Stürze, Inkontinenz und Schluckstörung.

Veränderungen des Verhaltens
Mit fortschreitender Erkrankung treten Verhaltensweisen wie Wandern, Rufen, Tag und Nacht-Umkehr, Affektlabilität (Stimmungsschwankungen) und eigentümlicher Umgang z. B. mit Nahrungsmitteln oder Ausscheidungen auf (z. B. «Spielen» mit Ausscheidungen oder Nahrungsmitteln). Herausfordernde Verhaltensweisen wie Aggressionen gegenüber Anderen, Hyperoralität und sexuelle Enthemmung infolge beteiligter frontaler Hirnstrukturen treten bei der Alzheimer-Krankheit eher seltener oder oft erst im fortgeschrittenen Verlauf auf. Aggressive Handlungen oder Unruhe können eine direkte Folge der Symptome der Demenz sein. Es können jedoch auch unerwünschte Nebenwirkungen von Medikamenten sein, einem Delir oder einer Depression. Ursachen für veränderte Verhaltensweisen können auch Schmerzen, ein stark verändertes Umfeld oder nicht bzw. unzureichende befriedigte Bedürfnisse wie Hunger, Durst oder Harndrang sein. Es ist daher in jedem Fall eine gründliche Ursachenanalyse angezeigt, denn gerade unbefriedigte Bedürfnisse sind häufig der Grund für herausforderndes Verhalten (s. S. 101).

Problematisch gestaltet sich die Situation, wenn der Mensch mit Demenz seine Bedürfnisse oder Missempfindungen vor allem mit fortschreitender Krankheit nicht mehr adäquat artikulieren kann (s. **Abb. 2-2**).

Vaskuläre Demenz
Vaskuläre Demenz ist die Bezeichnung für Demenzen, die auf Erkrankungen der Hirngefäße (Arteriosklerose in den Hirngefäßen) basieren.

«Die vaskuläre Demenz ist das Ergebnis einer Infarzierung des Gehirns als Folge einer vaskulären Krankheit, einschließlich der zerebrovaskulären Hypertonie. Die Infarkte sind meist klein, kumulieren aber in ihrer Wirkung. Der Beginn liegt gewöhnlich im späteren Lebensalter.» (DGPPN et al., 2009:17)

Aufgrund verengter oder verschlossener Blutgefäße kommt es zu Durchblutungsstörungen im Gehirn. Die Gehirnzellen, die von diesen Gefäßen versorgt werden, erleiden einen Sauerstoffmangel und sterben ab. Die Gefäßverschlüsse können zu kleinen Hirninfarkten führen, in deren Folge es zum lokalen Zerfall von Hirngewebe kommt. Sind viele kleine Schlaganfälle Ursache der Durchblutungsstörung spricht man auch von einer Multi-Infarkt-Demenz (MID). Diese Form der Demenz verläuft entsprechend sprunghaft oder episodisch. Die Prognose hängt von der Durchblutungssituation ab und bedingt nicht zwingend ein Fortschreiten

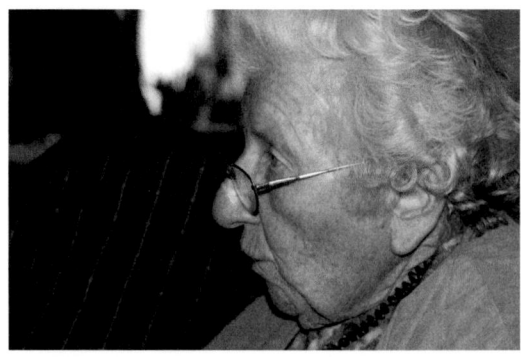

Abbildung 2-2: Vergesslichkeit macht traurig. (Foto: Jürgen Georg)

der Erkrankung. Die Multi-Infarkt-Demenz «beginnt allmählich, nach mehreren vorübergehenden ischämischen Episoden (TIA), die eine Anhäufung von Infarkten im Hirngewebe verursachen.» (DGPPN et al., 2009:17) Die wichtigsten Risikofaktoren sind im folgenden Kasten beschrieben.

> **Risikofaktoren einer Vaskulären Demenz:**
> - Rauchen
> - erhöhte Blutdruckwerte
> - zu hohe Cholesterinwerte im Blut
> - Diabetes (s. Kap. 4.2), besonders bei schlechter Einstellung des Blutzuckers
> - Übergewicht
> - Alkoholmissbrauch
> - Koronare Herzkrankheit (s. Kap. 4.1.2)

Verlauf und Symptome
Vaskuläre Demenzen haben in der Regel einen raschen Beginn und starke Schwankungen im Verlauf der Krankheit, im Gegensatz zum schleichenden, unmerklichen Verlauf der Alzheimer-Krankheit. Die vaskuläre Demenz schreitet häufig stufenförmig voran. Manchmal kann die Krankheit progredient (fortschreitend) verlaufen, manchmal kann sie auch über Jahre unverändert bleiben. Einige Fälle von vaskulärer Demenz können durch das Verhindern weiterer Schlaganfälle aufgehalten werden, andere nicht. Die sofortige Behandlung weiterer Schlaganfälle kann auch die Symptome reduzieren. Manchmal kann die Ursache wiederholter Schlaganfälle erkannt und behandelt und somit weitere Schäden verhindert werden, z. B. durch einen Bypass (Umgehung) oder einen Stent (Gefäßstütze) in den Halsarterien, wenn Blutgerinnsel die Blutgefäße am Hals verstopfen. Auch eine Operation (Carotisendarterektomie) kann die Quelle der Blutgerinnsel am Hals beseitigen. Gerinnungshemmende Medikamente können ebenfalls weiteren Schlaganfällen bei Menschen vorbeugen, bei denen diese durch Blutgerinnsel verursacht werden.

Generell hängen die Symptome davon ab, welches Hirnareal geschädigt wurde. Häufige Probleme sind Beeinträchtigungen des Gedächtnisses, der Koordination und des Sprachvermögens. Folgende Merkmale sind charakteristisch:
- bereits im frühen Stadium Gangstörungen, kleinschrittiger, schlurfender Gang, spastisches Gangbild, wobei häufige Stürze die Folge sind
- Dranginkontinenz in der Frühphase
- Lähmungen, Akinese (Bewegungsarmut)
- Sprachstörungen
- Schluckstörungen
- ausgeprägte Affektlabilität (unkontrolliertes Lachen oder Weinen).

Im weit fortgeschrittenen Stadium unterscheidet sich die vaskuläre Demenz kaum von einer schweren Form der Alzheimer-Demenz.

Veränderungen des Verhaltens
Bei der vaskulären Demenz liegt kein einheitliches Verhaltensbild vor. Es kommt darauf an, ob bestimmte Gehirnregionen besonders betroffen sind. Verhaltensweisen wie Ängstlichkeit, emotionale Labilität, Reizbarkeit sowie Veränderungen der Persönlichkeit können besonders auffallen.

Möglichkeiten zur Prävention
Im Gegensatz zur Alzheimer-Demenz kann man präventiv gegen die vaskuläre Demenz vorgehen. Hauptsächlich geht es darum, die Risikofaktoren, die zu einer vaskulären Demenz führen können, zu minimieren, z. B.:
- Hypertonie reduzieren
- Cholesterinwerte im Blut senken
- Gewichtsabnahme
- Vitaminstatus verbessern
- gute Einstellung des Blutzuckers.

Frontotemporale Demenz (FTD) – Morbus Pick

Bei der Pick-Krankheit (laut ICD-10 wird bei der FTD der Terminus der Pick-Krankheit verwendet) handelt es sich um eine «progrediente Demenz mit Beginn im mittleren Lebensalter, charakterisiert durch frühe, langsam fortschreitende Persönlichkeitsänderung und Verlust sozialer Fähigkeiten. Die Krankheit ist gefolgt von

Beeinträchtigungen von Intellekt, Gedächtnis und Sprachfunktionen mit Apathie, Euphorie und gelegentlich auch extrapyramidalen Phänomenen.» (DGPPN et al., 2009:19)

Die Frontotemporale Demenz (FTD) ist die dritthäufigste Form der Demenz und beginnt etwa zwischen dem 45. und 60. Lebensjahr (Böhme, 2008).

Der Begriff «Pick-Krankheit» geht auf den deutschen Neurologen und Psychiater Arnold Pick zurück. Er beschrieb am Ende des 19. Jahrhunderts eine Form der Demenz, bei der nur einzelne Lappen oder Teile des Gehirns betroffen waren. Im Gegensatz zur Alzheimer-Demenz schrumpfen hier nur bestimmte Anteile des Gehirns, z.B. im Stirnhirn. Alzheimer gab dieser Erkrankung den Namen Morbus Pick.

Symptome und Verlauf
Erste Symptome der Erkrankung, z.B. enthemmte Verhaltensweisen, werden oft auf Stress zurückgeführt. Dabei können gesellschaftlich unangebrachte Verhaltensweisen erste Anzeichen für eine FTD sein. Erste verhaltensbezogene Symptome können auch starke Gleichgültigkeit und Rückzug sein, die unter Umständen zunächst fälschlicherweise mit einer Depression in Verbindung gebracht werden. Typische Symptome sind u.a.:
- reduziertes Urteilsvermögen und Verlust der Krankheitseinsicht
- Vernachlässigung persönlicher Hygiene und Pflege
- Antriebsarmut bzw. -störungen
- Verlust des Sozial-Bewusstseins, Enthemmung
- Ablenkbarkeit und Impulsivität
- Hyperoralität
- frühe Beeinträchtigung des Sprachvermögens (Sprachdrang, Echolalie, «mechanische» Wiederholungen)
- relativ ungestörte räumliche Orientierung
- frühes Auftreten von Primitivreflexen, Inkontinenz und Bewegungsverlangsamung
- spätes Auftreten von Akinese, Rigor («Starrheit»), Tremor.

Im Durchschnitt schreitet die FTD schneller voran als die Alzheimer-Krankheit. Die Menschen leben durchschnittlich sechs oder sieben Jahre mit der Krankheit, wobei es große Schwankungen gibt. Manche Betroffene leben nur drei Jahre, andere leben mehr als 15 Jahre mit Symptomen.

Lewy-Körperchen-Demenz
Die Lewy-Körperchen-Demenz weist Ähnlichkeiten mit Alzheimer-Demenz und der Parkinson-Demenz auf. Man spricht von einer klinischen Trias aus: Demenz, Psychose (Halluzinationen) und Parkinsonismus.

Die Lewy-Körperchen wurden nach dem deutschen Nervenarzt Friedrich Heinrich Lewy benannt, der sie 1912 entdeckte. Einige Wissenschaftler sind der Meinung, dass die Lewy-Körper-Demenz kein eigenständiger Zustand ist, obwohl sich die Merkmale von der Alzheimer-Krankheit als auch von der Parkinson-Demenz unterscheiden. Die Krankheit wurde in den achtziger Jahren erstmals beschrieben und betrifft etwa 5 bis 10 % aller Demenzen.

Symptome
Charakteristisches Merkmal der Lewy-Körperchen-Demenz sind Funktionseinschränkungen im Alltag. Während die Gedächtnisfunktion zu Beginn der Erkrankung gut erhalten ist, sind Aufmerksamkeitsstörungen, Beeinträchtigungen der exekutiven und visuo-perzeptiven Funktionen häufig. Kernmerkmale sind (DGPPN et al., 2009:23): «Fluktuation der Kognition, insbesondere der Aufmerksamkeit und Wachheit, wiederkehrende ausgestaltete visuelle Halluzinationen und «Parkinson-Symptome».

Die Lewy-Körperchen-Demenz weist demzufolge Symptome der Alzheimer-Krankheit und der Parkinson-Demenz auf. Die Betroffenen leiden zu Beginn der Erkrankung unter einigen Symptomen des Morbus Parkinson, wie Steifigkeit, Langsamkeit und vor allem Gangunsicherheit. Sie können deshalb häufig stürzen. Typische Symptome sind u.a.:
- bereits zu Beginn Aufmerksamkeitsstörungen und unklare Stürze
- visuelle und nichtvisuelle Halluzinationen
- motorische Parkinson-Symptome
- Agitiertheit

- vergleichsweise frühe Inkontinenz
- Synkopen (kurzzeitige Bewusstlosigkeit)
- zeitweise Bewusstseinsverluste
- Schlafstörungen
- episodische Verwirrtheit.

Demenz bei Morbus Parkinson

Etwa 20 bis 60 % der Patienten mit der Parkinson-Krankheit entwickeln im Laufe der Zeit eine Demenz. Unklar ist noch, ob es sich dabei doch um eine Lewy-Körperchen-Demenz handelt, bei der die Parkinson-Krankheit bereits vorhanden war. Typische Symptome sind u. a.:
- Depression
- Apathie
- Reizbarkeit
- Verlangsamung der Denkvorgänge
- Aufmerksamkeitsstörungen
- Probleme bei spontaner Wiedergabe von Gedanken.

Bezüglich der Behandlung der Parkinson-Symptome wird das Parkinson-Medikament L-dopa verwendet. Es sollte allerdings vorsichtig angewandt werden, denn es kann zu Psychosen und Depressionen führen. Das bedeutet, eine Anti-Parkinson-Therapie kann letztendlich die Symptome der Demenz verschlechtern (Weih, 2011:95).

Demenz bei Depression

Eine Depression ist oft das erste Symptom einer demenziellen Erkrankung. Besonders zu Beginn einer Alzheimer-Demenz kann es zu Symptomen einer Depression kommen. Andererseits können Menschen mit Depressionen auch unter Störungen des Gedächtnisses leiden. Man nennt dies «depressive Pseudo-Demenz». (Weih, 2011: 83) Es handelt sich dabei nicht um eine Demenz im eigentlichen Sinne. Wird die Depression behandelt, verschwinden auch die Symptome der Demenz. Bei älteren kranken Menschen kann allerdings eine Depression leicht übersehen werden. Aber im Gegensatz zur Alzheimer-Demenz sind die Betroffenen nicht durch Störungen des Gedächtnisses beeinträchtigt, sondern eher durch Antriebsmangel, Traurigkeit und Einsamkeit. Sie können sich meist orientieren und die Auswertungen von Demenz-Tests zeigen meist keine Auffälligkeiten.

> **Merke**
>
> Es ist wichtig, in der Diagnostik eine Depression und eine demenzielle Erkrankung zu unterscheiden. Eine Depression sollte immer behandelt werden, denn sie erhöht das Risiko, später eine Demenz zu entwickeln.

Möglicherweise erkennen auch Ärzte eine Demenz nicht, die durch eine Depression ausgelöst wird. Betroffene mit einer Alzheimer-Demenz oder vaskulären Demenz leiden oft unter Symptome wie Traurigkeit, Hoffnungslosigkeit, Appetitlosigkeit, Ruhelosigkeit oder Antriebslosigkeit. Sie sind außerdem vergesslich, haben Schwierigkeiten mit der Sprache und der Motorik. All das spricht für eine Depression und eine demenzielle Erkrankung. Selbst wenn die Demenz nicht heilbar ist, sollte die Depression therapiert werden, damit die Betroffenen wieder Freude am Leben haben und sich «in ihrer Welt» wohlfühlen.

Test zur Früherkennung von Demenzen mit Depressionsabgrenzung (TFFD)

TFFD ist ein Screening-Instrument zur Demenzfrüherkennung. Die Testperson wird befragt und es werden Tests durchgeführt.

Der Test besteht aus insgesamt 11 Items in folgender Reihenfolge (DZD):
- unmittelbare Reproduktion von sieben Wörtern
- zeitliche Orientierung in Form von Datum (Tag, Monat, Jahr), Jahreszeiten benennen, aktuelle Jahreszeit benennen
- Zuordnungsaufgabe (zu den Jahreszeiten zugehörige Monate benennen)
- Befolgen von Anweisungen (dreiteilige Anweisung in der Reihenfolge ausführen)
- konstruktive Praxis in Form des Uhrentests
- verzögerte Reproduktion (Erinnern der Worte aus Item 1)
- Wortflüssigkeit (möglichst viele Tiernamen in einer Minute benennen)
- Fremdbeurteilung Depression mittels einer 11-stufigen Skala
- Selbstbeurteilung Depression mittels einer 11-stufigen Skala.

Die Auswertung von Demenz und Depression erfolgt getrennt. Aus den Ergebnissen des kognitiven Teils wird ein Gesamtscore gebildet, der interpretiert wird. Erreicht die Testperson weniger als 35 Punkte, besteht der Verdacht auf eine demenzielle Erkrankung. Aus den Ergebnissen der Depressionseinschätzung wird der Gesamtscore gebildet, der interpretiert wird. Mehr als acht Punkte weisen auf eine depressive Symptomatik hin.

Sonstige Formen der Demenz

Demenz und Alkoholmissbrauch
Alkohol ist ein Suchtstoff und Nervengift. Andererseits gibt es Hinweise darauf, dass mäßiger Alkoholkonsum vor Herz-Kreislauf-Erkrankungen schützt. Seine Rolle bei der Entstehung einer demenziellen Erkrankung ist noch nicht geklärt. Dennoch weisen alkoholabhängige Menschen ein hohes Risiko auf, eine Demenz zu entwickeln, die andere Symptome als die Alzheimer-Demenz hervorbringt. Sergej Korsakow beobachtete bei schwer alkoholabhängigen Menschen ein demenzielles Krankheitsbild, das so genannte «Korsakow-Syndrom», das vor allem starke Störungen der zeitlichen Orientierung aufwies. Beim «Korsakow-Syndrom» handelt es sich um eine schwere, chronische Schädigung des Gehirns, wobei die Hirnregionen geschädigt sind, die für Gedächtnisbildung und Emotionen verantwortlich sind. Die häufigste Ursache für diese Form der Demenz ist jahrelanger Alkoholabusus. Sie kann sich jedoch auch nach Infektionen (Enzephalitis) und Traumen (schwere Kopfverletzungen) entwickeln.

Neben den Störungen des Gedächtnisses sind auch erhöhte Reizbarkeit, die Neigung zu Wutausbrüchen und Veränderungen der Persönlichkeit möglich. Die Betroffenen haben selten Schwierigkeiten, sich verbal auszudrücken. Ein typisches Symptom ist die Konfabulation. Das bedeutet, die Betroffenen «füllen» ihre Gedächtnislücken mit «Geschichten» auf (Weih, 2011: 119). Weitere Symptome sind u. a.:
- veränderte Emotionalität, Distanzlosigkeit oder unangemessene Heiterkeit
- Verlust der Fähigkeit, neue Informationen zu speichern
- ausgeprägte Beeinträchtigungen der Alltags- und Sozialkompetenz
- selbstständige Lebensführung ist nicht mehr möglich, so dass eine Pflegebedürftigkeit vorliegen kann.

Einige Aspekte der Demenz aufgrund von Alkoholmissbrauch sind reversibel, wenn der Betroffene auf den Konsum von Alkohol verzichtet und sich ausgewogen ernährt.

Schädel-Hirn-Trauma (traumatische Hirnverletzungen)
Häufig wird unterschätzt, dass auch traumatische Hirnverletzungen zum sofortigen Absterben von Gehirnzellen führen können, wobei das Hirngewebe geschädigt wird (z. B. durch Blutungen ins Gehirn). Auto- und Motorradunfälle sind die häufigsten Ursachen dafür, aber auch wiederholte Kopfverletzungen bei sportlichen Aktivitäten. Die Symptome hängen davon ab, wo der Schaden auftritt. Selbst eine Gehirnerschütterung kann eine frühe Form von traumatischen Hirnverletzungen sein. Kognitive Beeinträchtigungen, Persönlichkeitsveränderungen und Verhaltensveränderungen sind dann die Folge. Verletzungen am Kopf können zur Alzheimer-Demenz oder einer FTD führen. Beispielsweise können Stürze vor allem bei älteren Menschen Blutungen auslösen, die das Hirngewebe schädigen. Dabei muss die Blutung im Schädel nicht an der Stelle auftreten, wo der Kopf aufgeschlagen ist. Sie tritt manchmal auch auf der gegenüberliegenden Seite auf (Mace/Rabins, 2012). Symptome können sich auch erst Stunden oder Tage nach dem Sturz entwickeln. Deshalb sollten Kopfverletzungen immer durch einen Arzt abgeklärt werden.

2.2 Wie wird eine demenzielle Erkrankung diagnostiziert und behandelt?

Für die Therapie und den Umgang mit Menschen mit Demenz spielt eine richtige und frühzeitige Diagnostik eine wesentliche Rolle. Manche Formen sind reversibel bzw. können aufgehalten werden. Die Formen der Demenz weisen zum Teil unterschiedliche Symptome und Verhaltensweisen auf, die letztendlich für den Umgang und für die Begleitung von Menschen mit Demenz von Bedeutung sind. Darauf müssen sich Demenzbegleiter einstellen und vorbereitet sein. Je genauer also die Diagnostik erfolgt, umso gezielter kann therapiert werden und umso angemessener können die Betroffenen im Alltag begleitet werden.

2.2.1 Diagnostik

Da eine Demenz verschiedene Formen, Ursachen und Symptome aufweist, bedarf es einer diagnostischen Klärung. Um eine primäre Demenz (z. B. Morbus Alzheimer oder vaskuläre Demenz) zu diagnostizieren, sollten beispielsweise eine depressive Pseudodemenz und sekundäre Demenzen (z. B. aufgrund von Medikamentenintoxikation oder Hypothyreose) ausgeschlossen werden. Sekundäre Demenzen sollten nicht übersehen werden, denn sie sind in ihren Ursachen behandelbar. Eine Diagnose umfasst in der Regel folgende Schritte (DGPPN et al., 2009: 27ff.):

- Anamnese und Fremdanamnese (Befragung des Patienten und der Angehörigen)
- Untersuchung (körperlich, neurologisch, psychiatrisch)
- Laboruntersuchungen (z. B. Bluttestes, Liquor-Diagnostik)
- bildgebende Verfahren.

2.2.2 Möglichkeiten der Behandlung

«Die Therapie von Demenzerkrankungen umfasst die pharmakologische Behandlung und die psychosozialen Interventionen für Betroffene und Angehörige im Kontext eines Gesamtbehandlungsplans. Sie ist aufgrund variabler Symptom- und Problemkonstellationen individualisiert zu gestalten und muss auf die progrediente Veränderung des Schweregrads der Erkrankung abgestimmt sein.» (DGPPN et al., 2009:44)

Medikamente konnten bisher den progredienten Verlauf einer demenziellen Erkrankung nicht verhindern (s. **Tab. 2-4**). Sie können jedoch das Fortschreiten verzögern und eine Pflegebedürftigkeit der Betroffenen so lange wie möglich hinausschieben.

Nicht medikamentöse Verfahren können dazu beitragen, den Einsatz der Medikamente auf das Nötige zu beschränken und Nebenwirkungen zu vermeiden. Nicht medikamentöse Verfahren sind auf den Seiten 76 ff. näher beschrieben.

Nicht medikamentöse Therapie bei Demenz (www.demenz-leitlinie.de):

- kognitive Verfahren (Realitätsorientierungstraining)
- emotions- und identitätsorientierte Verfahren (z. B. Selbsterhaltungstherapie, Integrative Validation, Erinnerungspflege)
- Ergotherapie (z. B. Üben von alltagspraktischen Tätigkeiten, Hilfsmittelberatung im Bereich Mobilität und Alltag)
- körperliche Aktivierung (z. B. Bewegung)
- künstlerische Therapien (z. B. Musik- und Kunsttherapie)
- sensorische Verfahren (z. B. Basale Stimulation, Snoezelen).

Demenzielle Erkrankungen können mit kognitiven Symptomen und nichtkognitiven Symptomen einhergehen, z. B. Veränderungen des Erlebens und Verhaltens. Treten bei den Betroffenen derartige Symptome auf, sollte zuerst nach den Ursachen geforscht werden. Das können körperliche Symptome wie Schmerzen, aber auch Umweltfaktoren wie Umgebung, Kommunikation usw. sein. Werden solche Auslöser vermieden, klingen unter Umständen auch bestimmte Verhaltenssymptome (nichtkognitive Symptome) ab. Vor allem können psychosoziale Interventionen zur Besserung dieser Symptome beitragen. Nichtmedikamentöse Therapieansätze sollten immer zuallererst ausgeschöpft werden, bevor Medikamente in Erwägung gezogen werden. Medikamente sollten bei nichtkognitiven Symptomen erst angewandt werden, wenn die Verhaltensstörungen gravierend sind und psychosoziale Interventionen weder effektiv, noch ausreichend oder verfügbar sind sowie bei Eigen- oder Fremd-

Tabelle 2-4: Überblick über medikamentöse Therapieformen von Demenzen (vgl. DGPPN et. al 2009)

Demenz	Medikament	Wirkung	Mögliche Nebenwirkung
Alzheimer-Demenz	Cholinesterasehemmer	Verbesserung der Kognition und der Fähigkeit zur Verrichtung von Alltagsaktivitäten bei leichter bis mittelschwerer Alzheimer-Demenz	
	NMDA-Antagonist *Memantin*	In De. zur Behandlung der mittelschweren bis schweren Alzheimer-Demenz zugelassen	Vorübergehend Schwindel, Kopfschmerz, Obstipation, erhöhter Blutdruck und Schläfrigkeit möglich
	Ginkgo biloba und Ginseng	Verbesserung der Kognition nicht belegt	
Vaskuläre Demenz	z. Zt. keine zugelassene oder durch ausreichende Evidenz belegte medikamentöse symptomatische Therapie		
Frontotemporale Demenz	z. Zt. keine überzeugende Evidenz zur medizinischen Behandlung kognitiver Symptome oder Verhaltenssymptome bei Patienten mit FDT		
Demenz bei Morbus Parkinson	Rivastigmin (Cholinesterasehemmer) als Kapsel zugelassen	Behandlung von Gedächtnisstörungen (?)	Schwindel, Übelkeit, Erbrechen, Durchfall und Appetitverlust
Lewy-Körperchen-Demenz	z. Zt. keine zugelassene oder ausreichend belegte Medikation; Rivastigmin möglich	Verbesserung der Verhaltenssymptome	

gefährdung, die nicht anders in den Griff zu bekommen ist (s. **Tab. 2-5**).

2.3 Demenz vs. Delir

Alle akuten psychischen Störungen, die eine organische Ursache haben und mit einer Bewusstseinstrübung sowie kognitiven Störungen einhergehen, werden als Delir bezeichnet (DSM-IV; ICD-10). Die Begriffe «hirnorganisches Psychosyndrom (HOPS)» oder «akuter Verwirrtheitszustand» werden synonym verwendet. Das postoperative Delir wird auch häufig als «Durchgangssyndrom» bezeichnet. Im Zusammenhang mit einer Differenzierung von der chronischen Verwirrtheit bei Demenz wird das Delir als akuter Verwirrtheitszustand abgegrenzt. Das Delir wird häufig als Bezeichnung für eine vorübergehende Verwirrtheit verwendet.

Ursachen für ein Delir bei älteren Menschen

Innere und äußere Faktoren können die Hirnfunktion bei älteren Menschen akut verschlechtern. Ein wichtiger Aspekt in der Geriatrie sind mögliche negative Auswirkungen von Arzneimitteln auf die Hirnleistung des alten Menschen.

Tabelle 2-5: Behandlung nicht-kognitiver Symptome bei Demenz

Symptome	Medikament	Wirkung	Mögliche Nebenwirkung
Parkinson-Symptome	– Antipsychotika (z. B. Clozapin)	– Behandlung von Parkinson-Symptomen	– erhöhtes Sterblichkeitsrisiko – zerebrovaskuläre Ereignisse – Gefahr von Stürzen
	– Benzodiazepine, Schlafmittel	– sedierende Wirkung	– kognitive Leistung negativ beeinflusst – erhöhte Sturzgefahr – bei Absetzen Delir möglich
	– Neuroleptika	– sedierende Wirkung	– können Parkinson-Symptome verstärken
	– Antidepressiva	– stimmungsaufhellende Wirkung	– Somnolenzattacken möglich – negativen Effekte auf die Kognition möglich
Delir	Antipsychotika ohne anticholinerger Nebenwirkung		
Depression	Antidepressiva (keine trizyklischen)	Stimmungsschwankungen vermeiden	– Gewichtszunahme
Angst	z. Zt. keine evidenzbasierte medikamentöse Behandlung; Benzodiazepine	zur Beruhigung	– Sturzgefahr
Hyperaktivität	Risperidon	– bei schwerer chronischer Aggressivität bei Demenz – starker Unruhe	– erhöhtes Risiko eines Herzinfarktes oder Schlaganfalls
Halluzinationen und Wahn	Antipsychotika	– Halluzinationen und Wahnideen dämpfend	– zirkadiane Asynchronisation (Haldol®)
Störungen des Nachtschlafs und Tag-Nacht-Rhythmus	Schlafmittel (Hypnotika)	Sedierung	Sturzgefahr und Verschlechterung der Kognition
Appetitstörungen	z. Zt. keine medikamentöse Therapieempfehlung		

> **Merke**
>
> Prinzipiell kann *jedes* Medikament Verwirrtheitszustände auslösen oder verstärken!

Weitere Ursachen für ein Delir, bzw. für einen akuten Verwirrtheitszustand im Alter, sind z. B.:

- Schmerzen
- akute Verschlechterung von Herz- und Lungenfunktion mit der Folge einer verminderten Sauerstoffversorgung des Gehirns
- Exsikkose («Austrocknung» infolge ungenügender Flüssigkeitszufuhr und/oder Fieber, starkes Schwitzen)
- Harnwegsinfekt
- Harnverhaltungen
- akute Obstipation
- Fieber
- Infekte
- akute Durchblutungsstörungen des Hirns (z. B. TIA als «Vorboten» eines Schlaganfalls)
- Stoffwechselstörungen (Diabetes mellitus, Schilddrüsenfehlfunktionen)
- Intoxikationen (Vergiftungen) durch Medikamentenüberdosierung oder Alkohol
- seelisch stark belastende Erlebnisse (Angst, Trauer)
- psychosozialer Stress (Veränderungen, Verlegungen, Verlusterlebnisse).

Um ein Delir bei Betroffenen mit einer demenziellen Erkrankung rechtzeitig zu erkennen, sollten bestimmte Risikofaktoren bekannt sein, z. B.:

- Grunderkrankung
- Multimorbidität
- Medikamenten- und Alkoholabhängigkeit
- Operationen, v. a. ungeplante chirurgische Eingriffe
- Schmerzen
- Demenz und andere chronische kognitive Beeinträchtigungen
- fortgeschrittenes Alter
- Infektionen, Fieber
- Hör- und Sehstörungen
- Depression
- Angst.

Um ein Delir rechtzeitig erkennen zu können, ist kein einheitliches diagnostisches Vorgehen erforderlich. Dem Pflegepersonal sowie Demenzbegleitern kommt eine wichtige Schlüsselrolle bei frühzeitiger Erkennung zu.

> **Merke**
>
> Um ein Delir zu erkennen, ist die regelmäßige, geplante und bewusste Überprüfung des mentalen Status des älteren Klienten wichtig! Die Dokumentation liefert häufig Hinweise auf einen akuten Verwirrtheitszustand des Betroffenen.

Demenzbegleiter sollten deshalb ausreichende Kenntnisse über das Delir (Bedeutung, Entstehung, Behandlung, usw.) besitzen, um:

- Symptome des Delirs erkennen zu können
- Risikopatienten identifizieren und gezielt beobachten zu können
- Verhaltensauffälligkeiten und Veränderungen der kognitiven Funktionen sowie des Bewusstseins erkennen zu können.

Das Delir ist eine häufige Komplikation bei einer demenziellen Erkrankung, wobei die Gefahr besteht, dass der akute Verwirrtheitszustand nicht erkannt wird. Bei Menschen mit einer Demenz kann das Delir die Symptome der Demenz verstärken. Deshalb muss ein Delir erkannt und umgehend behandelt werden (s. **Tab. 2-6**; **Tab. 2-7**).

Die Behandlung des Delirs

Die korrekte Diagnose des Delirs ist bei Menschen mit Demenz eine wesentliche Voraussetzung für eine adäquate Behandlung und um vor allem auch das Delir von der Demenz abzugrenzen. Im Vordergrund steht eine Therapie, die sich auf die Ursachen bezieht, z. B.:

- Kontrolle der aktuellen Medikation, dabei alle Medikamente mit einer ein Delir begünstigenden Wirkung absetzen
- Medikamente nur im Notfall verabreichen!
- auf Alkohol verzichten
- beim Entzugsdelir ggf. Substitutionspräparate.

Tabelle 2-6: Wesentliche Kriterien zur Unterscheidung von Demenz und Delir

Kriterien	Demenz	Delir
Zeitlicher Verlauf	– beginnt langsam, schleichend	– beginnt schnell, akut – Symptomatik kann im Tagesverlauf wechseln

Delirante Symptome	– typische delirante Symptome (siehe Delir)
	– Häufiger z. B.:
	  – psychomotorische Agitiertheit,
	  – Desorientierung
	  – irrationale Denkmuster
	  – Reizbarkeit
	  – Schläfrigkeit
	  – Inkontinenz
	  – Unruhe und Ängstlichkeit
		– Störung des Bewusstseins (z. B. Schläfrigkeit)
		– zeitlicher und örtlicher Desorientierung
		– Wahrnehmungsstörung (Halluzinationen)
		– Denkstörung (z. B. wahnhafte Überzeugung bedroht oder vergiftet zu werden)
		– psychomotorische Unruhe
		– Angstsymptomatik
		– erhöhte Schreckhaftigkeit
		– Störung des Schlaf-Wach-Rhythmus

Tabelle 2-7: Auswahl von Assessmentinstrumenten zur Erkennung eines Delirs

NEECHAM Confusion Scale	Vom *Pflegepersonal* verwendet
	
	Skala ist in drei Teile gegliedert:
	
	1. Verarbeitung von Informationen: Überprüfung der kognitiven Leistungsfähigkeit
	2. Verhalten: Überprüfung von Verhaltensauffälligkeiten
	3. Kontrolle physiologischer Parameter (Vitalparameter, Sauerstoffsättigung, Harninkontinenz…)
	  – eignet sich als Screening-Instrument > Zustand des Patienten auf Basis von pflegerischen Beobachtungen während der täglichen Versorgung
	  – Aber: nicht speziell genug in Bezug auf ein Delirium.

CAM-Confusion Assessement Method	Diagnostisches Instrument für *die Erkennung des Delirs bei geriatrischen Klienten/Innen*
	
	Screeninginstrument für *Pflegepersonal* vorgeschlagen
	
	– mittels Fragebogen Klienten in Hinblick auf neun typische Symptome überprüft:
	  – akuter Beginn und fluktuierender Verlauf
	  – Aufmerksamkeitsstörung
	  – desorganisiertes Denken
	  – Veränderung des Bewusstseinszustandes
	  – Desorientiertheit
	  – Gedächtnisstörung
	  – Wahrnehmungsstörung
	  – Psychomotorische Verlangsamung oder Erregung
	  – veränderter Schlaf-Wach-Rhythmus.

Tabelle 2-7: Auswahl von Assessmentinstrumenten zur Erkennung eines Delirs *(Fortsetzung)*

DRS-Delirium Rating Scale	Dient der *Quantifizierung der Schwere eines Delirs*
	– vom *Psychiater* angewandt
	– dient der Verlaufskontrolle
	– folgende Punkte werden überprüft und eingestuft (10 Items):
	  – zeitlicher Beginn der Symptome
	    – Wahrnehmungsstörungen
	    – Halluzinationen
	    – Wahn
	    – psychomotorisches Verhalten
	    – kognitiver Status
	    – organische Störungen
	    – Schlaf-Wach-Rhythmus
	    – Affektlabilität
	    – Variabilität der Symptome.

MCV-Nursing Delirium Rating Scale	Etwas vereinfachte Form der DRS
	– Anwendung durch *Pflegepersonal* entwickelt
	– beurteilt Schwere der Symptome
	– Skala berücksichtigt *sieben Kennzeichen des Delirs*:
	  – Halluzinationen
	  – psychomotorische Erregtheit
	  – Rückzug von der Umwelt, psychomotorische Verlangsamung
	  – kognitive Defizite
	  – Schlaf-Wach-Rhythmus
	  – Affektlabilität
	  – Variabilität der Symptome.

Milieutherapeutische Maßnahmen zielen darauf ab, die Orientierung des Betroffenen fördern, ihm ein Gefühl von Sicherheit zu vermitteln sowie Ängste und Erregung zu reduzieren.

Dazu gehören:
- orientierende Maßnahmen und angemessene Kommunikation
- Gewährleistung einer ruhigen, klar strukturierten Umgebung, dadurch Reizkontrolle
- Aufrechterhaltung der Fähigkeiten des Betroffenen
- respektvolle, unterstützende und verstehende Haltung gegenüber dem Klienten ist das Fundament der Begleitung

2.4 Die Person mit Demenz

«Ich renne in den Fluren meines Gedächtnisses herum und versuche fieberhaft zu verstehen, was los ist. Manchmal macht mich die Suche noch verwirrter, worauf ich vergesse, was mich so verwirrt.» (Taylor, 2008:60) Diese beeindruckenden Worte sagte Richard Taylor, ein von der Alzheimer-Demenz betroffener amerikanischer Autor. Es ist für nicht Betroffene nur schwer nachzuvollziehen, was es für Menschen mit Demenz bedeutet, mit zunehmendem Gedächtnisverlust zu leben, sich nicht mehr orientieren zu können, sich irgendwann nicht mehr so ausdrücken zu können, wie man es früher gewohnt war (s. **Abb. 2-3**). Man kann sich nur vage vorstellen, an einem völlig unbekannten Ort anzukommen, wo eine völlig unbekannte Sprache gesprochen wird und wo man niemanden kennt. Das ist eine unbehagliche Vorstellung. Menschen mit Demenz leben mit solchen Situationen, die ihnen Angst machen.

Aufgabe von Demenzbegleitern ist es, den Betroffenen solche Ängste zu nehmen und ihnen das Gefühl von Sicherheit und Geborgenheit zu geben. Das ist nur möglich, wenn sie den

Menschen mit Demenz verstehen, z. B. seine Ängste und seine Bedürfnisse.

Fallbeispiel

Luise Meyer erhielt vor vier Jahren die Diagnose Alzheimer-Demenz. Es war frustrierend für sie und sie wollte es nicht wahr haben. Sie bemerkte zwar, dass sie ständig auf der Suche nach bestimmten Dingen war, z. B. suchte sie ihre Brille, die Tageszeitung, ihre Schuhe. Auch konnte sie sich nicht immer daran erinnern, was sie eben getan hatte oder was sie sagen wollte, aber an Demenz dachte sie nicht. Ihr Mann drängte sie, zum Arzt zu gehen und dann erhielt sie die Diagnose. Nun bekommt sie Medikamente und es geht ihr auch ganz gut. Aber dann kommen wieder diese Gedanken, wohin das alles führen wird. Was ist, wenn sie überhaupt nichts mehr «mitbekommt»? Wenn sie alles vergisst und niemanden mehr erkennt? Schon jetzt benötigt sie oft die Hilfe ihres Mannes. Manchmal fallen ihr bestimmte Wörter nicht ein, wenn sie sich mit ihrem Mann oder Freundinnen unterhalten möchte. Es kommt auch vor, dass sie nicht weiß, wo sie ist, wenn sie einkaufen oder spazieren geht. Was wird sein, wenn sie ihren Namen nicht mehr weiß, nicht mehr weiß, wo sie wohnt?

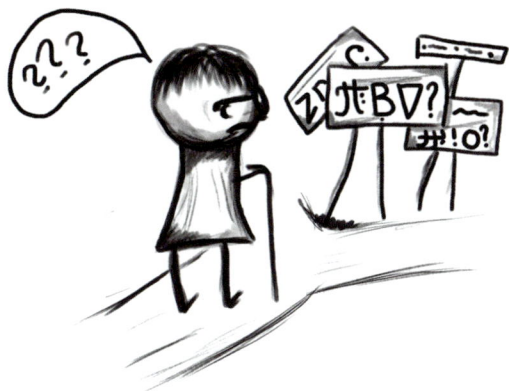

Abbildung 2-3: Orientierungslosigkeit. (Zeichnung: Paul Werner)

2.4.1 Selbstwahrnehmung von Menschen mit Demenz

Wenn bei Menschen mit Demenz das Gedächtnis zunehmend beeinträchtigt ist, zerfällt das, was ihr Leben, ihr Dasein bisher bestimmte, in einzelne Momente, die ihnen völlig chaotisch erscheinen. Raum und Zeit verlieren ihren Realitätsbezug, visuelle Wahrnehmung und Emotionen bestimmen die Interpretationen der Realität. Die Betroffenen versuchen die Welt um sich herum zu verstehen, indem sie auf angeborene Verhaltensmuster zurückgreifen.

Menschen mit Demenz vergessen im Verlauf der Krankheit (mittelschwere Demenz) ihre Vergesslichkeit und nehmen ihre Erkrankung nicht mehr im vollen Umfang wahr. Sie sind davon überzeugt, selbständig und sinnvoll zu handeln, genauso wie vor der Erkrankung. Sie erleben sich als jung und leistungsfähig. Dementsprechend verhalten sie sich nach ihrem empfundenen Alter, arbeiten und lieben wie junge Erwachsene. Reaktionen auf Schmerzreize sind abgeschwächt und klinische Schmerzen werden häufig nicht mehr wahrgenommen.

Dennoch sind sie bestrebt, ihre Selbstständigkeit zu behalten. Das führt zu einer veränderten Selbstwahrnehmung. Daher reagieren sie auch auf Verbote oder direkte Aufforderungen mit Widerstand oder Aggressivität. So genanntes herausforderndes Verhalten entsteht durch die Verkennung von Situationen, z. B. bei drohender Gefahr. Es gilt demzufolge, das Umfeld, in dem der Mensch mit Demenz lebt, so zu gestalten, dass Verbote oder gar Notlügen nicht mehr nötig sind und der Betroffene so autonom wie möglich agieren kann.

Eine Demenzerkrankung wirkt sich stark auf das Erleben der Betroffenen aus. Dabei sind besonders Orientierungsstörungen und die Veränderung von Wahrnehmung und Selbstwahrnehmung entscheidend. Die Emotionalität bleibt dabei jedoch bis zuletzt erhalten. Auch das Gefühl der Hilflosigkeit beeinflusst ihre Lebenswelt. Die Erkrankten reagieren auf solche Veränderungen nicht selten mit Angst, Trauer, Unsicherheit, Scham, Wut oder sogar Panik.

Menschen mit Demenz nehmen ihre Umwelt anders war, als Personen in ihrem Umfeld, die nicht von einer Demenz betroffenen sind. Das Wissen über die veränderte Wahrnehmung der Betroffenen kann in der Demenzbegleitung helfen, Missverständnisse und Konflikte zu vermeiden und die Lebensqualität von Menschen mit Demenz zu erhöhen.

Verluste und Ressourcen

Verluste bei Menschen mit Demenz lassen sich auf die Symptome der Erkrankung zurückführen. Der wohl wesentlichste Verlust ist der des Gedächtnisses. Damit verbunden sind weitere Beeinträchtigungen (s. **Abb. 2-4**).

Im Verlaufe der Erkrankung nehmen körperliche Einschränkungen zu, bis hin zur Pflegebedürftigkeit. Verluste bzw. Defizite, die aufgrund der demenziellen Erkrankung hervorgerufen werden, beeinflussen schließlich das Erleben der Betroffenen.

Menschen mit Demenz zu begleiten bedeutet in diesem Zusammenhang, ihre Erlebens- und Wahrnehmungswelt so zu gestalten, dass sie Defizite kompensieren können. Sie benötigen ein Milieu, in dem sie sich wohl und «zu Hause» fühlen und aus ihren Ressourcen schöpfen können.

Ressourcen sind Fähigkeiten und Möglichkeiten, die einem Menschen mit Demenz zur Verfügung stehen, damit er sein Leben mit der

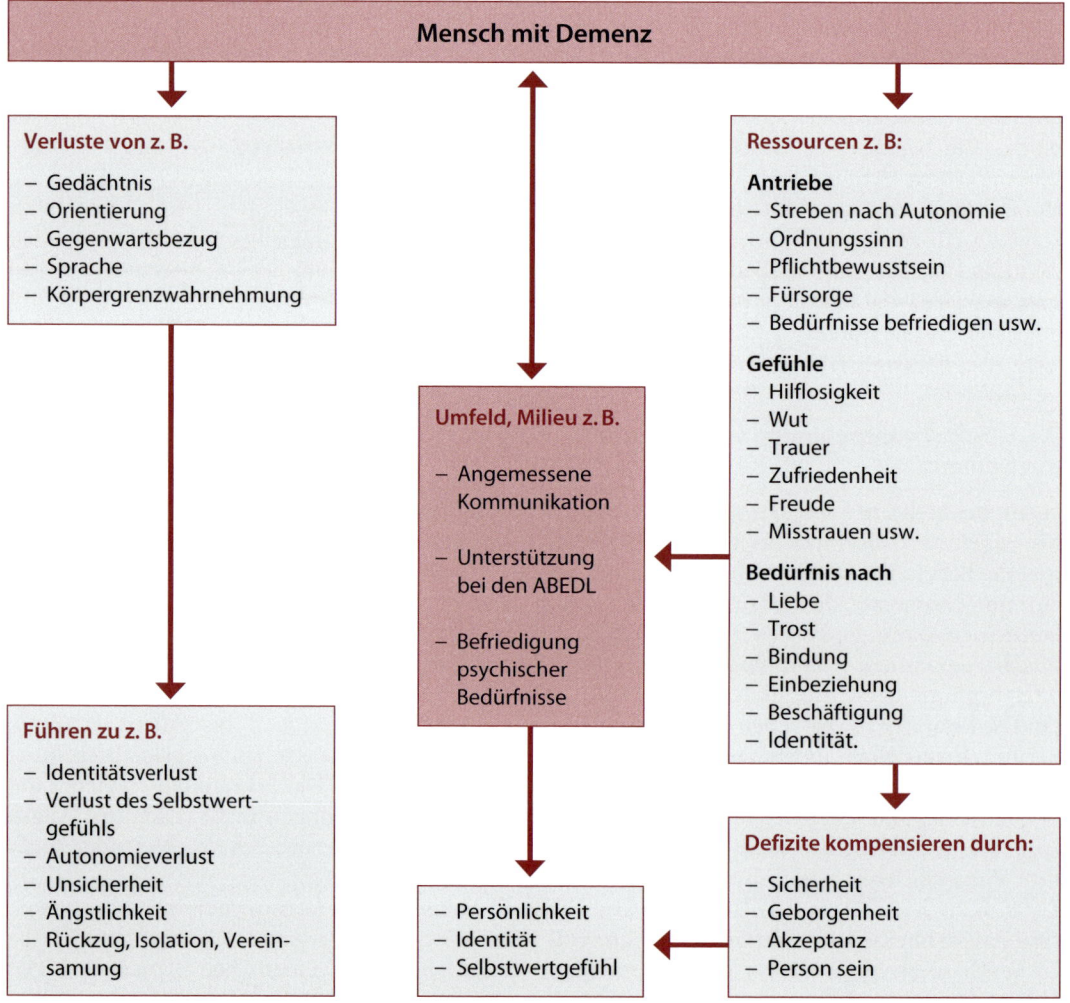

Abbildung 2-4: Ressourcen und Verluste (vgl. Richard, 2011)

Krankheit bewältigen kann. Während Defizite und Beeinträchtigungen aufgrund der demenziellen Symptome offensichtlich sind, liegen die Ressourcen oft im «Verborgenen». Der Betroffene selbst hat seine Fähigkeiten und Talente vergessen. Demenzbegleiter fördern die Selbstständigkeit von Menschen mit Demenz, indem sie seine Ressourcen finden.

> **Merke**
>
> Wichtig ist daher eine ressourcenorientierte Sichtweise auf den Menschen mit Demenz.

2.4.2 Personzentrierter Ansatz (nach T. Kitwood)

Von 1987–1995 entwickelte Tom Kitwood, ein englischer Sozialpsychologe, die Theorie des personzentrierten Ansatzes. Sie basiert auf der Frage: «Was heißt es, eine Person zu sein?» (Kitwood, 2008: 25f) Kitwood definiert «Person sein» als «… Stand oder Status, der dem einzelnen Menschen im Kontext von Beziehung und sozialem Sein von anderen verliehen wird. Er impliziert Anerkennung, Respekt und Vertrauen.» (Kitwood, 2008:27) Aufgrund seines Gedächtnisverlusts, vergisst der Mensch mit Demenz, wer er ist, wo er herkommt, was ihn als Persönlichkeit ausmacht usw. In der Gesellschaft sowie in der Pflege und Betreuung droht die Gefahr der Depersonalisierung von Menschen mit Demenz. Die Betroffenen verlieren aufgrund kognitiver Beeinträchtigungen an Selbstständigkeit und vernunftgeleitetem Denken und werden aus der Gemeinschaft der «Personen» ausgeschlossen. Ursache dafür ist eine ausschließlich neurologische Sichtweise auf die Demenz, die psychosoziale Veränderungen vernachlässigt. In diesem Kontext ist auch eine an Defiziten orientierte Pflege und Begleitung zu sehen, die absolut abzulehnen ist. Besonders zu Beginn einer Demenz ist eine verlustorientierte Begleitung für den Betroffenen sehr frustrierend, wenn er sich nicht auf seine noch vorhandenen Fähigkeiten beziehen kann, um Defizite zu kompensieren. Mit herausforderndem Verhalten drücken die Betroffenen dann ihre Unsicherheiten und Ängste aus – die Angst vor dem Verlust ihrer kognitiven Fähigkeiten und dem Verlust ihrer Identität. Sie reagieren herausfordernd, wenn sie sich bevormundet fühlen und nicht ernst genommen.

Bei der Begleitung von Menschen mit Demenz ist daher ein personzentrierter Ansatz unbedingt empfehlenswert, der folgendes berücksichtigt:
- Der Mensch mit Demenz wird als Subjekt, nicht als Objekt wahrgenommen.
- Der Betroffene wird in seiner Individualität und seinen vorhandenen Fähigkeiten gesehen.
- Alles Tun und Verhalten eines an Demenz erkrankten Menschen hat eine Bedeutung und er drückt damit seine Bedürfnisse und Befindlichkeiten aus.
- In der Begleitung von Menschen mit Demenz geht es vor allem darum, das Verhalten der Betroffenen zu verstehen, ihre Bedürfnisse zu erkennen und entsprechend zu handeln.

> **Merke**
>
> Entscheidend ist, dass der Mensch mit Demenz als Person und vor allem als erwachsener, autonomer Mensch mit besonderen Bedürfnissen wahrgenommen wird, die zu hinterfragen sind. Fühlt er sich wohl, fühlt er sich auch als Person.

Um personzentriert begleiten zu können, sollten Demenzbegleiter (Maciejewski et al., 2001:III/4):
- innere Ruhe bewahren
- empathisch sein
- flexibel sein
- belastbar
- ungezwungen sein im Umgang mit dem Betroffenen.

> **Tipp**
>
> Der Kitwood'sche Ansatz der personzentrierten Begleitung kann dazu beitragen, herausfordernde Verhaltensweisen von Menschen mit Demenz, die vom Umfeld häufig als sehr belastend empfunden werden, weitestgehend zu vermeiden.

Psychische Bedürfnisse von Menschen mit Demenz

Jeder Mensch hat Bedürfnisse und wenn er diese befriedigen kann, ist er zufrieden. Kann er seine Bedürfnisse nicht befriedigen, ist er unzufrieden und verhält sich möglicherweise entsprechend. Menschen mit Demenz haben auch Bedürfnisse, die Kitwood in Bezug auf seinen personzentrierten Ansatz formulierte (Kitwood, 2008:122ff):

Liebe: Zentrales psychisches Bedürfnis von Menschen mit Demenz, das im Mittelpunkt steht. Dieses Bedürfnis zu befriedigen bedeutet, den Betroffenen so anzunehmen, wie er ist. Menschen mit Demenz besitzen die Ressource, Liebe zu empfinden und anderen, ihnen wichtigen Menschen, Liebe zu geben.

Trost: Wie jeder Mensch, verspüren vor allem auch Menschen mit Demenz das Bedürfnis nach Zuwendung, körperlicher Nähe, besonders bei Verlusten oder Ängsten. Sie besitzen die Ressource, ihr Bedürfnis nach Trost zu äußern, indem sie ihre Gefühle zeigen, z. B. Weinen oder auch Wut.

Bindung: Menschen mit Demenz zeigen ihr Bedürfnis nach Bindung, indem sie sich z. B. «anklammern» oder einer bestimmten Person «hinterherlaufen». Das Bedürfnis nach primärer Bindung ist eine wichtige Ressource, die auch für Menschen mit Demenz lebensnotwendig ist.

Einbeziehung in kleine Gruppen: Die Einbeziehung des Betroffenen in die Gemeinschaft oder Gruppe vermittelt ihm ein familiäres Gefühl und ermöglicht ihm eine Teilnahme am sozialen und gesellschaftlichen Leben. Die Einbeziehung in die Gruppe und in den Alltag reduziert die Gefahr des Rückzuges und der Vereinsamung. Selbstbewusstsein und Ich-Identität können dadurch gestärkt werden.

Beschäftigung: Auch Menschen mit Demenz wollen Bestätigung durch «Arbeit», so wie es aus der Vergangenheit gewohnt sind. Vertraute Tätigkeiten erinnern sie an frühere Lebens- und Arbeitsgewohnheiten und vermitteln ihnen das Gefühl, gebraucht zu werden. Zu den Ressourcen von Menschen mit Demenz zählen in diesem Kontext auch Ordnungssinn und Pflichtbewusstsein.

Identität: Der Verlust des Gedächtnisses führt bei Menschen mit Demenz dazu, dass sie vergessen, wer man ist und woher man kommt. Die Folge ist der Verlust der eigenen Identität. Auch Menschen mit Demenz haben das Bedürfnis zu wissen, wer sie sind und woher sie kommen, was wiederum eine wichtige Ressource darstellt.

Praxistipp (Maciejewski et al., 2001:III/6):

- Akzeptiere den Menschen so wie er ist.
- Lass den Betroffenen seinen eigenen Willen behaupten und seine Gefühle ausdrücken.
- Biete ihm Nähe und Wertschätzung. Gib ihm die Möglichkeit, Selbstachtung zu erleben.
- Fördere seine sozialen Kontakte.
- Biete dem Betreffenden die Möglichkeit, vertrauten Beschäftigungen nachzugehen und sein Leben so normal wie möglich zu gestalten.
- Stimuliere seine Sinne und lass ihn genießen und sich entspannen.
- Arbeite mit Humor.
- Schaffe eine sichere und fördernde Umgebung.

Tabelle 2-8 zeigt Möglichkeiten auf, wie Demenzbegleiter psychische Bedürfnisse von Menschen mit Demenz befriedigen können.

Dementia Care Mapping (DCM)

Der personzentrierte Ansatz war schließlich die Grundlage für Dementia Care Maping (DCM) mit dem Ziel, das Wohl- oder nicht Wohlfühlen von Menschen mit Demenz herauszufinden. Dabei werden der augenblickliche Entwicklungsstand sowie gegenwärtige Veränderungen beim Betroffenen beobachtet. Die Beobachtungen werden genau dokumentiert und von so genannten «Care-Mappern» ausgewertet. Die Ergebnisse werden im Team besprochen und im Idealfall werden mögliche Verbesserungen umgesetzt.

Tabelle 2-8: Befriedigung psychischer Bedürfnisse in der Praxis

Bedürfnis	Was kann ich z. B. beobachten?	Was kann ich z. B. tun?
Trost	– weinen – Tränen – stöhnen – hängende Schulter – Augen blicken nach unten – suchen nach körperlicher Nähe und Kontakt	– Zuwendung, aufmerksam zuhören, einfühlsames Zusprechen – Gefühle wertschätzen – verständnisvoll nicken – Hand halten, umarmen, Rücken streicheln – Taschentuch reichen – Tränen abwischen – rhythmisch Wiegen
Primäre Bindung	– anklammern, hinterherlaufen – ständiges Rufen – wiederholtes Fragen – festhaltende Gespräche – ständiges Suchen nach Zuwendung oder Hilfe	– Sicherheit, Vertrautheit und Orientierung in der Umgebung (Bezugspersonen) – in der Nähe bleiben bzw. versichern, dass man wiederkommt – immer wieder Kontakt herstellen – den Betreffenden nicht abweisen – Kuscheltiere oder Puppen zur Verfügung stellen
Einbeziehung	– umhergehen, auf der Suche sein – anklammern und hinterherlaufen – Aufmerksamkeit erregendes Verhalten – Zurückgezogenheit	– Aktivitäten in Kleingruppen anbieten, einfühlsame Einbindung in Gruppen – beim Herstellen von Kontakten unterstützen – gemeinschaftliche Aktivitäten anbieten, z. B. Kaffeeklatsch, Ausflüge und Feste
Beschäftigung	– Betreffender hilft anderen – auf der Suche nach Beschäftigung sein, umherlaufen – sich selbst beschäftigen, z. B. Papier zerreißen, Blumen zerpflücken – suchen, kramen, horten und verstecken – Selbststimulation, z. B. an der Bettdecke, Tischtuch oder Kleidung nesteln, mit Ausscheidungen spielen, Katheter und Sonde entfernen	– verschiedene Aktivitäten anbieten, z. B. Kochen, Backen, Wäsche waschen, falten oder bügeln, Staub wischen, Gartenarbeit – Unter- und Überforderung vermeiden – vertraute Tätigkeiten anbieten, die z. B. an den Beruf und Hobbys anknüpfen – gemeinsam mit dem Betroffenen kreativ sein, z. B. singen, tanzen, spielen – Kisten und Möglichkeiten zum Kramen und Sortieren bereitstellen
Identität	– ständiges Fragen – ständiges Hin- und Herlaufen – auf der Suche sein – herausforderndes Verhalten – regressives Verhalten zur ICH-Erhaltung	– lebensgeschichtlicher Zugang – an individuelle Ressourcen anknüpfen – Betreffenden mit Namen ansprechen – Milieutherapie – gemeinsam mit dem Betreffenden etwas tun und darüber ins Gespräch kommen – Betreffender sollte Geldbörse mit «Kleingeld», «Ausweis» oder andere persönliche Dinge bei sich tragen

> **DCM-Verfahren (Müller-Hergl, 2012):**
>
> - kontinuierliche Beobachtung von bis zu acht Personen über mindestens sechs Stunden im öffentlichen Bereich
>
> - detailliertes Aufzeichnen von Aktivitäten und Stufen des Wohlbefindens
>
> - Aufzeichnen von Momenten, in denen Menschen negativ behandelt werden oder hervorragender oder innovativer Pflege begegnen
>
> - Datenanalyse zur Einschätzung der Pflegeumgebung.

«DCM ist ein bedeutender Eingriff in eine Institution und bedarf sorgfältiger Vorbereitung und Unterstützung.» (Müller-Hergl, 2004:84) Die Umsetzung des personzentrierten Ansatzes in der Praxis sowie die Implementierung von DCM sind allerdings von entsprechenden Rahmenbedingungen in der Institution abhängig. Gibt eine Einrichtung vor, nach einem entsprechenden Konzept die Pflege und Begleitung von Menschen mit Demenz durchzuführen, dann sollten u. a. folgende Kriterien berücksichtigt werden:
- Die baulichen Gegebenheiten sollten Milieutherapie möglich machen. Das heißt, die Menschen mit Demenz fühlen sich wohl und können sich sicher überall gefahrlos bewegen.
- Es muss ausreichend qualifiziertes Personal vor Ort sein, welches das nötige Wissen über Demenz und den Umgang mit Menschen mit Demenz besitzt. Nur zufriedenes Personal kann auch gute Begleitung bei Menschen mit Demenz leisten.
- Die Unterstützung der Mitarbeiter durch das Management der Einrichtung ist unerlässlich. Demenzbegleiter fühlen sich sonst allein gelassen und sind überfordert.
- Wichtig ist außerdem die Integration der Angehörigen in die Begleitung von Menschen mit Demenz.

Das DCM-Verfahren wurde von Christian Müller-Hergl in den neunziger Jahren in Deutschland eingeführt und wird seither kontrovers diskutiert. Einerseits ist es ein Instrument zur Erfassung des gegenwärtigen Wohlbefindens des Menschen mit Demenz, andererseits lässt es sich unter den institutionellen Bedingungen, so wie sie gegenwärtig in Pflegeeinrichtungen herrschen, nur schwer implementieren und umsetzen. «Herausforderungen für DCM-BeobachterInnen sowie das institutionelle Dogma lassen Zweifel dahingehend aufkommen, ob Einrichtungen überhaupt von DCM profitieren können … Wenn die Methode ihre Wirkung haben soll, sind Veränderungen in der Pflege und in der Implementierung von DCM erforderlich.» (Müller-Hergl, 2004:81)

Selbstbestimmung von Menschen mit Demenz

Der personzentrierte Ansatz in der Demenzbegleitung ist von der Selbstbestimmung der Betroffenen geprägt. Die Autonomie von Menschen mit Demenz muss grundsätzlich im Vordergrund jeglicher Diskussionen in Bezug auf den Umgang mit ihnen, ihrer gesellschaftlichen Integration und angemessener Versorgungs- und Betreuungskonzepte stehen.

Der Deutsche Ethikrat hat im April 2012 eine Stellungnahme «Demenz und Selbstbestimmung» vorgestellt (Deutscher Ethikrat, 2012).

Der Ethikrat will damit zu einem besseren Verständnis der Situation von Menschen mit Demenz beitragen und vor allem die Förderung und Erhaltung der Selbstbestimmung der Betroffenen zur gesellschaftlichen Aufgabe deklarieren. «Das ethische Gebot, die Selbstbestimmungsmöglichkeiten von Menschen mit Demenz zu wahren und zu fördern, stellt nicht nur die Pflege und Betreuung, sondern auch die Gesellschaft insgesamt vor eine große Herausforderung.» (Deutscher Ethikrat, 2012: 36)

Aufgabe der Demenzbegleitung ist es, die Möglichkeiten zur Wahrnehmung, Achtung und Förderung der Selbstbestimmung bei Menschen mit Demenz zu entdecken und zu fördern. Dies setzt bei den Begleitern eine achtsame Haltung voraus, die sich an den konkreten Bedürfnissen des Betroffenen orientiert und das Konzept einer «assistierten Selbstbestimmung» verwirklicht.

Empfehlungen zur Selbstbestimmung von Menschen mit Demenz (Deutscher Ethikrat, 2012: 66ff):

- Entwicklung eines Nationalen Aktionsplanes Demenz zur flächendeckenden Verbesserung der medizinischen, pflegerischen und sozialen Versorgung von Menschen mit Demenz
- Ziel der Pflege, ein möglichst selbstständiges und selbstbestimmtes Leben von Menschen mit Demenz zu ermöglichen (§ 2 Abs. 1 SGB XI), soll so präzisiert werden, dass noch vorhandene Selbstbestimmungsmöglichkeiten erfasst werden
- Erneuerung des Begriffs der Pflegebedürftigkeit unter Berücksichtigung der Selbstbestimmungsmöglichkeiten von Menschen mit Demenz und daraus folgende Aufgaben für Pflege und Betreuung (kommunikative und psychosoziale Bedürfnisse ausreichend abdecken)
- Unterstützung und finanzielle Anerkennung pflegender Angehöriger sowie ein schneller Ausbau von entlastenden Möglichkeiten (z. B. Tagespflege, betreute Urlaube, Kurzzeitpflege usw.)
- Maßnahmen zur Verbesserung der gesundheitlichen Versorgung von Menschen mit Demenz durch die Politik
- stärkere finanzielle Förderung von ambulant betreuten Haus- und Wohngemeinschaften für Menschen mit Demenz
- Module zum Krankheitsbild Demenz, zu spezifischen Bedürfnissen von Menschen mit Demenz sowie zu deren Selbstbestimmung wahrenden Umgangsweisen stärker in die Ausbildung und Qualifizierung integrieren
- die Forschungsförderung im Bereich der Demenz soll vor allem auch psychosoziale und pflegewissenschaftliche Aspekte sowie die ethisch-rechtliche Begleitforschung und Versorgungsforschung beinhalten
- Grundsätze der UN-Konvention über die Rechte von Menschen mit Behinderungen auch für Menschen mit Demenz konsequent anwenden
- Aufklärung und Unterstützung bei der Nutzung von privaten Vorsorgevollmachten, um gesetzliche Betreuungen zu vermeiden
- gesetzliche Betreuungen regelmäßig dahingehend überprüfen, ob sie Entscheidungen und Wünsche der Betreuten hinreichend berücksichtigen
- stärkere praktische Unterstützung und gesellschaftliche Wertschätzung der Bereitschaft Angehöriger, ehrenamtliche Betreuungen zu übernehmen
- bezüglich Unterbringung und freiheitsbeschränkender Maßnahmen sollte auf Bundesebene mindestens alle zwei Jahre eine Evaluation stattfinden, damit solche Maßnahmen auf «Notfälle» beschränkt werden
- in Bezug auf die Prüfung der aktuellen Anwendbarkeit einer Patientenverfügung sind Äußerungen zum Lebenswillen entscheidungsunfähiger Patienten einzubeziehen
- wenn Entscheidungsfähigkeit der Betroffenen nicht eindeutig, dann haben lebensbejahende Bekundungen immer Vorrang vor anders lautender Patientenverfügung
- Bereitstellung von mehr finanziellen Mitteln zur Begleitung und Versorgung von Menschen mit Demenz und ihren Angehörigen

3 Bedeutung der Lebensaktivitäten bei Menschen mit Demenz

Lebensaktivitäten bestimmen den Alltag eines jedes Menschen. Er gestaltet sie in dem Maße, wie er sich dabei wohl fühlt. Lebensaktivitäten beeinflussen die Lebensqualität.

In der Alltagsgestaltung von Menschen mit Demenz spielen diese Aktivitäten eine wichtige Rolle.

M. Krohwinkel entwickelte die «Aktivitäten, Beziehungen und existenziellen Erfahrungen des Lebens» (ABEDL- Strukturmodell), welche die wesentlichen Bedürfnisse, Fähigkeiten und Ressourcen eines pflegebedürftigen Menschen abbilden. Krohwinkel definiert 13 ABEDLs, die miteinander in Beziehung stehen. Sie weisen jedoch keine hierarchische oder starre Struktur auf. Somit ist das ABEDL-Strukturmodell auf die Lebensaktivitäten von Menschen mit Demenz individuell anwendbar.

Menschen mit Demenz haben Bedürfnisse und sie sind bestrebt, diese im Rahmen der Selbstpflege zu befriedigen, so wie sie es vor ihrer Krankheit getan haben. Aufgrund demenzieller Symptome weisen die Betroffenen jedoch Selbstpflegedefizite auf, die im Verlauf der Erkrankung zunehmen und zur Pflegebedürftigkeit führen können. Dennoch besitzen sie Fähigkeiten bzw. Ressourcen in den jeweiligen Lebensaktivitäten, die ihnen dabei helfen, Defizite zu kompensieren.

In diesem Kapitel werden die einzelnen ABEDLs in Bezug auf Menschen mit Demenz beschrieben. Wie beeinflussen demenzielle Symptome die Lebensaktivitäten der Betroffenen? Wie können Demenzbegleiter die Betroffenen bei den Aktivitäten, Beziehungen und existenziellem Erfahrungen des Lebens unterstützen?

3.1 «Kommunizieren»

Kommunikation ist ein menschliches Grundbedürfnis. Kommunikation stammt vom Wort «communicare» ab und bedeutet «mit der Gesellschaft teilen», «der Gesellschaft mitteilen». Für eine Gemeinschaft stellt Kommunikation eine Grundvoraussetzung dar und eine Gemeinschaft ist ohne Kommunikation undenkbar. Wir kommunizieren etwa 10–15 % über Sprache (verbale Kommunikation) und 85–90 % kommunizieren wir nonverbal, meist unbewusst gesteuert. Kommunikation basiert auf dem, was wir wahrnehmen und wir beziehen uns in unserer Kommunikation auf das, was wir wahrgenommen haben.

Menschen mit einer demenziellen Erkrankung verlieren im Lauf der Zeit ihre Fähigkeit zu kommunizieren. «Der Verlust der Kommunikationsfähigkeit ist ein typisches Charakteristikum der Demenz.» (Böhme, 2008:41) Dazu tragen krankheitsbedingte Symptome wie Sprachstörungen, Störungen in der Informationsverarbeitung, der Aufmerksamkeit sowie der Verlust des Gedächtnisses bei. Die Kommunikationsfähigkeit wird besonders im Alter durch eingeschränktes Sehen und Hören beeinflusst.

Es ist Aufgabe von Demenzbegleitern, kommunikative Fähigkeiten von Menschen mit Demenz zu fördern, damit sie ihre Umwelt wahrnehmen, sich mitteilen können und dazugehörig fühlen.

3.1.1 Kognition und Perzeption bei Menschen mit Demenz

Der Begriff Kognition umfasst alle Denk- und Wahrnehmungsvorgänge und deren mentale Ergebnisse (Wissen, Einstellungen, Überzeugungen, Erwartungen). Kognitionen können bewusst (z. B. das Lösen einer Rechenaufga-

be) und unbewusst (z. B. bei der Meinungsbildung) ablaufen. Kognitive Fähigkeiten sind z. B.:
- Wahrnehmungen
- Funktionsweise von Langzeit- und Kurzzeitgedächtnis
- bewusstes Lernen und Erinnern
- Sprache und Spracherkennung
- Intelligenz
- Fähigkeit, zu entscheiden und zu urteilen.

Folgende kognitive Störungen der Kommunikation können bei Menschen mit Demenz auftreten (Böhme, 2008:41f):
- Gedächtnisstörungen
- Orientierungsstörungen
- Eingeschränktes Denk- und Urteilsvermögen
- Benennungsstörungen
- Antriebsstörungen
- Aufmerksamkeitsstörungen.

Unter *Perzeption* versteht man Prozesse individueller Informations- und Wahrnehmungsverarbeitung, wobei im Bewusstsein des Informationsempfängers so genannte Vorstellungsbilder (images) der wahrgenommenen Realität entstehen. Perzeptionen sind subjektive «Bilder» der äußeren Umwelt, je nachdem, wie diese wahrgenommen wird. Der Prozess der Wahrnehmung umfasst nicht nur die subjektive Sinneswahrnehmung, sondern auch die Aufnahme von Informationen, die Selektion der Informationen sowie die Verarbeitung der Informationen. Bei Menschen mit einer demenziellen Erkrankung kann dieser Wahrnehmungsprozess gestört sein.

Aufnahme von Informationen
Bei älteren Menschen mit Demenz kann ein abnehmendes Seh- oder Hörvermögen zu einer unvollständigen oder verzerrten Wahrnehmung führen.

Fallbeispiel
Wilhelm Rosenberg wurde nach dem Mittagessen in sein Zimmer im Pflegeheim «Sonnenschein» gebracht. Er trägt eine Brille, da seine Sehfähigkeit stark eingeschränkt ist. Da er jetzt Mittagsruhe im Bett hält, hat ihm die Schwester die Brille abgenommen und auf den Nachttisch gelegt. Es ist windig draußen, die Vorhänge am Fenster sind zugezogen, aber sie bewegen sich im Wind. «Hilfe, Hilfe!», ruft Wilhelm plötzlich. «Hilfe! Ich sterbe!» Wilhelm Rosenberg versucht aus dem Bett zu steigen. Auf Strümpfen läuft er Richtung Tür. «Hilfe! Ich sterbe!» Er schafft es auf den Flur hinaus, wo er ausrutscht und stürzt. «Hilfe! Auwei auwei!», ruft er. Demenzbegleiterin Bettina eilt herbei. «Herr Rosenberg, was ist denn los? Warum sind Sie nicht im Bett?» Wilhelm Rosenberg schreit: «Hilfe! Ich sterbe! Auwei auwei!» Er schlägt um sich. «Hilfe!» Schwester Gabi kommt zu Hilfe. «Ach Herr Rosenberg, ich bin ja schon da. Ich helfe Ihnen.» Sie hockt sich neben Wilhelm Rosenberg und nimmt ihn in den Arm. Bettina sieht verdutzt zu. «Herr Rosenberg kann schlecht sehen und deshalb hat er wohl Angst im Zimmer bekommen. Dich hat er auch nicht erkannt. Hol mal bitte seine Brille», sagt sie zu Bettina. «Ist ja alles wieder gut», wendet sie sich wieder Wilhelm Rosenberg zu, der sich langsam beruhigt ...

Selektion der Informationen
Wir besitzen nur eine begrenzte Aufnahmekapazität für Informationen, denn wir können all die Informationen, denen wir ausgesetzt sind (z. B. Lärmpegel auf einem Flughafen, Straße, Bahnhof und Lautsprecheransagen), kaum sofort detailliert aufnehmen und verarbeiten. Wir müssen die Informationen filtern bzw. selektieren. Dies geschieht größtenteils unbewusst durch das Gehirn. Wir nehmen einerseits Informationen auf, die aufgrund früherer Erfahrungen wichtig sein können oder uns besonders interessieren. Andererseits können wir für uns uninteressante Informationen ausblenden. Auf diese Weise können wir auch Gefahren wahrnehmen, wenn wir sie als wichtig erachten und uns darauf fokussieren. Bei Menschen mit Demenz ist der Prozess der Selektion gestört. Sie können beispielsweise nicht unterscheiden, was wichtig oder unwichtig ist, was gerade eine Gefahr darstellt oder nicht. Außerdem fällt es ihnen sehr schwer, auf viele gleichzeitig auftretende Reize zu reagieren. Sie sind dabei überfordert und reagieren mit Unsicherheit, Angst oder Rückzug.

Fallbeispiel

An einem anderen Tag sitzt Wilhelm Rosenberg am Tisch im Aufenthaltsraum und wartet darauf, dass es endlich Mittag gibt. Er hat Hunger und möchte etwas essen. Nach und nach werden auch andere Bewohner zu den Plätzen gebracht und der Raum füllt sich. Stimmengewirr, das Geklapper von Geschirr und Rufe sind zu hören. Wilhelm Rosenberg wird unruhig. Er schaut sich um und will aufstehen. «Setzen Sie sich wieder hin, Herr Rosenberg! Es geht gleich los.», hört er hinter sich jemanden sagen. «Ich habe Hunger!», sagt Wilhelm Rosenberg und will zum Wagen mit Mittagessen gehen. «Herr Rosenberg, setzen Sie sich! Sie fallen sonst!» Ihm gegenüber hat ein Bewohner eben ein Glas Wasser vom Tisch gestoßen und ruft nun laut nach der Schwester. Eine andere Bewohnerin mahnt ihn zu Ruhe. Aber jedes Mal, wenn sie ruft «Ruhe!», ruft der «Schwester!» Das Rufen wird für Wilhelm Rosenberg immer lauter und der Lärm mit dem Geschirr scheint auch nicht aufzuhören. Wilhelm möchte nur noch weg. Er erhebt sich aus seinem Rollstuhl und versucht ihn wegzuschieben. «Aua!» schreit nun jemand hinter ihm. Er nimmt die Bewohnerin hinter sich nicht wahr, sondern versucht weiter, den Stuhl nach hinten zu schieben, um aufzustehen. «Aua! Aua! Aua!», schreit die alte Dame, die mittlerweile gestürzt ist. Schwestern eilen herbei. Wilhelm Rosenberg, der es mit aller Kraft geschafft hat, vom Tisch wegzukommen läuft Richtung Ausgang…

Verarbeitung von Informationen

Normalerweise werden die wahrgenommenen Informationen verarbeitet und zu einem Ganzen zusammengefügt, sodass ein stimmiges Bild entsteht. Auf dieser Grundlage kommunizieren und handeln wir bzw. verhalten uns entsprechend.

Menschen mit Demenz sind dagegen schnell abgelenkt, verlieren den «roten Faden» und wenden sich möglicherweise anderen Dingen zu. Sie vergessen dass, was sie gerade gesagt oder getan haben.

Fallbeispiel

Luise Meyer wird eines Morgens von ihrem Mann geweckt. «Guten Morgen, hast du gut geschlafen?» «Ja, ich habe phantastisch geschlafen. Wann gibt es Frühstück?», fragt Luise. «Na zuerst gehst du wie immer zur Toilette und dann machst du dich hübsch für den Tag.» «Ja, na klar, das machen wir, machen wir doch immer so» Luises Mann hilft ihr aus dem Bett und begleitet sie ins Bad. «So, nun geh auf die Toilette.» Nachdem Luise auf der Toilette war, zeigt ihr Herr Meyer, wo die Waschutensilien sind. «Ja, aber ich muss erst noch auf die Toilette, das mache ich doch immer so», sagt Luise. «Das ist schon erledigt. Jetzt kannst du dich waschen.» «Ach so, ja.» Luise beginnt, sich das Gesicht zu waschen. «Aber ich gehe doch morgens immer zuerst auf die Toilette», meint Luise. «Ja, das hast du auch schon erfolgreich erledigt», erwidert ihr Mann. «Ja, stimmt, wenn du das sagst.» Sie wäscht sich immer wieder das Gesicht. «Luise, jetzt sind aber mal die Arme dran. «Ja, aber ich bin doch morgens immer zuerst zur Toilette gegangen …»

Wie nehmen Menschen mit Demenz ihre Umgebung wahr?

Menschen mit Demenz nehmen ihre Umgebung und sich selbst verändert wahr.

Zu Beginn der Demenzerkrankung verlieren die Betroffenen ihre Fähigkeit, Informationen aus dem Kurzzeitgedächtnis ins Langzeitgedächtnis zu übertragen. Das bedeutet, sie vergessen alles, was sie erlebt, gesagt oder getan haben in weniger als einer Minute. Ihre Umgebung wird ihnen daher zunehmend fremd. Sie finden sich immer weniger zurecht. Ihre Wahrnehmungsfähigkeit schränkt sich mehr und mehr ein. Zu Beginn der Demenz bemerken die Betroffenen ihre Vergesslichkeit und haben Angst, die Kontrolle über ihre Leben zu verlieren. Im Verlaufe der Erkrankung geht auch das Langzeitgedächtnis verloren und zwar vom aktuellen Lebensalter bis hin zum Lebensanfang. Die Betreffenden erinnern sich an Erlebnisse aus längst zurückliegender Vergangenheit, wie Kindheit oder Schule. Erlebnisse, die noch nicht so lange zurückliegen, werden nicht mehr erinnert. Es fällt den Betroffenen immer schwerer, mit dem aktuellen Leben zurechtzukommen. Die Realität in ihrer Umgebung überfordert sie und sie leben oftmals in der Vergangenheit. Dinge, die sie aktuell erleben, was sie aktuell empfinden und fühlen, verbinden sie mit ihrem vergangenen Leben, z. B. mit der Kindheit. In der Vergangenheit kennen sie sich sozusagen besser aus, fühlen sich sicher. Ihre aktuellen Gefühle, z. B. Ängste, vermischen sich mit alten Erlebnissen.

Fallbeispiel

Wilhelm Rosenberg sitzt in seinem Sessel im Zimmer und sieht fern. Als er Harndrang verspürt, klingelt er nach der Schwester. Über ein zentrales Rufsystem bemerkt Schwester Elvira, die gerade einem anderen Bewohner hilft, dass Wilhelm Rosenberg klingelt. Sie überlegt kurz, wer von den anwesenden Mitarbeitern mal schnell nach Wilhelm Rosenberg sehen könnte. «Kannst du ausnahmsweise einmal schnell rüber zu Herrn Rosenberg gehen und nachsehen, was er möchte?», fragt sie Katrin, die als Demenzbegleiterin arbeitet. «Die anderen Pflegekräfte sind bestimmt alle beschäftigt. Es ist bestimmt nichts Besonderes.» «Mach ich», sagt Katrin und geht zu Wilhelm Rosenberg. «Ach, das ist aber schön, dass Sie kommen Frau Doktor», freut sich Wilhelm Rosenberg. «Ich müsste mal, Sie wissen schon ...», sagt er. Katrin denkt sich nichts weiter dabei, denn sie kennt Wilhelm Rosenberg aus der Betreuungsgruppe. «Na klar, Herr Rosenberg, ich helfe Ihnen.» Sie hilft ihm vom Sessel auf, hakt sich bei ihm unter und begleitet ihn zur Toilette. Als Wilhelm Rosenberg den Knopf an seiner Hose nicht aufbekommt, will Katrin ihm helfen. «Nein! Lassen Sie mich los! Gehen Sie weg!», schreit er plötzlich. «Aber Herr Rosenberg, was ist denn los? Ich will Ihnen doch nur helfen.» Sie ist verwirrt. Wilhelm Rosenberg schiebt sie weg und haut nach ihr. «Gehen Sie weg! Sie Schwein! Ich rufe die Polizei!» Jetzt weint Wilhelm Rosenberg und seine Hosen sind nass. Elvira hat den Lärm im Nebenzimmer gehört. «Was ist denn los?» «Ach, Herr Rosenberg schreit plötzlich, will sich von mir nicht helfen lassen und nun hat er auch noch nasse Hosen» «Oh, ja. Das kommt manchmal vor, dass er sich nicht helfen lässt. Es ist ihm peinlich. Als Kind wurde er bestraft, wenn er eingenässt hat. Jetzt erinnert er sich daran und wehrt sich. Das hat nichts mit dir persönlich zu tun.» Katrin ist beruhigt. «Dann weiß ich ja Bescheid ...»

Die Erinnerung an frühere Erlebnisse spiegelt sich auch in der Kommunikation, Handlungen und Verhaltensweisen wider. Es werden Geschichten und Erlebnisse aus der Vergangenheit erzählt, die mit der Gegenwart bzw. der aktuellen Situation nichts zu tun haben.

Im Verlauf der Erkrankung versteht der Mensch mit Demenz die Realität immer weniger. Sie wird für ihn unerklärlich. Situationen und Informationen können nicht mehr in einen Zusammenhang gestellt werden. Daraus resultiert das Bedürfnis nach Sicherheit und Geborgenheit. Menschen mit Demenz ziehen sich immer mehr in ihre innere Welt, die Vergangenheit, zurück. Dort fühlen sie sich sicherer und vertrauter als in der realen Welt. In der Demenzbegleitung spielt dieses Verhalten von Menschen mit Demenz eine wesentliche Rolle. Damit Demenzbegleiter richtig reagieren und angemessen kommunizieren, müssen sie einen Zugang zur inneren Welt des Betroffenen zu finden.

Es gilt in der Begleitung von Menschen mit Demenz immer wieder neu herauszufinden, wo diese sich gerade befinden. Demenzbegleiter versuchen, sich in die Welt der Betroffenen hineinzuversetzen, um deren aktuelle Befindlichkeit und Bedürfnisse oder Ängste zu verstehen. Ein sehr hilfreicher Zugang ist die Biografiearbeit (s. Kap. 3.1.4).

Nähe und Distanz
Nähe und Distanz sind grundlegende Begriffe in der Kommunikation und in der Betreuung sowie im täglichen Leben von großer Bedeutung.

Fallbeispiel

Als Maria Schmidt vor ein paar Jahren ins Pflegeheim kam kümmerte sich Alltagsbegleiterin Eveline, 25 Jahre alt, vom ersten Tag an besonders um sie und verbrachte viel Zeit mit ihr. Maria Schmidt ähnelte ihrer verstorbenen Großmutter. Als Maria Schmidt ein Jahr im Heim wohnte, verließ Eveline die Einrichtung, um in einer anderen Pflegeeinrichtung zu arbeiten. Danach hatten die Mitarbeiter das Gefühl, Maria Schmidt nichts recht machen zu können, obwohl sich Britta, ebenfalls Alltagsbegleiterin für Menschen mit Demenz, 53 Jahre alt, als neue Bezugsperson redlich bemühte, Zugang zu Maria Schmidt zu finden. Sie versuchte zu trösten, legte den Arm um sie, wollte sie streicheln. Maria Schmidt wirkte jedoch aggressiv und lehnte häufig jede Unterstützung ab. An Veranstaltungen und Aktivitäten schien sie nicht mehr interessiert, fragte und rief immer nur nach Eveline. Sie schien niemanden in ihrer Nähe zu dulden. Die Mitarbeiter waren irritiert und ratlos …

Das Bedürfnis nach «Bindung» zu den jeweils wichtigen Bezugspersonen ist ein Grundbedürfnis von Menschen mit Demenz. Im Fallbeispiel war Eveline die vertraute Bezugsperson für Maria Schmidt (**s. Abb. 3-1**).

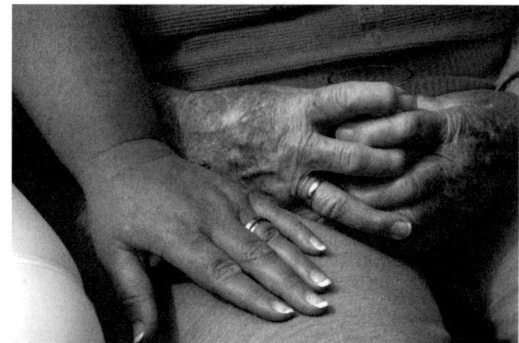

Abbildung 3-1: Nähe durch Berührung
(Foto: Jürgen Georg)

Herausfordernde Verhaltensweisen, die für die Menschen mit Demenz selbst und die Bezugspersonen oft zu einer enormen Belastung werden können, sind unter dem Aspekt der Bindung zu erklären und damit besser zu verstehen. Zuwendung durch die Begleiter erfüllt das Bedürfnis nach sicherer Bindung. Eine sichere Bindung ist getragen von einem tiefen Vertrauen und der Gewissheit, ohne Gegenleistung geliebt und angenommen zu werden. In der Begleitung von Menschen mit Demenz kann an Bindungserfahrungen aus der Lebensgeschichte angeknüpft werden. Begleiter können so genannte Bindungsmuster bei Menschen mit Demenz erkennen und einen möglichst großen Anteil an sicherer Bindung aktivieren bzw. reaktivieren. Sichere Bindungsmuster bei Menschen mit Demenz zeigen sich z. B., wenn sie Hilfsangebote annehmen, Dankbarkeit zeigen und somit Vertrauen in ihre Bezugspersonen haben und deren Nähe suchen. Voraussetzung ist eine gute Beziehung, die auf einer wertschätzenden Begegnung mit dem Betroffenen beruht. Somit ist das Bedürfnis nach Bindung auch als Indikator für das Bedürfnis nach Nähe oder Distanz zu verstehen. Hat der an Demenz erkrankte Mensch das Bedürfnis nach Bindung, so sucht er auch Nähe und Sicherheit bei einer vertrauensvollen Person.

Begleitung von Menschen mit Demenz hat immer mit Nähe und Distanz zu tun. Die Balance zwischen Nähe und Distanz zu anderen Menschen ist eine wichtige Voraussetzung, um sich gegenüber anderen Personen und deren Bedürfnissen abzugrenzen (Distanz), bzw. Anliegen und Nöte anderer Menschen wahrzunehmen (Nähe). Demenzbegleiter benötigen die Balance, um sich vor psychischer Überbelastung zu schützen und den objektiven Blick nicht zu verlieren.

Menschen mit Demenz haben oftmals ein fast unendliches Bedürfnis nach Sicherheit und Geborgenheit, benötigen aber auch Rückzugsmöglichkeiten in ihre Privatsphäre. Sie bewahren sich damit ein Stück Kontrolle, Autonomie und Identität, um als Person akzeptiert und wertgeschätzt werden.

Zum Fallbeispiel: Maria Schmidt fühlte sich in Gegenwart der Begleiterin Eveline sehr wohl. Eveline gab ihr die nötige Zuwendung und Sicherheit. Demenzbegleiter erleben oft Situationen, in denen Menschen mit Demenz sie nicht aus den Augen lassen, ihnen ständig nachlaufen, rufen, weinen, immer wieder gleiche Fragen stellen oder «mithelfen» wollen (Sifton, 2011:56). Solche Verhaltensweisen empfinden Begleiter und Angehörige häufig als sehr belastend. Menschen mit Demenz äußern auf diese Weise ihr Bedürfnis nach Nähe, z. B. weil sie:
- sich in ihrer Autonomie oder Bewegungsfreiheit eingeschränkt fühlen
- Angst haben, allein zu sein
- sich bedroht, erschöpft oder überfordert fühlen
- nicht wissen, wo sie sind
- persönliche Gegenstände vermissen oder
- sich einfach langweilen.

Begleiterin Eveline hat sehr viel Nähe zugelassen. Maria Schmidt war wie eine Großmutter für sie. In kurzer Zeit entwickelte sich eine sehr intensive, vertrauensvolle Beziehung. Gab es vielleicht zu viel Nähe zwischen den beiden? Vielleicht war Eveline noch zu jung, um für sich die Grenzen zwischen Nähe und Distanz abzustecken, privat und beruflich professionell zu trennen. Maria Schmidt war zudem eine Art Ersatz für ihre verstorbene Großmutter.

Eine angemessene Balance zwischen Nähe und Distanz herzustellen, fällt in der Praxis nicht immer leicht. Aber nur wer weiß, wie viel Nähe und Distanz er selbst braucht, ist in der Lage auch zu erkennen, wie viel Nähe der Mensch mit Demenz wünscht und wie viel Distanz er benötigt.

Wie viel Nähe Begleiter zulassen, hängt auch von deren Persönlichkeit und Lebensgeschichte ab. Der eine lässt mehr Nähe zu als der andere. Auch Lebens- und Berufserfahrung spielen eine Rolle.

Um herausfordernde Verhaltensweisen in bestimmten Settings zu vermeiden, sollten Begleiter den Wunsch der Betroffenen nach Distanz erkennen und nach den Ursachen suchen. Einschränkungen der Autonomie, Grenzüberschreitungen bei der Intimpflege, «Bevormundung» bei der Wahl der Bekleidung, bei der Nahrungsaufnahme oder bei Aktivitäten können zu distanzierten Verhaltensweisen führen. Auch unerwünschte, für den Menschen mit einer demenziellen Erkrankung unangenehme Berührungen (Streicheln, an die Hand nehmen oder unterhaken), Fehlinterpretation von Situationen, wahnhaftes Erleben oder Wiederholung traumatischer Erlebnisse aus der Vergangenheit können das Bedürfnis nach Distanz verstärken. Betroffene sind vielleicht misstrauisch, fühlen sich durch die Nähe bedroht und versuchen durch Rückzug die Kontrolle über die Situation wieder zu gewinnen. Sie verweigern, weisen zurück, wehren sich, unter Umständen auch mit verbaler und/oder körperlicher Gewalt.

Zum Fallbeispiel: Maria Schmidt machte durch ihre herausfordernden Verhaltensweisen auf sich aufmerksam, war verunsichert, konnte die Situation nicht richtig einschätzen und suchte nach einer sicheren Bindung, wie sie ihr Eveline gegeben hatte. Andererseits verweigerte sie die Unterstützung und ging auf Distanz.

Zwischenmenschliche Beziehungen spielen bezüglich Nähe und Distanz eine entscheidende Rolle. Selbst wenn der Betreffende das Bedürfnis nach Nähe äußert, obliegt es den Betreuenden darauf einzugehen oder auf Distanz zu gehen. Bereits genannte Faktoren wie Ekel, Scham, Antipathie usw. beeinflussen die Entscheidung. Auch kann die jeweilige Gefühlslage der Begleiter eine Rolle spielen, ebenso Zeitdruck oder ganz allgemein ihre Fähigkeit zu kommunizieren.

Umgekehrt lassen an Demenz Erkrankte unter Umständen die wohlgemeinte Nähe und Zuwendung der Begleiter nicht zu, weil sie aufgrund ihrer kognitiven Einschränkungen die Situation nicht richtig deuten können bzw. sie umdeuten und als Bedrohung erleben (s. **Abb. 3-2**).

Auch das Verhalten des Begleiters kann beim Betroffenen Stressverhalten auslösen, wobei er möglicherweise mit allen Mitteln versucht, sein unmittelbares Bedürfnis nach Distanz zum Ausdruck zu bringen. Menschen mit einer demenziellen Erkrankung sind besonders in solchen Situationen auf das Gefühl von Sicherheit und Geborgenheit durch die Nähe von zuverlässigen und feinfühligen Menschen angewiesen. Sie meiden vielleicht auch Nähe, weil sie in früheren Lebensabschnitten z. B. durch Vernachlässigung, Liebesentzug oder Verweigerung von Unterstützung Vertrauensverluste hinnehmen mussten. Autonomie bedeutet dann für sie, nur sich selbst zu vertrauen und lieber auf Distanz zu gehen. Nähe wird eher misstrauisch, zurückhaltend und manchmal als bedrohlich gesehen.

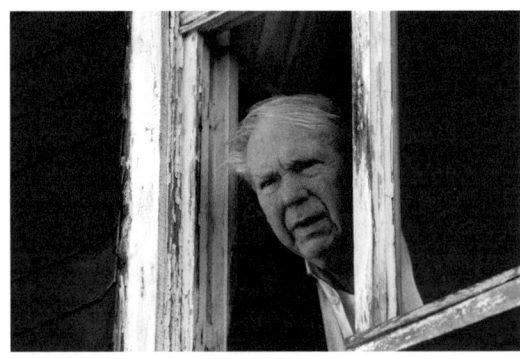

Abbildung 3-2: Nähe als Bedrohung. (Foto: Jürgen Georg)

Das äußert sich in Verhaltensweisen wie z. B. Verleugnung, Misstrauen oder Fehlinterpretation, mit dem Ziel, sich zu distanzieren, in Form von Rückzug, Zurückweisung oder Verweigerung. Im Alltag wird deutlich, dass es zum einen Menschen mit Demenz gibt, die Hilfe dankbar annehmen, Wohlbefinden äußern und mit ihrer Situation gut zurechtkommen. Andererseits gibt es Betroffene, für die Nähe eine Bedrohung darstellt. Sie reagieren abweisend, misstrauisch oder sogar aggressiv.

Jeder Mensch macht im Laufe des Lebens seine ganz persönlichen Erfahrungen in Bezug auf Nähe und Distanz und so gibt es keinen «Goldstandard» für das richtige Maß. Entscheidend ist, wie Menschen aufeinander zugehen und miteinander kommunizieren. Das gilt insbesondere auch für den angemessenen Umgang und eine angemessene Kommunikation mit Menschen mit einer demenziellen Erkrankung.

Sensorische Deprivation vermeiden

Menschen benötigen verschiedene Reize, um sich in ihrer Umwelt orientieren zu können, kommunizieren zu können und um ihre Grundbedürfnisse zu befriedigen. Menschen mit Demenz weisen neben altersbedingten Veränderungen zusätzlich kognitive Beeinträchtigungen auf, die zu Orientierungsstörungen und Kommunikationsstörungen führen. Wenn sie nun keine angemessenen Reize mehr aufnehmen, führt das zu einer Reizarmut und sensorischer Deprivation.

Sensorische Deprivation bedeutet den Mangel an verschiedenen Außenreizen wie etwa Farben, Geräuschen und Gerüchen. Isolation und Reizarmut können bei älteren Menschen zu erheblichen Störungen führen, eben zur *Deprivation*. Vereinsamung aufgrund physischer und psychischer Beeinträchtigungen, Pflegebedürftigkeit, mangelnder sozialer Kontakte sowie Altersarmut können neben einer sensorischen Deprivation auch zur sozialen und emotionalen Deprivation führen.

> **Merke**
>
> Unter Deprivation versteht man einen Zustand des Mangels, egal wodurch dieser entstanden ist. Der Mangel kann aktiv, aber auch passiv ausgelöst worden sein.

Unterschieden werden:
- soziale Deprivation (Mangel an sozialer Zugehörigkeit)
- sensorische Deprivation (Mangel an Außenreizen, Sinneswahrnehmungen)
- emotionale Deprivation (Mangel an Emotionen, emotionale Vernachlässigung).

In diesem Zusammenhang sind auch die Begriffe Hospitalismus, Isolation, Deprivationssyndrom, Vernachlässigung und Reizarmut einzuordnen (Perrar et al., 2007:256).

Altersbedingte Veränderungen der Seh- und Hörfähigkeit, des Riechens und Schmeckens, des Tastens sowie der Mobilität beeinflussen u. a. die Wahrnehmung und somit die Aufnahme von Reizen (Büscher/Wingenfeld, 2008: 107; Böhme, 2008: 45, 51,100).

Viele ältere Menschen leben heutzutage allein, weil die Partner verstorben sind und die Kinder ihr eigenes Leben haben. Sie verlassen aufgrund obengenannter Einschränkungen möglicherweise ihre Wohnung nicht mehr, z. B. aus Angst zu stürzen. Ihre Wahrnehmung beschränkt sich dann unter Umständen auf ein Zimmer, wo sie in ihrem Sessel sitzen und ungeduldig auf Angehörige oder den Pflegedienst warten. Sie kommunizieren kaum, dösen tagsüber vor sich hin, sehen vielleicht ab und zu mal fern. Mahlzeiten werden zubereitet angeliefert, so dass sie auch kaum Küchendüfte wahrnehmen. In Verbindung mit weiteren gesundheitlichen Einschränkungen kann somit das Wohlbefinden des Betroffenen erheblich beeinflusst werden. Pflegebedürftigkeit, verbunden mit einer demenziellen Erkrankung, erhöht nochmals das Risiko einer sensorischen Deprivation. Risikopotentiale für Deprivation sind z. B.:
- Immobilität, z. B. Bettlägerigkeit, eingeschränkte Gehfähigkeit
- Sehbehinderung
- Schwerhörigkeit
- eingeschränkter Geruchs- und Geschmackssinn
- Verlust des Tastsinns, z. B. Sensibilitätsverlust an Handflächen und Fußsohlen
- Verlust der vestibulären Wahrnehmung (Gleichgewichtswahrnehmung)
- Defiziterleben, z. B. kann sich ein Mensch mit Demenz defizitär erleben, er isoliert sich

- bestehende Kontakte brechen ab (z. B. bei Einzug in eine Pflegeeinrichtung)
- Depression, wenn sich der Betroffene beispielsweise oft zurückzieht, antriebslos und unmotiviert erscheint.

Reizarmut bei Menschen mit Demenz

Menschen mit einer demenziellen Erkrankung sind u. a. aufgrund des Abbaus von Gedächtnis und Orientierung sowie einhergehender eingeschränkter Motivation zunehmend nicht mehr in der Lage, sich körperlich oder geistig zu bewegen. Sie können demzufolge mit fortschreitender Erkrankung nicht mehr selbstständig für eine ausreichende Stimulierung durch Reize sorgen (Selbstpflegedefizit).

Beispielsweise sehen bettlägerige Bewohner in einer Pflegeeinrichtung oft über längere Zeit an die Decke oder die Wand, oder auch wenn sich die Betroffenen in einem Raum aufhalten, wo sich keine Pflegenden befinden, im Sessel oder auf einem Stuhl sitzen und auf eine Wand sehen oder auf ein mit Gardinen behangenes Fenster. Sie können meist nicht ohne Hilfe aufstehen, die Gardine zurückziehen, das Fenster öffnen oder das Zimmer verlassen (Perrar et al., 2007: 256).

Reizüberflutung bei Menschen mit Demenz

Menschen mit Demenz fällt es sehr schwer, auf viele gleichzeitig auf sie einströmende Reize zu reagieren. Sie fühlen sich überfordert und reagieren mit Unsicherheit, Angst oder Rückzug. Das wird in der Praxis deutlich, wenn es in Pflegeeinrichtungen laut und hektisch zugeht. Das bedeutet, dass ständig zugeführte Reize eine Deprivation noch verstärken können (Perrar et al., 2007: 258). Dauerreize werden dann vom Organismus nicht mehr als Abwechslung wahrgenommen, sondern als monoton, besonders, wenn der Reiz nur schwach bleibt. Beispielsweise werden Radio oder TV, wenn sie zu Hause oder in der Einrichtung den ganzen Tag «nebenbei» laufen, nicht mehr von den Betroffenen wahrgenommen.

> **Merke**
>
> Die Schaffung eines anregenden Umfelds (Milieutherapie), Nähe und Berührung, wechselnde Aktivierung und Stimulation, die sich den Bedürfnissen der Betroffenen anpassen, wirken einer Reizarmut entgegen. Reizüberflutung kann andererseits das Gegenteil bewirken.

Angemessene Reize anbieten

Kommunikation, soziale Kontakte und sinnvolle Aktivitäten gehören u. a. zu den Bedürfnissen von Menschen mit Demenz. Wenn Demenzbegleiter die Betroffenen dahingehend unterstützen, kann einer Deprivation vorgebeugt werden. Dabei ist es wichtig, die Wahrnehmungsbereiche zu erkennen, in denen der Betroffene Defizite hat. Dann können Stimulationen gezielt eingesetzt werden. Ziele können z. B. sein (Perrar et al., 2007:259):

- Vigilanz («Wachheit») des Betroffenen so lange wie möglich zu erhalten
- er kann Bedürfnisse und Wünsche hinsichtlich seiner Sinneswahrnehmung, sowie Reizarmut oder Reizüberflutung äußern
- seine Wahrnehmungsfähigkeiten bleiben so lange wie möglich erhalten
- soziale Kontakte sind hergestellt oder werden wiederhergestellt
- Zeichen einer Deprivation werden rechtzeitig erkannt
- andere, die Wahrnehmung beeinflussende Faktoren werden ausgeschlossen, z. B. Schmerz oder Depression.

Für die Betroffenen sollte ein individuelles, alle ihre Sinne gleichermaßen anregendes und förderndes Umfeld geschaffen werden und für eine sensorische Stimulierung auf allen Wahrnehmungsebenen gesorgt werden. Dazu gehören z. B. Interventionen wie:

- Mund, Ohren und Nase regelmäßig reinigen, damit Hör-, Geruchs- und Geschmacksfähigkeit lange erhalten bleiben
- Unterstützung beim Einsatz von Hör- und Sehhilfen sowie eine regelmäßige Kontrolle der Funktionsfähigkeit, dazu eventuell einen Fachmann aufsuchen
- Kommunikationshilfen anbieten wie Hörgeräte, Brillen, Leselupen, Tafeln zum Schreiben usw.

- regelmäßige Mobilisation und Bewegung sowie Förderung der vestibulären Wahrnehmung
- Gehhilfen anbieten, damit sich der Wahrnehmungsradius erweitern kann, z. B. Spaziergänge ins Freie, Bewegen auf dem Wohnbereich bzw. in der Wohnung
- regelmäßige Kontakte zum Betroffenen, Zuwendung, Nähe, Gespräche
- regelmäßige Kontakte zu Angehörigen fördern und erhalten.

Angemessene Reize sind Alltagsreize, die der Betreffende einordnen und an die er sich erinnern kann. Diese können ergänzt werden durch spezielle Konzepte wie Basale Stimulation oder Snoezelen (s. S. 87 ff.). Bei der Auswahl der Angebote sollten sich Demenzbegleiter am besten in die Situation des Betroffenen hineinversetzen, um gezielt intervenieren zu können.

■ **Beispiele** für angemessene Reize in der Praxis:

Vertrautes und angenehmes Umfeld schaffen (Milieutherapie)
- beständiges Umfeld, vertrauter Umgang, Tagesstruktur, Bezugspersonen
- unterschiedliche Reize und Wahrnehmungen, die auch an der Biografie orientiert sind
- alle Aktivitäten deutlich erläutern, beschreiben und erklären
- Selbständigkeit fördern und Stimulation bekannter Reize
- Gewährung eines normalen Tag-Nacht-Rhythmus

Einsatz von Medien
- Radio, TV u. a. wird gezielt eingesetzt («weniger ist oft mehr»)
- individuelle Fähigkeiten beachten

Körperpflege
- Körperpflege als Erlebnis der Sinne gestalten, z. B. duftende Zusätze verwenden
- Körperwahrnehmung erhalten durch Stimulierung der Haut
- Wünsche und Bedürfnisse sowie Fähigkeiten des Betroffenen beachten

Essen und Trinken
- Trink- und Ernährungsgewohnheiten beachten (Biografie)
- Fähigkeiten berücksichtigen, ggf. «Fingerfood»
- Geschmackssinn erhalten, z. B. herzhafte oder süße Nahrungsmittel mit intensivem Geschmack anbieten; Düfte beim Kochen bzw. Zubereiten der Mahlzeiten

Basale Stimulation
- taktile Stimulation, z. B. durch Berührung
- Stimulation auch auf anderen Wahrnehmungsbereichen

Snoezelen
- Wahrnehmungsbereiche können aktiviert werden (z. B. durch Licht, Farben)
- Rückzugsmöglichkeiten werden geboten

Spirituelle Anregung
- Angebote wie Weihrauch, Bibeltexte oder Kirchenlieder möglich
- biografischen Bezug beachten

Gleichgewichtswahrnehmung
- Bewegung und Mobilisation sind von Bedeutung, z. B. den Betroffenen in sitzender Position hin und her wiegen oder schaukeln
- Fähigkeiten, Wünsche und Bedürfnisse des Betroffenen berücksichtigen

Vermeidung von Isolation
- Betroffene, bei denen die Gefahr des Rückzuges und der Isolation besteht, sollten wenn möglich in Gruppenaktivitäten einbezogen werden, auch wenn sie nur als Zuschauer fungieren
- sedierende Medikamente, die die Wahrnehmung beeinflussen nach Möglichkeit reduzieren. ■

Schmerzwahrnehmung bei Menschen mit Demenz

Viele Erkrankungen gehen mit oder ohne untypische Schmerzen einher. Schmerzen können an Demenz erkrankte Menschen bei allen Aktivitäten des täglichen Lebens begleiten und deren Lebensqualität erheblich beeinflussen. Selbständigkeit und Autonomie sind gefährdet, weil Schmerzen eine aktive Einbindung in den Alltag verhindern. Unbehandelte Schmerzen können eine Depression, Rückzug, Schlafstörungen und verringerte kognitive Fähigkeiten nach sich ziehen. Es ist unverantwortlich, wenn Pflegende, Ärzte und andere Heilberufler Schmerzen bei Menschen mit Demenz nicht erkennen, ignorieren oder falsch einschätzen.

Die eingeschränkte Kommunikationsfähigkeit ist der häufigste Grund, Schmerzen bei Menschen mit fortgeschrittener Demenz unzureichend zu beachten und zu behandeln (Talerico/Miller, 2008:136).

«Schmerz ist ein unangenehmes Sinnes- und Gefühlserlebnis, das mit aktueller oder potenzieller Gewebeschädigung verknüpft ist oder mit den Begriffen einer solchen beschrieben wird» (International Association for the Study of Pain, 1980, zit.: nach DNQP, 2005)

Laut Angaben der Arbeitsgruppe «Schmerz im Alter» gehen Forscher davon aus, dass 25 Prozent der älteren Menschen ständig unter Schmerzen leiden (Perrar et al., 2007: 263). «Schmerzen sind erwiesenermaßen oft die Auslöser von Verhaltenssymptomen, die Körperpflege zum Kampf machen» (Talerico/Miller, 2008: 135). Besonders bei der Körperpflege oder bei einem Transfer werden Arme und Beine bewegt oder die Haut berührt. Die Betroffenen «zucken» dann häufig zusammen, machen sich steif, ziehen Arme und Beine fest an sich heran, schubsen die Betreuenden weg, weinen oder schreien. Begleiter sind aufgrund solcher Reaktionen verunsichert, denn sie meinen es doch nur gut.

Schmerzen bei Menschen mit Demenz sind ein Faktor, der zu herausfordernden und ablehnenden Verhaltensweisen führen kann. Leider können uns Menschen mit schwerer Demenz ihre Schmerzen häufig nicht mehr mitteilen und um Hilfe bitten. Die einzige Möglichkeit sich mitzuteilen ist die nonverbale Ebene, durch bestimmte Verhaltensweisen, die Angehörige und Begleiter oft als ablehnend und störend empfinden.

Fallbeispiel

Die Demenzbegleiterin ist verzweifelt. Immer, wenn sie Maria Schmidt zu den Mahlzeiten oder zu einer Beschäftigung holen möchte, schubst diese sie weg, verzieht das Gesicht und manchmal fängt sie auch an zu schreien. Wenn die Demenzbegleiterin Frau Schmidt dann doch mit Mühe und Not in den Rollstuhl gesetzt hat, ist sie sehr unruhig, versucht, aus dem Rollstuhl zu rutschen und weint auch oft. Als sie ihre Beobachtungen den Pflegekräften erzählt, vermuten diese, dass Schmerzen die Ursachen für Maria Schmidts Verhalten sind. Maria Schmidt leidet bereits mehrere Jahre an Arthritis und sie bekommt jetzt andere Schmerzmittel. Seit einer Woche freut sich Maria Schmidt nun wieder, wenn die Demenzbegleiterin zu ihr kommt, sie in den Rollstuhl setzt und sie zum Singen oder Kochen abholt.

Wenn sich Begleiter bewusst sind, dass hinter dem Verhalten möglicherweise Schmerzen stecken könnten, verstehen sie dieses Verhalten und können darauf Einfluss nehmen, beispielsweise mit einer richtigen Schmerzeinschätzung und einer angemessenen Schmerztherapie.

> **Merke**
>
> Schmerz ist ein subjektives Empfinden und nicht immer sofort ersichtlich.

Schmerzen sind die komplexeste Wahrnehmung, die ein Mensch haben kann. Kein Mensch ist in der Lage, die Schmerzen eines anderen Menschen zu fühlen. Das ist auch nach langer Berufstätigkeit in der Pflege nicht möglich. Auch Intuitionen Pflegender und Begleiter reichen nicht aus und sind zudem sehr unterschiedlich.

Was der eine als Schmerz deutet, stellt für den anderen keinen Schmerz dar. Gründe dafür sind unter anderem mangelndes Wissen, Ängste (beispielsweise vor einer Morphinabhängigkeit) oder Vorurteile bei Ärzten, Betroffenen, Pflegenden und Begleitern.

Bei Menschen mit Demenz lässt die Fähigkeit, Schmerzen wahrzunehmen und zu beschreiben, zunehmend nach. Dadurch fällt es Begleitern und Angehörigen schwerer, Schmerzen bei den Betroffenen zu erkennen.

Rolle der Begleiter

Bei Menschen mit Demenz ist eine Selbsteinschätzung häufig nicht mehr oder nur eingeschränkt möglich. Bei einer leichten Demenz können Betroffene ihre Schmerzen noch äußern und beschreiben.

Bei starken kognitiven Beeinträchtigungen, wie etwa bei einer mittelschweren bis schweren Demenz ist eine Selbstauskunft des Betroffenen nicht mehr zuverlässig möglich. Menschen mit einer fortgeschrittenen Demenz sind in besonderem Maße darauf angewiesen, dass Begleiter ihre Schmerzen rechtzeitig erkennen und richtig einschätzen.

Begleiter können dazu neigen, Schmerzen zu unterschätzen, beziehungsweise falsch zu interpretieren («Definitionsmacht»). Die eigene Erfahrung prägt den Umgang mit Schmerzen und hat somit Einfluss auf die Schmerzerfassung und -einschätzung (**Tab. 3-1** und **3-2**).

Begleiter sollten sich über frühere und aktuelle schmerzhafte körperliche Erkrankungen informieren, wie z. B. Arthritis, Osteoporose, Kontrakturen oder Krebs. Auch andere schmerzauslösende Zustände und Situationen, die sich im Alltag bemerkbar machen können, sollten Begleiter erkennen, da «diese Schmerzquellen nicht etwa mit zunehmender Demenz verschwinden» (Talerico/Miller, 2008:137). Nur, weil der an Demenz Erkrankte seine Schmerzen nicht verbal ausdrücken kann, heißt das eben nicht, dass er keine Schmerzen hat.

> **Merke**
>
> Menschen mit Demenz empfinden Schmerzen als genauso unangenehm, wie Menschen ohne demenzielle Erkrankung!

Wichtige Informationen, wie bestimmte Bewältigungsstrategien bezüglich des Umgangs mit Schmerzen sowie frühere effektive lindernde Maßnahmen, können für die Demenzbegleitung durch Biografiearbeit ermittelt werden. Auch Gespräche mit Angehörigen können hilfreich sein, wenn es darum geht, die individuellen Bedürfnisse des Menschen mit Demenz zu berücksichtigen.

Eine bedeutende Rolle spielt hierbei die persönliche Beziehung zwischen dem Demenzbegleiter und dem Menschen mit Demenz. Je stabiler und vertrauter die Beziehung ist, umso eher wird sich der an Demenz Erkrankte «öffnen» und kommunizieren. Begleitern fällt es dann auch leichter, bestimmte, auf Schmerzen hinwei-

Tabelle. 3-1: Skalen zur Schmerz – Selbsteinschätzung

Numerische Rang-Skala (NRS)	– unterteilt Schmerzintensität von null (kein Schmerz) bis zehn (stärkster Schmerz) – lässt sich in Form eines Schiebers oder Lineals auf Papier oder als gedachte Linie nutzen – Betroffener ordnet seinem Schmerzempfinden jeweils eine Zahl zu
Verbale Rating-Skala (VRS)	– Ordinalskala kann vier oder fünfstellig sein und ordnet die Schmerzintensität in Stufen ein, von «kein Schmerz» bis «stärkster vorstellbarer Schmerz» – Bildung einer Rangordnung möglich, also etwa größer als/kleiner als – Betroffener ordnet Schmerzempfinden einer Stufe zu
Visuelle Analog-Skala (VAS)	– auf einer zehn Zentimeter langen Skala befinden sich die beiden Pole «kein Schmerz» und «stärkster vorstellbarer Schmerz» – Betroffener zeigt dann auf die Stelle auf der Skala, der seinem Schmerzempfinden entspricht

Tabelle 3-2: Assessmentinstrumente zur Schmerz-Fremdeinschätzung

BISAD (Beobachtungsinstrument für das Schmerzassessment bei alten Menschen mit Demenz)	Schmerzanzeichen können vor und während der Mobilisation erfasst werden
	
	– BISAD ist eine Momentaufnahme von Verhaltensweisen, unterteilt in 8 Items:
	  – Gesichtsausdruck
	  – Spontane Ruhehaltung
	  – Bewegung
	  – Beziehung zu anderen
	  – Ängstliche Erwartungen bei der Pflege
	  – Reaktionen während der Bewegung
	  – Reaktionen während der Pflege
	  – Schmerzender Bereich und Klagen
	
	Für BISAD liegt eine wissenschaftlich aussagekräftige Version vor (Fischer 2012)

BESD-Skala (Beurteilung von Schmerzen bei Demenz) = deutsche Version des PAINAD-Beobachtungsbogens (die aus dem Amerikanischen übersetzte PAINAD-Scale). PAINAID bedeutet Pain Assessment in Advanced Dementia (Schmerzeinschätzung bei fortgeschrittener Demenz)	– beinhaltet die Dimensionen «Gesichtsausdruck», «verbale Lautäußerungen» und «Körperhaltung», daneben auch Dimensionen wie «Atmung» (besonders geräuschvoll oder mit hoher Frequenz) und «Trost» (Schmerzäußerungen durch Zuwendung beeinflussbar oder nicht) – der Beurteilung wird eine Wertespanne zwischen null und zehn zugrunde gelegt – ab Wert von sechs im BESD (bei einer Skala von null bis zehn) ist davon auszugehen, dass der Patient/Bewohner Schmerzen hat (vgl. Schwermann & Münch 2008, S. 30)
ECPA (Echelle comportamentale de la douleur pour personnes âgées non communicantes) : Schmerzschema zur Erfassung von Schmerzen und Erfolgskontrolle von Schmerztherapien bei älteren Menschen mit eingeschränkter Kommunikation	Beispiel Anwendung ECPA- Beobachtung eines Bewohners während der Pflege: – Item fünf (ängstliche Erwartung bei der Pflege): Patient zeigt keine Angst, schreit, stöhnt oder jammert – Item sechs (Reaktionen bei der Mobilisation): Patient lässt sich mobilisieren oder wehrt sich gegen Mobilisation und Pflege – Item sieben (Reaktionen während der Pflege von schmerzhaften Zonen): Keinerlei negative Reaktionen während der Pflege oder Unmöglichkeit, sich schmerzhaften Zonen zu nähern – Item acht (verbale Äußerungen während der Pflege): Keine Äußerungen während der Pflege oder Schreien beziehungsweise qualvolle Äußerungen (vgl. Schwermann & Münch 2008, S. 49f). Je nach Beobachtung vergibt die Pflegekraft Schmerzeinschätzungspunkte gemäß ECPA, die schließlich die folgende Schmerzintensität abbilden: Null Punkte = kein Schmerz, 32 Punkte = maximaler Schmerz

Tabelle 3-2: Assessmentinstrumente zur Schmerz-Fremdeinschätzung *(Fortsetzung)*

Doloplus-Skala	Mit Hilfe der Doloplus-Skala messen therapeutisch Tätige das Verhalten in den folgenden Bereichen (Perrar et al., 2007, S. 265):
	Somatische Auswirkungen: – Verbaler Schmerzausdruck – Schonhaltung in Ruhe – Schutz schmerzhafter Körperzonen – Mimik – Schlaf *Psychosomatische Auswirkungen:* – Waschen und/oder Kleiden – Bewegungen/Mobilität *Psychosoziale Auswirkungen:* – Kommunikation (verbal/nonverbal) – Soziale Aktivitäten – Verhaltensstörungen Jeder Faktor wird mit einem Wert zwischen null und drei bewertet, wobei maximal 30 Punkte zu erreichen sind. – resultierender Punktwert definiert individuellen Ausgangswert – innerhalb von etwa drei Tagen Verlaufskontrolle durchführen

sende Verhaltensweisen, richtig zu interpretieren. In jedem Fall kommt es bei der Begleitung von Menschen mit Demenz, insbesondere bei der Schmerzeinschätzung, darauf an, dass Begleiter den Betroffenen sehr gut kennen. Nur so ist es möglich, vor allem nonverbale Schmerzsignale oder entsprechende Verhaltensweisen richtig einzuschätzen und geeignete Maßnahmen zu ergreifen. Dazu ist eine geschulte Beobachtung und Wahrnehmung von Mimik, Gestik und Körperhaltung von Menschen mit Demenz erforderlich. Folgende Verhaltensweisen können einen Hinweis auf Schmerzen geben:
- gebückte Körperhaltung, schlurfender Gang, «hinken» oder «humpeln»
- Schutz-, beziehungsweise Schonhaltung, «Zusammenzucken» bei Berührungen, «Wegziehen» von Körperteilen, sich steif machen oder sich wehren
- «Gesicht verziehen», weinen, stöhnen, wimmern, geschlossene Augen
- Streicheln oder reiben bestimmter Körperteile, z. B. Kopf, Gliedmaßen, Ohren, Magen oder Bauch
- Unruhe oder schnelle Atmung

Beobachtung spielt bei der Fremdeinschätzung eine ganz wesentliche Rolle, denn hier kommt es darauf an, die oben beschriebenen Verhaltensweisen richtig zu deuten und entsprechend darauf zu reagieren. Wenn diese Verhaltensweisen auf Schmerzen zurückzuführen sind, sollten unbedingt geeignete Maßnahmen eingeleitet werden, um Schmerzen zu lindern.

Einfache Maßnahmen, um Schmerzen zu lindern

Neben der medikamentösen Schmerztherapie, die in der Verantwortung der Pflegefachkräfte liegt, lassen sich auch nicht medikamentöse Maßnahmen anwenden. Nichtmedikamentöse Maßnahmen wirken peripher oder zentral.

Zu den peripher wirkenden Maßnahmen zählen:
- Wärme: zum Beispiel Wickel, Auflagen oder Bäder
- Kälte: zum Beispiel Gelpacks, Wickel oder Umschläge
- Vibration: zum Beispiel Massagen oder transkutane elektrische Nervenstimulation (TENS).

Zu den zentral wirkenden Maßnahmen zählen:
- Ablenkung zum Beispiel durch: Imagination, Musik hören, Fernsehen, Humor oder Besuch
- Entspannung zum Beispiel durch: Atementspannung, Massage, Tiere oder progressive Muskelentspannung nach Jakobson.

In Absprache mit den verantwortlichen Pflegefachkräften können auch Demenzbegleiter nichtmedikamentöse Maßnahmen zur Schmerzlinderung durchführen.

3.1.2 Förderung von Wahrnehmung und Kommunikation

Menschen, die an einer Demenz erkrankt sind, haben im Verlaufe ihrer Erkrankung immer mehr Mühe, sich sprachlich auszudrücken und sind in Gesprächssituationen zunehmend überfordert (s. **Abb. 3-3**). Bei der Kommunikation mit Menschen mit Demenz muss berücksichtigt werden, dass (Böhme, 2008:70):
- der Mensch mit Demenz eine einfache klare Sprache benötigt (z.B. Subjekt – Prädikat – Objekt), um Gesagtes verstehen zu können
- das Kurzzeitgedächtnis, abhängig davon, in welchem Stadium der Demenz sich der Betroffene befindet, stark reduziert oder sogar aufgehoben ist
- das Langzeitgedächtnis noch vorhanden sein kann und als Ressource genutzt werden kann
- eine unterschiedlich starke Aufmerksamkeitsstörung und Konzentrationsstörung vorhanden sein kann.

Besonderheiten in der Kommunikation

Begleiter müssen sich den Fähigkeiten und Grenzen von Menschen mit Demenz fortlaufend anpassen, um Konflikte zu vermeiden. Bei einer demenziellen Erkrankung gehen die geistigen Fähigkeiten immer mehr verloren, das Gedächtnis schwindet ebenso wie die Orientierung in Raum und Zeit. Das führt in jedem Stadium der Erkrankung zu Kommunikationsproblemen. Zu Beginn der Erkrankung können es Missverständnisse sein, weil die Krankheit noch nicht erkannt oder nur gering ausgeprägt ist. Der Betroffene leugnet, etwas vergessen zu haben und beschuldigt andere, Dinge versteckt zu

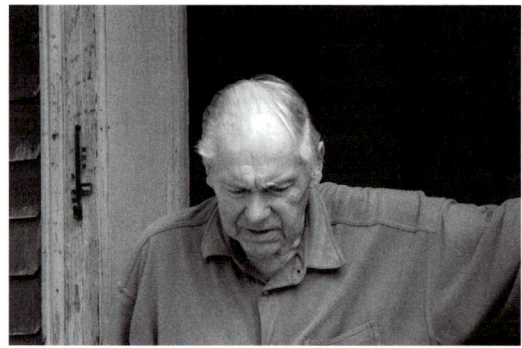

Abbildung 3-3: «Warum versteht mich denn keiner?». (Foto: Jürgen Georg)

haben. Er «umschreibt» bestimmte Begriffe, für die ihm die Wörter nicht mehr einfallen, z.B. «Tennisding» für «Tennisschläger». Mit der Zeit wird es schwieriger, sich mit dem erkrankten Menschen auszutauschen.

Eine Demenzerkrankung greift direkt das Sprachvermögen an. Reden setzt vielfältige geistige Fähigkeiten voraus. Die Betroffenen vergessen nicht nur immer mehr Wörter, sondern mit der Zeit auch so genannte «Konzepte», auf die sich die Wörter beziehen. Damit wird der sprachliche Austausch über Gefühle, Gedanken, Absichten und Wünsche mit der Zeit fast unmöglich. Die Fähigkeiten, Gesprochenes zu verstehen und sich verständlich auszudrücken, gehen Menschen mit Demenz zunehmend verloren und ihre Mitmenschen haben immer mehr Schwierigkeiten, die Betroffenen zu verstehen, auf ihre Wünsche und Bedürfnisse einzugehen.

«Ausschlaggebend für die Probleme mit dem Sprachverstehen sind die eingeschränkte Merkfähigkeit des Kurzzeitgedächtnisses und der Schwierigkeitsgrad dessen, was zu Menschen mit Demenz gesagt wird». (Sachweh, 2008: 44)

Miteinander kommunizieren zu können, setzt voraus, dass einerseits die Fähigkeit vorhanden ist, zu sprechen, andererseits muss auch die Fähigkeit vorhanden sein, das Gesagte zu verstehen.

«Es kann sein, dass der Betroffene mehr versteht, als er ausdrücken kann oder mehr ausdrücken kann, als er versteht. Stellen Sie keine Vermutungen darüber an, was er versteht.» (Mace/ Rabins, 2012:56)

Möglichkeiten, die verbale Kommunikation mit Menschen mit Demenz zu verbessern sind z. B. (Mace/Rabins, 2012:60f):

- Darauf zu achten, dass der Betreffende das Gesagte hören kann! Mit zunehmendem Alter nimmt die Hörfähigkeit ab und ein Hördefekt beeinflusst die Kommunikationsfähigkeit zusätzlich.
- Begleiter sollten versuchen, mit einer tiefen Stimme zu sprechen, denn eine hohe Tonlage ist ein nichtverbales Zeichen für Aggressivität. Eine tiefe Stimme ist auch für Menschen mit einer Beeinträchtigung des Hörsinns einfacher zu verstehen.
- Geräusche und vor allem Aktivitäten, die den Betroffenen ablenken könnten, sind auszuschalten. Menschen mit Demenz können in einer lauten Umgebung und wenn sie abgelenkt werden, Gesagtes nicht verstehen, besonders, wenn eine Hörschädigung vorliegt.
- Lange «Schachtelsätze» sind zu vermeiden. Kurze Wörter und einfache klare Sätze versteht der Betroffene eher. Das gilt vor allem bei Anleitungen zu bestimmten Tätigkeiten. Beispielsweise ist Wilhelm Rosenberg überfordert, wenn der Begleiter ihm erklärt: «Herr Rosenberg, wenn Sie mit dem Frühstück fertig sind, können Sie noch einmal zur Toilette gehen, denn dann startet unser Ausflug in den neuen Park. Sie wollen ja nicht zu spät kommen, oder? Möchten Sie morgen lieber am Singen oder am Bingo teilnehmen» Wilhelm Rosenberg ist sicher mit dieser Erklärung völlig überfordert und bleibt am liebsten in seinem Zimmer. Vielleicht reagiert er auch ungehalten, weil er gar nicht versteht, was der Demenzbegleiter von ihm möchte. Er möchte einfach nur in Ruhe frühstücken und konzentriert sich darauf. Um das zu vermeiden, sollte diese lange Mitteilung geteilt werden und nur immer eine Anweisung gegeben werden: «Herr Rosenberg, frühstücken Sie in aller Ruhe zu Ende. Ich hole Sie dann ab.» Wenn Wilhelm Rosenberg mit dem Frühstück fertig ist: «Herr Rosenberg, möchten Sie noch einmal zur Toilette?» Danach: «Wir gehen jetzt in den neuen Park.» usw. Der Betroffene ist überfordert, wenn er über mehrere Dinge gleichzeitig nachdenken soll. Damit er aber seine Selbstständigkeit erhält, sollte z. B. eine Aufgabe in möglichst viele Einzelschritte aufgeteilt werden und der Betroffene gebeten werden, einen nach dem anderen zu tun. Dies erfordert Zeit und Geduld, was sich jedoch letztlich in der Zufriedenheit des Menschen mit Demenz niederschlägt.
- Auch sollte dem Betreffenden immer nur eine Frage gestellt werden und Entscheidungsfragen wie: «Herr Rosenberg, möchten Sie heute Spazieren gehen oder lieber zu Hause einen Film ansehen oder wollen wir morgen alle in den Tierpark gehen?» sollten vermieden werden. Mehrere Wahlmöglichkeiten können ihn überfordern.
- Außerdem sollte mit dem an Demenz erkrankten Menschen langsam und deutlich gesprochen werden und vor allem, seine Reaktion abgewartet werden. Wenn sofort eingegriffen wird, nur weil der Betreffende nicht sofort oder «falsch» reagiert, fühlt er sich missverstanden, vielleicht verunsichert, auch bevormundet und verhält sich entsprechend.

«Auch wenn wir uns nicht gut ausdrücken können, bedeutet dies noch lange nicht, dass wir nichts zu sagen haben. Unsere Gedanken und Wörter gehen wirr durcheinander und deshalb ist es wichtig, dass Sie gut zuhören können und auf nonverbale Signale achten». (Bryden, 2005: 147)

Menschen mit Demenz verlieren im Verlauf der Krankheit nach und nach ihre Sprache, sie teilen jedoch auch im fortgeschrittenen Stadium ihre Gefühle mit. Mit Blicken, Gesten und Mimik äußern die Betroffenen ihre Ängste, Wut und Traurigkeit sowie natürlich auch Freude und Wohlbefinden. Sie drücken damit auch ihre Wünsche und Bedürfnisse aus und bitten um Unterstützung.

Mit den an Demenz erkrankten Menschen «richtig» zu kommunizieren, ist eine Grundvoraussetzung für die Demenzbegleitung. Ohne diesen zwischenmenschlichen Austausch, eine dem Menschen mit Demenz angepasste Kommunikation, ist eine individuelle Begleitung unmöglich. Das bedeutet, die Kommunikation ist an den Fähigkeiten des Betroffenen anzupassen.

- Im leichten Stadium der Demenz stehen vor allem Orientierungshilfen in der Kommunikation im Vordergrund. Begleiter sollten dabei nicht korrigieren, sondern die Kommunikation sozusagen «in richtige Bahnen» lenken. Das ist wichtig, damit sich der Betroffene nicht bevormundet, sondern unterstützt fühlt!
- Im mittleren Stadium der Demenz verstehen Menschen mit Demenz Orientierungshilfen immer weniger und die Kommunikation findet zunehmend auf der Gefühlsebene statt. Die Integrative Validation rückt in den Mittelpunkt, das heißt, Begleiter nehmen den Menschen mit Demenz so an, akzeptieren und wertzuschätzen ihn so, wie er ist.
- Im späten Stadium der Demenz steht schließlich die nonverbale Kommunikation im Vordergrund. Begleiter sollten den Betroffenen viel berühren bzw. mithilfe der Basalen Stimulation Zuwendung und Geborgenheit vermitteln.

«Für Demenzkranke wird die nonverbale Verständigung – die frühe, wortlose Sprache des Körpers – erneut zum wichtigsten Kommunikationsmittel.» (Sifton, 2011:176)

3.1.3 Kognitive Verfahren zur Förderung der Kommunikation

Der Begriff Kognition umfasst alle Vorgänge im Gehirn, die mit Erkennen und Wissen zu tun haben, wobei die Aufnahme und Verarbeitung von äußeren Reizen erforderlich ist. Zu den kognitiven Prozessen gehören Intelligenz, Wahrnehmung, Aufmerksamkeit, Denken, Gedächtnis und Sprache (Perrar et al., 2007: 205). Kognitive Fähigkeiten nutzt der Mensch, um sich mit seiner Umwelt und seiner eigenen Person auseinander zu setzen und seine Individualität auszuprägen. Damit eignet er sich Wissen und die Fähigkeit an, Probleme zu lösen. Unsere kognitiven Fähigkeiten entscheiden darüber, wie wir auf Umweltreize reagieren und wie differenziert wir Entscheidungen treffen können. Unser Verhalten ist demzufolge größtenteils von kognitiven Prozessen abhängig. Kognitive Störungen beeinträchtigen z. B.:

- Merkfähigkeit
- Bewusstsein
- Aufmerksamkeit
- Auffassung
- Orientierung
- Konzentration
- Wahrnehmung des Menschen.

Kognitives Training/Gedächtnistraining

Gedächtnistraining ist ein Sammelbegriff für Betreuungsmaßnahmen, die darauf abzielen, auf spielerische Weise kognitive Fähigkeiten zu erhalten und zu fördern. Franziska Stengel, eine Ärztin aus Wien und Vorreiterin im Bereich des kognitiven Trainings, veröffentlichte 1976 verschiedene Gedächtnistrainingsarten, die auf ältere Menschen abgestimmt sind. Es ist eine nach wie vor umstrittene Thematik. Die Begriffe «Gehirnjogging» oder «Hirnleistungstraining» werden oft als Synonyme benutzt. Das Training kognitiver Fähigkeiten gehört heute zur gerontopsychiatrischen Standardtherapie bei Demenz (Böhme, 2008:111).

Die besten Ergebnisse liefert eine Kombination aus Gedächtnis- und Bewegungstraining.

Drei-Speicher-Modell
Grundlage für das kognitive Training bildet das so genannte Drei-Speicher-Modell. Es wird dabei davon ausgegangen, dass

1. Informationen zuerst im sensorischen Speicher aufgenommen werden, wo sie
2. zum Kurzzeitspeicher geleitet werden und von dort ins
3. Langzeitgedächtnis gelangen. Dabei findet ein permanenter Abgleich mit bereits gespeicherten Informationen statt (Perrar et al., 2007:208).

Neben diesem Modell existieren weitere Vorstellungen bezüglich der Speicherung von Gedächtnisinhalten (**Tab. 3-3**). Je mehr sich das Gedächtnistraining am Alltag orientiert, desto mehr Kanäle werden beim spielerischen Lernen gleichzeitig benutzt und damit auch trainiert. Körperliche Bewegung sollte immer mit einbezogen werden.

Tabelle 3-3: Speicherung von Gedächtnisinhalten (vgl. Böhme 2008, S. 44)

Deklaratives Gedächtnis:	
Episodisches Gedächtnis	– speichert Fakten und Ereignisse aus der Biografie
Semantische Gedächtnis	– speichert Fakten und Ereignisse, die das Allgemeinwissen eines Menschen repräsentieren (z. B. berufliche Kenntnisse, Fakten aus Politik und Geschichte, Schulwissen); durch explizites Lernen erworben
Prozedurales Gedächtnis	umfasst Fertigkeiten, die, einmal gelernt, ohne Nachdenken ablaufen > vor allem motorische Abläufe wie z. B. Gehen, Fahrradfahren, Tanzen; durch implizites Lernen erworben
Priming	Erinnerung an ähnlich erlebte Situationen oder bereits bekannte Reizmuster

> **Merke**
>
> Gegen das Fortschreiten einer demenziellen Erkrankung «anzutrainieren» ist wenig Erfolg versprechend und deprimiert den Betroffenen und den Begleiter. Je ausgeprägter die Demenz ist, desto weniger sollte an ein kognitives Training gedacht werden.

Ziele des kognitiven Trainings
«Gedächtnistraining hat zum Ziel, vor allem die allgemeine geistige Aktivierung zu unterstützen. Je nach Ausrichtung und Einsatz des Trainings können aber auch andere spezielle Bereiche gefördert und verbessert werden.» (Perrar et al., 2007: 208). Dazu zählt die Verbesserung kognitiver Funktionen wie:
- Konzentration
- Wortfindung
- Merkfähigkeit
- entscheiden
- assoziieren.

Geistiges Training sollte bereits im frühen Krankheitsverlauf von Demenz gefördert werden, denn dann ist eine Verzögerung des Verlaufs der Krankheit möglich. Im späten Demenzstadium steht nicht mehr das Speichern neuer, sondern das Abrufen «alter» Informationen im Mittelpunkt, um den Betroffenen Selbstvertrauen zu vermitteln.

Erinnerungen können durch verschiedene Sinnesreize geweckt werden, selbst wenn bestimmte Begrifflichkeiten nicht mehr benutzt werden. Hauptziele von Gedächtnistraining sind:
- Entwicklung sowie Verlauf demenzieller Erkrankungen verzögern
- vorhandene Gedächtnisfähigkeiten ausbauen und verlorene Befähigungen wiedergewinnen
- angenehme Erinnerungen wachrufen
- Erhaltung des Wortschatzes
- Langeweile verhindern
- Vermittlung von Erfolgserlebnissen
- Selbstwertgefühl der Bewohner steigern
- Einbindung insbesondere neuer Bewohner in das soziale Leben.

Tipps zur Durchführung
Das kognitive Training (Gedächtnistraining) sollte in einem ruhigen und angenehmen Umfeld stattfinden, in dem sich die Teilnehmer wohlfühlen. Es können Konzentrationsübungen, Merkspiele und Übungen zur geistigen Beweglichkeit angeboten werden. Das Programm sollte individuell abgestimmt sein, um Überforderung und Frustration zu vermeiden. Der spielerische Faktor steht im Vordergrund, denn das Gedächtnistraining soll Spaß machen und nicht zur Pflicht werden. Die Teilnahme an solchen Gruppenaktivitäten ist daher immer freiwillig. Wichtig ist auch, die Teilnehmer für gute Leistungen zu loben. Grundsätzlich sind sinnvolle

Themen und Übungen auszuwählen, damit sich die Teilnehmer nicht wie «kleine Kinder» behandelt fühlen. Um Über- und Unterforderungen zu vermeiden, können die Teilnehmer in verschiedene Gruppen unterteilt werden in, Betroffene ohne kognitive Einschränkung, mit leichten kognitiven Einschränkungen und mit fortgeschrittener Beeinträchtigung der Gedächtnisfähigkeit.

Wichtige Grundsätze zur Anwendung von kognitivem Training:

- sinnvolle Materialien mit Bezug zum täglichen Leben benutzen
- verschiedene Hirnfunktionen aktivieren
- freiwillige Teilnahme am Training
- Stress und Leistungsdruck vermeiden
- für Erfolgserlebnisse sorgen
- Selbstwertgefühl des Menschen mit Demenz erhalten
- subjektive Kompetenz des Demenzkranken verbessern
- der Mensch mit Demenz muss sich wohl fühlen!
- allgemeine Regeln der Kommunikation beachten!

Inhaltlich geht es bei den Trainingsübungen hauptsächlich darum, die Gedächtnisleistungen zu verbessern. In jedes Training sollte körperliche Bewegung eingebaut werden, wodurch wiederum soziale Kontakte geknüpft werden (z. B. Partnerarbeit). Es sollte immer zwischen leichten und schweren Übungen gewechselt werden, um Erfolgserlebnisse für jeden Teilnehmer zu schaffen. Die Übungen können auch wiederholt werden. Es gibt mittlerweile eine Vielzahl an fertigen «Trainingssets» für unterschiedliche Schweregrade und Themen im Handel.

■ **Beispiel für Gedächtnistraining:**

- Angebracht sind z. B. so genannte Proportionsaufgaben (was ist größer als was, schneller als wer, älter … usw.).

- Sprichwörter und Redewendungen wie z. B. «Morgenstund´ hat …», «auf Biegen und …», «Müßiggang ist aller …», «früh übt sich, …» usw. sind seit der Kindheit bekannt und im Langzeitgedächtnis abgespeichert. Durch die Sprichwörter können Erinnerungen an bestimmte Episoden wach gerufen werden.
- Oder bei «Die Feuerzangenbowle» erinnern sich die Teilnehmer z. B. vielleicht an Filme aus früheren Jahren.
- Auch Memory mit großen Karten ist eine mögliche Übung im Rahmen eines kognitiven Trainings.

■ **Beispiele: Kognitiver Bereich**

Konzentrationstraining, Aufmerksamkeitstraining:
- «Stadt, Name, Land, Fluss …» – mit einem bestimmten Anfangsbuchstaben finden, z. B. mit «B» der Reihe nach durchzählen und z. B. bei einer durch zwei teilbaren Zahl klatschen.

Kurzzeitgedächtnis trainieren:
- Satzfortführung z. B.: Frau Meier … (geht einkaufen, verreist …)
- Gegenstände abdecken und erinnern lassen
- Memory
- Koffer packen

Langzeitgedächtnis und Altgedächtnis trainieren:
- Lieder, Musik, Filme, Fotos aus früherer Zeit
- Ereignisse aus jüngerer Zeit
- Fragen zur Biographie: Kindheit, Jugend, früherer Wohnort, Familie, Beruf, heute – früher … usw.
- Märchen
- Gedichte
- Umgang mit Zahlen und Größen
- Kegeln
- Gegenstände nach Größe ordnen
- Knöpfe nach Größe, Form und Farbe ordnen
- «Mensch ärgere dich nicht»

Lesen und Schreiben:
- eigenen Namen buchstabieren
- Buchstaben zu Wörtern, Sätzen legen (vgl. Scrabble)

Flexibilität und Flüssigkeit des Denkens:
- Sprichwörter ergänzen, z. B.: … wer anderen eine Grube gräbt …

(Quelle: www.geroweb.de, Senioren-Pflege-Informationsportal, Informationsportal für Gerontologie, Geriatrie, Altenpflege und Krankenpflege für Senioren und Pflegekräfte) zum Zeitpunkt des Drucks war Quelle nicht mehr abrufbar. ■

Selbsterhaltungstherapie (SET)

«Die Selbsterhaltungstherapie (SET) ist ein neuropsychologisch fundiertes Rehabilitationsprogramm für Demenzkranke, insbesondere für Personen mit einer Alzheimer Demenz. Ein wesentlicher Bestandteil ist die Einbeziehung der Angehörigen in die Therapie.» (Perrar et al., 2007:229)

Die Selbsterhaltungstherapie wurde von der Diplom-Psychologin Barbara Romero Anfang der 90er-Jahre als Rehabilitationsprogramm für Menschen mit Demenz entwickelt. Sie zielt darauf ab, die personale Identität zu erhalten und zu stärken, Erinnerungen und Fertigkeiten zu stabilisieren, das Selbstwertgefühl zu stärken und somit depressive Reaktionen zu vermindern. Damit soll sinnvolles Verhalten länger erhalten, störendes Verhalten vermieden und psychisches Leiden beschränkt werden.

Zentraler Begriff der SET ist das «Selbst». Vereinfacht formuliert umfasst das Selbst unser Wissen um die eigene Person und die Welt, unsere lebenslangen Erfahrungen und die daraus abgeleiteten Bedürfnisse. Die typischen Erfahrungen von Menschen mit Demenz, zu versagen und zunehmend von anderen Menschen abhängig zu sein, stellen eine Bedrohung für ihr Selbst dar. Die zentralen Anteile des Selbst werden mit einer speziellen Interviewtechnik ermittelt und dokumentiert. Aus persönlich bedeutsamem Material wie Videos, Urlaubsfotos oder Zeugnissen wird dann z. B. eine «Erinnerungsmappe» hergestellt. Die Beschäftigung mit dieser Erinnerungsmappe stimuliert Lebenserinnerungen, welche stabilisierend wirken, weil sie beispielsweise:

- das Wohlbefinden und das Selbstwertgefühl steigern können
- helfen, den Sinn und die Ziele des eigenen Lebens zu erkennen
- die starke Seite von älteren Menschen darstellen und damit das Gefühl der Sicherheit und Selbstkompetenz erhöhen
- eine zeitweilige Distanz zu gegenwärtigen Problemen schaffen.

Wichtig ist: Kontinuität gewährleisten, für kleine Erlebnisse sorgen, etwa einen Ausflug oder einen Besuch beim Friseur oder eine Bezugsperson ist besonders im Heim wichtig, denn sie vermittelt allein durch ihre Anwesenheit mehr Zuversicht als viele Worte und Erklärungen.

Zu den selbststabilisierenden Erfahrungen bei der SET gehören vor allem (vgl. Barbara Romero, Alltagsbewältigung in der Integrierten Versorgung; Selbsterhaltungstherapie ist ein Element der Demenztherapie: www.forum gerontologie.ch) (nicht aufrufbar): Bestätigende Kommunikationsformen, bei denen die anderen ihre Übereinstimmung mit den Vorstellungen und Erwartungen des Kranken vermitteln, eine verstärkte Bezugnahme auf die persönlichen Erinnerungen in alltäglichen Erfahrungen, eine aktive Beteiligung am alltäglichen Leben und die Teilnahme an Aktivitäten, die weder unter- noch überfordernd sind.

Durchführung und Hilfsmittel

Die Selbsterhaltungstherapie geht davon aus, dass Kenntnisse über sich «selbst» bei Menschen mit Demenz durch Üben von biografischem Wissen, aktiviert oder reaktiviert werden können. Es können unterschiedliche Maßnahmen oder Techniken angewandt werden, solange sie dazu dienen, das Selbst des Menschen mit Demenz zu stärken, z. B.:

- medikamentöse Behandlung
- Kunsttherapie
- Entspannung, Sport und Gymnastik
- Physiotherapie
- Freizeitgestaltung und erlebnisorientierte Aktivitäten.

Welche Technik gewählt wird, ist vom jeweiligen Kontext abhängig, in dem SET angewendet werden soll. Außerdem sind bestimmte Rahmenbedingungen zur Umsetzung von SET in der Praxis erforderlich, wie z. B.:

- vertrautes Milieu schaffen, mit vertrauten Dingen

- hohe Kontinuität in der Lebenswelt des Betroffenen gewährleisten (z. B. im Bereich Religiosität und Freizeitaktivitäten)
- Orientierungshinweise anbieten, die für den Menschen mit Demenz verständlich sind
- Bezugspflege, um eine verlässliche Bezugsperson zu gewährleisten (vor allem, wenn Angehörige nicht oder nur unzureichend zur Verfügung stehen)
- regelmäßige Überprüfung der Angebote, ob sie zur Stabilisierung des Betroffenen beitragen oder nicht, (z. B. kann ein Mensch mit leichter Demenz vom Gedächtnistraining profitieren, während sich eine andere Person mit fortgeschrittener Demenz überfordert fühlt und sich zurückzieht).

Um die SET richtig anwenden zu können, benötigen Demenzbegleiter besondere kommunikative Fähigkeiten, um den Betroffenen nicht zu kränken oder zu irritieren, z. B. durch ständiges Korrigieren. Gewohnte Kommunikationsstile müssen überwunden und neue erlernt werden.

Validation

Validation ist eine besondere Kommunikationstechnik, die sich im Umgang mit Menschen mit Demenz sehr bewährt hat. Voraussetzung für Validation ist, dass die Demenzbegleiter eine wertschätzende Grundhaltung gegenüber den Menschen mit Demenz besitzen und versuchen sich in die Realität ihres Gegenübers hineinzuversetzen und diese zu akzeptieren.

Praxis-Tipp

In der Validation werden Umgangsprinzipien angewandt, die auch grundsätzlich in der Kommunikation der Menschen untereinander von Bedeutung sind. Validation, das heißt, sich in den Gesprächspartner hineinzuversetzen, ihn zu verstehen, ihm zuzuhören und somit auf ihn einzugehen. Das sollte im Umgang mit anderen Menschen, z. B. Angehörigen, anderen Berufsgruppen oder Mitarbeitern im Team immer berücksichtigt werden. So lassen sich Missverständnisse vermeiden.

Die Amerikanerin Naomi Feil entwickelte das Konzept der Validation für einen Weg der Kommunikation zur Innenwelt von Menschen mit einer demenziellen Erkrankung. In Deutschland wurde die Methode der Validation, die sowohl eine grundsätzliche Haltung zum Krankheitsbild «Demenz» darstellt, als auch gleichzeitig eine konkrete Umgangsweise darstellt, von Nicole Richards unter dem Begriff «Integrative Validation (IVA)» weiterentwickelt.

Validation nach Naomi Feil
Die Validation nach Naomi Feil geht davon aus, dass gerade ältere Menschen danach streben, noch unerledigte Aufgaben ihres Lebens aufzuarbeiten. Validation soll diese Menschen dabei unterstützen.

Da sich das Denken und Handeln von Demenzbegleitern eher an der Gegenwart und Realität orientiert, ist eine adäquate Kommunikation zwischen der Erlebniswelt von Menschen mit Demenz und Begleitern kaum möglich. In einer wertschätzenden Kommunikation kann es Demenzbegleitern jedoch gelingen, sich an der andersartigen Sicht und Erlebnisweise von Menschen mit Demenz zu orientieren und Zugang zu ihnen zu finden (s. **Abb. 3-4**).

Naomi Feil versucht mit dieser Methode, den Grund für die Desorientierung zu verstehen. «Validation ist: Eine Entwicklungstheorie für sehr alte, mangelhaft orientierte und desorientierte Menschen. Eine Methode, ihr Verhalten zu kategorisieren. Eine spezifische Technik, die diesen Menschen hilft, durch individuelle Validation und Validations-Gruppen ihre Würde wiederzugewinnen.» (Feil, 1992:11)

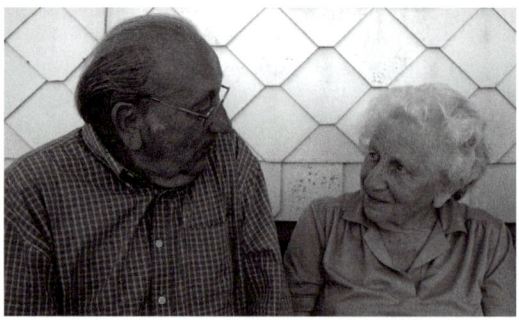

Abbildung 3-4: Sich in die Welt des Gegenübers hineinversetzen. (Foto: Jürgen Georg)

> **Merke**
>
> Wenn Demenzbegleiter in der Lage sind, die Gefühle, Erlebniswelten und Realitäten des Menschen mit Demenz zu verstehen, so können sie die daraus resultierenden Verhaltensweisen eher und leichter akzeptieren, wertschätzen und annehmen.

Grundsätze der Validation nach Feil (Messer, 2009:62):

- Alle Menschen müssen individuell behandelt werden.
- Sie sind wertvoll, ganz gleichgültig, in welchem Ausmaß sie verwirrt sind.
- Das Verhalten von Menschen mit Demenz hat immer eine Ursache.
- Verhalten im sehr hohen Alter ist auch geprägt durch körperliche, soziale und psychische Veränderungen, die im Laufe des Lebens stattgefunden haben.
- Sehr alte Menschen kann man nicht dazu zwingen, ihr Verhalten zu ändern.
- Sie müssen so akzeptiert werden, wie sie sind.
- Nicht erledigte Aufgaben im jeweiligen Lebensabschnitt können zu psychischen Problemen führen.
- Wenn das Kurzzeitgedächtnis nachlässt, versuchen ältere Menschen auf frühere Erinnerungen zurückzugreifen.
- Schmerzliche Gefühle, die von einer vertrauten Person validiert werden, schwächen sich ab.
- Empathie und Mitgefühl schaffen Vertrauen, verringern Angstzustände und stellen die Würde wieder her.

Naomi Feil unterscheidet in ihrem Konzept vier Stadien einer fortschreitenden Demenz:

1. Stadium der mangelhaften/unglücklichen Orientierung
- beginnende Desorientierung
- Verleugnung von Gefühlen

2. Stadium der Zeitverwirrtheit
- Verlust der Kontrolle über sich selbst
- Verlust kognitiver und körperlicher Fähigkeiten
- verminderte Kommunikation
- Rückzug

3. Stadium der sich wiederholenden Bewegungen
- monotone Bewegungen
- zunehmender Verlust der Sprache

4. Stadium des Vegetierens
- völliger Rückzug.

Es ist wichtig, auf die unverarbeiteten Konflikte des Betroffenen einzugehen. Mittels Validation schreitet nach Feil`s Meinung die Desorientierung nicht fort (Feil, 1992: 49ff.). Ihre Validationsziele sind demzufolge (Feil, 1992: 49ff 11):

- Selbstwertgefühl der Betroffenen wieder herstellen
- Stress reduzieren
- Menschen mit Demenz rechtfertigen gelebtes Leben
- nicht ausgetragene Konflikte der Vergangenheit lösen
- verbale und nonverbale Kommunikation der Betroffenen verbessern
- Zustand des Vegetierens verhindern
- Gehfähigkeit und körperliches Wohlbefindens verbessern.

Um in der Praxis die Validation anwenden zu können, hat Feil verschiedene Validationstechniken entwickelt. Diese entsprechen einer «normalen» Gesprächskultur, die auch zwischen Menschen, die nicht an Demenz erkrankt sind, angewandt werden sollten. Damit ließen sich sicherlich einige Kommunikationsprobleme und zwischenmenschliche Konflikte vermeiden.

Validationstechniken

Zentrieren:
eigene Gefühle reflektieren und sich darüber klar werden, sich öffnen für die Gefühle des verwirrten Menschen

Fragen stellen:
eindeutige Wörter benutzen, keine Wertung, keine «Warum-Fragen»

Wiederholen/Zusammenfassen:
Sinn des Gesagten noch einmal wiedergeben und dieselben Schlüsselwörter benutzen

Extreme setzen:
dem Betreffenden die Möglichkeit zum «Luft raus zulassen» geben, damit Gefühle intensiver ausgedrückt werden können

Sich das Gegenteil vorstellen und Erinnern:
Dem Menschen mit Demenz helfen, bewährte «Lösungen» zu entdecken. Das kann dazu führen, dass der Betreffende sich an eine bereits bekannte Lösung für das Problem erinnert.

Ehrlichen, engen Augenkontakt:
durch Blickkontakt werden Interesse und Sicherheit vermittelt

Mehrdeutigkeit:
Fürwörter einsetzen, die mehrere Lösungen zulassen wie z. B. «er», «sie», «es», «etwas» oder «jemand»

Sanft und liebevoll sprechen:
Mit klarer, sanfter und liebevoller Stimme sprechen, evtl. werden Erinnerungen an geliebte Personen wach, Stressabbau möglich.

Spiegeln:
Bewegungen und Gefühle spiegeln, Körperhaltungen nachahmen, kann Beziehung und Vertrauen fördern

Zusammenhang zwischen Verhalten und Bedürfnis:
Berücksichtigen, dass ein Zusammenhang zwischen einem unerfüllten Bedürfnis und dem entsprechendem Verhalten besteht

Bevorzugtes Sinnesorgan:
bevorzugtes Sinnesorgan des Betroffenen ansprechen, fördert Vertrauen

Berühren:
Ältere Menschen haben das Bedürfnis, einen anderen Menschen beispielsweise zu berühren, Erinnerungen an die Kindheit, stimulierende «Mutter- oder Vater-Gefühle», vermitteln Liebe und Sicherheit. Berührungen sind ein wichtiges Element nonverbaler Kommunikation. Dabei bedenken, dass nicht alle Menschen immer berührt werden möchten!

Einsatz von Musik:
Früh gelernte Melodien werden erinnert, erzeugen positive Stimmung, Musik kann in allen Stadien der fortschreitenden Orientierung angewandt werden.

Integrative Validation (IVA) nach Nicole Richards

Die Integrative Validation (IVA) nach Nicole Richard ist eine Methode für eine wertschätzende Umgangsform in der Begleitung von an Demenz erkrankten Menschen. Nicole Richard stellt in ihrem Konzept der «Integrativen Validation» die «unerledigten Aufgaben», die noch aufzuarbeiten sind, weniger in den Vordergrund. Bei der IVA geht es vor allem um die Akzeptanz der Veränderungen aufgrund hirnorganischer Krankheiten sowie die Bedingungen der Gegenwart.

Vorhandene Ressourcen der Hirnleistungen von Menschen mit Demenz werden in der Begleitung genutzt und der Betreffende mit seinen Gefühlen und Antrieben ernst genommen. Unter Ressourcen werden:
- *Gefühle* (z. B. momentane Befindlichkeit, Reaktionen auf Personen, Umwelt usw.)
- *Antriebe* (z. B. früh erlernte Normen, Motive des Handelns usw.) der von Menschen mit einer demenziellen Erkrankung verstanden.

Richards entwickelte damit einen praxisorientierten Ansatz, der auch Inhalte anderer therapeutischer Konzepte, z. B. Biografiearbeit, umfasst.

Gerade weil die IVA die Ressourcen von Menschen mit Demenz in den Vordergrund stellt, ist sie ein wesentlicher Bestandteil in der Demenzbegleitung. Validieren bedeutet für Richard vor allem wertschätzen, akzeptieren und bestätigen. Die Lebensgeschichte des Betroffenen wird in die Kommunikation eingebunden. Die Grundlage bildet die Annahme, dass jedes Verhalten eine Bedeutung hat (s. S. 101 ff.). Demenzbegleiter nehmen die erkrankte Person ganzheitlich wahr und finden somit leichter einen Zugang zur Erlebenswelt des desorientierten Menschen. Voraussetzung ist, dass das Sprachvermögen beim Betreffenden noch als Medium der Kommunikation vorhanden ist. Begleiter sollten jedoch bedenken, dass nicht jeder Mensch mit einer eingeschränkten Orientierung auf diese Form der validierenden Kommunikation eingeht und dafür zugänglich ist.

Fallbeispiel 1

Wilhelm Rosenberg wird immer nach dem Frühstück unruhig, beginnt an Heizkörpern, Fernseher und an anderen Gegenständen zu montieren. Er schiebt Stühle und Tische umher. Mit viel Energie hantiert er an den verschiedenen Gegenständen herum und verbreitet Unruhe und Chaos. Wenn der Demenzbegleiter ihn fragt, was er da macht, antwortet Wilhelm Rosenberg nicht. Die Aufforderung, doch bitte alles stehen zu lassen, ignoriert er. Nimmt der Demenzbegleiter Herrn Rosenberg die Gegenstände aus der Hand, wird er wütend.

In der Demenzbegleitung geht es nicht darum, *was* Wilhelm Rosenberg macht, sondern *wie* er es macht. Hinsichtlich seiner Gefühle und Antriebe ist er fleißig, tüchtig, interessiert, aufmerksam, genau und zufrieden. Damit sich Wilhelm Rosenberg auch weiterhin wohlfühlt und nicht wütend wird, könnte der Demenzbegleiter zu Wilhelm Rosenberg sagen: «Da ist aber jemand ganz tüchtig und räumt auf.» oder «Sie haben ja richtig Spaß am Aufräumen». Die Gefühle von Wilhelm Rosenberg nimmt der Demenzbegleiter ernst, wenn er beispielsweise Sprichwörter verwendet wie: «Ohne Fleiß kein Preis», «Erst die Arbeit, dann das Vergnügen» oder «Arbeit ist das halbe Leben».

Auf diese Weise spürt Wilhelm Rosenberg, dass jemand da ist, der weiß, was ihm wichtig ist und wonach er möglicherweise sein ganzes Leben ausgerichtet hat. Wilhelm Rosenberg vertraut dem Demenzbegleiter, kann sich entspannen, hat keine Angst und kann seine «Arbeit» fortsetzen. Er fühlt sich gebraucht und wichtig. Im Rahmen der Demenzbegleitung sollte für Wilhelm Rosenberg ein strukturgebendes Ritual geschaffen werden, am besten immer nach dem Frühstück, wenn er aktiv wird. Möglichkeiten wären z. B. ein Metallbaukasten oder «ausrangierte» Gegenstände, die er «reparieren» kann, wie eine Nähmaschine, ein Fernseher, Radio oder altes Spielzeug, wie eine Lok, Autos usw. Diese Gegenstände werden Wilhelm Rosenberg ins Zimmer gebracht und er kann sie dann «reparieren» oder auseinander- und wieder richtig zusammenbauen. Validierend kann der Demenzbegleiter dann die Mühe von Wilhelm Rosenberg wertschätzen: «Gelernt ist gelernt.», «Sie kennen sich aus.», «Da sitzt jeder Handgriff.» oder «Was drin ist, ist drin.» Wilhelm Rosenberg setze seine Ressourcen sinnvoll ein und erlebt sich selbst als kompetent und wertvoll.

Fallbeispiel 2

Luise Meyer, die sich immer montags und mittwochs in der Tagespflege befindet, möchte nach Hause und ihre (bereits verstorbene) Schwester besuchen, da diese heute Geburtstag hat. «Ich will jetzt nach Hause, meine Schwester hat heute Geburtstag und ich will sie nicht länger warten lassen.» Die Demenzbegleiterin: «Frau Meyer das geht leider nicht, es ist niemand da, der Sie nach Hause bringen kann.» Luise Meyer: «Das macht nichts, ich laufe gerne, ich kenne mich hier aus.» Die Demenzbegleiterin: «Aber Sie werden doch nachher von Ihrem Mann abgeholt, Frau Meyer, Sie sind doch hier in der Tagespflege.» Luise Meyer versteht im Moment nicht, was eine Tagespflege ist und warum sie überhaupt hier ist. Sie will nach Hause, sich hübsch anziehen und ihre Schwester besuchen. Nun fühlt sie sich eingesperrt und nicht verstanden. «Nun hören Sie mir mal zu, ich will jetzt nach Hause und zu meiner Schwester, Sie können mich hier doch nicht einsperren.»

«Frau Meyer, beruhigen Sie sich doch erst einmal, es gibt gleich Kaffee. Kommen Sie, wir schauen mal ob der Kaffee schon durchgelaufen ist.» Die Demenzbegleiterin hakt sich bei Luise Meyer unter. Diese möchte das aber nicht und schlägt um sich. Sie fühlt sich nun noch mehr eingeengt…

Wie kann die Demenzbegleiterin in dieser Situation reagieren, damit diese nicht eskaliert?

Das Gespräch könnte folgendermaßen verlaufen?
Luise Meyer: «Ich will jetzt nach Hause, meine Schwester hat heute Geburtstag und ich will sie nicht länger warten lassen.»
Demenzbegleiterin: «Sie sind in Eile.» «Sie sind völlig außer sich.»
Luise Meyer: «Ja, das kann ich Ihnen sagen. Sie wartet bestimmt schon.»
Demenzbegleiterin: «Sie finden keine Ruhe, Frau Meyer.» «Auf Sie kann man sich verlassen».
Luise Meyer: «Ja, na klar. Das war schon immer so.»
Demenzbegleiterin: «Sie waren schon immer eine pflichtbewusste Frau, Frau Meyer. Sie waren doch Bibliothekarin, nicht wahr?»
Luise Meyer: «Oh ja, das waren Zeiten …» Luise Meyer beginnt zu erzählen …

Jetzt nimmt die Demenzbegleiterin die Gefühle und Antriebe von Luise Meyer ernst und eine Konfliktsituation wie im Fallbeispiel wäre zu vermeiden gewesen. Möglicherweise muss die Demenzbegleiterin dieses Gespräch mehrmals wiederholen. Durch Zuwendung und Akzeptanz der Gefühle und Antriebe ist es möglich, das Bedürfnis von Luise Meyer, nach Hause zu gehen, langfristig zu «befriedigen».

Fallbeispiel 3

Wilhelm Rosenberg will mit dem Zug wegfahren. Er kommt den ganzen Tag nicht zur Ruhe, aus Angst, den Zug zu verpassen. Immer wieder ruft er nach der Demenzbegleiterin und sagt: «Ich darf doch meinen Zug nicht verpassen.» Demenzbegleiterin: «Aber Herr Rosenberg, Sie können ja gar nicht mehr mit dem Zug wegfahren. Malen Sie lieber etwas Schönes. Sehen Sie mal, wie die anderen das machen.» «Aber mein Zug fährt gleich. Ich will jetzt nicht basteln.» erwidert Wilhelm Rosenberg. «Herr Rosenberg, nun hören Sie mal auf. Sie stören die übrigen Heimbewohner!» Aber Wilhelm Rosenberg gibt keine Ruhe …

Im Beispiel zeigt Wilhelm Rosenberg starke Gefühle, die von der Demenzbegleiterin nicht ernst genommen werden. Sie möchte, dass Wilhelm Rosenberg wie die anderen Heimbewohner malt. Die Situation droht zu eskalieren. Wie kann das Gespräch verlaufen, damit sich Wilhelm Rosenberg verstanden fühlt?

Demenzbegleiterin: «Herr Rosenberg, Sie sind in großer Unruhe.» «Sie sind gern pünktlich und ganz pflichtbewusst, auf Sie ist eben Verlass.»
Wilhelm Rosenberg: «Ja, das gab es früher nicht, den Zug zu verpassen.»
Demenzbegleiterin: «Sie waren Lokführer, Herr Rosenberg, nicht wahr?»
Wilhelm Rosenberg: «Ja. Lokführer…»
Demenzbegleiterin: «Das hat Ihnen Spaß gemacht?»
Wilhelm Rosenberg: «Das war Schmidt, war das. Die großen Dinger … Schmidt war das.»
Demenzbegleiterin: «Da war Ihre Familie stolz auf Sie, stimmt's?»
Wilhelm Rosenberg: «Ha, die wollten immer mitfahren, mit dem großen Ding … jaja.»
Demenzbegleiterin: «Haben Sie Kinder, Herr Rosenberg?»
Wilhelm Rosenberg: «Einen Jungen und ein Mädchen … Andreas und Karin. Der Andreas kommt ja immer her.»

Nun könnte Wilhelm Rosenberg über seine Familie erzählen, auf die er auch sehr stolz ist. Er fühlt sich verstanden und erfährt Zuwendung von der Demenzbegleiterin. Er ist nun entspannt und fühlt sich wohl.

Die IVA steht im Gegensatz zum ROT (Realitäts-Orientierungs-Training, s. S. 161) dafür, dass die Begleiter (oder auch die Angehörigen) das komplexe Krankheitsbild einer Demenz vollständig akzeptieren: Die betroffenen Menschen werden in ihren Äußerungen *nicht* korrigiert und *nicht* auf «unsere» Realitätsebene geführt. Bei der Begleitung von Menschen mit einer demenziellen Erkrankung sollte daher weniger darauf geachtet werden, *was* sie tun, sondern darauf, *wie* sie es tun.

Bei der integrativen Validation kann wie folgt vorgegangen werden:
- Gefühle und Antriebe, die hinter den Äußerungen oder dem Verhalten des Menschen mit Demenz stehen, erkennen

- in direkten, kurzen Sätzen Gefühle und Antriebe benennen, validieren, d. h. annehmen und wertschätzen
- z. B. mit Sprichwörtern, Liedern oder Lebensweisheiten die Gefühle und Antriebe des Menschen mit Demenz wiederholen und umschreiben.

Künstlerische Therapien

Musik- und Kunsttherapie gehören zu jenen Therapieverfahren, die sich auf die Emotionalität und die Kreativität von Menschen mit Demenz beziehen. Betroffene, denen durch fortschreitende Defizite lebenslang praktizierte Wege der Kommunikation nur noch begrenzt zur Verfügung stehen, können mithilfe künstlerischer Gestaltung Gefühle wieder erleben. In der Praxis bieten sich gemeinsames Musik hören, Malen/Zeichnen oder Anschauen von Bildern an. Hervorgerufene Emotionen bei den Betroffenen werden von den Demenzbegleitern wahrgenommen und «therapeutisch» angewendet (z. B. Validation).

Kunsttherapeutische Angebote erreichen Menschen mit Demenz auf emotionaler Ebene und stellen eine Möglichkeit in der Begleitung dar, sie zu beruhigen, zu motivieren und vor allem ihre Ressourcen zu entdecken. Die Betroffenen sind selbst tätig und ihr Selbstwertgefühl wird gestärkt. Sie sind schließlich stolz auf ihre Bilder bzw. Musik und können einen persönlichen Bezug dazu entwickeln. Menschen mit Demenz können sich auf diese Weise mit ihren Mitteln ausdrücken und bis zuletzt schöpferisch tätig sein.

Kunsttherapie arbeitet mit der eigenen Kreativität des Menschen, wobei verborgene Fähigkeiten von Menschen mit Demenz entdeckt und Entspannung, Zufriedenheit und Ausgeglichenheit erreicht werden können. Kunst unterstützt Begleiter dabei, Verständnis, Akzeptanz und soziales Engagement gegenüber Betroffener zu stärken sowie Ängste und Vorurteile abzubauen.

Dabei hat «Kunst» bei Menschen mit einer demenziellen Erkrankung nicht unbedingt etwas mit unserem Verständnis von Kunst zu tun. Kreativ sein bedeutet, Gefühle zu äußern oder einfach, «man selbst» sein, z. B. mit Aktivitäten wie Bilder ansehen, malen oder modellieren. Fähigkeiten und Wahrnehmungszustände können aufgedeckt werden, die es den Begleitern ermöglichen, den Betreffenden zu verstehen und gegenseitiges Vertrauen aufzubauen.

In so genannten «Gemeinschaftsprojekten» kann jeder etwas zum «Werk» beitragen, je nachdem, was er kann. Wenn z. B. die feinmotorischen Fähigkeiten eingeschränkt sind, wird der Hintergrund gemeinsam gestaltet oder großflächig gearbeitet. Menschen mit fortgeschrittener Demenz benötigen starke sinnliche Reize, um ihr emotionales Potenzial ausschöpfen zu können. Für die Gestaltung kommen beispielsweise Materialien wie Holz, Knöpfe, Wolle, Blüten oder bunte Glassteine in Frage.

Schließlich besitzt jeder Mensch kreative Kräfte und Ideen. Es kommt nur darauf an, diese bei Menschen mit Demenz zuzulassen.

Können Menschen mit Demenz «kreativ» sein?
Das Wort «Kreativität» leitet sich vom lateinischen *creatio* ab und bedeutet Schöpfung. Kreativität hilft dem Menschen, sich in der Welt immer wieder neu zu begegnen, sie zu gestalten und sich dabei selbst zu erfahren. Menschen mit Demenz leben in einer «eigenen Welt». Es ist für uns schwierig, sie zu verstehen und zu erreichen. Im täglichen Umgang mit den Betroffenen kommt es darauf an, ihn in seiner Welt zu erreichen, seine Bedürfnisse und Gefühle aufzugreifen. Dafür müssen wir uns in die «eigene Welt der Demenz» hineinversetzen können und spüren, wie der an Demenz Erkrankte sich und die Welt erlebt. Das ist jedoch kaum zu erreichen, wenn wir uns auf die krankheitsbedingten kognitiven Fähigkeiten konzentrieren, wie «das versteht er sowieso nicht» und «das kann er nicht».

«Schöpferisch sein» oder «kreativ sein» stellt eine Form der Interaktion mit Menschen mit Demenz dar. «Dabei bietet eine Person mit Demenz dem sozialen Setting spontan etwas aus ihrem Vorrat an Fähigkeiten oder sozialen Fertigkeiten an.» (Kitwood, 2008: 136)

Was ist für Menschen mit Demenz «kreativ»? Wenn Menschen mit fortgeschrittener Demenz beispielsweise den Tisch mit Marmelade oder Jogurt verzieren, Blumen oder Servietten zerzupfen, ist das durchaus kreativ, auch wenn das Umfeld es als Verunreinigung oder Zerstörung sieht. Daran wird deutlich, dass Menschen mit einer demenziellen Erkrankung ein Bedürfnis nach *Kreativität* verspüren. Wichtig ist, dass in der Demenzbegleitung diese Impulse richtig interpretiert werden und die Begleiter vor allem schöpferische Aktivitäten zulassen. «Es bedarf eines hohen Maßes an Geschicklichkeit, Befähigung und Vorstellungskraft, das Bedürfnis zu befriedigen, ohne falsche und grobe, vorgefertigte Lösungen aufzuzwingen» (Kitwood, 2008:124).

Medizinisch gesehen ist die Demenz ein chronisch degenerativer Krankheitsprozess des Gehirns mit der Folge des völligen Verlustes aller intellektuellen Fähigkeiten, der Bildung, der Erfahrungen, der Persönlichkeit. In diesem Sinne ist kein Platz für Kreativität. Längst stehen jedoch in der Begleitung von Menschen mit Demenz nicht mehr nur die Defizite im Vordergrund, sondern eben vor allem Ressourcen und Fähigkeiten.

Kreativität bei Menschen mit Demenz ist als Fähigkeit zu betrachten, die es ermöglicht, Ideen oder «Werke» in die Welt zu setzen, die für uns überraschend, neu aber auch wertvoll sind. Menschen mit Demenz sind z. B. sehr *kreativ* darin, ihre Defizite zu kompensieren. Sie essen mit den Fingern, wenn sie mit Besteck nicht mehr umgehen können oder zerreißen Papier, wenn sie es nicht mehr schneiden können. Sie trocknen nasse Kleidung auf der Heizung oder «sammeln» Lebensmittel für «schlechte» Zeiten. Kreativität dient demzufolge dem Schutz ihrer Würde und ihrer Person.

Malen
Das Malen ist den meisten Menschen mit Demenz aus ihrer Kindheit bekannt und Erinnerungen werden geweckt. Im Malen können die Begleiter erkennen, in welchem Stadium, in welcher Zeit und in welchem Bewusstseins-Zustand sich der Betreffende befindet. Auch wenn der Betreffende nicht mehr schreiben kann, kann er möglicherweise dennoch malen. Der Umgang mit Farbe und Pinsel kann die Person stärken, wenn sie im Alltag beispielsweise Versagensängste empfindet. Durch das Malen erlebt der Betreffende ein positives Lebensgefühl. Er fühlt sich lebendig und wichtig. Das sind Wahrnehmungen, die ihm aufgrund der Beeinträchtigungen im Alltag verloren gehen können. Eine Malgruppe, wo sich die Teilnehmer gegenseitig ihre Werke zeigen, sich achten und loben, kann sich dahingehend positiv auswirken.

Auch, wenn die Sprache verloren geht, bietet das Malen eine neue Ausdrucksmöglichkeit. Die Betroffenen können mit Farbe und Pinsel in eine bisher nicht gekannte Welt eintauchen, ihren Gefühlen freien Lauf lassen, was für sie ein befriedigendes Gefühl darstellt und glücklich macht.

Das Ausdrucksmalen (s. **Abb. 3-5**) für Menschen mit Demenz ist eine «… betreuerische Begleitform, vergleichbar mit Aktivierungstherapie, basaler Stimulation und validierender Begleitung, welche die Lebensqualität dieser Menschen erhöhen und kreativ-intuitive Impulse setzen kann … Das Malen ist eine Möglichkeit, durch die sie aus ihrer oft großen seelischen Isolation herausfinden können.» (Sulser, 2010:81)

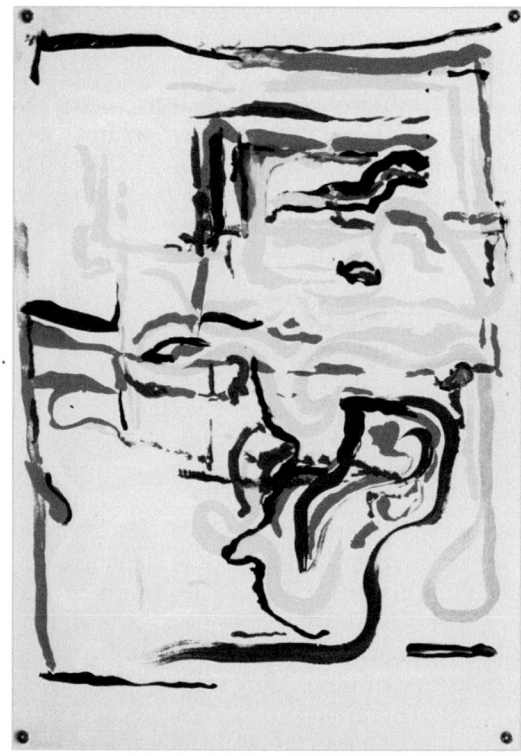

Abbildung 3-5: Ausdrucksmalen bei Demenz. Sulser, R. (2010): Ausdrucksmalen für Menschen mit Demenz. Bern: Huber, S. 39)

> **Vorteile von Malen und Gestalten für Menschen mit Demenz:**
> - Konzentration, Aufmerksamkeit und Motivation können erhöht werden
> - Kommunikationsmöglichkeit, verbaler Dialog über Bilder
> - Erhalt und Förderung von Gedächtnis und Merkfähigkeit bzw. kann der kognitive Abbau verzögert werden
> - positive und negative Gefühle können ausgedrückt werden
> - Ängste, Aggressionen können abgebaut werden
> - inneres Gleichgewicht der Betroffenen kann wieder gefunden werden

Besonders das freie Malen bietet Menschen mit Demenz Raum zur Kreativität, indem den Betroffenen so wenig Anweisungen und Hilfe wie möglich gegebenen werden. Sie haben so die Möglichkeit, sich abstrakt auszudrücken, nicht zuletzt wegen der Symptome von Apraxie (Störung der Ausführung willkürlicher zielgerichteter und geordneter Bewegungen bei intakter motorischer Funktion).

Die Begleiter ermutigen den Menschen mit Demenz, beim Malen den eigenen, unmittelbaren Impulsen zu folgen und ihrem eigenen Gespür zu trauen (s. Abb. 3-5).

Musik
Das Singen alter Lieder oder auch einfach passives Musikhören ruft Erinnerungen wach und knüpft an Vertrautes an. Sobald Musik erklingt, singen, summen, klatschen oder bewegen sich Menschen mit Demenz meist sofort mit. Sie haben Spaß daran, lassen womöglich tabuisierte Gefühle zu und können sie «selbst» sein. Menschen, die sonst im Alltag kaum sprechen, singen plötzlich Liedtexte mit. Betroffene, die im Alltag bewegungseingeschränkt sind, schunkeln oder klatschen mit, Wippen mit den Füßen, sobald Musik erklingt. Musik und Tanz fördern kreative Bewegungen. Bewegung wiederum aktiviert und fördert soziale Kompetenzen. Herausfordernde Verhaltensweisen wie Unruhe, Aggressivität und Weglauftendenz nehmen ab.

Sensorische Verfahren
Unter der Bezeichnung wird die Gesamtheit aller Vorgänge zur Sinneswahrnehmung von Lebewesen zusammengefasst. In der Psychologie und Wahrnehmungspsychologie bezeichnet es das «Fühlen», aber auch den Geruchs- und Geschmackssinn. «Sensorisch» betrifft die Sinnesorgane oder die Aufnahme von Sinneswahrnehmungen und Sinnesempfindungen.

Sensorische Verfahren sind ein fester Bestandteil in der Demenzbegleitung zur Förderung und Erhaltung der Sinneswahrnehmung bei Menschen mit Demenz.

Sensorische Integration
Sensorische Integration dient der Wahrnehmung oder Erfassung des Körpers oder der Umwelt und bedeutet die Wahrnehmung von Reizen bzw. Informationen, deren Filterung, Verarbeitung und schließlich die Verknüpfung im Gehirn, die dann zu einer Reaktion führt. Dabei müssen verschiedene Sinneswahrnehmungen (z. B. sehen, hören, riechen, Gleichgewicht) in Einklang gebracht werden. Bei Menschen mit Demenz ist diese Fähigkeit gestört (s. Kap. 3.1.1). Sie sind nicht in der Lage, eine angemessene Reaktion auf entsprechende Reize zu geben. Sensorische Integration beinhaltet somit Ganzkörperbewegungen, die eine Stimulation des Gleichgewichtssystems, der Eigenwahrnehmung und des Tastsinns umfassen. Ziel ist die Verbesserung der Hirnverarbeitungsprozesse und der sinnvollen Ordnung von Empfindungen bzw. Sinneswahrnehmungen.

Basale Stimulation
Unter Basaler Stimulation versteht man die Anregung basaler Sinne, beispielsweise durch Aktivierung des Gleichgewichtssinns, Körperkontakt oder Vibrationsreize (s. **Tab. 3-4**).

Basale Stimulation (von lat. basal = grundlegend und voraussetzungslos und stimulatio = Anreiz, Anregung) ist auf die Aktivierung der Wahrnehmungsbereiche ausgerichtet. Dabei sollen primäre Körper- und Bewegungserfahrungen angeregt werden.

Dieser Ansatz kommt besonders dann zum Tragen, wenn eine Kontaktaufnahme durch Sprache nicht mehr möglich ist. Für die Demenzbegleitung bedeutet das, dem Betroffenen

Tabelle 3-4: Formen der Basalen Stimulation

Form	Beispiel
taktil-haptische Stimulation	– Anregung des Tast- und Berührungssinnes – gezielte Berührungen, z. B. Initialberührung – unterschiedliche Wassertemperaturen
visuelle Stimulation	– Anregung der optischen Wahrnehmung – Gestaltung der Umgebung – Fotos mit vertrauten Personen
auditive Stimulation	– Anregung des Hörsinns – Lieblingsmusik – bekannte Stimmen
olfaktorische Stimulation	– Anregung des Geruchssinnes – Duftstoffe: z. B. Parfum, Blumen, Gewürze – Reizstoffe, die an den Alltag erinnern
gustatorische Stimulation	– Anregung des Geschmackssinnes – Geschmacksstoffe: süß-sauer-bitter – Speisen: Vorlieben und Abneigungen
vibratorische Stimulation	– dient zur Erfahrung von Körpertiefe und -fülle sowie der inneren Stabilität – Vibration an bestimmten Körperstellen, wie Bauch, Rücken etc.
vestibuläre Stimulation (Förderung des Gleichgewichtssystems)	– Kopfwendebewegungen – schaukeln von Oberkörper – propriozeptive-vestibuläre Stimulation der Beine – Kornährenfeld-Übung® KÄF-Ü ®

Informationen über sich oder die Umwelt (Stimulation) anzubieten, die er als angenehm empfindet und die in ihm Erinnerungen an bekannte Erfahrungen wecken.

Dieses Konzept wurde 1975 vom Sonderpädagogen Andreas Fröhlich zur Förderung, Pflege und Begleitung schwerstbeeinträchtigter Menschen entwickelt. In den 80er-Jahren wurde das Konzept zusammen mit Christel Bienstein (Pflegewissenschaftlerin, Leiterin des Instituts für Pflegewissenschaft der Universität Witten/Herdecke) zunächst in der Intensivpflege, später in der Neonatologie und Geriatrie und inzwischen in nahezu allen Bereichen der Pflege und Betreuung umgesetzt.

Berührung ist ein unverzichtbarer Bestandteil des menschlichen Lebens. Für Menschen, die über Worte und Gesten nur noch schwer zu erreichen sind, gewinnt die Kommunikation über Berührung immer mehr an Bedeutung. Basale Stimulation ist eine Methode, die Berührung bewusst einsetzt, um z. B. Menschen mit Demenz im fortgeschrittenen Stadium in ihrer Welt zu erreichen.

■ **Beispiele für die Basale Stimulation bei Menschen mit Demenz:**

- z. B. bei der Körperpflege: Dabei werden bewusst unterschiedliche Reize eingesetzt, wobei der Mensch mit Demenz Körper und Umwelt besser wahrnehmen kann, z. B. durch leichten Druck beim Einseifen, wechselnder Gebrauch von Schwämmen und Waschlappen, Abtrocknen mit unterschiedlich weichen Handtüchern, Einreiben, Massieren oder Verwendung bekannter Düfte.
- Basale Stimulation lässt sich sehr gut mit Biografiearbeit verbinden und Erinnerungen an die Vergangenheit werden geweckt, z. B. über Geruchs-, Tast- oder Geschmackssinn.

- Die Berührung spielt in der Basalen Stimulation eine bedeutende Rolle, wobei es nicht nur um den Bereich Körperpflege geht, sondern vielmehr um die Stärkung des Person-Seins. In der Demenzbegleitung kann die Berührung mit anderen Maßnahmen kombiniert werden, die bei dem Betreffenden Emotionen auslösen, Erinnerungen wecken und zum kommunizieren anregen, z. B. Duft von frischem Kaffee oder von Blumen; Duft von Tannengrün und Geschmack von Lebkuchen zu Weihnachten.
- Besonders ältere immobile Menschen, sollten unbedingt mit unterschiedlichsten Gegenständen stimuliert werden (z. B. «mobil» kochen am Bett, Basale Stimulation bei der Körperpflege, taktile Wahrnehmung durch Igelball)

Die Ziele der Basalen Stimulation sind nahezu identisch mit den Bedürfnissen von Menschen mit Demenz, z. B.:
- Sicherheit geben und Vertrauen aufbauen
- das eigene Leben spüren durch Wertschätzung
- einen eigenen Rhythmus entwickeln und aktiv sein
- die Außenwelt erfahren, die Umwelt «erspüren»
- Beziehung aufnehmen und Begegnung gestalten
- Autonomie und Verantwortung leben

(nach Bienstein/Fröhlich, 2003, In: Perrar et al., 2007:216).

Mit einfachsten Mitteln können Demenzbegleiter Kontakt zur Person aufzunehmen, um ihr einen Zugang zur Umgebung und den Mitmenschen zu ermöglichen. Menschen mit Demenz können somit ein Stück Lebensqualität erleben.

Snoezelen
Der Begriff «*Snoezelen*» leitet sich aus zwei niederländischen Worten ab: «snuffelen» (schnüffeln = tun, was man will) und «doezelen» (dösen = entspannen). Snoezelen bedeutet in der Pflege und Betreuung Entspannen, Wohlfühlen, Genießen und Erleben durch verschiedene Anreize wie z. B. Licht oder Düfte.

Beim Snoezelen werden in einem Raum mit angenehmer Atmosphäre Klänge, Düfte und Lichteffekte dargeboten. Es stehen außerdem meist Möbelstücke oder Gegenstände mit unterschiedlicher Oberflächentextur zum Ertasten und Erfühlen zur Verfügung. Der Aufenthalt in einem solchen Raum dient zur Anregung verschiedener Sinne und der Entspannung. Da eine solche Atmosphäre und unterschiedliche Reize den Menschen mit Demenz aber auch überfordern können, sollte Snoezelen stets in Begleitung erfolgen und ggf. rechtzeitig abgebrochen werden.

Übrigens, auch Demenzbegleiter können vom Snoezelen profitieren, um sich vom Alltag mit den Menschen mit Demenz zu erholen und wieder neue Kraft zu schöpfen.

10-Minuten-Aktivierung
Die 10-Minuten-Aktivierung wurde von Ute Schmidt-Hackenberg speziell für Menschen mit Demenz entwickelt. Sie soll Menschen mit Demenz körperlich und geistig aktivieren und deren Sinne anregen. Das Verfahren berücksichtigt dabei besonders, dass die Betroffenen nur kurze Zeit konzentriert einer Beschäftigung nachgehen können. Aufgrund der einfachen Verfahrensweise ist die 10-Minuten-Aktivierung ohne großen Aufwand spontan in den Tagesablauf und somit in die Demenzbegleitung zu integrieren.

Praxis-Tipp

Die 10-Minuten-Aktivierung kann beispielsweise als Gruppenaktivität kurz vor dem Mittagessen stattfinden, wo viele Bewohner zusammen sind. Sie kann aber auch als Einzelintervention, beispielsweise beim Waschen eines Bewohners, angewendet werden.

Schmidt-Hackenberg hebt im Rahmen der 10-Minuten-Aktivierung die spezifischen Sozialisationskontexte hervor. Wichtig ist ein gemeinsamer Dialog, in dem Menschen mit Demenz wie auch Begleiter voneinander lernen können. Die Aktivierung soll vor allem Leben in den Alltag des demenzkranken Menschen bringen, seine Kommunikations- und Wahrnehmungsfähigkeiten fördern und somit seine Lebensqualität fördern.

Wichtig für die Umsetzung im Rahmen der Demenzbegleitung ist (Maciejewski et al., 2001):
- die Berücksichtigung der Biografie des an Demenz erkrankten Menschen
- den Betroffenen immer individuell mit Namen ansprechen
- immer nur einfache, überschaubare Anforderungen oder Aufgaben stellen, die weder über- noch unterfordern, Übungen ggf. selbst vormachen
- keinesfalls korrigieren und bevormunden
- alle Sinne ansprechen (Hören, Sehen, Schmecken, Fühlen, Riechen, Gleichgewicht)
- das Gesagte immer aufgreifen, gegenseitiger Austausch, Kommunikation
- Wiederholungen nicht scheuen
- Ruhepausen einlegen, den Betroffenen Zeit lassen, ihn nicht unter Druck setzen.

> **Zur Förderung folgender Bereiche eignen sich die genannten Aktivitäten:**
>
> *Feinmotorik*
> z. B. Handarbeiten, Wäsche falten, Servietten falten
>
> *Allgemeine Mobilität*
> z. B. Kaffeemahlen, Wäsche zusammenlegen, Laubsägearbeiten, Abwaschen oder Tisch für die Mahlzeiten eindecken
>
> *Stärkung des Selbstwertgefühls*
> durch kompetente Beteiligung in der Gruppe oder durch einen kompetenten Austausch, miteinander ins Gespräch kommen, in der Einzelaktivierung Verbesserung der Erinnerung durch einen mehrkanaligen Zugang, indem z. B. mehrere Sinne angesprochen werden, z. B. Fühlen von Filz, Wolle, Seide, Holz, Steine; Duft von Blumen, Früchten, Kaffee, Seife oder Parfüm; Betrachten von Fotos, alten Zeitungen, Büchern, Gegenständen

Der Einsatz von verschiedenen Materialien bietet dem Menschen mit Demenz Schlüsselreize, die Erinnerungen aus dem Langzeitgedächtnis wachrufen und zur Kommunikation anregen. Das Vorgehen bei der 10-Minuten-Aktivierung betont die Individualität und Kompetenz des Betreffenden. Der verbale Austausch durch die Erinnerung kann dabei durch Elemente der nonverbalen Verständigung sowie durch leichte Übungen ergänzt werden. Deshalb sollten nach Möglichkeit ganze Handlungsabläufe genutzt werden.

> ■ **Beispiel**
>
> Es wird beim Thema «Wäsche» nicht nur über Kernseife, Waschbrett usw. gesprochen, sondern die Betroffenen nehmen ein Stück Seife in die Hand, können daran riechen und soweit möglich auch darüber sprechen, wie es denn früher war mit dem Waschen. Würde nun das Gespräch neben dem Waschen der Wäsche auf die Körperpflege kommen, könnten sich alle Bewohner mit der Kernseife die Hände waschen. ■

Wenn diese einfachen Dinge in der Demenzbegleitung sinnvoll eingesetzt werden, wirken beim Menschen mit Demenz Körper, Geist und Seele zusammen. Er nimmt sich und seine Umwelt besser wahr.

> ■ **Beispiel**
>
> Vorgefertigte oder gesammelte Materialien können in Themenboxen (Schuhkarton o. ä.) aufbewahrt werden und schnell zur Anwendung kommen. Solche Sammelstücke bzw. Gegenstände können Kommoden, Schränke, Vitrinen oder Tische dekorieren. Neben wieder verwendbaren Gegenständen können auch jahreszeitlich gebundene Materialien, wie im Herbst Laub, Eicheln oder Kastanien, verwendet werden. So genannte Gedächtniskisten können nach bestimmten Themen geordnet sein:
>
> - *Thema Küche:* alte Rezepte, bekannte Utensilien zum Kochen und Backen wie Töpfe, Geschirr, Besteck, Fleischklopfer, Teigschaber usw.
>
> - *Thema Meer:* Muscheln, Steine, Gefäß mit Sand, Badekleidung, Fotos von alten Strandkörben

- *Thema Reisen:* alte Fahrkarten, Stadtpläne, Ansichtskarten, Koffer, Urlaubsandenken
- *Thema Wäsche:* Waschbrett, alte Kleidungsstücke, Kernseife, Waschbürste, altes Bügeleisen usw.

Aufgrund des geringen Zeitaufwandes lässt sich die 10-Minuten-Aktivierung leicht in den Alltag von Menschen mit Demenz integrieren. Täglich zehn Minuten Aktivierung des Betroffenen im Rahmen der Demenzbegleitung einzuplanen ist immer möglich, z. B. vor den Mahlzeiten oder wenn ein Betroffener den Wunsch nach Aktivität signalisiert. Die Materialien können regelmäßig gesammelt bzw. auch gemeinsam mit den älteren Menschen angefertigt werden.

Wie diese Methode schließlich auf den Menschen mit Demenz wirkt, welche Reaktionen darauf folgen, wird im Verlaufsbericht dokumentiert bzw. in Dienst- und Fallbesprechungen ausgewertet. Dabei ergeben sich häufig Anhaltspunkte für eine fortlaufende biografische Informationssammlung.

Beispiele 10-Minuten-Aktivierungen für die Demenzbegleitung

Es gibt viele Möglichkeiten für die 10-Minuten-Aktivierung, die Demenzbegleiter schnell und einfach durchführen können, z. B.:
- den Betreffenden ein Wattebällchen pusten lassen
- kleine Matchboxautos an einen Bindfaden knoten und Wettrennen veranstalten
- kleine Säckchen nähen und verschiedene Gewürze verstecken (Riechsinn schärfen und Gewürze erraten lassen)
- kleine Säckchen mit Reis, Linsen, Bohnen usw. füllen und die jeweiligen durch fühlen erraten lassen, was drin ist

10-Minuten-Aktivierung Thema Sommer

Materialien z. B.: Sommerblumen (die vorher ggf. gemeinsam gepflückt wurden), Himbeeren (oder andere Beeren, die ggf. vorher gemeinsam gesammelt wurden), Sonnencreme, Badeanzug, Badehose, Sand, Muscheln, «Hühnergötter», Eiswaffel ...

Durchführung:
Die Teilnehmer nehmen das Material jeder nacheinander in die Hand. Je nach den individuellen Fähigkeiten können die Betroffenen die Materialien benennen und darüber sprechen, z. B. eigene Geschichten aus ihrem Leben dazu erzählen. Darüber hinaus können die Teilnehmer erraten, um welches Thema es sich bei dieser 10-Minuten-Aktivierung handelt.

Der Demenzbegleiter stellt dann Fragen zum Thema. Biografieorientierte Fragen zum Thema sind z. B.:
- Mögen Sie warmes Wetter?
- Sind Sie früher gerne schwimmen gegangen?
- Wo sind Sie schwimmen gegangen?
- Welche Sorte Eis essen Sie gern?
- Waren Sie schon einmal am Meer?
- Erinnern Sie sich an frühere Sommerurlaube?
- Wohin sind Sie früher in den Urlaub gefahren?
- Welche Sommerblume gefällt Ihnen am besten?

In die 10-Minuten-Aktivierung sollten auch kleine Bewegungs- und Wahrnehmungsübungen einfließen. Die Teilnehmer können z. B.:
- an den Sommerblumen riechen
- die Beeren kosten
- die Hände mit der Sonnencreme einreiben
- die Eiswaffel probieren
- Schwimmbewegungen nachahmen
- den Sand befühlen und durch die Finger rieseln lassen
- Muscheln und Steine fühlen
- an der Sonnencreme riechen.

Einfache Gedächtnisaufgaben können ebenfalls in die 10-Minuten-Aktivierung aufgenommen werden, z. B.:
- Wörter suchen, die das Wort Sommer beinhalten (zum Beispiel: Sommerurlaub, Sommerlied, Sommernacht, Sommerkleid)
- (Urlaubs-)Länder mit den verschiedenen Anfangsbuchstaben des ABCs suchen
- Sprichwörterübungen zum Thema Sommer
- Gegenstände zählen
- die (vorher besprochenen) Gegenstände abdecken und dann erinnern.

10-Minuten-Aktivierung zum Thema Wäsche
Materialien (Aktivierungskiste) z. B.: Kernseife, Waschpulver, Fleckenentferner, Wäscheklammern (verschieden bunt, groß und klein), Wäscheleine, Kleidung aus Wolle, Seide usw., Bügeleisen, Waschbürste.

Durchführung:
Die Teilnehmer nehmen das Material jeder nacheinander in die Hand. Je nach den individuellen Fähigkeiten können die Betroffenen die Materialien benennen und darüber sprechen, z. B. eigene Geschichten aus ihrem Leben dazu erzählen. Darüber hinaus können die Teilnehmer erraten, um welches Thema es sich bei dieser 10-Minuten-Aktivierung handelt.

Der Demenzbegleiter stellt dann Fragen zum Thema. Biografieorientierte Fragen zum Thema sind z. B.:
- Wer hat bei Ihnen zu Hause früher gewaschen?
- Hatten Ihre Eltern schon eine Waschmaschine?
- Wie wurde die Wäsche früher gewaschen?
- Wie bekam man früher hartnäckige Flecken aus der Wäsche?
- Wie oft wurde früher gewaschen, gab es einen Waschtag?
- Wie und wo haben Sie die Wäsche früher gewaschen?
- Welches Waschmittel hat Ihre Mutter benutzt?
- Welches Waschmittel haben Sie früher benutzt?

In die 10-Minuten-Aktivierung sollten auch kleine Bewegungs- und Wahrnehmungsübungen einfließen. Die Teilnehmer können z. B.:
- die unterschiedlichen Stoffarten ertasten und benennen
- an einer Seife riechen
- an dem Waschpulver riechen
- einen fiktiven Fleck aus der Kleidung herausreiben
- zeigen, wie die Kleidung gebügelt wird
- die Wäscheklammern sortieren
- die Wäscheklammern an die Wäscheleine klammern.

Einfache Gedächtnisaufgaben können ebenfalls in die 10-Minuten-Aktivierung aufgenommen werden, z. B.:
- das Waschen verschiedener Textilien erklären
- erklären nach welchen Kriterien Wäsche sortiert wird
- Kleidung/Textilien mit den verschiedenen Anfangsbuchstaben des ABCs suchen
- Sprichwörterübungen zum Thema Waschen, Haushalt und Reinlichkeit
- die Gegenstände zählen
- die (vorher besprochenen) Gegenstände abdecken und dann erinnern.

10-Minuten-Aktivierung zum Thema Kochen
Materialien (Aktivierungskiste) z. B.: verschiedene Töpfe, Kochlöffel, Schneebesen, Pfanne, Pfannenwender, Sieb, Kaffeemühle, Kaffeefilter, Gewürzmühle, getrocknete Erbsen oder Linsen (in einem verschlossenem Schraubglas), Kochrezepte.

Durchführung:
Die Teilnehmer nehmen das Material jeder nacheinander in die Hand. Je nach den individuellen Fähigkeiten können die Betroffenen die Materialien benennen und darüber sprechen, z. B. eigene Geschichten aus ihrem Leben dazu erzählen. Darüber hinaus können die Teilnehmer erraten, um welches Thema es sich bei dieser 10-Minuten-Aktivierung handelt.

Der Demenzbegleiter stellt dann Fragen zum Thema. Biografieorientierte Fragen zum Thema sind z. B.:
- Wer hat bei Ihnen zu Hause früher gekocht?
- Haben Sie gerne gekocht?
- Was haben Sie am liebsten gekocht?
- Wie oft gab es bei Ihnen früher Fleisch?
- Gab es bei Ihnen zu Hause regelmäßig Nachtisch?
- Gab es bei Ihnen sonntags etwas Besonderes zu essen?
- Gab es bestimmte Mahlzeiten nur an Feiertagen?
- Welche Lebensmittel wurden bei Ihnen selbst hergestellt?
- Welches Obst und Gemüse haben Sie früher gegessen?

In die 10-Minuten-Aktivierung sollten auch kleine Bewegungs- und Wahrnehmungsübungen einfließen. Die Teilnehmer können z. B.:
- mit dem Schneebesen möglichst schnell in dem Topf herum rühren
- die Gewürzmühle benutzen
- eine Erbse zwischen den Handinnenflächen hin und her rollen
- den Kaffeefilter auffalten
- das Schraubglas mit den Erbsen oder Linsen öffnen.

Einfache Gedächtnisaufgaben können ebenfalls in die 10-Minuten-Aktivierung aufgenommen werden, z. B.:
- die Zutaten für ein bestimmtes Gericht aufzählen
- die Herstellung eines bestimmten Gerichts erläutern
- Lebensmittel mit bestimmten Anfangsbuchstaben suchen (hier lassen sich Buchstabenkarten sehr gut verwenden)
- Übungen mit Sprichwörtern zum Thema Kochen oder Lebensmittel
- die Gegenstände zählen
- die (vorher besprochenen) Gegenstände abdecken und dann erinnern.

10-Minuten-Aktivierung mit Taschentüchern
Taschentücher sammeln z. B. in einem Korb, der auf den Tisch gestellt wird; Taschentücher verschiedenster Art: für Sonntags, zur Taufe, für Kinder, für die Arbeit, mit und ohne Stickerei sowie mit und ohne Borde usw.

Beispiel Durchführung
- Korb mit den Taschentüchern steht auf dem Tisch
- in die Runde fragen, ob jeder weiß, welche Art von Taschentuch er sich genommen hat und ggf. warum; ob jeder noch weiß, welche Taschentücher er selbst früher besaß und welche Taschentücher er zu welchem Anlass benutzt hat und ob er diese heute noch besitzt
- «Bewegungsrunde» – Tuch z. B. an beiden Enden anfassen und Arme heben und senken, als würde man winken
- Teilnehmer fragen, ob und wann sie schon einmal so gewinkt haben (zum Abschied, beim Grüßen)
- Tuch auf den Tisch legen und zu einem Dreieck falten, z. B. als Regenschutz auf dem Kopf, als Kopftuch oder bei Zahnschmerzen, darüber ins Gespräch kommen
- Taschentuch zusammen zu falten und zurück in den Korb zu legen
- darüber sprechen, wie Taschentücher gebügelt werden.

3.1.4 Lebensgeschichtlicher Zugang

Menschen mit Demenz besitzen eine Lebensgeschichte, die ihren Charakter und ihre Persönlichkeit geprägt hat. In dieser Lebensgeschichte gibt es positive und negative Erlebnisse, Freude und Trauer. Es ist eine wichtige Voraussetzung, die Lebensgeschichte von Menschen mit Demenz zu kennen, um den Menschen und seine Verhaltensweisen besser zu verstehen. Wenn wir den Menschen mit Demenz und sein Verhalten verstehen, können wir seine Bedürfnisse erkennen und befriedigen. Vor allem die Kommunikation mit den Betroffenen fällt uns viel leichter. Es können Missverständnisse vermieden werden. Von Bedeutung ist außerdem, dass an Fähigkeiten und Erfahrungen aus der Lebensgeschichte des Betroffenen im Alltag angeknüpft werden kann, beispielsweise bei den Aktivitäten des täglichen Lebens. Eine Integration in den Alltag sowie aktivierende Begleitung werden dadurch möglich.

Erinnerungspflege
Bei der *Erinnerungspflege* (reminiscence) werden in einer konfliktfreien Atmosphäre (einzeln oder in der Gruppe) mit Hilfe von bestimmten Aktivitäten positive Erinnerungen angestoßen, belebt und ausgetauscht. Hierdurch werden auch die soziale Integration sowie die kommunikativen Fähigkeiten der erkrankten Person gefördert und der Entwicklung herausfordernder Verhaltensweisen entgegengewirkt.

«Die Expertengruppe empfiehlt, die Erinnerungspflege bei Menschen mit Demenz und herausforderndem Verhalten sowohl als gezielte Aktivität, als auch als Bestandteil der Interaktion in die Betreuung zu integrieren. Das Erinnern lebensgeschichtlicher Ereignisse und gelebter Beziehungen stärkt die Identität und das soziale Zugehörigkeitsgefühl. Im Verlauf einer Demenzerkrankung erhält die soziale Umwelt zunehmend die Aufgabe, Situationen zu gestalten, die angenehme Erinnerungen ermöglichen und fördern. Menschen mit Demenz benötigen diese ‹Erinnerungshilfen›, um sich ihrer Identität zu vergewissern, ihr Selbstbild zu bewahren sowie Bindung und Zugehörigkeit zu erleben.» (BMfSFJ, 2006:34)

Die Basis der Erinnerungspflege ist die Biografiearbeit. Bei der Umsetzung sollte folgendes berücksichtigt werden, z. B. (Kuhn, 2008:9):
- dass sich einige Menschen nicht gern erinnern
- Menschen erzählen von Erinnerungen, um Bestätigung zu erlangen, um «bedauert» zu werden, um mehr Zuwendung zu bekommen oder im Mittelpunkt zu stehen
- keine konfliktreichen Erinnerungsthemen wählen, sondern positive Gefühle hervorrufen (Biografiearbeit)
- Gegenstände, die von den Betreffenden tatsächlich wahrgenommen werden können wie Fotos, Film, Musik, Bücher oder Naturmaterialien wie Gras, Schnee, Laub oder Stoffe und ähnliches, wecken Erinnerungen und regen zum Erzählen an (10-Minuten-Aktivierung nutzen)
- Beobachtungen werden dokumentiert.

Reminiszenz-Therapie (REM)
Der amerikanische Psychiater Robert N. Buttler entwickelte die Reminiszenz- Therapie in den 70er-Jahren des letzten Jahrhunderts speziell für Menschen mit Demenz. Im Gegensatz zum ROT, das sich an der Gegenwart orientiert, ist die REM auf die Vergangenheit ausgerichtet. Der desorientierte ältere Mensch darf reminiszieren, in Erinnerungen schwelgen, die Realität verlassen, ohne dass der Begleiter einschreitet oder korrigiert. Dabei werden zurückliegende Ereignisse und eigene Erlebnisse wachgerufen. Die Stärken und Fähigkeiten des Menschen werden betont und eine Konfrontation mit seinen Defiziten vermieden. Somit kann der Mensch an Selbstvertrauen gewinnen. Zum Reminiszieren bieten sich die bereits in der SET (s. S. 79) genannten Hilfsmittel an:
- alte Filme
- eine kleine Ausstellung mit dem örtlichen Heimatmuseum
- der Besuch von alten Bauernhöfen oder anderen Einrichtungen, den Bezug zur Vergangenheit haben
- eine Tanzveranstaltung in alten Kostümen
- am Nachmittag in einer «guten Stube» Kaffee zu trinken, der zuvor in einer alten Kaffeemühle gemahlen und in einer Porzellankanne aufgebrüht wurde. Dazu gibt es z. B. einen Apfelkuchen nach «Großmutters Art». Dies kann mit Erzählen und Singen von Liedern aus der Jugendzeit verbunden werden.
- Gern angenommen werden auch Erinnerungsstunden nach dem Motto «… erinnern Sie sich noch?» zu bestimmten Themen wie «Schulzeit», «Ausgehen» oder «Arbeitsleben».

Biografiearbeit
Die Biografie oder Lebensgeschichte eines Menschen versteht sich als von ihm selbst bewerteter Lebenslauf im Zusammenhang mit seiner gesellschaftlichen und zeitgeschichtlichen Prägung.

Jeder Mensch hat eine individuelle Lebensgeschichte, die niemals einer anderen gleicht. Die Höhen und Tiefen eines langen Lebens haben auch den Menschen mit Demenz geprägt und bestimmen sein Verhalten, seine Gewohnheiten, Vorlieben und Empfindlichkeiten. Das Wissen über seine Lebensgeschichte und seinen Charakter hilft Demenzbegleitern dabei, ihn und sein Verhalten zu verstehen und entsprechend auf ihn einzugehen.

Die Biografiearbeit ist der Schlüssel zur Überwindung zahlreicher Alltagsprobleme. Dem Betroffenen wird der Respekt entgegen gebracht, den er und sein Lebenswerk verdienen. Biografiearbeit gehört zu nahezu jedem Therapieplan und ist aus der Demenzbegleitung nicht wegzudenken. Demenzbegleiter sollten den Betroffenen ermutigen, aus seinem Leben zu erzählen und oft reicht es, ihm Impulse zu geben, z. B. nach dem früheren Arbeitsleben, der ersten großen Liebe, Hobbys oder Lieblingsspeisen zu fragen.

Biografiearbeit öffnet Wege zu verborgenen Fähigkeiten von Menschen mit Demenz, die Begleiter bewusst fördern sollten und die es so lange wie möglich zu erhalten gilt. Die Betroffenen vergessen viele Dinge, da sich ihre Erinnerung und gegenwärtige Lebensorientierung zunehmend auflösen und teilweise nur noch aus einzelnen Momenten bestehen. Sie leben in der Vergangenheit mit den Erinnerungen an ihre Kindheit oder ihr mittleres Alter, z. B. die Zeit als Familienvater und im Beruf.

Für die Erinnerungspflege mit Menschen mit Demenz eignet sich eine Vielzahl von Themen, die Erinnerungen wachrufen können. Die Palette an möglichen Themen reicht von Heimat, Arbeit, Ausflüge/Reisen, Redewendungen und Sprichwörter bis hin zum Schulbesuch. Sichtbare Erinnerungsecken mit vertrauten Objekten (Mobiliar, Familienbilder, Bücher, Lebenskiste) können diese Erinnerungen zurückrufen und eine Verständigung erleichtern (Milieutherapie, s. S. 99 ff.). Die wesentlichen Ziele der Biografiearbeit sind:
- Bedürfnisse und Wünsche schneller erkennen und verstehen
- Fehlinterpretationen reduzieren und kritische Situationen besser meistern
- Biografiearbeit dient als Kommunikationsmittel und ermöglicht soziale Kontakte
- Sicherheit und Geborgenheit schaffen, indem alte Gewohnheiten beibehalten werden
- Stärkung der Identität des Menschen mit Demenz.

In der Biografiearbeit werden unterschieden:
- *Gesprächsorientiertes Arbeiten:* Gespräche helfen vor allem alten Menschen und Menschen mit Demenz, sich zu erinnern.
- *Aktivitätsorientiertes Arbeiten:* Gemeinsame Aktivitäten, wie Singen, Malen, Basteln oder Ausflüge führen dazu, dass Menschen mit leichter bis mittelschwerer Demenz sich an Orte der Vergangenheit erinnern und kommunizieren können.
- *Dokumentationsorientiertes Arbeiten:* Gerade bei älteren Menschen mit Demenz sollten immer vorhandene Dokumente wie z. B. Fotos, Bilder, Gegenstände und Andenken in die Biografiearbeit einbezogen werden, um Erinnerungsanreize zu schaffen.

Welchen Nutzen bringt die Biografiearbeit für den Menschen mit Demenz?
Durch das Erinnern und die Ermutigung zum Erzählen wird das Langzeitgedächtnis der Betroffenen aktiviert. In einem ansprechenden Umfeld, in dem sich der Betroffene wohl fühlt, können Erinnerung und Konzentration gefördert sowie Unruhe reduziert werden. Dabei regen Erinnerungen zu neuen Themen an, die als Zugang genutzt werden können und den Betreffenden zum Erzählen motivieren. Neue Gefühle des Erzählenden werden geweckt, z. B. Wut und Trauer, aber auch Freude und Hoffnung. Begleiter lernen den Menschen mit Demenz besser kennen und können seine Stärken, Schwächen und Verhaltensweisen richtig einschätzen. Eine Vertrauensbasis kann sich zwischen dem Demenzbegleiter und dem Menschen mit Demenz entwickeln, die die Beziehung positiv und vielfältig beeinflusst.

Merke

Dem Menschen mit Demenz sollte stets das Recht zu vergessen eingeräumt werden! Einerseits ist Vergessen ein Merkmal der Demenzerkrankung, andererseits möchte der demente Mensch aber vielleicht auch nicht auf Fotos oder Gegenstände aus seinem Leben reagieren. Die Weigerung sich zu erinnern ist dann eine so genannte «Schutzfunktion», z. B. vor Depression und Kränkung.

Biografische Informationen
Daten, Informationen, Erfahrungen und Erinnerungen werden gesammelt und aufgeschrieben. Biografisch relevante Informationen müssen nicht unbedingt abgefragt werden, denn auch durch Beobachten und Wahrnehmen des Klienten lässt sich vieles ablesen. Dabei ist folgendes zu bedenken:
- Wie viel möchten sie selbst von ihrem eigenen Leben preisgeben, um im Dialog mit dem Gesprächspartner zu bleiben?
- Gibt es außer dem Menschen mit Demenz selbst auch Angehörige, die Auskunft zur Biografie geben können?
- Wie verschaffen sich Begleiter einen Überblick über die Zeitgeschichte und damalige wichtige Themen?

Merke

Der Betreffende darf niemals das Gefühl haben, dass er ausgefragt wird! Möglicherweise bricht er dann sogar das Gespräch ab. Wichtig ist auch, dass Auskünfte und Informationen, die Betroffene oder Angehörige geben, niemals an Dritte weiter gegeben werden.

Biografische Datenerhebung
Im Erstgespräch, z. B. bei der Aufnahme in eine Pflegeeinrichtung, werden Informationen über den Menschen mit Demenz gesammelt. In diesem Gespräch werden persönliche Daten zur Pflege, Betreuung, Biografie, der hauswirtschaftlichen Versorgung sowie zu individuellen Wünschen und zu Bedürfnissen des Klienten erfasst. Es ist ratsam, sich ein «eigenes» biografisches Bild vom Betreffenden zu machen, ihn zu beobachten und mit ihm ins Gespräch zu kommen, bzw. die Äußerungen der Angehörigen «zu überprüfen». In der Demenzbegleitung gibt es sehr viel zu beobachten, wahrzunehmen und zu reagieren. Zudem ist es sinnvoll, wenn die Begleiter selbst mit den Klienten ins Gespräch kommen und ein gemeinsames Erinnern anstoßen. Für die Demenzbegleitung sind Informationen wichtig wie z. B.:
- familiäre Situation und regionale Herkunft
- Schulbildung, berufliche Ausbildung und ausgeübter Beruf
- Tagesgestaltung, Gewohnheiten
- Interessen, Hobbys
- Sprache, Dialekt
- Verhaltensweisen, Traditionen, Rituale, kultureller Hintergrund
- prägende Ereignisse
- Gesundheitsgeschichte.

Das biografische Wissen wird in die Demenzbegleitung integriert und genutzt. Eine ganzheitliche Begleitung von Menschen mit Demenz basiert auf biografischen Informationen. Biografisch relevante Informationen dienen besonders dann dem nötigen Verständnis, wenn die Lebensgewohnheiten des Menschen mit Demenz nicht von sich aus sofort verständlich sind.

Biografiebogen
Die biografischen Daten werden i. d. R. auf einem so genannten «Biografieblatt» oder «Biografiebogen» gesammelt. Der Biografiebogen muss nicht unmittelbar nach Einzug in eine Pflegeeinrichtung fertig gestellt werden, sondern es ist ein realistischer Zeitrahmen zu setzen. Nicht alle relevanten Daten werden sofort in den ersten Tagen nach Einzug zur Verfügung stehen, sondern häufig erst im Laufe der Zeit zusammengetragen.

Mittlerweile existieren unterschiedliche Formulare zur Erhebung der Biografie. Das Formular des Biografiebogens sollte praktikabel und sinnvoll sein, viele Einrichtungen erstellen es sich selbst.

Möglichkeiten der Biografiearbeit in der Demenzbegleitung
Die Biografiearbeit wird durch eine passende Gestaltung der Umgebung positiv beeinflusst. Folgende Möglichkeiten haben sich in der Praxis bewährt:

Erinnerungszimmer: Ein Zimmer im Wohnbereich könnte unter Mithilfe von Betroffenen und Angehörigen, mit Gegenständen aus der Vergangenheit, wie zum Beispiel alten Möbeln und Geschirr, zum so genannten Erinnerungszimmer gestaltet werden. Dort können sich Betroffene, Angehörige und Begleiter treffen und aus ihrer Vergangenheit erzählen. Die Gegenstände funktionieren dabei als Auslöser (Trigger) und das Langzeitgedächtnis wird aktiviert. Die Menschen mit Demenz werden zum Erzählen angeregt. Dies fördert nicht nur die Kommunikation sondern auch den wertschätzenden Umgang mit Erinnerungen.

Lebensbücher: In so genannten Lebensbüchern können die Geschichten, die ältere Menschen erzählen, festgehalten werden. Diese Geschichten können mit Fotos, Dokumenten, Zeitungsausschnitten und Zeichnungen anschaulich gestaltet werden. Ein Lebensbuch ist keine Biografie, sondern eine Sammlung von Themen und Materialien, die für den Menschen mit Demenz eine besondere Bedeutung besitzen. Die Anfertigung eines Lebensbuches ist ein längerer Prozess. Ringbücher haben sich in der Praxis bewährt, da man sie immer wieder beliebig ergänzen kann. Das Lebensbuch ist Eigentum des Menschen mit Demenz und er bestimmt, was damit geschieht. Unter Umständen erzählt der

Betreffende private und intime Geschichten, die zwiespältige Gefühle hervorrufen.

Lebenslinien: Die Lebenslinie beginnt bei der Geburt des Betreffenden und reicht bis seinem gegenwärtigen Lebensjahr. Diese Linie kann auf mehrere zusammengeklebte DIN-A4-Seiten gezeichnet werden. Sie wird dann gemeinsam mit dem Betroffenen und seinen Angehörigen in verschiedene Stadien eingeteilt und mit wichtigen Ereignissen aus seinem Leben beschriftet. Diese Lebenslinie kann dann beispielsweise im Zimmer des Bewohners hängen und bietet jedem die Möglichkeit zu kommunizieren.

Erinnerungskisten: Erinnerungskisten können beispielsweise Schuhkartons sein, die mit Erinnerungsstücken aus der Lebensgeschichte des Menschen mit Demenz ausgestattet sind. Solche Erinnerungsgegenstände sind z. B.:
- kleine Puppen
- bestickte Taschentücher, Deckchen
- Postkarten
- Hochzeitserinnerungen
- «Schmuckstücke» wie Ringe, Ketten, Haarspangen o. ä.
- Erinnerungen an den gelernten Beruf wie z. B. Firmenschild, Werkzeuge, Arbeitsmaterialien
- Kosmetika, Parfüms usw..

Diese Erinnerungskisten unterstützen die Biografiearbeit und helfen, mit dem Betroffenen ins Gespräch zu kommen. Sie können auch zur 10-Minuten- Aktivierung genutzt werden (s. S. 89).

> **Hilfsmittel für die Biografiearbeit in der Praxis:**
> - Fotos der Klienten (aus ihrer Jugend, alte Bilder aus der Stadt und der Region) (s. **Abb. 3-6**)
> - Gegenstände aus den ersten Jahrzehnten des vorigen Jahrhunderts, wie z. B. altes Bügeleisen, Möbel, Kochgeräte (z. B. vom Flohmarkt, Wohnungsauflösungen)
> - Musik aus der damaligen Zeit, Musikinstrumente, Liederbücher
> - Geschichten aus alten Lesebüchern
> - Erinnerungskoffer, den Angehörige vor Heimeinzug packen, mit kleinen Erinnerungsstücken, an denen Klienten hängen (Bücher, Bilder etc.)
> - Tische mit Kerzen, Bibeln usw. auf dem Wohnbereich gestalten
> - Handarbeiten – (alte) Stricknadeln, Häkelnadeln, Fingerhüte, Wolle oder ein Stopfei können als Auslöser dienen Gerüche können zur Erinnerungsarbeit beitragen – Kernseife, Wachs oder Möbelpolitur und Parfüm sowie Blumendüfte, Holzgeruch oder auch «Küchendüfte».

Psychobiografisches Modell nach Böhm

Professor Erwin Böhm (geb. 1940 in Wien), Begründer der Psychobiographischen Pflegetheorie, hat einen ganzheitlichen und äußerst praxisorientierten Ansatz für die Geriatrie, Gerontopsychiatrie und Psychogeriatrie geschaffen. Die Grundlage des Psychobiografischen Pflegemodells bildet die Biographie des Menschen, insbesondere seine Prägungsgeschichte, wobei es sich an emotionalen, triebhaften Ressourcen des an Demenz erkrankten Menschen orientiert und nicht an den kognitiven Defiziten. Die Krankheit Demenz wird eher als seelisches Problem (Thymopsyche = Gefühlsanteil der Seele) verstanden, das aus der jeweiligen Biografie des Menschen entstanden ist. Böhm geht davon aus, dass auch Menschen im schweren Stadium von Demenz etwas zu erzählen haben und Pflegende und Begleiter nur deren Interessen wecken müssen (Maciejewski et al., 2001:1/71). Das Psychobiografische Pflegemodell zielt darauf ab:
- den Menschen mit Demenz zu reaktivieren
- einen Rückzugs des Betroffenen zu vermeiden
- die Symptome der demenziellen Erkrankung zu lindern, möglichst ohne den Einsatz von Psychopharmaka
- die Seele des älteren Menschen mit Demenz zu beleben
- das Selbstwertgefühl des Betroffenen zu stärken
- die Lebensqualität des an Demenz erkrankten Menschen zu verbessern durch «seelische Pflege»

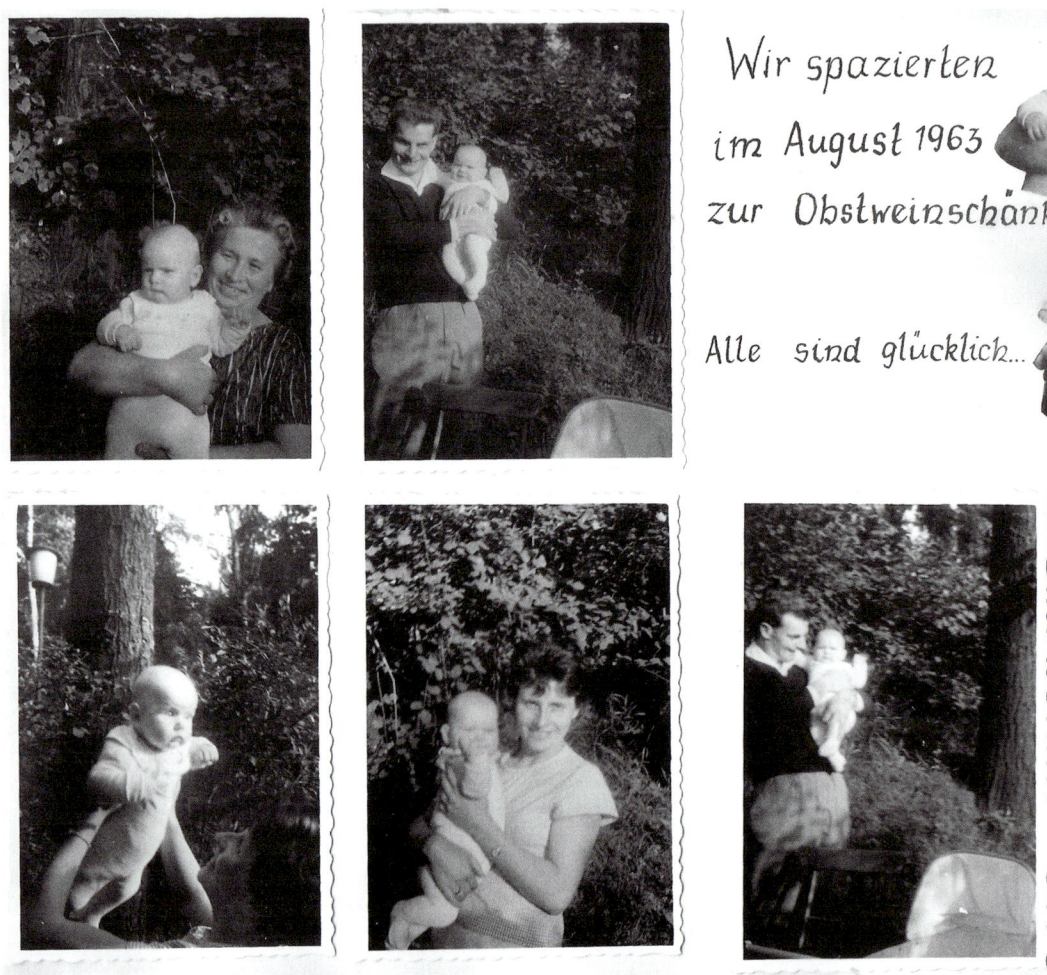

Abbildung 3-6: Lebensspuren – Erinnerung an die Kindheit. (Foto: Sylke Werner)

- die Arbeitszufriedenheit der Mitarbeiter in der Pflege und Betreuung zu erhöhen und somit die Zahl der Krankenstände und Personalfluktuation zu reduzieren.

Reaktivierende Pflege
Das Hauptziel des Psychobiografischen Modells nach Böhm ist es, den Menschen mit Demenz trotz seiner Erkrankung am Leben teilhaben zu lassen. Das reaktivierende Konzept wendet sich gegen das so genannte «warm-satt-sauber-trocken», das den Rückzug und die Regression älterer Menschen fördert.

Merke

Von großer Bedeutung ist, zuerst die Seele des alten Menschen zu bewegen und dann die Beine. (Messer, 2009:58).

Die sieben Erreichbarkeitsstufen nach Böhm
Böhm teilt das Erleben von Menschen mit Demenz in sieben Erreichbarkeits- oder Interaktionsstufen ein. In der Demenzbegleitung wird der Betreffende einer Stufe zugeordnet, um beispielsweise herauszufinden, was er erlebt, wie es

ihm geht, wo er sich gerade «befindet» und über welche Kompetenzen er verfügt. Damit können Begleiter den Menschen mit Demenz psychisch erreichen, ihn besser verstehen und Regression verhindern.

Die Zuordnung eines Menschen mit einer demenziellen Erkrankung in eine der Erreichbarkeitsstufen kann variieren und sich überschneiden. Sie stellt aber eine Möglichkeit dar, in der Demenzbegleitung zu erkennen, welche Bedürfnisse der Betroffene gerade hat.

> **Erreichbarkeitsstufen nach Böhm (Maciejewski et al., 2001):**
>
> 1. Stufe: Sozialisation – Prägung z. B. durch Familie, Schule, Beruf, regionale Geschichte
> 2. Stufe: Mutterwitz – direkte Sprache, Muttersprache, Dialekt
> 3. Stufe: Emotionale Grundbedürfnisse – seelisches Befinden
> 4. Stufe: Prägungen – Eigenarten, Rituale, erlernte Verhaltensnormen
> 5. Stufe: Höhere oder niedrige Antriebe – Phase der Triebe, Wünsche, Träume
> 6. Stufe: Intuition – Märchen, Aberglaube und Religion von Bedeutung
> 7. Stufe: Urkommunikation – Körperkontakt, nonverbale Signale von Bedeutung

Die Erreichbarkeitsstufen sind keinesfalls als starr und unflexibel zu betrachten. Es geht immer darum, das aktuelle Erleben der Menschen zu verstehen und biografische und historische Daten zu nutzen. Dabei ist Flexibilität im Umgang mit den Betroffenen nötig. In der Begleitung von Menschen mit Demenz nach dem Psychobiografischen Modell ist wichtig (Stoffers, 2008):
- dem Betreffenden ein *Daheim-Gefühl* vermitteln, indem er sich verstanden und geborgen fühlt
- herauszufinden, *wie* der Betreffende bestimmte Ereignisse erlebt hat und welche Gefühle, Eindrücke und Erfahrungen in seiner Biografie von Bedeutung sind (thymopsychische Biografie)
- gute Kenntnisse über die *Prägungszeit* des Menschen mit Demenz zu besitzen, vor allem aus den ersten 20 bis 25 Lebensjahren, z. B. wie haben die Betroffenen ihre Kindheit und Jugend verbracht, was haben sie in dieser Zeit erlebt und gelernt?
- Orientierung am Normalitätsprinzip, Menschen mit Demenz leben ihren Alltag so normal wie möglich, z. B. übernehmen sie kleine Tätigkeiten und Aufgaben im Küchen- und Hausarbeitsbereich, wo sie spüren, dass sie gebraucht werden und an ihr bisheriges Leben anknüpfen können.

3.1.5 Lebensumfeld und Verhalten

Menschen mit Demenz profitieren von stabilen Lebensverhältnissen. Nach Möglichkeit sollte ein Umzug in eine neue Umgebung vermieden werden. Die Einweisung in ein Krankenhaus oder der Einzug in eine Pflegeeinrichtung stellen bereits einen bedeutsamen Einschnitt im Alltag des Betreffenden dar. Dies gilt es in solchen Situationen unbedingt zu berücksichtigen. Bezugspersonen sind für Menschen mit Demenz sehr wichtig und es sollten auch Kontakte zur Familie, zu Freunden und Bekannten, aufrecht erhalten werden.

Zur Stabilität des Lebensumfeldes gehört eine klare Tagesstrukturierung wie ein regelmäßiger Ablauf vom Aufstehen über die Mahlzeiten, Toilettengänge, bis zum Zubettgehen. Der Betroffene fühlt sich sicher und Ängste, Unruhe und Mutlosigkeit werden verringert. Ein sicheres und angenehmes Umfeld ermöglicht es dem Betreffenden auch, sich entsprechend seinen Fähigkeiten in den Alltag zu integrieren. Dabei darf er sich nicht überfordert fühlen. Letztendlich beeinflusst das Lebensumfeld von Menschen mit Demenz deren Verhalten.

Milieutherapie

Die Gestaltung des Milieus ist für jeden Menschen von Bedeutung. Es beeinflusst sein Wohlbefinden. Das zu Hause, die eigene Wohnung ist für jeden Menschen ein individuell gestalteter Ort und birgt Privatsphäre.

Für Menschen mit Demenz spielen Umgebungsfaktoren eine besondere Rolle. Gerade ältere verwirrte Menschen fühlen sich in vertrauter Umgebung sicherer. Das ist für sie wegen ihrer beeinträchtigten Wahrnehmung und Orientierung besonders wichtig. Deshalb zählt die «Milieutherapie» heute zum festen Bestandteil ganzheitlicher Betreuung und Begleitung von Menschen mit Demenz. Sie setzt dabei auf folgenden Ebenen an:
- am Betroffenen selbst
- im sozialen Umfeld
- im Wohn- und Lebensraum
- in der Betreuungsatmosphäre.

Wichtige Ziele der Milieutherapie sind deshalb:
- Linderung der Symptome wie z.B. Angst, Unruhe und Aggression
- Förderung und Erhaltung von Fähigkeiten zur Alltagsbewältigung und
- Verbesserung der Lebensqualität und des Wohlbefindens.

Milieugestaltung bei Menschen mit Demenz zielt darauf ab, krankheitsbedingte Defizite auszugleichen und die Lebenszufriedenheit zu erhöhen. Aufnahmefähigkeit und Wahrnehmung dürfen den Menschen mit Demenz dabei weder über- noch unterfordern. Die Milieugestaltung richtet sich nach den individuellen Bedürfnissen des Betroffenen und orientiert sich demzufolge an seiner Biografie. Die Gestaltung des Milieus schließt die gesamte Lebenswelt des Betroffenen, die räumliche Gestaltung, die Gestaltung des Alltags sowie die sozialen Beziehungen ein.

Räumliche Gestaltung
Die Aufenthalts- oder Wohnräume sollten übersichtlich gestaltet sein, ausreichend Bewegungsfreiheit bieten sowie frei von gefährlichen Gegenständen wie spitzkantigen Schränken oder Klappstühlen sein. Auch die bekannten Lieblingsfarben sollten sich in den Räumen wieder finden, z.B. in Bildern, Vorhängen oder Tagesdecken. Beispielsweise bieten dem Bewohner bei einem Einzug ins Pflegeheim, ans Herz gewachsene Gegenstände oder auch individuelle Türschilder, Orientierungshilfen und vermitteln im vorerst fremden Heimzimmer ein Gefühl von «zu Hause» (s. **Abb. 3-7**). Persönliche Gegenstände, wie Fotos, Möbel, selbst gehäkelte Deckchen und damit verbundene Erinnerungen sind wichtig, auch wenn der Betroffene zunächst den Eindruck erweckt, dass er diese ignoriert. Dieses private Zimmer sollte dem Rückzug dienen und vom Bewohner als «sein Zimmer» erkennbar sein.

Das Gefühl von Wärme und Wohnlichkeit wirkt auch bei Menschen mit Demenz beruhigend und entspannend. Einfache Gegenstände wie eine Duftlampe, ein Windspiel oder ein Strauß Blumen sprechen gleichzeitig verschiedene Sinne an. Kuscheltiere, Decken oder ein Berg mit Stoffresten regen zum Anfassen und Streicheln an. Öffentlich zugängliche Räume ermöglichen dem Bewohner soziale Kontakte, an verschiedenen Aktivitäten teilzunehmen sowie das Gefühl von Autonomie und Selbstbestimmtheit.

Zeitliche Orientierung
Eine wichtige Rolle spielt die Tagesgestaltung. Tagesstrukturierende Maßnahmen helfen dem Menschen mit Demenz bei der zeitlichen Orientierung. Sie geben der verbrachten Zeit einen Sinn und sollten sich an individuellen Gewohnheiten und Interessen des Bewohners orientieren. Das Einleben im Pflegeheim wird erleichtert, wenn so wenig wie möglich in den Lebensrhythmus des Bewohners eingegriffen wird. Persönliche Rituale, wie die Tasse Kakao am Morgen, die Lieblingsmusik beim Mittags-

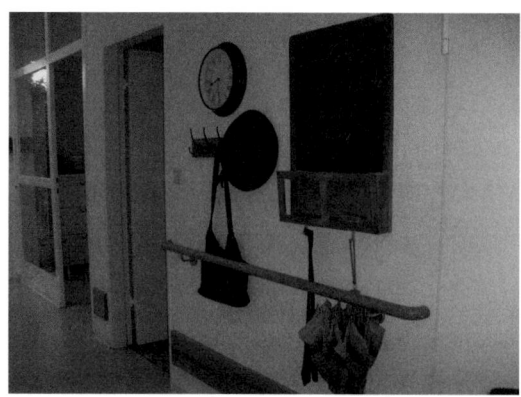

Abbildung 3-7: Gestaltung eines Wohnbereichsflures. (Foto: Sylke Wernder)

schlaf oder das Glas Rotwein vor dem Einschlafen sollten unbedingt beibehalten werden.

Tägliche Angebote bieten lediglich einen Orientierungsrahmen. Tagsüber vermitteln vertraute Abläufe, z. B. feste Schlafens- und Aufwachzeiten, regelmäßige Mahlzeiten, der Vormittagsspaziergang, das nachmittägliche Kaffeetrinken oder gemeinsame Ausflüge ein Gefühl von Sicherheit und Geborgenheit.

> **Merke**
>
> Die Tagesstruktur sollte von den Gewohnheiten und Bedürfnissen des Menschen mit Demenz und nicht von den Vorstellungen der Betreuenden geprägt sein. Bei der Tagesgestaltung sind regelmäßige Abläufe wichtig.

Zu tagesstrukturierenden Maßnahmen zählen neben den Freizeitaktivitäten auch Verrichtungen des täglichen Lebens, wie z. B. Wäsche falten, abwaschen, aufräumen oder Blumen gießen. Der Mensch mit Demenz fühlt sich «gebraucht», nützlich und in seinem Selbstvertrauen gestärkt. Gleichzeitig können durch solche Tätigkeiten herausfordernde Verhaltensweisen gemindert werden.

Bekannte Utensilien wie Töpfe, Lappen, Besen und Staubtücher sollten immer sichtbar und erreichbar sein, um die Betreffenden zur Beschäftigung anzuregen. Aktivitäten und Ruhepausen wechseln sich ab, damit sie nicht überfordert werden.

> **Merke**
>
> Die Konzentrationsspanne der an Demenz erkrankten Menschen muss berücksichtigt werden, um eine Überreizung und Erschöpfung zu vermeiden.

Soziale Beziehung
Kontakte zu anderen Menschen, Angehörigen und Mitbewohnern sowie die Teilnahme an Gruppenaktivitäten sind für Menschen mit Demenz von großer Bedeutung und fester Bestandteil der sozialen Milieugestaltung. Demenzbegleiter unterstützen die Betreffenden dabei, soziale Beziehungen zu gestalten und motivieren sie zur Interaktion mit anderen.

Besonders Pflegeeinrichtungen haben ihre eigenen Gesetze, Strukturen und ein eigenes Milieu, das von Menschen mit einer demenziellen Erkrankung ein hohes Maß an Anpassungs- und Orientierungsvermögen verlangt. Genau diese Fähigkeit zur Anpassung geht Menschen mit Demenz jedoch zunehmend verloren. Insofern sind regelmäßige Beziehungen zwischen dem Betreuungspersonal und dem Menschen mit Demenz sehr wichtig, da dieser sich hilflos fühlt, wenn er sich ständig umorientieren und auf neue Personen einstellen muss.

«Herausforderndes» Verhalten

Menschen mit Demenz werden oft als «problematisch», «abweichend», «verletzend» und «störend» bezeichnet. Der Umgang mit an Demenz Erkrankten ist nicht selten eine Herausforderung für Angehörige und Begleiter und löst häufig eine gewisse Hilflosigkeit aus. Aber auch umgekehrt, kann das Verhalten Angehöriger und Begleiter das «problematische» Verhalten bei Menschen mit einer demenziellen Erkrankung hervorrufen.

Fallbeispiel

9.00 Uhr im Pflegeheim: Wilhelm Rosenberg sitzt nach dem Frühstück mit zwei anderen Bewohnern am Tisch im Gruppenraum.

«Hallo, hallo, hallo», ruft Wilhelm Rosenberg. Er versucht die Wasserflasche zu greifen, wobei die Blumenvase umfällt und das Wasser auf seinen Schoss tropft. «Hilfe, Hilfe!», ruft er und steht auf. «Hilfe, Hilfe!».

«Ruhe, du blöder Kerl», ruft eine Bewohnerin am Tisch. «Hilfe, Hilfe!» Wilhelm Rosenberg ruft weiter und läuft auf den Flur. Er hat sich bereits die Hosen heruntergezogen. Endlich entdeckt ihn eine Demenzbegleiterin. «Hilfe, Hilfe!» «Was ist denn los? Ziehen Sie sich mal wieder an!», herrscht diese ihn an und verschwindet in einem anderem Zimmer. «Hilfe! Oh je, oh je!», klagt Wilhelm Rosenberg und läuft hinterher. «Aber raus hier! Sie sehen doch, dass ich alle Hände voll zu tun habe!» Die Demenzbegleiterin versucht Wilhelm Rosenberg aus dem Zimmer zu schieben. «Hilfe, Hilfe, so helft mir doch!», schreit er und wehrt sich. «Hilfe, Hilfe! So helft mir doch!» «Jetzt reicht es aber! Lassen Sie mich los und gehen Sie in Ihr Zimmer!», schreit die Demenzbegleiterin. Wilhelm Rosenberg weint jetzt.

«Jetzt auch noch heulen!», sagt die Betreuende. «Das ist ja kaum auszuhalten hier!»

Wilhelm Rosenberg wendet sich nun weinend ab und läuft auf dem Flur hin und her …

Fallbeispiel

15.00 Uhr: Eine Demenzbegleiterin verteilt in der Demenzgruppe Kaffee und Kuchen. «Ich muss nach Hause», sagt Wilhelm Rosenberg, der ihr auf Schritt und Tritt folgt und nach ihrem Arm greift. «Ich muss nach Hause. Helfen Sie mir!»

«Hier ist Ihr zu Hause und es gibt Kaffee und Kuchen», erwidert die Begleiterin. «Meine Mutti isst Kuchen …, ich muss heim … ich … Hilfe!»

«Herr Rosenberg, Sie wissen doch, dass Ihre Mutter längst tot ist! Das nervt langsam!» Indessen ist Wilhelm Rosenberg nicht mehr im Raum. «Herr Rosenberg!» Die Begleiterin versucht ihn einzuholen. Wilhelm Rosenberg läuft in Richtung Fahrstuhl. «Ich muss nach Hause! Mutti!» Die Begleiterin versucht ihn zurückzuhalten: «Herr Rosenberg! Kommen Sie!» «Hau ab! Mutti!», ruft er. Eine Pflegekraft eilt zu Hilfe. Es gelingt ihnen, Wilhelm Rosenberg vom Fahrstuhl wegzuziehen. «Mutti! Mutti!», schluchzt er und lässt sich ins Zimmer bringen. «Wir bringen Sie nach Hause», versucht die Demenzbegleiterin zu trösten …

Unruhe kann bei Menschen mit Demenz z. B. hervorgerufen werden durch:
- *Stimmungen und Bedürfnisse*: Depression, Frustration, Einsamkeit, Langeweile, Verlangen nach Aufmerksamkeit
- *Geschehnisse*: Verhalten von Mitbewohnern, Pflegehandlungen (Baden, Hilfe bei der Mahlzeiteneinnahme u. a.), wenn jemand dem Kranken zu nahe kommt, Territorialverletzungen
- *Behinderungen*: Verwirrtheitszustände, Defizite im ABEDL-Bereich
- Unverarbeitete Konflikte aus der Vergangenheit.

Im Fallbeispiel bemüht sich Wilhelm Rosenberg den Alltag zu bewältigen. Er ist eine Persönlichkeit mit Fähigkeiten und Bedürfnissen, auch wenn er an Symptomen von Demenz leidet, bekümmert und verzweifelt ist. Häufig werden Betroffene wie Wilhelm Rosenberg nach ihrem Verhalten beurteilt und als «Wanderer», «Hamsterer», «Schwierige» oder «Aggressive» u. ä. bezeichnet. Jedoch ist ihr Verhalten schwierig und nicht ihre Person. Wilhelm Rosenberg versucht zu kommunizieren und drückt mit seinem Verhalten seine Bedürfnisse aus. Alltagssituationen, die Demenzbegleitern völlig logisch erscheinen, sind für Wilhelm Rosenberg unüberschaubar und chaotisch. Er kann seine Eindrücke nicht mehr in Handlungsabläufe einordnen und weiß nicht mehr, wie er sich verhalten soll. Er sucht seine Mutti, will mit ihr Kaffee trinken, weil sie Kuchen gebacken hat.

Was ist «herausforderndes Verhalten»?
Im Zusammenhang mit «Demenz» wird eine besonders typische, bei verschiedenen Erkrankten wiederkehrende Verhaltensauffälligkeit beschrieben, die als Belastung für Pflegende, Begleiter und anderer Personen in der Umgebung wahrgenommen wird. Verhält sich eine Person über lange Zeiten des Tages nicht situationsgerecht oder sozial unangepasst, so wird dieses Benehmen häufig als «herausforderndes Verhalten» bezeichnet. In der Praxis wird dann häufig davon gesprochen, dass sich die betreffende Person bestimmten Maßnahmen «widersetzt», «stört» oder sich «ablehnend» verhält. Herausfordernde Verhaltensweisen sind z. B.:
- sich wehren
- rufen, schreien
- ständig hinterher laufen
- immer die gleichen Fragen stellen
- sich plötzlich im Flur oder am Tisch entkleiden.

Es ist grundsätzlich davon auszugehen, dass es sich beim «Herausfordernden Verhalten» um kein durch einen schwierigen Charakter bedingtes, problematisches oder aggressives (zielgerichtetes) Verhalten handelt. Menschen mit Demenz führen dieses Verhalten nicht mit Absicht herbei. Auch die Bezeichnung «ablehnendes Verhalten» trifft in der Regel nicht zu. Herausforderndes Verhalten meint dagegen, dass Menschen mit Demenz die Umwelt herausfordern, auf ihre Bedürfnisse einzugehen, weil sie eben nicht mehr die Fähigkeit besitzen, sich adäquat verbal zu äußern (Maciejewski et al., 2001:10). Mit herausfordernden Verhaltensweisen versuchen Menschen mit Demenz ihre Bedürfnisse zu befriedigen und diese sind mannigfaltig.

Ursachen für herausfordernde Verhaltensweisen können u. a. sein:
- Bedürfnisse oder Schmerzen, die der Betroffene nicht mitteilen kann, wie etwa: Obstipation, Harn- oder Stuhldrang
- Reaktionen auf Kompetenz- und/oder Autonomieverlust (z. B. Fehldeutung von Situationen, Konflikte, Überforderung durch die Situation oder in der Kommunikation, unangemessene Reize)
- Situative Gegebenheiten (z. B. Einweisung ins Krankenhaus, Einzug in ein Pflegeheim, Verlegung in andere Zimmer oder Bereiche, Urlaub der Kinder)

Daneben können auch körperliche Erkrankungen (z. B. Infektionen, Exsikkose oder auch Nebenwirkungen von Medikamenten) zu herausfordernden Verhaltensweisen führen.

Zu berücksichtigen ist die Ausprägung der Symptome im Verlauf einer Demenzerkrankung (s. **Tab. 3-5**) sowie auch die Psychopathologie bei Demenz (s. **Tab. 3-6**).

Viele (psychopathologische) Verhaltensweisen können mit entsprechenden Maßnahmen gelindert bzw. sogar vermieden werden. Es ist wichtig den Verhaltensweisen von Menschen mit Demenz in bestimmten Situationen auf den Grund zu gehen und die Ursachen zu hinterfragen. Im Alltag werden Menschen mit Demenz mit dem fortschreitenden Verlust ihrer geistigen Fähigkeiten sowie Kurzzeitgedächtnis-, Benennungs- und Wortfindungsstörungen, konfrontiert. Dies fällt nicht nur ihrer Umgebung, sondern auch den Erkrankten selbst auf. Den Betroffenen wird bewusst, dass sie sich nicht mehr auf jahrzehntelang eingespielte Wahrnehmungs-, Erkennungs- und Gedächtnisstrategien verlassen können. Sie spüren, dass Erinnerungen und alltägliche Fähigkeiten verloren gehen und sind einem existentiellen Leidens- und Be-

Tabbelle 3-5: Symptome im Kontext von Verhaltensweisen im Verlauf einer Demenzerkrankung

Stadium der Demenz	Symptome
Leicht	Apathie, Zurückgezogenheit, Reizbarkeit, Angst
Mittelschwer	Wahnvorstellungen, Halluzinationen, Depression, Aggressionen, Herumlaufen
Schwer	Rufen, Schreien, Agitation

Tabbelle 3-6: Psychiatrische Symptome bei Demenz

Psychotische Phänomene	Wahnbildung, Verkennungen, Sinnestäuschungen
Affektive Störungen	Depressivität, Angst, emotionale Labilität, Aggression
Persönlichkeitsveränderung	hypo-, hyper- oder heterotypischer Persönlichkeitswandel
Herausforderndes Verhalten	Nichtkognitive Störungen Verhaltensstörungen/-auffälligkeiten BPSD – behavorial and psychological symptoms in dementia

lastungsdruck ausgesetzt. Ihre bisher vertraute Umgebung, nahe stehende Personen und bestimmte Alltagssituationen wirken fremd und lassen sich nicht mehr eindeutig zuordnen. Sie vergessen den situativen Kontext von Handlungszusammenhängen.

Es ist nur verständlich, dass Menschen mit Demenz gegen das Nachlassen geistiger und körperlicher Fähigkeiten ankämpfen und das in einer Welt, die sie immer weniger verstehen.

Menschen mit einer demenziellen Erkrankung verlieren jene kognitiven Voraussetzungen, die für eine Reflektion und Verarbeitung ihrer Verluste und Defizite sowie für eine rationale Auseinandersetzung notwendig sind. Das ist ein ganz gravierender Unterschied zum Krankheitserleben von körperlich kranken Menschen. Gerade die Unfähigkeit zur bewussten Reflektion ihrer Beeinträchtigungen wird als belastend empfunden. Diese Belastung wird auch dadurch nicht bewältigt, dass sie durch immer wiederkehrende Versagenserlebnisse erneut gestärkt wird. Es ist ein Teufelskreis, der wiederum Fehlleistungen hervorruft.

Geistig gesunde Menschen können mit Misserfolgen umgehen, wenn beispielsweise gleichzeitig Erinnerungen an bereits erbrachte Leistungen und positive Erfahrungen aktiviert werden. Normalerweise sind Misserfolge für den Menschen an sich keine grundsätzliche Bedrohung für sein Selbstwertgefühl. Menschen mit einer demenziellen Erkrankung steht diese Fähigkeit zur kognitiven und emotionalen Kontrolle des Selbsterlebens nicht mehr zur Verfügung. Alltagssituationen, die für geistig Gesunde völlig logisch sind, werden für Menschen mit Demenz unüberschaubar und chaotisch. Sie können ihre Eindrücke nicht mehr in Handlungsabläufe einordnen und wissen nicht mehr, wie sie sich verhalten sollen.

Das Verhalten, welches Außenstehende stört, ist ein Symptom der Gehirnerkrankung und die Person mit Demenz kann dieses Verhalten nicht willentlich kontrollieren. Im Umgang mit Menschen mit Demenz und zur Verhinderung von herausfordernden Verhaltensweisen ist Empathie ein professionelles Werkzeug. Der Umgang mit so genannten «schwirigen» Verhaltensweisen bei Menschen mit Demenz fordert Begleiter täglich neu heraus.

Im Rahmen eines vom Bundesministerium für Gesundheit ausgeschriebenen Forschungsprojekts wurden verschiedene standardisierte Rahmenempfehlungen für die stationäre Altenhilfe entwickelt.

Rahmenempfehlungen für die Demenzbegleitung für die stationäre Altenhilfe (In Anlehnung an Rahmenempfehlungen für die stationäre Altenhilfe, Bartholomeyczik et al., 2006):

1. Verstehende Diagnostik
Im Mittelpunkt der Demenzbegleitung steht die Perspektive des an Demenz erkrankten Menschen und nicht allein die Sichtweise der Betreuungspersonen. Von dieser «subjektiven Wirklichkeit» ausgehend, soll ein besonderes Verständnis für herausforderndes Verhalten entstehen. Die verstehende Diagnostik sucht nach möglichst vielen Ursachen. Zur Analyse bestimmter Verhaltensweisen kann das NDB Modell (Need driven dementia compromised behaviour model – bedürfnisorientierte Verhaltensmodell bei Demenz) angewandt werden, das verschiedene Faktoren berücksichtigt, wie etwa:
- neurologischer Status: z. B. Leistungsfähigkeit, Motorik, Gedächtnis, Sprache, sensorische Fähigkeiten
- Gesundheitsstatus/Demografie: Allgemeinzustand, körperliche Funktionsfähigkeit, Bildung, Beruf
- psychosoziale Faktoren: Persönlichkeit, Stressverhalten
- Bedürfnisse: Hunger, Durst, Ausscheidung, Schmerz, Schlafverhalten, Emotionen
- Umgebung: räumliche Gestaltung, Lärm, Temperatur, Licht, Personalausstattung, Atmosphäre, soziale Kontakte.

2. Assessmentinstrumente
Basis der verstehenden Diagnostik ist die strukturierte Erfassung von herausforderndem Verhalten durch standardisierte Erhebungsinstrumente. Folgende Assessmentinstrumente können genutzt werden:
- NOSGER (Nurses Observation Scale for Geriatric Patients)
- RAI (Resident Assessment Instrument)
- CMAI (Cohen Mansfield Agitation Inventory)
- DCM (Dementia Care Mapping).

3. Validation
Validation ist eine wertschätzende und akzeptierende Grundhaltung, die sich im Umgang mit herausforderndem Verhalten an dessen gefühlsmäßigen und motivierten Beweggründen orientiert.

4. Erinnerungspflege
Das Erinnern lebensgeschichtlicher Ereignisse und gelebter Beziehungen stärkt die Identität und das soziale Zugehörigkeitsgefühl.

5. Berührung, Basale Stimulation, Snoezelen
Die Integration einzelner oder mehrere Sinne in die pflegerische Beziehung kann die Prävention von herausforderndem Verhalten unterstützen.

6. Bewegungsförderung
Die Verbesserung der Funktionsfähigkeit durch Bewegung minimiert den funktionellen Abbau und ist der Gesundheit und dem Wohlbefinden zuträglich, besonders bei Menschen mit Demenz.

Was tun in akuten psychiatrischen Krisen?
Akute psychiatrische Krisen, die etwa durch Wahn, Halluzinationen oder Panikattacken hervorgerufen werden, treten bei Menschen mit einer demenziellen Erkrankung seltener auf, als angenommen (etwa 21 %). (Müller-Hergl, 2011) «Andere neuropsychologische Symptome wie zum Beispiel Apathie (etwa 40 %) oder Depression (etwa 35 %) kommen sehr viel häufiger vor.» (Müller-Hergl, 2011) Sollte dies doch einmal der Fall sein, sollten die Prinzipien der Validation und bestimmte Deeskalationsstrategien angewandt werden.

Verhalten bei extremer Erregtheit und überschießenden Reaktionen:
- beruhigende Umgebung und Sicherheit vermitteln
- freundliche Zuwendung
- überlegtes Handeln
- ruhig bleiben!
- Person ablenken (kleine Mahlzeit, Spaziergang, beliebte Beschäftigung
- nicht überraschend nähern oder berühren
- Auseinandersetzungen meiden, außer bei Gefahr für Leib und Leben Hilfe holen
- auf Abstand gehen und dem erregten Menschen persönlichen Freiraum lassen
- potentiell gefährliche Objekte außer Reichweite bringen
- weniger belastende, weniger anstrengende Umgebung
- sich langsam bewegen
- Person nicht mit Gewalt festhalten > beruhigend berühren, wenn angemessen
- Hilfe herbeiholen, wenn nötig
- Person schrittweise ablenken.

> Das Verhalten von Menschen mit Demenz und das Verhalten der Begleiter kann sich gegenseitig beeinflussen (s. **Tab. 3-7**).

Interventionen in der Praxis
Mögliche Interventionen, um herausfordernde Verhaltensweisen zu vermeiden, sind z. B.:
- gemütliches, heimisches Umfeld schaffen (Milieutherapie)
- Orientierung und Zuwendung gewährleisten
- für regelmäßige Bewegung und Aufenthalte im Freien sorgen
- regelmäßige, sinnvolle Aktivitäten anbieten (dabei auf biografischen Hintergrund und Interessen achten)
- Schmerzmanagement
- Autonomie und Würde des Menschen mit Demenz wahren
- wertschätzender, respektvoller Umgang mit Menschen mit Demenz, der den Bedürfnissen der Betroffenen entspricht
- feste Bezugspersonen
- Biografiearbeit, z. B. Vorlieben, Abneigungen, Gewohnheiten und Interessen beachten.

«Wenn Umgebung und Pflegeperson ruhig, zufrieden und positiv sind, wird sich auch der Mensch mit Demenz eher ruhig, zufrieden und positiv fühlen.» (Sifton, 2011: 152) Begleiter können das Verhalten von Menschen mit Demenz in bestimmten Situationen beeinflussen. Eine Haltung und ein entsprechender Umgang, der alles vermeidet, was für den an Demenz Erkrankten bloßstellend, verletzend und entwürdigend ist, trägt zu einem vertrauensvollen Verhältnis bei.

Tabelle 3-7: Wechselwirkung zwischen dem Verhalten von Menschen mit Demenz und Pflegenden und Begleitern

Mögliches Verhalten von Menschen mit Demenz	Mögliche Reaktionen Pflegender/Begleiter
unruhig, gereizt	– sind ungeduldig – greifen zu sedierenden Maßnahmen – ebenfalls gereizt und aggressiv – überfordert
wandert, läuft weg	– sind besorgt – sperren die Betroffenen ein – fixieren – überfordert – Entscheidung zw. Autonomie und Fürsorge
aggressiv	– sind hilflos – wütend – reagieren auch aggressiv – überfordert
depressiv	– überfürsorglich – überfordert – auch Gereiztheit möglich
paranoid	– Rückzug – Resignation – Angst und Unsicherheit – überfordert
Schlaf-Wach-Störung	– gereizt – aggressiv – Einsatz von Schlafmitteln – Überforderung

Merke

Menschen mit Demenz müssen trotz erlittener Verluste immer als Erwachsene und als Person ernst genommen werden.

Es ist bei allen begleitenden Maßnahmen konsequent auf die Wahrung von Privat- und Intimsphäre der zu betreuenden Menschen zu achten. So genannte «schwierige» Situationen, wie sie bei der Körperpflege, beim Toilettengang, beim «Wandering» (s. S. 113) oder bei der Nahrungsaufnahme entstehen können, lassen sich minimieren, wenn die Begleiter:

- die Welt des Menschen mit Demenz verstehen und respektieren
- sich in die Situation des Betroffenen hineinversetzen können
- nicht ihre eigenen Wertmaßstäbe bei den Betroffenen anlegen (z. B. bei Körperpflege, Kleidung, Nahrungsaufnahme)
- keine Diskussionen mit den Betroffenen führen, (kann bei Betroffenen als Bevormundung, Verbesserung und ewiges Korrigieren aufgefasst werden)
- mit Tagesschwankungen leben lernen, z. B. fühlt sich ein Mensch mit Demenz vielleicht morgens wohler als am Abend oder umgekehrt

- die Stärken und Fähigkeiten des Betroffenen betonen (z. B. Hobbys, Interessen), die Schwächen ausgleichen
- immer Wertschätzung zeigen
- beachten, dass jeder Mensch mit Demenz Fähigkeiten besitzt, die er nutzen will und soll
- Vertrauen schaffen
- Zeit lassen
- Situationen mit Humor meistern.

Merke

Jedes Verhalten hat seine Gründe. Verschiedene Verhaltensweisen können die gleichen Ursachen haben, gleiche Ursachen müssen jedoch nicht immer zu gleichen Verhaltensweisen führen!

3.1.6 Rolle der Begleiter

«Von meinem Standpunkt aus betrachtet, von dem einer Person, die mit dieser Diagnose lebt, wird der Bezeichnung, dem Namen und den meist mit dem Leiden einhergehenden Symptomen viel zu viel Bedeutung beigemessen, den Menschen dagegen, die die Krankheit *haben*, zu wenig.» (Taylor, 2008:42)

Ausschlaggebend für den Umgang mit Menschen mit Demenz ist ein verstehender Zugang im Umgang mit ihnen. Das bedeutet für die Demenzbegleitung:
- Gewinner-/Verlierer-Denken vermeiden
- Vertrautheit schaffen
- Raum geben
- Dingen auf den Grund gehen
- Gefahren realistisch einschätzen
- Situation aus Sicht des Betroffenen anschauen.

Menschen mit Demenz zeigen ein sehr starkes Verlangen nach Liebe. Liebe bedeutet ein bedingungsloses, verzeihendes Annehmen des Anderen – ein Geben ohne die Erwartung einer direkten Gegenleistung. In dem allumfassenden Bedürfnis nach Liebe befinden sich fünf große, zusammengehörende Bedürfnisse: Trost, Bindung, Einbeziehung, Beschäftigung und Identität. (Kitwood, 2008: 121ff.) Wenn diese Bedürfnisse von Menschen mit Demenz in der Demenzbegleitung ausreichend befriedigt werden, können auch herausfordernde Verhaltensweisen reduziert werden.

Es gibt keine «Patentrezepte» für die Demenzbegleitung, denn jede Situation im Umgang mit Menschen mit Demenz ist anders. Jeder Mensch mit Demenz verhält sich in bestimmten Situationen anders. Sein Verhalten ist von sehr vielen Faktoren abhängig. Demenzbegleiter sollten das Verhalten von Menschen mit Demenz niemals persönlich nehmen, denn selbst, wenn es «absichtlich» erscheint, gibt es immer einen Grund für herausfordernde Verhaltensweisen, beispielsweise wenn ein Mensch mit Demenz mehr Zuwendung oder Aufmerksamkeit fordert. Es gilt immer zuerst nach den Ursachen des Verhaltens zu fragen und dann zu überlegen, wie man den Betreffenden unterstützen kann:
- Warum verhält sich der Betreffende jetzt so?
- Wie geht es ihm und welches Bedürfnis hat er jetzt gerade?
- Was kann ich tun, um sein Bedürfnis zu befriedigen?

Ein Mensch mit Demenz ist wie er ist und das bedeutet Akzeptanz und Begleitung, damit dieser und der Begleiter sich wohlfühlen.

Was tun bei bestimmten Verhaltenssymptomen?

Umherwandern (Ziellosigkeit, Unruhe)
Menschen, die umherwandern sind oft körperlich gesünder, als andere. Problematisch wird es, wenn die Person gefährliche Bereiche betritt, versucht, wegzulaufen oder sich überanstrengt (Sturzgefahr). Wandern ist anstrengend und die Person verbraucht viele Kalorien! Deshalb müssen Demenzbegleiter auf eine angemessene Ernährungs- und Flüssigkeitszufuhr achten!

Warum wandert der Betreffende umher?
Dem Betroffenen fehlt möglicherweise:
- regelmäßige körperliche Bewegung
- Zugang ins Freie
- sinnvolle Beschäftigung
- ein sicherer Wanderweg
- Gewissheit, dass er versorgt wird

- Unterstützung bei der Befriedigung eines Bedürfnisses
- Ablenkung vom Zwang, pausenlos umherzuwandern, wenn er ermüdet.

Was ist z. B. zu tun?
- für positive Zerstreuung sorgen (z. B. Musik, sich unterhalten)
- beruhigendes Gespräch beginnen und auf aktuelle Gemütslage eingehen
- «Lieblingsthema» ansprechen
- unauffällig in Richtung «nach Hause» führen
- Befehle, Kommandos usw. vermeiden.

Nächtliche Unruhe
Manche Menschen mit Demenz werden gegen Abend besonders unruhig («Sundowning») (s. S. 146).

Warum ist der Betreffende am Abend unruhig?
- abnehmendes Tageslicht, deshalb «verschwimmt» die Umgebung
- Betreuungspersonen abends besonders aktiv, was zu Stimulanz für Betroffene führt
- Menschen mit Demenz sind abends besonders erschöpft, kommen deshalb schlechter zurecht, deshalb natürlicher Wunsch, am Abend nach Hause zu gehen oder um Hilfe zu suchen
- Rückzug vom hektischen Ort (z. B. Hektik bei abendlicher Versorgung auf dem Wohnbereich)
- Wahrnehmungsdefizite beim Betroffenen.

Was ist z. B. zu tun?
- beruhigendes Umfeld schaffen – «Bleib bei mir!»
- Sicherheit und Gewissheit vermitteln, betreut und versorgt zu werden
- deutliche Hinweise auf Tageszeit
- genügend körperliche Bewegung und Aktivität am Tag
- Unterstützung bei abendlichen Verrichtungen
- Geräusche minimieren
- Sicherheit und Geborgenheit vermitteln, Ängste reduzieren
- Unterstützung gewährleisten
- Lichtquellen reduzieren
- etwas zu essen und zu trinken anbieten.

Ständiges Fragen
Zunehmender Gedächtnisverlust, Unsicherheit, Desorientierung usw. können dazu führen, dass der Betroffene ständig fragt.

Warum fragt der Betreffende ständig?
Dem Betreffenden fehlt möglicherweise:
- die Gewissheit, sicher und geschützt zu sein
- Zuwendung
- Regelmäßigkeit
- Überschaubarkeit der Situation
- Sicherheit und Orientierung.

Was ist z. B. zu tun?
- auf emotionale Bedürfnisse und wiederholte Fragen eingehen
- motorische Aktivitäten anbieten, z. B. Spazierengehen, Handtücher zusammenlegen, Staub wischen
- sich in der Nähe der Person aufhalten (Sicherheit)
- Antworten auf häufig gestellte Fragen in Druckbuchstaben auf Karton schreiben, am Kühlschrank anbringen oder an einer anderen vertrauten Stelle
- Orientierungshilfen, z. B. Kalender, Uhren, Schilder
- möglichst gleichmäßiger vorhersehbarer Tagesablauf.

Ständiges Hinterherlaufen
Demenzielle Erkrankungen gehen mit kognitiven Problemen und Wahrnehmungsstörungen einher. Der Betroffene ist dann völlig verunsichert und ängstlich. Die Angst steigert sich, wenn die Demenzbegleiterin aus dem Zimmer geht. Um sich nicht verlassen zu fühlen, folgt der Betreffende der Demenzbegleiterin wie ein Schatten.

Warum läuft der Betreffende ständig hinterher?
Dem Betreffenden fehlt das Gefühl von Sicherheit und Verlässlichkeit. Er hat möglicherweise Angst und sucht Zuwendung.

Was ist z. B. zu tun?
- regelmäßiger Tagesablauf
- gemeinsame Aktivitäten
- Sicherheit und Verlässlichkeit vermitteln

- geplante Aktivitäten nicht zu früh ankündigen
- sich in der Nähe des Betreffenden aufhalten
- dem Betroffenen sagen, wohin man geht, was man tut, wann man wieder zurückkommt.

Horten und Verstecken von Dingen
Kramen, Horten oder Verstecken zählt zu den häufigen Beschäftigungen von Menschen mit Demenz. Sie gehen dabei ausgesprochen kreativ vor.

Menschen mit Demenz sammeln aber auch Nahrungsmittel und «verstecken» sie. Die Folge sind dann üble Gerüche. Hinzu kommt, dass Menschen mit Demenz diese Nahrungsmittel gelegentlich verzehren, was dann zu gesundheitlichen Schäden führen kann.

Warum sammelt und versteckt der Betreffende Lebensmittel oder Gegenstände?
Menschen mit Demenz können sich nicht mehr erinnern, wo sie etwas hingelegt haben. Oft können die Betreffenden auch nicht mehr auseinanderhalten, was wem gehört. Eine Strickjacke, die dem Demenzbegleiter oder einem Mitbewohner gehört, wird dann zur Strickjacke des Betreffenden («Ich werde doch noch meine Jacke erkennen!»). Oder sie fangen an, Lebensmittel zu horten: «… für schlechte Zeiten!» oder «Hier muss man ja verhungern.»

Was ist z. B. zu tun?
- gesunde Lebensmittel in Reichweite deponieren
- selbstständige Bedienung ermöglichen
- deutliche, wiederholte Hinweise, dass genug Essen da ist
- gehortete, verderbliche Lebensmittel unauffällig verschwinden lassen
- Zahl möglicher Verstecke reduzieren
- Teilnahme an sinnvollen Aktivitäten ermöglichen
- Gelegenheiten zur Selbstbestimmung bieten, Autonomie wahren
- wichtige Dokumente (Ausweise und Ähnliches) kopieren
- gesammelte Dinge (ohne Aufsehen) an ihren Platz zurück legen.

Repetitive Handlungen
Repetitives Klatschen, Klopfen oder Schreien kommt in den späteren Stadien der Demenzerkrankung vor. So kann Langeweile zu ständigen Wiederholungen bestimmter Handlungen bei Menschen mit Demenz führen. Bei wenig Stimulanz (s. S. 67 «Sensorische Deprivation») beginnen Menschen mit Demenz sich selbst zu stimulieren (Selbststimulanz), was auch als Zeichen von Hospitalismus gedeutet wird. Der Betreffende ist beispielsweise auf eine bestimmte Aktivität oder einen bestimmten Satz fixiert, die er ständig wiederholt. Auch negative Aufmerksamkeit kann stimulierend wirken.

Was ist z. B. zu tun?
- für angemessene Stimulierung sorgen: z. B. ein Buch oder eine Zeitschrift ansehen, eine Decke aus unterschiedlichen Materialien befühlen oder festhalten
- sinnvolle Beschäftigung/Aktivitäten anbieten
- liebevolle, ruhige Zuwendung, reden, berühren.

Verdächtigungen und Vorwürfe
Gedächtnisprobleme und Schwierigkeiten, die Realität zu erkennen können bei Menschen mit Demenz dazu führen, dass sie andere Personen verdächtigen, ihnen Dinge weggenommen zu haben, ihnen schaden zu wollen usw. Der Betreffende beschuldigt Begleiter, Angehörige oder den Arzt mit Vorwürfen wie: «Sie haben meine Geldbörse gestohlen!»; «Mein Mann besucht mich nie!» oder «Ihr wollt mich hier alle vergiften!».

Mit diesem Verhalten versuchen die Betroffenen, ihre Situation und Umwelt zu erklären. Solche Ideen können sich verfestigen. Visuelle oder auditorische Halluzinationen können dieses Misstrauen noch verstärken.

Der Betreffende ist dabei fest davon überzeugt, dass seine Vorwürfe zutreffen. Das macht es umso schwerer, richtig und angemessen darauf zu reagieren. Demenzbegleiter dürfen keineswegs darauf wütend oder gekränkt reagieren.

Was ist z. B. zu tun?
- für eine ordentliche Umgebung sorgen, Dinge an ihrem Platz lassen
- liebgewordene Dinge doppelt aufbewahren
- sich bevorzugte Verstecke merken
- regelmäßig Hör- und Sehtests durchführen
- unklare oder verwirrende Muster und Bilder vermeiden

- Geräusche und Ereignisse erklären, die den Menschen mit Demenz verwirren oder erschrecken
- beruhigend einwirken, auf Sorgen eingehen
- versichern, dass z. B. Geldangelegenheiten geregelt sind
- für etwas Geld in Geldbörse sorgen
- den Menschen mit Demenz keineswegs belügen oder hintergehen, denn er fühlt das
- versuchen, zu durchschauen, was im Betreffenden vor sich geht
- gar nicht weiter auf Vorwürfe eingehen und das Gespräch auf ein ganz anderes Thema lenken
- oder beispielsweise sagen: «Vielleicht ist die Geldbörse ja doch noch da. Lassen Sie uns die Geldbörse gemeinsam suchen.»

Extreme Erregtheit
Situationen extremer Erregtheit stellen bei Menschen mit einer demenziellen Erkrankung die Ausnahme dar. Solche Situationen können entstehen, wenn die Bedürfnisse des Menschen mit Demenz nicht befriedigt sind oder er sich absolut unverstanden fühlt. Bei plötzlichem Auftreten kann auch ein körperliches Problem vorliegen (z. B. Infektion, Delir).

Was ist z. B. zu tun?
- beruhigende, Sicherheit gebende Umgebung schaffen
- freundliche Zuwendung
- überlegtes Handeln
- ruhig bleiben und nach Ursachen forschen
- versuchen, den Betreffenden von der Situation abzulenken, z. B. mit einer kleinen Mahlzeit, einem Spaziergang oder einer beliebten Beschäftigung (Aggressionen lassen sich gut durch motorische Aktivität abbauen)
- nicht überraschend nähern oder berühren, Blickkontakt
- Auseinandersetzungen meiden
- bei Gefahr für Leib und Leben, was selten der Fall ist, Hilfe zu holen
- auf emotionale Bedürfnisse eingehen
- auf Abstand gehen (Nähe und Distanz beachten), dem erregten Menschen persönlichen Freiraum lassen
- Stimulation der Umgebung reduzieren (z. B. Radio, TV)
- potentiell gefährliche Objekte außer Reichweite bringen.

Überschießende Reaktionen
Überschießende Reaktionen sind extreme Gefühlsäußerungen (z. B. Wutausbrüche, Erregtheit, Weinen) aus scheinbar niedrigem Anlass. Solche Reaktionen können entstehen, wenn beispielsweise ein Zwischenfall den Menschen mit Demenz tief erschüttert. Dies kann auch unbedeutendes Missgeschick bei der Beschäftigung sein (z. B. es geht irgendetwas kaputt, ein Wasserglas kippt um), wobei dem Betreffenden seine Defizite bewusst werden. Auch Bevormundung und das Gefühl des Autonomieverlustes können beim Betroffenen überschießende Reaktionen auslösen.

Was ist z. B. zu tun?
- keine Forderungen stellen, die über die tatsächliche Handlungs- und Reaktionsfähigkeit des Betreffenden hinausgehen
- ruhige Umgebung, Überstimulierung vermeiden
- Begleitumstände der Reaktion analysieren und künftig vermeiden
- für Erfolgserlebnisse sorgen
- liebevolle Zuwendung und Verständnis für die Situation zeigen
- Autonomie des Betreffenden bewahren
- ruhig und beruhigend sprechen
- sich langsam bewegen
- Person nicht mit Gewalt festhalten, beruhigend berühren, wenn der Betreffende das zulässt (Nähe und Distanz beachten)
- Hilfe herbeiholen, wenn nötig
- Person schrittweise ablenken.

3.2 «Sich bewegen»

Bewegung und Mobilität sind Ausdruck für Autonomie und Selbstständigkeit. Mobilität ist eine wesentliche Voraussetzung dafür, dass wir unsere Bedürfnisse befriedigen können, sei es das Bedürfnis nach Bewegung, uns etwas zu Essen aus dem Kühlschrank zu holen, den Fernseher einzuschalten oder zur Toilette zu gehen.

> **Merke**
>
> Mobilität ist ein wichtiges Kriterium für Lebensqualität.

Menschen mit Demenz geben mit der Einweisung in ein Krankenhaus oder Pflegeheim oft einen großen Teil ihrer Selbstständigkeit auf. Mit fortschreitender Demenz kann der funktionelle Abbau die Lebensqualität der Betroffenen massiv beeinflussen. Es droht die Gefahr der Immobilität, die durch monotone Tagesabläufe begünstigt wird. Reaktivierende Begleitung sowie regelmäßige Bewegung können dazu beitragen, kognitive und soziale Fähigkeiten pflegebedürftiger älterer Menschen zu mobilisieren.

3.2.1 Demenz und Bewegung

Der menschliche Körper ist keinesfalls auf längeres Stillsitzen, Stillliegen oder Verharren in einer bestimmten Position ausgerichtet. Nach längerem Sitzen beispielsweise verspüren wir einen gewissen Bewegungsdrang. Langes Sitzen kann durchaus auch eher ermüden als körperliche Aktivitäten. Es ist demzufolge verständlich, dass auch Menschen mit Demenz neben dem ohnehin bestehenden Symptom der Unruhe oft einen großen Bewegungsdrang verspüren, zum Beispiel wenn sie längere Zeit sitzen oder liegen. Möglicherweise langweilen sie sich sogar oder haben andere Bedürfnisse.

Begleiter gelangen nicht selten an ihre Belastungsgrenze, wenn die Betroffenen ständig aufstehen und herumlaufen wollen, beispielsweise während der Mahlzeiten, während des Singens, Malens oder anderen Aktivitäten. Auch nachts. Wenn Begleiter die Gründe für den Bewegungsdrang nicht erkennen und die Situation entsprechend nicht richtig deuten, können die Betreffenden mit herausforderndem Verhalten reagieren und sie Situation spitzt sich zu.

> **Merke**
>
> Im Umherlaufen und Herumnesteln drücken Menschen mit Demenz häufig das Bedürfnis aus, die Umwelt und sich selbst weiter zu spüren und in Kontakt (in Berührung) zu bleiben.

Wahrnehmung und Bewegung sind sehr voneinander abhängig. Das bedeutet, je weniger sich ein Mensch mit Demenz bewegt, umso weniger nimmt er von seiner Umwelt wahr und er wird damit vielleicht «verwirrter».

Außerdem ist Bewegung eine ganz wesentliche Prophylaxe, um Immobilität und Bettlägerigkeit zu verhindern, beziehungsweise so lange wie möglich hinauszuzögern. Bewegung beugt damit verbundenen Komplikationen wie Dekubitus, Pneumonie, Atemproblemen und schmerzhaften Muskelkontrakturen vor (Sifton, 2011: 157).

> **Merke**
>
> Bewegung ist bei Menschen mit Demenz auch als eine wichtige Ressource zu betrachten. (s. **Abb. 3-8**)

Fähigkeiten des täglichen Lebens (ABEDLs) bleiben länger erhalten, so zum Beispiel das Gehen, selbstständig Essen und Trinken. Menschen mit Demenz, die sich bewegen, können ihre Körperposition selbst kontrollieren und ihr Umfeld selbst gestalten. Sie gehen mit ihrer Umwelt aktiv um und ihre Aufmerksamkeit kann verbessert werden. Sie können mit ihren Mitmenschen sprechen, Gegenstände ertasten und für sich begreifbar machen. Schließlich kann regelmäßige Bewegung die Gedächtnisleistung und das Orientierungsvermögen verbessern.

Menschen mit fortgeschrittener Demenz, die nicht mehr über Sprache kommunizieren kön-

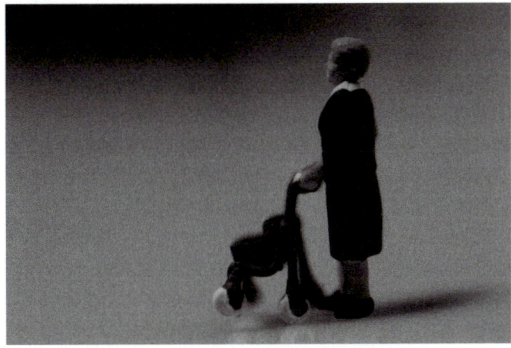

Abbildung 3-8: Bewegung ist eine wichtige Ressource. (Foto: Jürgen Georg)

nen, drücken über Körperbewegungen und Körperhaltung ihre Gefühle und Stimmungen aus (Theune, 2012).

Regelmäßige Bewegung bei Menschen mit Demenz ist wichtig, weil z. B. (Mei v. d., 1993: 33):
- vorhandene Fähigkeiten zur Erhaltung körperlich physiologische Funktionen reaktiviert werden
- Haltungsfehlern und Bewegungseinschränkungen vorgebeugt werden kann und somit die Sturzgefahr vermindert wird
- herausfordernde Verhaltensweisen verringert oder vermieden werden können
- soziale Kontakte geknüpft und erhalten werden können, weil sich der Bewegungsradius erweitert
- das emotionales Gleichgewicht gefördert und gestärkt wird
- das Selbstbewusstsein gestärkt wird
- das positives Selbstbild erhalten und gefördert wird.

Bewegung als nicht medikamentöser Ansatz bei Demenz?

Bewegung wirkt sich zum Beispiel nicht nur positiv auf Herz und Kreislauf aus. Auch das Gehirn reagiert auf körperliche Aktivität mit einer Steigerung der Gehirndurchblutung im Kortex, Kleinhirn und Hippocampus. In bestimmten Gehirnarealen ist sogar eine Zunahme der Hirnmasse zu beobachten. Beim Bewegen werden im Körper die Hormone Serotonin und Endorphin ausgeschüttet. Sie wirken sich positiv auf den Abbau von Stress und auf die Behandlung von Depressionen aus.

Eine Studie, die sich mit der Verbesserung der körperlichen Leistungsfähigkeit von über 80-Jährigen durch Krafttraining beschäftigte, ergab, dass sich Krafttraining auch positiv auf die Kognition auswirkt. Unter den Betagten, die an der Studie teilnahmen, waren auch Patienten mit einer mittelschweren Demenz. Es zeigte sich, dass der MMST-Wert (Mini-Mental-Status-Test) über ein Jahr lang im Durchschnitt bei 16 Punkten stabil blieb (Ärzte Zeitung, 2008).

Im frühen Demenzstadium ist mit körperlichem Training offenbar eine gewisse Verzögerung der Krankheitsprogression zu erreichen. Weitere positive Effekte waren eine Reduzierung der Sturzhäufigkeit sowie eine verringerte Pflegebedürftigkeit. Eine weitere Studie kam ebenfalls zu positiven Ergebnissen: Seniorenheimbewohner konnten durch eine psychomotorische Aktivierung nicht nur ihre Kraft und Koordination verbessern, sondern auch ihre kognitive Funktion. «Die Studienteilnehmer hatten über ein Jahr zweimal wöchentlich an einer Trainingsgruppe teilgenommen, in der außer gymnastischen Übungen, etwa mit Hanteln, auch Gedächtnisspiele und Übungen zur psychosozialen Kompetenz gemacht wurden.» (Ärzte Zeitung, 2008) Auch wenn diese Studien keine validierten Daten liefern, weisen die Ergebnisse dennoch darauf hin, dass sich auch bei bestehender Demenz durch regelmäßige Bewegung eine Verschlechterung der kognitiven Fähigkeiten offenbar hinauszögern lässt.

Auf einer Fachtagung 2011 zum Thema «Leben in Bewegung – auch bei Demenz» wurden Möglichkeiten aufgezeigt, wie wir die Leistungsfähigkeit unseres Gehirns durch Bewegung positiv beeinflussen können. Es können sich im Gehirn, so wie in anderen Körperteilen, neue Nervenzellen bilden und mit bestehenden Zellen verknüpfen (Alzheimer aktuell, 2011). Diese Fähigkeit des Gehirns wird als «Plastizität des Gehirns» bezeichnet. «Der Geist prägt den Körper und der Körper prägt das Gehirn.» (Alzheimer aktuell, 2011).

Bewegung im Alltag fördern

In der Regel bleiben die motorischen Bereiche des Gehirns und die motorischen Grundfähigkeiten, zum Beispiel das Gehen, bis in die fortgeschrittenen Stadien der Demenz hinein erhalten.

Im weiteren Verlauf der Krankheit beeinträchtigt die Gehirnschädigung die Körperfunktionen. Den Menschen mit einer demenziellen Erkrankung fällt es zunehmend schwerer zu gehen, sich zu setzen, wieder aufzustehen oder überhaupt körperlich aktiv zu sein. Damit sie möglichst lange mobil bleiben, muss ihnen ausreichend Gelegenheit zur Bewegung geboten werden, z. B. beim Eindecken und Abräumen des Frühstückstisches mitzuhelfen.

Die einfachste Methode einem Bewegungsmangel vorzubeugen ist das Gehen. Ein Spaziergang in Verbindung mit einem Gespräch fördert außerdem die Kommunikationsfähigkeit der Betroffenen.

Bewegungsstarthilfen geben
Es kann ein Symptom der Demenz sein, bestimmte Dinge nicht anpacken zu können und die Initiative zu verlieren. Viele Betroffene benötigen dann Hilfe, damit sie wieder in Bewegung kommen. Sie können manche Bewegungsabläufe, die ihnen aus früheren Zeiten vertraut sind, wieder selbst ausführen, wenn ihnen ein entsprechender Impuls (eine Starthilfe) gegeben wird. Begleiter können solche Bewegungsaktivitäten initiieren und die Betroffenen gleichzeitig motivieren.

> ■ **Praxisbeispiel**
>
> Geben Sie zum Beispiel einer Bewohnerin einen Löffel in die Hand und führen Sie deren Hand zum Teller und anschließend zum Mund. In einem solchen Fall ersetzen Sie durch Ihre Berührungen (möglichst warm, sanft, sicher und mit der ganzen Hand) den fehlenden Gehirnimpuls. Die Betroffene isst nun möglicherweise allein weiter. Sie können auch die Bewegungen vormachen.
> Ähnlich können Sie beim Malen oder anderen Aktivitäten verfahren. ■

Vertraute Aktivitäten, die mit Bewegung verbunden sind (beispielsweise Hausarbeit, Basteln, Tanzen), wirken häufig motivierend. Mitunter muss den einmal in Gang gebrachten Bewegungen auch wieder ein Ende gesetzt werden, aber nie mehr als unbedingt notwendig. Die Selbstständigkeit des an Demenz Erkrankten bleibt in Teilbereichen der ABEDLs erhalten und sein Selbstbewusstsein wird gefördert.

Mit fortschreitender Demenz werden Menschen mit Demenz immer mehr Hilfe benötigen, denn Bewegungsabläufe müssen direkt angebahnt werden und unter konkreter Anleitung gelenkt werden. In diesem Stadium ist Bewegung besonders wichtig, denn ohne die Förderung und Erhaltung der Beweglichkeit besteht eine große Gefahr immobil zu werden.

Rhythmusgefühl nutzen
Auch Bewegung im Zusammenhang mit Musik ist für Menschen mit Demenz sehr empfehlenswert und kann motorischer Unruhe und Verhaltensproblemen entgegenwirken. Die akustischen Reize der Musik werden in (spontane) Bewegungen und in ein inneres bewegt sein umgesetzt. Der Austausch zwischen Musik und den körperlichen Bewegungen geschieht unwillkürlich, vor allem dann, wenn die Musik dem Menschen mit Demenz bekannt und vertraut ist (Theune, 2012).

An Demenz Erkrankte behalten ihren Sinn für Rhythmik noch lange Zeit. Durch Tanzen und Musikhören werden sie daher mitunter stark motiviert und ermuntert. Auch eine rhythmische Sprechweise verstehen sie manchmal besser als gleichförmiges Reden. Rhythmische Bewegungen vermitteln außerdem Ruhe und Entspannung.

Durch Musik angeregte Bewegungen sind beispielsweise (Theune, 2012):
- sichtbare und hörbare Bewegungen (Motionen): schreiten, gehen, hüpfen, tanzen, springen, singen, schreien, klatschen, stampfen, wiegen, (Arme) schwingen, usw.
- innere «Bewegungen» (Emotionen): Freude, Trauer, Wachheit, Erregung, gerührt sein, entspannt sein, Gespanntheit, Ausgelassenheit, Wut, Ärger usw.

> **Merke**
>
> «In diesem Sinne ist Bewegung als Lebensmittel zu betrachten wie Essen und Trinken und deshalb konsequent und kontinuierlich in den Alltagsablauf zu integrieren.» (Theune, 2012)

3.2.2 «Wandering»

Der Umgang mit demenziell erkrankten älteren Menschen fordert Begleiter täglich neu heraus, vor allem auch, wenn es um die Bewegung geht. Einerseits beugt regelmäßige Bewegung einer drohenden Immobilität und deren Folgen vor, andererseits birgt der Bewegungsdrang von Menschen mit Demenz auch Risiken, insbesondere, wenn die Betroffenen Situationen und Gefahren nicht einschätzen können. Begleiter begeben sich auf eine Gratwanderung zwischen Autonomie und Fürsorge.

Wenn Menschen mit Demenz häufig hin und her «wandern», sollten sich Begleiter fragen, ob nicht «laufen lassen» die beste Lösung ist. Wenn der umherlaufende demenziell erkrankte Mensch allerdings aufgeregt, ängstlich oder hilflos wirkt, ist es wichtig, ihm das Gefühl von Sicherheit und Geborgenheit zu vermitteln. Betreuende können ihn auf seiner «Wanderung» begleiten und seine Unsicherheit mindern. Es kann dabei ein Gefühl von Gemeinschaft und ein Vertrauensverhältnis entstehen und es fällt leichter, ein neues «gemeinsames» Wanderziel vorzuschlagen.

«Umherwandern» («Wandering») zählt in der Praxis zu den herausfordernden Verhaltensweisen und es sollte nach den Ursachen geforscht werden. Das Bewegungsverhalten des Betroffenen sollte so genau wie möglich beobachtet werden: Wie geht es dem Menschen mit Demenz dabei? Welche Risiken hat der Bewegungsdrang zur Folge?

Nur weil das ewige Herumlaufen vielleicht andere «stört», kann sich der Betroffene dabei sehr wohlfühlen. Er läuft beispielsweise sehr interessiert über die Wohnbereiche, sucht ab und zu Kontakt zum Personal oder anderen Bewohnern, nimmt dies und jenes mit auf seine «Wanderung» und die Sturzgefahr ist dadurch nicht unbedingt höher. «Das Negative entwickelt sich häufig erst aus der Perspektive der Umgebung zu diesem Begriff wie: weglaufen, gefährdet sein, aufpassen müssen ...» (Halek, 2010:9). Herum- und Weglaufen bei Menschen mit einer demenziellen Erkrankung kann folgende Ursachen haben (Sachweh, 2008:236ff):

- neurobiologische Faktoren: z. B. Orientierungslosigkeit aufgrund von Gedächtnisstörung
- organische Faktoren: z. B. Bewegungsmangel, Hunger, Durst, Schmerzen, Harn- oder Stuhldrang
- psychische Faktoren: z. B. Unsicherheit, Angst, Aufgeregtheit, Rückzug aufgrund belastender Situationen, Suche nach dem «zu Hause» oder der Toilette
- soziale Faktoren: z. B. Langeweile, Einsamkeit, soziale Deprivation, Überforderung
- biografische Faktoren: z. B. ist es der Betroffene von früher gewohnt, Stress mit Bewegung abzubauen (Spaziergänge); oder er möchte «zur Arbeit» gehen, «den Haushalt in Ordnung bringen» oder «nach den Kindern» sehen.

Menschen, die ständig «auf der Flucht» sind, werden als störend empfunden. Sie bedürfen ständiger Aufsicht. Die Begleitung und Betreuung nimmt sehr viel Zeit in Anspruch, wenn die Betroffenen ständig weg- oder umherlaufen. Häufig fühlen sich auch Mitbewohner dadurch belästigt: Stresssituationen für alle Beteiligten sind die Folge.

Bewegung ist grundsätzlich ein menschliches Bedürfnis, dem auch Menschen mit Demenz nachgehen müssen. In diesem Sinne dient Bewegung, auch das «Umherwandern», dem seelischen Wohlbefinden des Menschen mit Demenz und ist «ein natürliches Erlebnis einer Suche nach etwas Bekanntem, Sicherem und Angenehmem» in einer für ihn unbekannten Welt (Halek, 2010:9) (s. **Abb. 3-9**).

Es ist nicht zu bestreiten, dass Menschen mit einer demenziellen Erkrankung und einem gesteigerten Bewegungsdrang einer erhöhten Aufmerksamkeit und Betreuung bedürfen. Um diesem Anspruch gerecht zu werden, muss grundsätzlich: ausreichend qualifiziertes und vor allem motiviertes Personal vorhanden sein und ausreichend Zeit zur Verfügung stehen, um das Sturzrisiko tatsächlich richtig einschätzen zu können, um den möglichen Ursachen für den gesteigerten Bewegungsdrang nachzugehen und individuell intervenieren zu können.

In der Praxis kommt es nun darauf an, zu erkennen, wo Bewegung und Bewegungsdrang

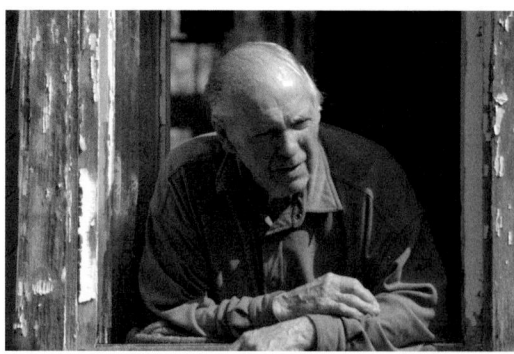

Abbildung 3-9: Ich will nach Hause.
(Foto: Jürgen Georg)

gefördert werden können, wo sie ein Risiko darstellen und welche Maßnahmen getroffen werden müssen.

Auch Angst kann offenbar den Bewegungsdrang von Menschen steigern. «Einige müssen sich unter Stress bewegen oder laufen oder sie haben das dringende Bedürfnis, das Haus zu verlassen und zu rennen, um auch real, körperlich dem Druck zu entfliehen.» (Lipinska, 2010:37) In solchen Situationen muss über ein angemessenes Umfeld nachgedacht werden, das dem Betroffenen Geborgenheit und Sicherheit vermittelt.

3.2.3 Sturzprophylaxe in der Demenzbegleitung

«Ein Sturz ist jedes Ereignis, in dessen Folge eine Person unbeabsichtigt auf dem Boden oder auf einer tieferen Ebene zu liegen kommt.» (Anlehnung an Kellog International Work Group on the Prevention of Falls by the Elderly (1987). zit. nach DNQP, 2006)

Stürze sind ein multifaktorielles Geschehen. Meist führen mehrere exogene und endogene Ursachen zu einem Sturz. Beispielsweise hebt ein älterer Mensch beim Gehen seine Füße nicht mehr ausreichend an, stolpert über einen Gegenstand und kann den Sturz infolge einer Hüftgelenksarthrose oder auch einer Gleichgewichtsstörung nicht mehr rechtzeitig abfangen. Durch das Ausschalten von nur einem Risikofaktor kann jedoch eine Vielzahl der Stürze verhindert werden.

Stürze, insbesondere im gerontopsychiatrischen Bereich, sind allgegenwärtig und sind oft eine große Herausforderung für die Mitarbeiter. Oft müssen Begleiter zwischen dem Bedürfnis nach Autonomie des Menschen mit Demenz und der Fürsorge für seine Gesundheit abwägen.

Die Mobilität von Menschen mit Demenz ist von großer Bedeutung. Viele ältere Menschen leiden unter einer zunehmenden Beeinträchtigung der Aktivität und gleichzeitig damit nimmt ihre Immobilität zu. Eine allmählich beginnende Immobilität kann jedoch zur Bettlägerigkeit führen (Zegelin, 2006).

Neben den oben genannten Faktoren kommt bei Menschen mit Demenz ein weiterer wichtiger Aspekt hinzu: Neurologische Defizite können zu Fehlinterpretationen von Umgebungsbedingungen führen.

Stolpern, Ausrutschen und Balanceverlust sind die Folge. Hinzu kommt eine verminderte Fähigkeit, Balancestörungen zu korrigieren und damit Stürze abzufangen (Tideiksaar, 2000: 45).

Außerdem nehmen Menschen mit Demenz Gefahren in ihrer Umgebung möglicherweise nicht richtig wahr, interpretieren sie falsch oder können sicherere von gefährlichen Umgebungsbedingungen oder Aktivitäten nicht unterscheiden. Sie bringen sich daher oft selbst in gefährliche Situationen. Menschen mit einer demenziellen Erkrankung sind oft unruhig und von ihrem Drang nach Bewegung, «Umherwandern» getrieben. Bei Störungen der Mobilität oder Bewegungseinschränkungen besteht somit ein hohes Sturzrisiko.

Nationaler Expertenstandard Sturzprophylaxe
Der vierte nationale Expertenstandard Sturzprophylaxe in der Pflege (DNQP, 2006) zielt darauf ab, Stürze und Sturzfolgen zu vermeiden, indem ursächliche Risiken und Gefahren erkannt und möglichst minimiert werden. Dabei soll keinesfalls die Bewegungsfreiheit älterer Menschen mit Demenz eingeschränkt werden. Vielmehr ist es die Aufgabe von Demenzbegleitern, eine größtmögliche, sichere Mobilität der Betroffenen zu erhalten oder wieder herzustellen.

Erfassung des Sturzrisikos
Die wichtigste Aufgabe für Begleiter bezüglich der Sturzprophylaxe bei Menschen mit Demenz ist es, die Risiken eines Sturzes zu erkennen. Dabei müssen alle Risikofaktoren betrachtet und individuell geprüft werden, inwieweit für den Betroffenen ein Sturzrisiko vorliegt.

> Demenzbegleitung findet in der Regel außerhalb des Pflegebereiches statt und nicht jederzeit sind Pflegende vor Ort. Demenzbegleiter sollten deshalb das Sturzrisiko ihres Klientels kennen.

Es werden ganz allgemein intrinsische (personenbedingte) und extrinsische (krankheits- und kontextbedingte Umgebungsfaktoren) Risikofaktoren unterschieden (DNQP, 2006:49). (s. **Tab. 3-8**)

Um weitere Stürze zu vermeiden, ist es erforderlich, dass auch Demenzbegleiter bei einem Sturz ein so genanntes Sturzprotokoll erstellen. Darin sollten u.a. Angaben zum Sturzhergang, dem Umfeld, Verletzungen und Maßnahmen enthalten sein.

3.2.4 Rolle der Begleiter

Sturzprophylaxe lässt sich in die tägliche Demenzbegleitung integrieren und die Begleiter haben in vielen Bereichen des Alltags Möglichkeiten zu intervenieren. Das Ziel ist, Strategien zum Umgang mit der Sturzgefahr zu entdecken und weiterzuentwickeln. Dies kann auch gemeinsam mit den Betroffenen geschehen.

> **Merke**
>
> Alle geplanten Strategien und Maßnahmen zur Sturzprophylaxe sind für alle Mitarbeiter verbindlich und müssen Bestandteil der Dokumentation sein. Entscheidend ist, worauf der Fokus der jeweiligen Maßnahme für den Betroffenen liegt: den Sturz zu verhindern oder bei einem eventuellen Sturz die Folgen zu reduzieren.

Maßnahmen zur Sturzprophylaxe können als Interventionsprogramme oder als Einzelintervention angelegt sein. Beide sind in der Praxis nicht losgelöst voneinander zu sehen.

Interventionsprogramme
Hierzu gehören Programme, die auf Balancefähigkeit und Krafttraining ausgerichtet sind. Laut DNQP können Stürze dadurch am effektivsten reduziert werden.

Maßnahmen für Interventionsprogramme sind außerdem:
- Fort- und Weiterbildung sowie Schulung aller an der Pflege und Betreuung Beteiligten
- Beratung von Betroffenen und deren Angehörige über Gehhilfen und deren Anpassung
- Überprüfen der Medikation (Achtung: bestimmte Nebenwirkungen von Psychopharmaka können das Sturzrisiko erhöhen)
- Gefahrenquellen erkennen und modifizieren.

Einzelinterventionen
Hier kommen vor allem Maßnahmen zur Anwendung, die sich an die Umgebung anpassen. Sie werden ergänzt durch:
- Physiotherapie (Balance- und Kraftübungen besonders in den Beinen)
- Überprüfen der Medikation (siehe oben!)
- Überprüfen der Sehfähigkeit, Kompensation von Sehbeeinträchtigungen
- Einsatz von Hilfsmitteln (z.B. Gehhilfen, Hüftprotektoren).

> **Merke**
>
> Freiheitsentziehende Maßnahmen sind keine Maßnahmen zur Sturzprophylaxe!

Tabelle 3-8: Intrinsische und extrinsische Risikofaktoren

Intrinsische Risikofaktoren	Extrinsische Risikofaktoren

– Funktionseinbußen und Funktionsbeeinträchtigungen
– Sehbeeinträchtigungen
– Beeinträchtigung der Kognition und Stimmung
– Erkrankungen, die zu kurzzeitiger Ohnmacht führen
– Ausscheidungsverhalten
– Angst vor Stürzen
– Sturzvorgeschichte
	– Verwendung von Hilfsmitteln
	– Schuhe (Kleidung)
	– Medikamente
	– Gefahren in der Umgebung
	  – Innerhalb von Räumen und Gebäuden
	  – Außerhalb von Räumen und Gebäuden

Es ist unklar, ob freiheitsentziehende Maßnahmen tatsächlich zu einer Reduzierung von Stürzen führen. Untersuchungen haben ergeben, dass sie vielmehr das Gefahrenpotential für sturzbedingte Verletzungen erhöhen (z. B. Klettern über Bettgitter, Strangulierungsgefahr durch Fixiergurte an Rollstühlen). (s. Kap. 7.6.5).

Grundsätzliche Maßnahmen, um Stürze bei Menschen mit Demenz zu reduzieren, sind z. B.:
- den Betroffenen die Räumlichkeiten zeigen und insbesondere auf Stufen hinweisen, z. B. bei der Heimaufnahme, einem Umzug
- Klingel und Lichtschalter immer in Reichweite von Personen mit eingeschränkter Mobilität anbringen (auch beim Essen am Tisch oder im Aufenthaltsraum)
- grundsätzlich auf Stolperfallen in der Umgebung des Menschen mit Demenz achten
- Reaktionen auf Medikamente (z. B. Psychopharmaka) beobachten
- in Duschen oder Badewannen rutschfeste Matten verwenden und Menschen mit einer demenziellen Erkrankung niemals allein lassen
- auf eine ausreichende und nicht blendende Beleuchtung in der Umgebung des Betroffenen achten (nachts ggf. Nachtlicht einschalten)
- immer die beispielsweise an Betten oder Rollstühlen befindlichen Bremsen feststellen und Fußstützen an Rollstühlen nach unten klappen; beim Aufstehen Fußstützen wegklappen, damit der Betreffende nicht mit dem Rollstuhl vornüberkippt
- regelmäßige Bewegungsübungen zum Training von Schritt- und Standfestigkeit durchführen.

Aufgabe der Demenzbegleiter ist es, die Betroffenen zu aktivieren und zur Bewegung zu motivieren. Da viele ältere Menschen mit Demenz sturzgefährdet sind, sollten die Begleiter die Ursachen kennen, die bei dem Betreffenden zu Stürzen führen können und vor allem bemerken, wann der Betreffende Unterstützung benötigt. Ihre Rolle besteht demzufolge auch darin, Maßnahmen einer Sturzprophylaxe umzusetzen. In der Demenzbegleitung sollte jede Möglichkeit zur Bewegung genutzt werden. Beispielsweise sollte der Betreffende so oft wie möglich von A nach B (vom Zimmer in den Speisesaal oder in den Beschäftigungsraum) laufen, egal, wie viel Zeit dies in Anspruch nimmt, mit oder ohne Hilfe. Personen, die auf den Rollstuhl angewiesen sind, sollten dennoch motiviert werden, sich darin selbst fortzubewegen. Dies kann mit den Betreffenden trainiert werden. Außerdem können regelmäßig Bewegungsübungen oder Tanzübungen bei Musik angeboten werden. Auch Spaziergänge im Freien fördern die Mobilität.

Wenn sich Menschen mit Demenz bewegen (z. B. auf dem Flur, im Zimmer, bei Spaziergängen nach draußen oder Ausflügen) ist selbstverständlich immer auf die Vermeidung von Stürzen zu achten. Dazu zählt z. B.:
- Gesundheitszustand bzw. Befindlichkeiten des Betreffenden berücksichtigen
- die richtige Kleidung (z. B. Hosen dürfen nicht zu lang sein; keine zu weiten Jacken, damit Person nicht irgendwo hängenbleibt)
- sicheres Schuhwerk (z. B. Schuhe dürfen nicht zu klein oder zu groß sein; «Latschen» vermeiden, denn der Betreffende darf die Schuhe beim Laufen nicht «verlieren»)
- Hilfsmittel (Rollatoren, Gehhilfen und Rollstühle) zur Verfügung stellen (zur Sicherheit bzw. für den Notfall)
- Hilfsmittel regelmäßig auf deren Funktionsfähigkeit und Sicherheit hin prüfen (z. B. Bremsen bei Rollstühlen und Rollatoren)
- auf den korrekten Umgang mit Hilfsmitteln achten
- ausreichend Personal zur Begleitung und Unterstützung zur Verfügung stellen (bei Ausflügen ist das u. a. abhängig von der Art der Bewegungseinschränkung, dem allgemeinem Gesundheitszustand bzw. von der Teilnehmerzahl)
- auf ebene Wege achten, keine Hindernisse
- auf Länge der Wege achten, dennoch ausreichend Zeit einplanen
- Tempo immer dem Betroffenen anpassen!

3.3 «Vitale Funktionen des Lebens aufrechterhalten»

Vitale Funktionen des Lebens aufrechterhalten können, bedeutet, dass wir beispielsweise in der Lage sind, selbstständig zu atmen, die Temperatur zu regeln oder auf Schmerzen und Kreislaufstörungen selbstständig zu reagieren. Bei Menschen mit Demenz treten neben Störungen des Erkennens, der räumlichen Tiefenwahrnehmung und Filtern von Wahrnehmungsinhalten auch Störungen oder Veränderungen in der Temperatur- und Schmerzwahrnehmung auf. Es kommt vor, dass sich Menschen mit Demenz im Sommer sehr warm ankleiden (z. B. mehrere Jacken übereinander) und in der kalten Jahreszeit nicht warm genug anziehen (z. B. ohne Jacke nach draußen gehen). Vor allem im weit fortgeschrittenen Stadium der Krankheit, ist es wichtig, die Vitalzeichen genau zu beobachten, da sich die Kranken immer weniger verbal äußern können. Sie können nicht mehr sagen «mir ist kalt», «mir ist warm» oder «ich bekomme schlecht Luft». Maßgebend ist die Beachtung nonverbaler Signale. Beispielsweise kann der Betreffende mit Zusammenkrümmen, Abwenden, Verziehen des Gesichts oder Anspannung der Muskeln signalisieren, dass es ihm nicht gut geht. Das kann jederzeit passieren, während der Mahlzeiten, beim Singen, Basteln, Kochen oder auf einem Spaziergang. Demenzbegleiter sollten derartige Signale erkennen, damit bei Bedarf die richtigen Maßnahmen getroffen werden. Dazu ist eine genaue Beobachtung und Wahrnehmung des Menschen mit Demenz erforderlich.

3.3.1 Wahrnehmung und Beobachtung durch Begleiter

Auch wenn in der Demenzbegleitung eine Krankenbeobachtung im eigentlichen Sinne nicht erfolgt, sollten Demenzbegleiter dennoch Grundkenntnisse in der Wahrnehmung und Beobachtung von Menschen mit Demenz besitzen. In diesem Kapitel werden die wichtigsten Beobachtungskriterien hinsichtlich vitaler Funktionen wie Atmung, Kreislauf und Temperatur beschrieben. Begleiter sollten in der Lage sein, zu erkennen, wenn es einem Menschen mit Demenz nicht gut geht und er Hilfe benötigt.

Förderung der Atemfähigkeit

Ständiges Atmen ist eine notwendige Voraussetzung für den Erhalt des Lebens. Außerdem ist richtiges Atmen in Bezug auf Entspannung von großer Bedeutung. Tiefes Durchatmen ermöglicht eine verbesserte Sauerstoffversorgung des Herz-Kreislaufsystems und vor allem des Gehirns. Richtiges Durchatmen beeinflusst nicht nur die Körpermuskulatur und den Kreislauf positiv, sondern auch die Gefühlswelt des Menschen (Tschan, 2010:111). Die Kombination von Bewegung und Atmung kann sich auf das Wohlbefinden von Menschen mit Demenz positiv auswirken. Nicht zuletzt wird die Atemfähigkeit durch Bewegung gefördert (s. Kap. 3.2).

Die gesunde Atmung erfolgt gleichmäßig tief, regelmäßig, geräuscharm und geruchlos. Alles, was davon abweicht, sollte genau beobachtet, dokumentiert und an die entsprechenden Pflegefachkräfte weitergeleitet werden.

Fallbeispiel

Die Demenzbegleiterin möchte Maria Schmidt zum gemeinsamen Backen abholen. Als sie ins Zimmer von Maria Schmidt kommt, fällt ihr das gerötete Gesicht auf. Maria Schmidt atmet schwer und auf der Stirn haben sich Schweißperlen gebildet. Außerdem scheint sie zu frieren. Als die Demenzbegleiterin sie anspricht, schaut Maria Schmidt sie ängstlich an. Sie versucht zu husten, ist jedoch zu schwach dazu …

Pneumonieprophylaxe

Mit Fortschreiten der demenziellen Erkrankung bewegen sich die Betroffenen immer weniger, werden schließlich immobil bzw. bettlägerig. Menschen, die lange bewegungslos liegen, deren Atemwege besonders ausgetrocknet sind oder/und die ein schwaches Immunsystem haben, sind besonders gefährdet, an einer Lungenentzündung (Pneumonie) zu erkranken. Eine Lungenentzündung führt bei älteren pflegebedürftigen Menschen häufig zum Tod. Deshalb ist die Pneumonieprophylaxe wichtig.

Demenzbegleiter können sich von erfahrenen Pflegefachkräften erklären und zeigen lassen, welche prophylaktischen Maßnahmen sie im Rahmen der Demenzbegleitung durchführen können.

> **Was tun bei Atemnot?**
> - Fenster öffnen
> - möglichst atemunterstützend lagern, hinsetzen
> - beengende Kleidungsstücke öffnen
> - so rasch wie möglich Hilfe holen lassen/rufen (eine Pflegeperson bleibt immer beim Patienten, damit sich dieser nicht allein gelassen fühlt).

Was können Demenzbegleiter beobachten?
- Angst
- zu schnelle oder zu langsame Atmung, keine Atmung
- blasses Gesicht oder blaue Lippen, rotes Gesicht, heißes Gesicht
- Schweiß auf der Stirn oder Schwitzen
- Frieren, Schüttelfrost.

Förderung der Herz-Kreislauf-Funktion

Durchblutung
Durchblutungsstörungen bezeichnen eine verminderte Versorgung von verschiedenen Organen und Körperteilen mit Sauerstoff, meist infolge von Verengungen oder Verstopfungen in den dafür verantwortlichen Blutgefäßen (Arterien). Das Risiko für Durchblutungsstörungen erhöht sich mit dem Lebensalter.

Am häufigsten treten sie am Herzen, in den Extremitäten (vor allem den Beinen) und im Gehirn auf. Sie können zu lebensbedrohlichen Zuständen wie Herzinfarkt und Schlaganfall führen. Bei Menschen mit einer bereits bestehenden vaskulären Demenz kann das schwerwiegende Folgen haben. Durchblutungsstörungen verursachen in den meisten Fällen erst in einem weit fortgeschrittenen Stadium Beschwerden.

Thromboseprophylaxe
Immobilität und lange Bettlägerigkeit bei Menschen mit Demenz können dazu führen, dass die Blutzirkulation abnimmt. Dadurch können sich in den Gefäßen Blutgerinnsel (Thrombose) bilden. Es gibt jedoch Möglichkeiten, einer Thrombose vorzubeugen. Beispielsweise werden einfache entstauende Lagerungen angewendet:

- Beine der Betroffenen oft hochlagern, z. B. auf einen Hocker oder Stuhl; die Beine dabei nicht überkreuzen und Abknickungen in Knie- und Hüftgelenk vermeiden. Auch im Bett sollten die Beine höher gelagert werden (z. B. Fußteil hochstellen).

Es werden Kompressionsstrümpfe oder -wicklungen und Medikamente zu Verhinderung einer Thrombose eingesetzt. Schließlich können regelmäßige Bewegungsübungen für die Beine und den Kreislauf anregende Atemübungen die Blutzirkulation verbessern.

Demenzbegleiter sollten sich von erfahrenen Pflegefachkräften erklären und zeigen lassen, welche Maßnahmen sie im Rahmen der Demenzbegleitung durchführen können.

Blutdruck
Damit das Blut alle Organe und kleinste Kapillargefäße erreicht, ist ein gewisser Druck nötig, der das Blut aus dem Herzen pumpt. Da Menschen mit Demenz aufgrund kognitiver Einschränkungen ihre Beschwerden oft nicht benennen können, sollten Begleiter ganz genau beobachten, ob der Betreffende z. B. Kopfschmerzen hat oder ihm schwindelig ist, um einen möglichen Bluthochdruck oder niedrigen Blutdruck rechtzeitig zu erkennen. Auch herausfordernde Verhaltensweisen können auf derartige Beschwerden hindeuten.

Was können Demenzbegleiter beobachten?

Beispiele für Anzeichen einer Hypotonie (niedriger Blutdruck)
- der Betroffene klagt über Sehstörungen (Schwarzwerden vor den Augen) oder reibt sich z. B. die Augen
- der Betreffende klagt über Kopfschmerzen, Schwindel, Ohrensausen (z. B. greifen oder reiben von Kopf oder Ohren)
- der Betroffene friert oder schwitzt, ist müde, antriebsarm, hat kalte Hände und Füße
- der Betreffende schläft schlecht.

Ist der Blutdruck sehr niedrig, kann dies zu Bewusstseinsstörungen bis hin zur Ohnmacht führen.

Hypertonie (Bluthochdruck)
Bei einem Bluthochdruck, der bereits mehrere Jahre besteht, kann es bei den Betreffenden zu folgenden Beschwerden kommen:
- Kopfschmerzen
- Schwindel
- Nasenbluten
- Ohrensausen.

Begleiter können ähnliche Verhaltensweisen wie bei der Hypotonie beobachten. Betroffene mit einem hohen Blutdruck können zudem ein gerötetes Gesicht haben und schwitzen.

Regulation der Körpertemperatur

Frieren und Schwitzen
Als Warmblüter benötigt der Mensch eine konstante Körpertemperatur. Die Wärmeregulation des Körpers ist ein autonomes Regelsystem mit Wärme- und Kälterezeptoren, die den Ist-Zustand ans Zentrum im Gehirn (Hypothalamus) weiterleiten. Der Körper reagiert beispielsweise bei hoher Außentemperatur mit einer Erweiterung der Blutgefäße (Vasodilatation) und mit Schwitzen. Wichtigster Wärmeaustauscher ist die Haut: Die Wärmeabgabe erfolgt trocken über Wärmestrahlung und Wärmeleitung oder feucht durch Verdunstung des Schweißes. Bei großer Hitze, das heißt geringem Unterschied zwischen Körpertemperatur und Außentemperatur, sinkt die Fähigkeit der direkten Wärmeabgabe über die Haut. Eine Möglichkeit für den Körper, Wärme loszuwerden, ist unter diesen Umständen die Schweißproduktion. Jedoch schwitzen ältere Menschen im Vergleich zu jüngeren Personen weniger und ihre Fähigkeit zur Wärmeregulation ist vermindert.

> **Merke**
>
> Ältere Menschen reagieren auf Kälte und Wärmereize nicht mehr so stark wir junge, denn bei ihnen ist die Temperaturregulation im Gehirn (Zwischenhirn: Hypothalamus) und an der Haut ineffektiver und langsamer.

Im fortgeschrittenen Stadium der Demenz vom Alzheimer-Typ geht zum Beispiel das geistige Vermögen verloren, Temperaturen in Räumen oder auch draußen angemessen wahrzunehmen. Ursache dafür ist, dass durch den Abbau des Stirnhirnbereiches der Großhirnrinde (Frontallappen) die höhere geistige Leistungsfähigkeit (die so genannten Exekutivfunktionen wie planen, beurteilen, prüfen, kombinieren etc.), verloren geht. Die Betreffenden benötigen die Unterstützung der Demenzbegleiter bei der Wahl der entsprechenden Kleidung.

Fallbeispiel

Als die Demenzbegleiterin eines Nachmittages im August zu Wilhelm Rosenberg ins Zimmer kommt, liegt dieser im Bett. Die Bettdecke hat er sich bis in das bereits hochrote Gesicht hochgezogen. Im Zimmer ist es sehr warm, trotz der Vorhänge, die das Zimmer vor der Sonne schützen sollen. «Na Herr Rosenberg, hier ist es aber ganz schön warm im Zimmer. Sie liegen mit der Bettdecke im Bett. Ist Ihnen etwa kalt?» «Ja, kalt», antwortet er. Widerwillig lässt er sich die Bettdecke entfernen. «Sie haben ja sogar noch eine Jacke an! Herr Rosenberg, wir haben heute einen sehr warmen Sommertag …!»

Frieren oder Schwitzen beeinflussen das Wohlbefinden und können zu herausfordernden Verhaltensweisen bei den Betroffenen führen. Beispielsweise können sich starke Wärmebelastungen auf das Wohlbefinden, die Schlafqualität, die Leistungsfähigkeit und die Psyche des Menschen mit Demenz auswirken. Sie sind dann eventuell reizbar und nicht so belastbar wie sonst.

Ältere Menschen haben generell eine schlechtere Wärmeregulation, sie schwitzen weniger und haben ein vermindertes Durstgefühl. Menschen mit einer demenziellen Erkrankung verlieren die Fähigkeit, auf die besonderen Umstände und Gefahren von Hitze oder Kälte adäquat zu reagieren. Aus eigenem Antrieb sind sie nicht mehr (oder nur eingeschränkt) in der Lage, auf hohe oder niedrige Temperaturen zu reagieren. Das im Alter verminderte Durstgefühl warnt die Betroffenen auch bei großer Hitze nicht vor einer Dehydrierung. Es bedarf daher unbedingt auch der Aufmerksamkeit von Demenzbegleitern, das Wohlbefinden, die Gesundheit und das Leben von Menschen mit Demenz zu schützen.

Was können Demenzbegleiter beobachten?

Beobachtung der Haut
Rötung, aufgrund von:
- Erregung, Freude, körperlicher Anstrengung, Schwitzen
- Begleiterscheinung bei Fieber und Bluthochdruck (Hypertonie)
- Verbrennungen, Entzündungen.

Blaufärbung (Zyanose) – am besten an Lippen u. Fingernägeln zu sehen, aufgrund von
- Atemstörungen und Atemnot

Fahlblaue, marmorierte Haut
- Kennzeichen sterbender Menschen.

Fieber
Fieber ist ein Symptom für einen krankhaften Prozess im Körper und führt zu einem Temperaturanstieg. Das kann z. B. ein Warnsignal bei einer zu geringen Flüssigkeitszufuhr, bei Verletzungen oder Infektionen sein. Da Menschen mit Demenz sich oft nicht mehr verbal zu ihren Beschwerden äußern können, sollten Demenzbegleiter in der Lage sein, die Befindlichkeit des Betreffenden wahrzunehmen und angemessen zu reagieren.

> **Merke**
>
> Die Körpertemperatur schwankt im Laufe des Tages.

Was können Demenzbegleiter beobachten?
- heiße, oft gerötete Haut
- großperliger, warmer Schweiß
- glänzende Augen.

Achtung: bei einer demenziellen Erkrankung schwer abzugrenzen sind Unruhe, Verwirrtheit, Halluzinationen, Schlaflosigkeit, Umkehr des Tag-Nacht-Rhythmus!

Die Begleiter sollten den kranken Menschen beruhigen, auf ihn eingehen, seine Beschwerden ernst nehmen und ihm Sicherheit und Geborgenheit vermitteln. Gegebenenfalls wird der Betreffende auch in Ruhe gelassen und kann schlafen. Die Umgebung ist dem Kranken unbedingt anzupassen.

Zimmer
- evtl. Zimmer abdunkeln
- gut gelüftet aber Zugluft vermeiden
- für Ruhe sorgen
- Getränke in die Nähe stellen bzw. regelmäßig anbieten (Gefahr der Austrocknung!)
- Raumtemperatur ca. 17–19 °C
- je nach Stadium: 2. Decke bzw. nur Laken.

3.4 «Sich pflegen»

Zur Autonomie und Lebensqualität eines jeden Menschen gehört, sich selbst zu pflegen und zu kleiden, je nach Bedarf, Gewohnheiten und Geschmack.

Hilfe bei der Körperpflege und Hygiene zu benötigen, ist für die meisten erwachsenen Menschen ein heikles Thema. Von klein auf lernen wir, uns selbst zu waschen und anzukleiden. Wenn Menschen irgendwann Hilfe und Unterstützung benötigen, fühlen sie sich abhängig und verlieren an Selbstständigkeit. Auch Menschen mit Demenz sind es gewohnt, sich allein zu pflegen, sich die Kleidung selbst auszusuchen und sich anzukleiden. Aufgrund ihrer demenziellen Erkrankung schätzen sie Situationen, in denen sie Hilfe benötigen, falsch ein, fühlen sich möglicherweise bedroht und reagieren mit herausfordernden Verhaltensweisen. Deshalb sollten sich Menschen mit Demenz so lange wie möglich selbst waschen, pflegen und anziehen, gemäß ihren alten Gewohnheiten und integriert in einen strukturierten Tagesablauf. Wenn sie selbst bestimmen können und ihre Autonomie gewahrt bleibt, reagieren sie auch seltener mit herausfordernden Verhaltensweisen.

3.4.1 «Körperpflege nach Wunsch»

Fallbeispiel

Luise Meyer hat immer sehr großen Wert auf ihr Äußeres gelegt. Sie hat sich für ihren Mann immer herausgeputzt und auch als Bibliothekarin wollte sie immer gut aussehen. Eines Morgens setzt sich Luise Meyer allerdings ungewaschen und im Nachthemd an den Frühstückstisch. «Hast du dich denn schon gewaschen? Soll ich dir dabei helfen?», fragt er erstaunt. «Natürlich habe ich mich gewaschen, ganz allein. Wieso, gefall ich dir nicht?» entgegnet sie. «Na klar gefällst du mir, aber du setzt dich doch sonst nicht im Nachthemd und ungekämmt an den Tisch.» Luise Meyer sieht an sich herab und beginnt plötzlich zu weinen. Herr Meyer umarmt seine Frau …

Im Laufe der demenziellen Erkrankung kann es passieren, dass die Betroffenen ihre Körperpflege immer mehr vernachlässigen, auch dann, wenn sie früher sehr viel Wert auf ihr Äußeres gelegt haben. Menschen mit Demenz können vergessen, sich zu waschen, zu duschen oder zu baden oder sie sehen die Notwendigkeit gar nicht ein. Manche behaupten dann felsenfest, sich gewaschen zu haben, auch wenn es gar nicht stimmt. Bisweilen haben die Erkrankten aber auch vergessen, wie man sich wäscht, oder kommen mit den Waschutensilien nicht klar. Andere haben Angst vor der Badewanne, der Dusche oder sogar vor Wasser. Jeder Mensch hat individuelle Gewohnheiten, Vorlieben, Wünsche und Bedürfnisse bezüglich der Körperpflege. Es ist demzufolge möglich, dass Demenzbegleiter auf Menschen mit Demenz stoßen, die ungepflegt erscheinen.

Fallbeispiel

Wieder einmal erscheint Wilhelm Rosenberg unrasiert und ungekämmt zum Stammtisch. Die Demenzbegleiterin bemerkt außerdem einen unangenehmen Geruch an ihm. «Herr Rosenberg, wann haben sie sich denn das letzte Mal gewaschen, sich rasiert und die Wäsche gewechselt?», fragt sie. Wilhelm Rosenberg antwortet nicht. «Herr Rosenberg, ich habe Sie etwas gefragt.» «Weiß ich nicht. Ist doch alles in Ordnung, oder? Die Schwester war da, aber die ist ja unmöglich.», erwidert Wilhelm Rosenberg. «Hat Sie Ihnen nicht geholfen?», möchte die Demenzbegleiterin wissen. «Nee, musste sie nicht, ist doch alles in Ordnung, oder?»

Jeder Mensch hat individuelle Wertvorstellungen, die in jedem Fall berücksichtigt werden sollten. Autonomie und Wahlfreiheit werden bei Menschen mit Demenz gefördert und das ist durch eine «Körperpflege nach Wunsch» möglich (Barrick/Rader, 2008: 43f).

Demenzbegleiter sollten aber auch wissen, dass einige Menschen mit Demenz ihre Wünsche und Bedürfnisse nicht verbal äußern können. Jeder Mensch entscheidet normalerweise selbst, wann er sich wäscht, pflegt und ankleidet. Dieses Recht auf Selbstbestimmung steht auch Menschen mit Demenz zu, die möglicherweise vergessen, sich zu waschen, anzuziehen, oder die Handlungsabläufe, die dabei erforderlich sind, nicht mehr erinnern können. Es kommt auch vor, dass Menschen mit Demenz «gezwungen» werden, sich zu waschen und zu duschen. Sie sehen dann natürlich sehr gepflegt aus, fühlen sich aber aufgrund der Erlebnisse am Morgen den ganzen Vormittag über nicht wohl.

Fallbeispiel

Eine Woche später erscheint Wilhelm Rosenberg wieder zum Stammtisch. Diesmal ist er rasiert, duftet nach Rasierwasser und hat saubere Kleidung an. Irgendwie scheint er aber nicht zufrieden zu sein. «Herr Rosenberg, was ist denn los? Sie sehen heute so schick aus und gucken so traurig.», fragt die Demenzbegleiterin. Wilhelm Rosenberg reagiert nicht. Die Demenzbegleiterin will Wilhelm Rosenberg trösten und greift nach seiner Hand. «Lass mich los!», schreit dieser plötzlich. «Hau ab!» Die Demenzbegleiterin ist erstaunt. «Herr Rosenberg, was ist passiert?» «Ich hau hier ab!», entgegnet Wilhelm Rosenberg und will zur Tür hinaus. Auf dem Weg stößt er mit einer anderen Bewohnerin zusammen. «Geh weg!», ruft er und verlässt den Raum …

Das Wohlbefinden des Betroffenen, seine aktuelle Befindlichkeit, sind wichtiger als die Körperpflege selbst, die es zu «erledigen» gilt. Das gilt auch für den häuslichen Bereich, wenn Menschen mit Demenz, die von Demenzbegleitern betreut werden, in deren Augen eher ungepflegt erscheinen.

Begleiter dürfen nicht ihre eigenen Maßstäbe von Hygiene und Reinlichkeit ansetzen. Sollte es mal einen Tag lang mit der Körperpflege gar nicht funktionieren, dann klappt es eben am nächsten Tag oder am übernächsten …

3.4.2 Recht auf Verwahrlosung?

Fallbeispiel

«Heute könnten Sie mal Ihre Kleidung wechseln, Herr Rosenberg, Sie tragen sie schon einige Tage», sagt ein Demenzbegleiter zu Wilhelm Rosenberg. Kopfschüttelnd blickt Jens auf die fleckige Hose von Wilhelm Rosenberg. Es kommt vor, dass Wilhelm Rosenberg nur widerwillig Unterstützung bei den täglichen Verrichtungen in Anspruch nimmt, obwohl die Kräfte nachlassen und er an manchen Tagen kaum allein laufen kann. Außerdem vergisst er, dass er die Wäsche wechseln muss. Er sammelt auch alles, was ihm in die Hände kommt, auch Lebensmittel. Der Demenzbegleiter weiß von den Pflegenden, dass sie täglich versuchen, Wilhelm Rosenberg zum Wäschewechsel zu überreden oder ihn bitten, verdorbene Lebensmittelreste zu entsorgen. Das Reinigen des Zimmers wird zunehmend schwierig, denn überall stapeln sich Zeitschriften, Bücher und Erinnerungsstücke. Besonders im Sommer locken seine süßen Speisen Ameisen und Wespen an …

«Die Bewohner sollen sich bei und wie zu Hause fühlen, ihre Wünsche und Bedürfnisse stehen im Mittelpunkt …», so präsentieren sich viele Einrichtungen. Die Zimmer dürfen die Bewohner selbst gestalten, eigene Möbel und andere Einrichtungsgegenstände zum Einzug mitbringen. Das entspricht ihrer persönlichen Freiheit. Dazu gehören neben der Bewegungsfreiheit, der körperlichen Integrität und dem Recht auf Leben auch die freie Persönlichkeitsentfaltung des Menschen, die Willensfreiheit, die Entscheidungsfreiheit in wesentlichen Belangen sowie die Würde, Ehre und das Recht auf Respektierung des Privatlebens.

Es gibt Menschen mit einer demenziellen Erkrankung, die Körperpflege, Unterstützung bei Toilettengängen und andere Hilfen und Maßnahmen durch das Pflegepersonal ablehnen bzw. Gegenstände sammeln und horten. Wilhelm Rosenberg lehnt Unterstützung und Hilfsangebote ab und verunsichert damit Demenzbegleiter. Wie soll sich dieser verhalten? Auch ein Demenzbegleiter darf nicht ohne Zustimmung einfach die Hose von Wilhelm Rosenberg wechseln, Lebensmittel entsorgen und das Zimmer aufräumen. Wilhelm Rosenberg ist auf dem Wohnbereich als altersstarrsinnig bekannt, weil es ihm einfach keiner «rechtmachen» kann. Er ist oft gereizt, «brabbelt» und schimpft vor sich hin. Das ist eine typische Situation in der Betreuung von Menschen mit einer demenziellen Erkrankung und in der Praxis herrscht oft Uneinigkeit darüber, wie mit dieser Situation umgegangen werden sollte.

Verwahrlosung und «Vermüllung» im Alter sind häufig Ausdruck altersbedingter Krankheiten oder sozialer Isolation (**Abb. 3-10**). Beispielsweise versuchen an Demenz erkrankte Menschen sich symbolisch (durch das Horten von Gegenständen) ihre Welt zu erhalten: Was sie «im Kopf» immer wieder verlieren, wird materiell festgehalten oder herangeschafft. Auch soziale Ängste im Alter führen häufig zu aufgetürmten Müllbergen, sozusagen als Schutz gegen die feindliche Welt jenseits der Wohnung.

Menschen, die im Alter kaum noch soziale Kontakte haben, leben oft nur noch in ihren Erinnerungen weiter. Ihren einzigen Lebenssinn sehen sie in der Aufbewahrung alter Kleider, Möbel, oder Fotos. In vielen Fällen werden auch alte Zeitschriften, Verpackungen und andere für sie wertvolle Dinge gesammelt. Menschen im Pflegeheim können sich besonders einsam und verlassen fühlen und sich durch ihr Verhalten Sicherheit und Geborgenheit verschaffen, bzw. auch Frustration zum Ausdruck bringen. Wilhelm Rosenberg lebt im Pflegeheim. Oft nimmt er nur an Aktivitäten teil, wenn Demenzbegleiter ihn mehrmals dazu auffordern. Zum wöchentlichen Stammtisch lässt er sich allerdings

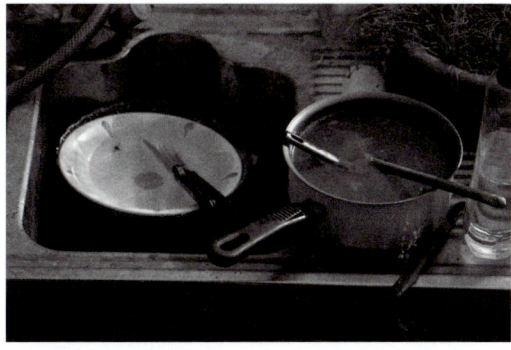

Abbildung 3-10: Verwahrlosung des Wohnraums. (Foto: Jürgen Georg)

selten lange bitten. Dort erzählt er aus seinem Leben, vor allem aus der Zeit, wo er als Lokführer unterwegs war.

Wilhelm Rosenberg bestimmte seinen Sohn zum rechtlichen Betreuer, für «alle Fälle». Das Betreuungsgesetz sieht im Grundsatz vor, dass die Betreuten, so weit möglich, ihren individuellen (auch «eigentümlichen») Stil pflegen können. Damit werden die im Grundsatz festgelegten Grundrechte der Selbstbestimmung und der persönlichen Entfaltung verstärkt. Wo ist nun aber die Grenze zwischen individuellen Lebensstil oder «Marotte» und Abnormität? Zum Einem haben Demenzbegleiter eine Fürsorgepflicht gegenüber den Menschen mit Demenz. Zum anderen soll aber die Autonomie der Betroffenen erhalten bleiben, selbst zu entscheiden, wie und in welcher Umgebung sie leben möchten.

Wenn Begleiter die Autonomie des Betreffenden untergraben, spricht man von «Gewalt», wenn z. B. ohne Zustimmung des Betreffenden persönliche Gegenstände entfernt werden.

Wo ist die Grenze zwischen Autonomie und Fürsorge?

Wilhelm Rosenberg wohnt in einer gemeinschaftlichen Einrichtung, wo er gewissen Regeln unterworfen ist, die im Heimvertrag festgelegt sind. Regeln dürfen die Persönlichkeitsrechte von Menschen mit Demenz nicht einschränken, aber u. a. eine Selbst- und Fremdgefährdung ausschließen. Es ist demnach zuerst zu prüfen, ob eine erhebliche Gefährdung der Gesundheit von Wilhelm Rosenberg oder auch von Dritten (z. B. Mitbewohner) vorliegt. Sich mal nicht zu waschen, nicht täglich die Wäsche zu wechseln sowie Süßigkeiten, Zeitungen und andere Gegenstände zu sammeln, bedeutet nicht sofort, dass die Betreffenden einer gesundheitlichen Gefahr ausgesetzt sind. Wann also sollte man intervenieren? Eine einheitliche Regelung auf Bundesebene für die Hygiene in Einrichtungen der Langzeitpflege fehlt bisher. Es gibt Hygienepläne, die vor allem Regelungen zur Desinfektion, baulichen Vorgaben, pflegerische Hygienevorschriften und Hygienemaßnahmen für den Küchenbereich beinhalten. Sie sagen jedoch nichts darüber aus, wie sich Demenzbegleiter verhalten sollten, wenn Bewohner Tendenzen einer Verwahrlosung aufweisen.

«Zeichen von Verwahrlosung, wie nicht oder unregelmäßig durchgeführte Körperpflege, können Hinweise auf krankhafte Veränderungen des Menschen sein.» (Sitzmann, 2007: 126)

In der stationären Pflege können sie Hinweise für psychischen Hospitalismus sein. Ungezieferoder Schimmelbefall und Schmutz stellen in jedem Fall eine Gefährdung dar. Das Personal muss in diesem Fall auch gegen den Willen des Betroffenen, z. B. gemeinsam in Absprache mit Angehörigen, Betreuer oder behandelnden Ärzten, Maßnahmen in die Wege leiten.

In einer Pflegeeinrichtung gelten bestimmte Hygienevorschriften (s. Kap. 6), die eingehalten werden müssen, um die Gesundheit der Bewohner zu schützen. Andererseits sind Pflegeeinrichtungen der private Lebensraum älterer Menschen und verfolgen ein sozialpflegerisches Ziel: die Würde, Interessen und Bedürfnisse der Bewohner in Einrichtungen der Langzeitpflege zu schützen und ihre Selbstständigkeit, Selbstbestimmung und Selbstverantwortung zu fördern.

3.5 «Sich kleiden»

Die Bedeutung der ABEDL «sich kleiden» wird besonders deutlich, wenn körperliche oder geistige Einschränkungen es älteren Menschen nicht mehr erlauben, die Aktivität des Kleidens angemessen auszuführen. Sie sind auf fremde Hilfe angewiesen und entwickeln oft ein Gefühl von Unselbstständigkeit.

Mode ist heute schon längst kein Privileg der Jugend mehr. Die Bekleidungsindustrie ist heutzutage auch auf die Bedürfnisse älterer Menschen eingestellt. Menschen mit Demenz haben vor ihrer Erkrankung Wert auf ihr Äußeres und ihre Kleidung gelegt. Viele Einflussfaktoren, die sich im Laufe des Lebens verändern, bestimmen die Kleidung und sind eng verbunden mit der Selbstwahrnehmung des Menschen. Wie nehmen sich Menschen im Laufe des Älterwerdens wahr und wie geht es ihnen dabei? Der Begriff des Körperbildes wurde erstmals in den Zwanzigerjahren des vergangenen Jahrhunderts benutzt und verschiedene Wissenschaftler beschäftigten sich mit Begriffen wie «body scheme» und «body image». (Uschok, 2008:29f)

Die Herausbildung des Körperbildes beginnt mit der Geburt des Menschen und entwickelt sich im Verlaufe seines Lebens aufgrund verschiedener Einflüsse wie genetische und soziokulturelle Bedingungen. Mit zunehmendem Alter spielen vor allem Gesundheits- oder Krankheitszustände eine wichtige Rolle.

> **Merke**
>
> Ein positives Körperbild bildet die Voraussetzung für ein positives Selbstbild im Alter, und dies wiederum wirkt sich auf die gesamte Erscheinung aus.

Bei älteren Menschen können bestimmte Risikofaktoren die Gefahr erhöhen, eine Körperbildstörung zu entwickeln:
- Einsamkeit
- ständige Sorge um Krankheit, Schmerzen und evtl. Behinderung
- Probleme bei der Benutzung von Hilfsmitteln (Rollstuhl, Inkontinenzmaterial, An- und Ausziehhilfen, Hörgeräte …).

3.5.1 «Kleider machen Leute»

Fallbeispiel:

Es ist Samstagvormittag. Luise Meyer, die sich seit einer Woche in der Kurzzeitpflege befindet, weil ihr Mann sich einmal einen Urlaub gönnt, sitzt summend inmitten von Blusen, Pullis, Hosen und Unterwäsche, vor dem Kleiderschrank in ihrem Zimmer des Pflegeheimes «Haus Sonne». Sie trägt eine ausgeblichene Schürze, die sie unbedingt mit in die Kurzzeitpflege nehmen wollte. Einen Pullover, Rock und Strümpfe, die ihr die Pflegeperson am Morgen angezogen hatte, zog sie wieder aus. In einer Tüte sammelt sie schmutzige Wäsche, die sie heute unbedingt noch waschen muss. Luise hat fast den ganzen Kleiderschrank ausgeräumt, als eine Demenzbegleiterin ins Zimmer kommt. «Frau Meyer! Das kann doch nicht sein! Räumen Sie den Schrank wieder ein und ziehen Sie diese olle Schürze aus! Und geben Sie die schmutzige Wäsche her! Ich wollte sie gerade zu unserem «Lesekreis» abholen, aber in der ollen Schürze geht das doch nicht.» Während sie schimpft, reißt sie Luise Meyer die Sachen aus der Hand. «Hau ab! Das sind meine Sachen!» schreit Luise Meyer. «Ich rufe die Polizei!» Es kommt zu einem Handgemenge. Die Demenzbegleiterin versucht es noch einmal ruhig: «Frau Meyer, Sie waren doch heute Morgen so hübsch angezogen, und das Zimmer war auch so schön aufgeräumt. Finden Sie das jetzt schön?» Luise schreit: «Das ist meine Wohnung!» Die Demenzbegleiterin versucht noch einmal, die Sachen in den Schrank zu räumen. «Geh weg! Das sind meine Sachen! Das ist meine Wohnung!» Die Demenzbegleiterin stürzt aus dem Zimmer. «Diese Frau raubt mir noch den letzten Nerv! Macht sie das zu Hause bei ihrem Mann auch so? Na der kann einem ja nur leidtun!»

Solche Situationen sind nicht selten. Alle Beteiligten sind gestresst. Wie können Demenzbegleiter mit solchen Situationen umgehen oder sie sogar vermeiden? Eine wichtige Rolle spielt die Biografiearbeit sowie Stichworte wie Erinnerung, Geborgenheit und Sicherheit. Solche Stresssituationen können vermieden werden, wenn Begleiter zum einen Kenntnisse über demenzielle Erkrankungen besitzen (s. Kap. 2) und zum anderen, wenn sie die Biografie sowie die Beeinträchtigungen des Menschen mit Demenz kennen.

Das Verhalten von Luise Meyer in der Kurzzeitpflege ist keineswegs als «aggressiv» zu deuten. Luise Meyer möchte ihre Privatsphäre, wie zu Hause, um jeden Preis behalten und sie fühlt sich in ihrem Zimmer, vor allem in der «Unordnung» wie zu Hause und sehr wohl. Sie trägt ihre Lieblingsschürze, die sie auch zu Hause zur Hausarbeit trägt und räumt auf. Nur an Sonntagen oder wenn sie mit ihrem Mann ausgeht, macht sie sich «fein». Ihre Lieblingsschürze nahm sie mit ins Heim und trägt sie am liebsten jeden Tag. Das vermeintliche Chaos im Zimmer vermittelt ihr ein Gefühl von Geborgenheit und Sicherheit und immer am Samstag ist ihr «Aufräum-Tag».

Kleidung bedeutet für Menschen mit Demenz ein Gefühl von Besitz und Identität. Es ist ein Stück von ihnen selbst. Sie erkennen sich darin wieder. Es kann vorkommen, dass Menschen mit Demenz Kleidung, die ihnen nicht gehört, die sie von anderen geschenkt bekommen, nicht anziehen wollen, oder auch neu gekaufte Kleidung ablehnen. Stresssituationen können auch entstehen, wenn den Betroffenen dann diese Kleidung mit Drängen und Zwang angezogen wird. Menschen mit Demenz sollten so lange als möglich mitbestimmen können was sie anziehen und sich vor allem selbst anziehen. Häufig wird die Reihenfolge vergessen, in der die Sachen normalerweise angezogen werden, z. B. erst das Unterhemd, dann der Pullover. Es kann passieren, dass erst der Pullover angezogen wird und dann das Unterhemd darüber oder dass die Unterhose wie ein Pullover angezogen wird. Demenzbegleiter sehen dann Betroffene, die eben etwas durcheinander gekleidet sind, sich aber so sehr wohl fühlen. Sucht sich der Betroffene die Kleidung selbst aus, ist es unwichtig, ob es farblich passt. Davon abgesehen, könnte es schwierig werden, dass der Betreffende die Kleidung wechselt, da er den Sinn und Zweck nicht versteht. Demenzbegleiter sollten darauf achten, dass die Kleidung bequem und praktisch ist sowie der Witterung angepasst. Der Betroffene sollte sie weitestgehend selbst an- und ausziehen können (s. **Abb. 3-11**).

Auch sollten Menschen mit Demenz am Tag andere Kleidung tragen als nachts, damit vor allem immobile Menschen das Gefühl für Tag und Nacht bekommen. Menschen mit Demenz wollen jedoch mitunter mit ihrer Tageskleidung ins Bett und möglicherweise scheitert jeglicher Versuch, den Betreffenden dahingehend zu motivieren, dass er bestimmte Kleidung zur Nacht anzieht. Nicht selten behält der Betroffene auch die Unterwäsche an. Um ihn dann nicht unnötig aufzuregen, sollte man ihn nicht zum Umziehen drängen oder zwingen. Das würde sich negativ auf das Schlafverhalten auswirken. Es findet sich bestimmt ein späterer Zeitpunkt (z. B. Toilettengang, Hunger oder Durst), wo er sich umziehen kann. Ansonsten wird eben am nächsten Morgen die Kleidung gewechselt.

3.5.2 Ressourcenorientierte Unterstützung durch die Begleiter

In unserem Alltag spielt Kleidung eine wichtige Rolle. Auch Menschen mit einer demenziellen Erkrankung haben möglicherweise vor ihrer Erkrankung sehr viel Wert auf ihr Äußeres gelegt.

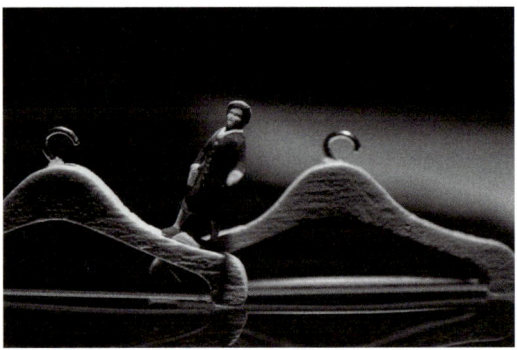

Abbildung 3-11: Kleider machen Leute – Kleidung selbst aussuchen können. (Foto: Jürgen Georg)

Sie hatten beispielsweise ihre «Sonntagskleidung» oder bestimmte Kleidung für die Hausarbeit. Solche Gewohnheiten sollten Demenzbegleiter anhand der Biografiearbeit kennen und in den Alltag integrieren. Die Betroffenen möchten vielleicht zum Kochen und Backen andere Kleidung tragen, als bei einem Spaziergang oder Ausflug. Zu einem Ausflug möchten einige vielleicht gern ihre «Sonntagskleidung» tragen, während zum Backen und Kochen die mehrmals geflickte Kittelschürze getragen wird. Es ist auch möglich, dass sich Frauen zu den Mahlzeiten «fein» machen möchten bzw. dabei Unterstützung benötigen. In den Speisesaal zu gehen, kann für sie so viel bedeuten, wie in ein Restaurant oder Kaffee gehen und dort vielleicht jemanden zu treffen. Schließlich wollen sie auch den Männern gefallen. Ebenso wollen einige Männer womöglich in «Schlips und Kragen» zum Mittag oder Kaffee gehen, um den Bewohnerinnen zu gefallen. Oder sie möchten sich einmal wieder so richtig schmutzig machen im Garten und dann lieber «ältere» Sachen tragen. Wenn Demenzbegleiter solche individuellen Bedürfnisse und Gewohnheiten berücksichtigen, werden sich Menschen mit Demenz wohl und heimisch fühlen.

3.6 «Ausscheiden»

Die Ausscheidung des Menschen stellt eine lebenswichtige Körperfunktion dar. Durch eine regelmäßige Ausscheidung werden Stoffe, die der Körper nicht benötigt, eliminiert. Störungen dieses lebenswichtigen Vorganges beeinträchtigen das Wohlbefinden, wobei auch das seelische Befinden eines Menschen seine Ausscheidungsfunktionen beeinflusst.

Die Ausscheidung unterliegt kulturellen und erzieherischen Einflüssen (Reinlichkeit, Schamgefühl). Sie berührt die Intimsphäre eines Menschen im großen Maße und ist ein Tabubereich. Die Selbstständigkeit bei der Ausscheidung ist außerdem ein wesentliches Kriterium für Autonomie und Lebensqualität. Wie stolz sind wir, wenn wir als Kind gelernt haben zu laufen und selbstständig die Toilette aufzusuchen.

Benötigen Menschen aufgrund körperlicher und geistiger Einschränkungen Hilfe bei der Ausscheidung und/oder beim Toilettengang, löst das Schamgefühle aus, Abhängigkeits- und Schuldgefühle entstehen. Das Selbstwertgefühl ist stark beeinträchtigt. Körperliche Einschränkungen können beispielsweise in der Mobilität sein. Vor allem aber auch eine Inkontinenz, die Urin- und Stuhlausscheidung nicht mehr kontrollieren zu können, belastet Betroffene stark.

Beispiele für Probleme von Menschen mit Demenz beim Ausscheiden

Fallbeispiel 1

Es kommt vor, dass Wilhelm Rosenberg die Toilette nicht findet. Er lässt dann in den Ecken im Zimmer und auf den Fluren Wasser. Wilhelm Rosenberg benutzt auch den Mülleimer zur Urinausscheidung. Wenn er Harndrang verspürt, ist er sehr unruhig. Er zieht sich die Hose während des Gehens herunter. Wilhelm Rosenberg geht in alle Zimmer. Auf der Toilette vergisst er immer öfter, was er tun soll.

Fallbeispiel 2

Obwohl ihr Mann sie unterstützt, besteht Luise Meyer darauf, selbstständig auf die Toilette zu gehen. Sie scheidet dort selbstständig aus, kann jedoch das verschmutzte Inkontinenzmaterial nicht wechseln. Das wirft sie manchmal mit in die Toilette oder legt es zum Trocknen auf eine Heizung. Sie versucht, sich nach dem Toilettengang selbst zu reinigen, ist jedoch häufig beschmutzt, an Händen, Gesicht, Intimbereich und Kleidung.

Fallbeispiel 3

Maria Schmidt «zerpflückt» ihre Vorlage, vor allem, wenn sie im Bett liegt. Sie «spielt» häufig mit ihren Ausscheidungen oder nimmt sie in den Mund.

Die Probleme bei Menschen mit Demenz hinsichtlich ihrer Ausscheidung können vielfältig sein. Körperliche Faktoren, wie eine beeinträchtigte Mobilität, als auch kognitive Faktoren, wie Vergesslichkeit oder Desorientierung, können Gründe dafür sein. Das Verhalten von Menschen mit einer demenziellen Erkrankung in Bezug auf ihre Ausscheidung ist sehr unterschiedlich und vom Stadium der Demenz bzw. den kognitiven Beeinträchtigungen abhängig.

Lösungsansätze zu den Fallbeispielen finden Sie auf der Seite 132.

3.6.1 Umgang mit Inkontinenz bei Menschen mit Demenz

Inkontinenz beeinflusst die Lebensqualität der Betroffenen erheblich und ist ein sehr sensibles Thema, denn es betrifft den intimsten Bereich des Menschen. Der Umgang mit an Demenz erkrankten inkontinenten Menschen ist oftmals eine besondere Herausforderung für alle Beteiligten. Sie empfinden Scham, Wut und Hilflosigkeit.

Was bedeutet Inkontinenz?

Inkontinenz bedeutet den Verlust oder das Nichterlernen der Fähigkeit, Stuhl und/oder Urin sicher zu speichern und an einem gewollten Ort zu einer selbstbestimmten Zeit auszuscheiden. «Inkontinenz ist der unwillkürliche Abgang von Harn. Die Inkontinenz zählt zu den häufigsten Alterserkrankungen in den Industriestaaten.» (Perrar et al., 2007:276)

Blase und Enddarm senden Nervensignale zum Gehirn, sodass dem Menschen Harn- und/oder Stuhldrang bewusst werden und willkürlich Zeitpunkt und Ort der Entleerung bestimmt werden kann. Sofern dieser neuronale Regelkreis intakt ist und das Wissen wie, wann und wo Harn bzw. Stuhl abgesetzt werden kann, läuft dieser Funktionsbereich physiologisch ab.

Demenz und Inkontinenz

Der intellektuelle Abbau bei Menschen mit einer demenziellen Erkrankung kann unter Umständen zur Inkontinenz führen. Dies führt bei den Betroffenen als auch ihren Betreuungspersonen oft zu belastenden Situationen. Inkontinenz gehört neben dem intellektuellen Abbau, der Immobilität und Instabilität sowie den iatrogenen Problemen zu den fünf geriatrischen «I». Sie ist eng mit dem intellektuellen Abbau, der Demenz als Krankheit, verbunden (Füsgen, 2006).

Bei einer demenziellen Erkrankung sterben Hirnbahnen und Nervenzellen ab, wobei die Gehirnregion, die für die Steuerung der Blase verantwortlich ist, meist frühzeitig zugrunde geht. Das bedeutet, dass viele Menschen mit einer Demenz an einer Harninkontinenz leiden. Meist sind die Betroffenen zu Beginn der Demenzerkrankung kontinent, jedoch tritt in der fortgeschrittenen Phase der Erkrankung die Inkontinenz häufiger auf. Seltener und praktisch erst in einem späten Stadium der Demenz, beispielsweise bei der Alzheimer-Krankheit, kann es auch zur Stuhlinkontinenz kommen. Dabei muss nicht die Demenz immer der Auslöser für eine Inkontinenz sein, sondern eher die Symptome einer demenziellen Erkrankung, wie zum Beispiel Vergesslichkeit und Desorientierung: Der Betroffene findet beispielsweise nicht schnell genug die Toilette oder vergisst einfach, was dort zu tun ist.

Um Stresssituationen zu vermeiden, sollten auch Demenzbegleiter Grundkenntnisse über den Zusammengang von Demenz und Inkontinenz besitzen und reflektieren, was es für den Betroffenen bedeutet, inkontinent zu sein. Die Annahme, dass Inkontinenz eine fast unabwendbare Folge bei Demenz ist, führt zu vielen falschen und kostenintensiven Behandlungen in der stationären und ambulanten Pflege (Welz-Barth/Füsgen, 2007). Es gibt auch Menschen mit Demenz, die nie an einer Inkontinenz leiden.

Stuhlinkontinenz

Stuhlinkontinenz kommt vor allem bei hoher Pflegebedürftigkeit und bei bettlägerigen Menschen vor. Häufig treten dann Harn- und Stuhlinkontinenz gemeinsam auf. Für die Betroffenen und deren Begleiter ist die Stuhlinkontinenz eine große psychische Belastung und mit großen Scham- und Ekelgefühlen verbunden. Ein einfühlsamer Umgang seitens des Betreuungspersonals ist dringend erforderlich.

Die Ursachen einer Stuhlinkontinenz sind vielfältig. Betroffen sind vor allem Frauen, die mehrfach geboren haben, Patienten nach Krebsoperationen und eben ältere Menschen. Stuhlinkontinenz kann in unterschiedlichen Schweregraden auftreten: unkontrollierter Abgang von Luft, Stuhlschmieren bis zum vollständigen Kontrollverlust über den Stuhlgang.

Bei älteren Menschen können eingeschränkte Mobilität und eine demenzielle Erkrankung zu einer Stuhlinkontinenz führen. Des Weiteren kommen Nervenschädigungen als Ursache in Frage. Auslöser hierfür können Schlaganfälle, Multiple Sklerose, senile Demenz oder Schäden nach radikalen Tumoroperationen sein. Bei Menschen mit Demenz ist zudem abzuklären, ob sie tatsächlich unter einer Stuhlinkontinenz leiden oder ob sie beispielsweise «nur» die Toilette nicht erkennen und diese deshalb nicht aufgesucht wird. Auch könnte ein längerer Weg zur Toilette ein Grund für den unkontrollierten Stuhlgang sein, zum Beispiel bei Durchfällen. Menschen mit Demenz vergessen möglicherweise auch die Hose herunter zu ziehen oder sie können sie nicht rechtzeitig öffnen.

Da sich auch Menschen mit Demenz wegen ihrer Stuhlkontinenz schämen können, kann es passieren, dass sie sich selbst «bemühen», hinter verschlossenen Türen, sich selbst und die Umgebung zu reinigen, zum Beispiel auch die verschmutzte Wäsche «zu waschen». Sie verstecken beschmutzte Vorlagen und «Windeln», damit niemand etwas bemerkt. Nicht mehr so mobile Menschen nesteln möglicherweise gern herum, auch an Unterwäsche und Inkontinenzmaterial, egal, ob gerade Stuhl abgegangen ist oder nicht. Das kann überall im Umfeld zu Verunreinigungen führen, beispielsweise auf dem Teppich, der Couch, auf dem Stuhl oder im Bett.

> **Tipps zur Förderung der Stuhlkontinenz bei Demenz (Mace/Rabins, 2012:128)**
>
> - Toilette sollte so «gemütlich» wie möglich sein (z. B. Sauberkeit, Intimsphäre gewährleisten, Bequemlichkeit, Haltevorrichtungen, Zugluft vermeiden).

- Dem Betroffenen ausreichend Zeit zur Darmentleerung lassen.
- Der Betroffene kann sich auf der Toilette beschäftigen, z. B. Musik, Zeitung lesen, Fotos anschauen usw.
- Es sollte herausgefunden werden, wann der Betroffene am meisten Stuhlgang hat und er sollte zu dieser Zeit auf die Toilette begleitet werden.
- Bei Bedarf ein Medikament verabreichen, das den Stuhl weich macht.
- Auf ausreichend Flüssigkeit und möglichst ballaststoffreiche Kost achten.
- Auf ausreichend Bewegung achten.
- Dem Betroffenen gegenüber Vorwürfe vermeiden, wenn ein «Malheur» passiert.
- Wenn nötig, zur «Sicherheit» IKM zur Verfügung stellen.

Harninkontinenz

Zu den speziellen Prophylaxen bei Menschen mit Demenz zählt die Förderung der Harnkontinenz. Der Expertenstandard Förderung der Harnkontinenz in der Pflege (2007) gibt Aufschluss über Risikofaktoren und Risikogruppen sowie über Maßnahmen zur Kontinenzförderung. Der Expertenstandard befasst sich sowohl mit den Möglichkeiten, Harnkontinenz zu erhalten und zu fördern als auch damit, eine identifizierte Harninkontinenz zu beseitigen, zu reduzieren oder zu kompensieren (Hayder et al., 2008). Eine Harninkontinenz kann durch unterschiedliche Ursachen ausgelöst werden und verschiedene Formen aufweisen (DNQP, 2007).

3.6.2 Ressourcenorientierte Unterstützung durch Begleiter

Eine ressourcenorientierte Unterstützung von Menschen mit Demenz zielt darauf ab, eine Inkontinenz zu vermeiden bzw. so lange wie möglich hinauszuzögern. Zum anderen können mithilfe entsprechender Maßnahmen Selbstständigkeit und Selbstwertgefühl der Menschen mit Inkontinenz gefördert und gestärkt werden, sodass deren Lebensqualität so wenig wie möglich beeinträchtigt ist.

Für die Inkontinenzbehandlung bei Menschen mit Demenz ist es wichtig, das Demenzsyndrom selbst im Rahmen eines ganzheitlichen Therapieansatzes so weit wie möglich positiv zu beeinflussen.

Zu den Maßnahmen der Kontinenzförderung zählen grundsätzlich regelmäßig angebotene Toilettengänge und ein Toilettentraining im individuell festgelegten Rhythmus.

> **Merke**
>
> Alle Maßnahmen lassen sich jedoch nur dann sinnvoll gestalten, wenn sie unter Berücksichtigung der konkreten Situation und des kognitiven Befindens des Betroffenen ausgewählt werden.

Trotz optimaler Nutzung aller Therapieoptionen kann bei einigen Menschen mit Demenz die Kontinenz nicht vollständig wiederhergestellt werden. Oft wird nur eine Teilkontinenz erreicht, zum Beispiel tagsüber. Es kann auch nur zu einer Linderung der Symptomatik, also zu einer verringerten Häufigkeit des Einnässens oder zu einer verringerten Harnmenge, führen. Wichtig ist, dass die Betroffenen ausreichend mit Inkontinenzhilfsmitteln ausgestattet werden. Diese Hilfsmittel sind wichtig zur Überwindung der auftretenden hygienischen, sozialen und psychologischen Probleme.

> **Praxistipp zur Erleichterung der Blasenentleerung:**
>
> - Wasser trinken
> - Geräusch von fließendem Wasser
> - ein mit heißem Wasser gefülltes Becken (zum Beispiel Kamillendämpfe), Eukalyptus- Öl-Kompressen mit Wärmflasche
> - Unterleibsmassage sowie Schachtelhalm- und Bärentraubenblätter-Tee.

Zu berücksichtigen sind außerdem eine entsprechende praktische Bekleidung und die Umgebungsfaktoren. Wichtig ist auch, die Verhaltensweisen von Menschen mit Demenz beim Toilettengang bzw. Wechseln der Inkontinenzhilfen zu beobachten. Bei herausforderndem Verhalten ist ein einfühlsamer und fachlich kompetenter Umgang mit den Betroffenen unerlässlich.

Maßnahmen zur Kontinenzförderung sind bei Menschen mit Demenz nicht immer ohne Probleme umzusetzen (Werner, 2012:123ff). Die Betroffenen vergessen den situativen Kontext des Handlungszusammenhangs. So kann der Gang zur Toilette, das Wechseln von Wäsche, das Wechseln von IKM und die damit verbundene Intim- und Hautpflege zur Stresssituation für den demenziell Erkrankten mit Inkontinenz werden.

Der Mensch mit fortschreitender Demenz ist immer weniger in der Lage, sich verbal auszudrücken, wie beispielsweise zu sagen: «Ich muss jetzt auf die Toilette», «Wo ist die Toilette?» oder um Unterstützung zu bitten.

Auf Signale achten

Eine zunehmende Unruhe des Betroffenen kann ein Signal sein, dass er um Hilfe bittet. Solche Signale können auf verschiedene Bedürfnisse hinweisen, häufig jedoch auf Harn- oder Stuhldrang. Weitere Signale diesbezüglich sind z. B.:

- Nesteln an der Kleidung, besonders an Hose und Unterhose oder IKM
- Umherlaufen, Suchen nach einer Toilette
- Ausziehen von Kleidungsstücken, insbesondere Hosen, Unterhosen
- Entfernen von IKM (weil es schmutzig ist, feucht ist, unangenehm ist)
- bestimmte Redewendungen oder Fragen, z. B. nach der Toilette oder nach dem Zimmer.

Auf solche Signale bzw. Verhaltensweisen sollten Demenzbegleiter achten. Sie sind für das Toilettentraining sehr nützlich, denn sie weisen darauf hin, wann der Betroffene das Bedürfnis zur Blasen- oder Stuhlentleerung verspürt. Mitunter lassen sich so Regelmäßigkeiten erkennen. Außerdem erhält die Person das Gefühl von Sicherheit zurück und wird über jede Hilfe und Unterstützung sehr dankbar sein.

Toilettengänge, der Wechsel von Inkontinenzmaterialien (IKM) sowie die Intimpflege greifen massiv in die Intimsphäre der Betroffenen ein. Sie können oftmals die Situation, in der sie sich gerade befinden und Hilfe benötigen, nicht angemessen einschätzen und reagieren mit herausfordernden Verhaltensweisen: Sie lehnen Unterstützung ab, wehren sich und schreien. Ursache dafür ist, dass sie ihre Hilflosigkeit und Abhängigkeit erleben, Scham, Unsicherheit und Angst empfinden. Möglicherweise werden mit dem Toilettengang oder dem Wechsel von Inkontinenenzmaterial auch Erinnerungen an negative Erlebnisse in der Vergangenheit verbunden (Biografiearbeit). Begleiter benötigen diesbezüglich viel Geduld und Einfühlungsvermögen. Die Autonomie des Betroffenen steht immer im Vordergrund und es darf keinesfalls Zwang ausgeübt werden. Vielleicht sind sogar mehrere «Anläufe» nötig, um einen Menschen mit Demenz zum Toilettengang zu motivieren. Wichtige Aspekte sind eine vertrauensvolle Beziehung zu Bezugspersonen und eine angemessene Kommunikation (Validation).

Die Selbstständigkeit sollte so lange wie möglich erhalten bleiben und die damit verbundenen Ressourcen.

Inkontinenz kann unter Umständen auch den Wunsch der Person nach Beachtung und Zuwendung widerspiegeln oder ein Verhalten auf unerwünschte Veränderungen, Ängstlichkeit, Stress oder Schmerzen sein. Menschen mit Demenz versuchen damit gelegentlich Konflikte mit der Umwelt auszutragen. Schließlich kann Inkontinenz auch auf eine Depression hindeuten, denn viele depressive Menschen leiden häufig unter einer Antriebshemmung, die den Gang zur Toilette erschwert.

Auch wenn die Unterstützung bei den Toilettengängen nicht zum unmittelbaren Aufgabenbereich von Demenzbegleitern gehört, kann es doch gelegentlich vorkommen, dass sie einen Menschen mit Demenz zur Toilette begleiten möchten. Begleiter sollten in solchen Situation wissen, dass es bestimmte Auslöser gibt, die zu herausfordernden Verhaltensweisen bei Menschen mit Demenz führen können.

> **Auslöser für bestimmte Verhaltensweisen bezüglich des Umgangs mit Inkontinenz**
> (Hofer et al., 2011: S. 25)
>
> - Berühren oder Überschreiten der persönlicher Tabuzonen
> - gefühlter Kontrollverlust über Blasenentleerung bzw. Stuhlgang
> - Schmerzerwartung oder Schmerzempfinden (z. B. bei Harnwegsinfekten, Blasenentzündungen, Obstipation oder Diarrhö)
> - Gefühl, dass eigene Bedürfnisse oder Wünsche bezüglich der Ausscheidung ignoriert werden
> - Frustration über nachlassende Selbstversorgungsfähigkeiten bezüglich der Ausscheidung/Inkontinenz, z. B. Weg zur Toilette nicht zu finden, nicht selbstständig auskleiden zu können
> - beeinträchtigte Fähigkeit, Bedürfnisse oder Empfindungen zu äußern oder zu kommunizieren (z. B. den Harn- oder Stuhldrang zu äußern, Weg zur Toilette zu erfragen, um Hilfe bei An- bzw. Auskleiden oder IKM-Wechsel zu bitten).

Kontinenzfördernde Umgebung bei Menschen mit Demenz

Neben der Kommunikation ist eine kontinenzfördernde Umgebung für Menschen mit Demenz sehr wichtig. Realitätsorientierungstraining (ROT) (s. S. 161) sollte bei beginnender Demenz in das Toilettentraining einbezogen werden. Die Betroffenen erhalten Orientierungshilfen bezüglich Ort, Zeit und Person, beispielsweise mithilfe von Uhren, Namensschildern oder «Wegweisern». In erster Linie sollte der Weg zur Toilette sehr gut gekennzeichnet und für Menschen mit Demenz erkennbar sein.

Der Weg zur Toilette

An Demenz erkrankte ältere Menschen haben aufgrund von Orientierungsstörungen häufig Probleme, die Toilette zu finden oder sie rechtzeitig zu erreichen und verlieren deshalb unkontrolliert Urin oder Stuhl. Sie vergessen vor dem Hinsetzen den Toilettendeckel aufzuklappen, sich die Kleider herunterzuziehen oder sie verwechseln einfach andere Plätze oder Orte mit der Toilette (z. B. den Mülleimer oder eine Ecke im Zimmer). Der Weg zur Toilette sollte daher immer gut gekennzeichnet, frei von Hindernissen und gut beleuchtet sein. Schwellen sollten am besten abgeflacht sein, Teppichkanten am Boden fixiert und Kabel nicht im Weg «herumliegen», sondern festgeklebt sein, damit der Betroffene nicht stürzt. Zur Orientierung wird die Toilettentür entsprechend gestaltet, beispielsweise so, wie der Betroffene sie von früher in Erinnerung hat (z. B. Holztür mit Herz). Schilder können ebenfalls hilfreich sein, um den Weg zur Toilette zu finden (z. B. zum Beispiel Piktogramme oder Schilder mit «WC» oder «Toilette», «Abort» oder «00» aufstellen), je nachdem was dem Betreffenden vertraut und bekannt ist.

Die Toilette selbst

Die Toilette selbst sollte gut ausgeleuchtet und «gemütlich» sowie vertraut gestaltet sein (s. **Abb. 3-12**). Der WC-Sitz könnte in einer Farbe gewählt werden, die sofort ins Auge fällt. Menschen mit Demenz fühlen sich oft von Farbimpulsen angezogen und orientieren sich daran. Ihnen fällt es schwer, eine weiße Toilette vor einem weißen Hintergrund zu erkennen, wie es in der Praxis häufig der Fall ist. Erhöhte WC-Sitze, Halterungen oder Aufstehhilfen fördern eine selbstständige Blasen- und Darmentleerung.

Die Toilette sollte auch ausreichend Platz für Rollstühle usw. bieten, damit sich Betroffene

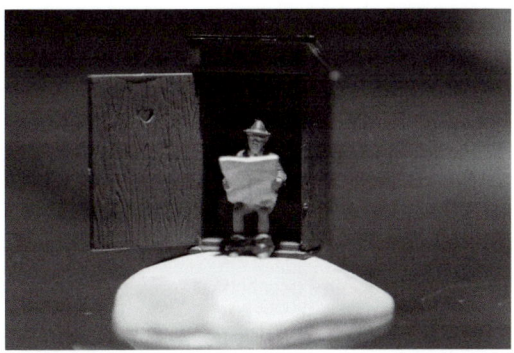

Abbildung 3-12: Selbständig ausscheiden können – Toilettengänge anbieten. (Foto: Jürgen Georg)

auch mit Hilfsmitteln selbstständig und sicher bewegen können. Vor allem ist immer auf die Wahrung der Intimsphäre zu achten.

Auf «praktische» Kleidung achten
Menschen mit Demenz sollten Kleidung tragen, die sie selbst ausziehen können, wie z. B. Hosen mit Klettverschlüssen und Gummizügen anstatt mit Reißverschlüssen und vielen Knöpfen. Gut handhabbar sind auch Inkontinenzslips. Sie werden oft eher akzeptiert als Vorlagen, weil sie ähnlich wie Unterhosen sind, die auch Menschen mit Demenz gewohnt sind zu tragen.

Begleiter sollten den Betroffenen keine Vorwürfe machen, wenn doch mal etwas «daneben» geht. Ein verständnisvoller Umgang ist angebracht. Für diesen Fall wird saubere Wäsche bereit gelegt und eventuell werden Toilettengänge in kürzeren Abständen angeboten, damit sich «Erfolgserlebnisse» einstellen, die wiederum motivierend wirken. Der Duft einer Creme kann beispielsweise beim Toilettengang bewusst eingesetzt werden, um eine angenehme Stimmung zu erzeugen.

> **Praxis-Tipp**
>
> Zu empfehlen ist, Toilettengänge mit gleichbleibenden Ereignissen oder Ritualen zu verbinden, z. B. mit dem außer Haus gehen oder mit den Mahlzeiten. Nässt der Betroffene z. B. immer eine halbe Stunde nach Verlassen der Wohnung ein, ist möglicherweise ein solches «Malheur» zu verhindern, wenn er zuvor auf die Toilette begleitet wird.

Lösungsansätze zu den Fallbeispielen

Fallbeispiel 1: Wilhelm Rosenberg findet die Toilette nicht und benutzt oft den Mülleimer zur Urinausscheidung. Lösungsansätze sind z. B.:
- Herr Rosenberg wird regelmäßig zur Toilette begleitet und dort angeleitet, wobei seine Selbstständigkeit gefördert wird.
- Die Toilette sollte deutlich gekennzeichnet werden.
- Herr Rosenberg wird zur Toilette begleitet, wenn er beginnt unruhig zu werden und sich versucht, die Hosen herunter zu ziehen.
- Ein «spezieller» Mülleimer wird in seinem Zimmer zur Urinausscheidung «hergerichtet» und regelmäßig gesäubert.

Fallbeispiel 2: Luise Meyer sucht selbstständig die Toilette auf und führt danach gewohnheitsgemäß ihre Intimpflege durch. Dabei verschmutzt sie ihre Umgebung. Hilfe und Unterstützung durch ihren Mann lehnt sie häufig ab. Lösungsansätze sind z. B.:
- keine Vorwürfe machen, Verständnis zeigen
- immer wieder Unterstützung anbieten, wobei auf jedem Fall die Gewohnheiten zu beachten sind und vor allem die Intimsphäre gewahrt werden muss
- vielleicht ist Luise Meyer in ihrer Kindheit zu absoluter Sauberkeit erzogen wurden, schämt sich auch vor ihrem Mann für ihr Verhalten.

Fallbeispiel 3: Maria Schmidt «zerpflückt» ihre Vorlage, sie «spielt» mit Ausscheidungen und nimmt sie in den Mund. Lösungsansätze sind z. B.:
- Betreuende sollten Vertrauen zu Maria Schmidt aufbauen.
- Inkontinenzmaterial sollte regelmäßig kontrolliert und bei Bedarf gewechselt werden.
- Maria Schmidt sollte sich nur ins Bett legen, wenn sie wirklich müde ist, denn möglicherweise resultiert ihr Verhalten aus Langeweile heraus.
- Ihr sollte Beschäftigung angeboten werden, damit sie sich nicht langweilt und sich «selbst stimuliert».
- Inkontinenzmaterial sollte überprüft werden, ob es den Bedürfnissen von Frau Schmidt entspricht: Ist es für sie angenehm und bequem? Ist es tatsächlich notwendig oder gäbe es Alternativen zur Vorlage, z. B. regelmäßiges Toilettentraining?

Letztendlich ist die Fähigkeit zur Kontinenz, die willentliche Steuerung der Ausscheidung, Ziel aller Menschen, denn sie gilt als gesellschaftliche Regel und auch als Zeichen persönlicher Autonomie. In der Begleitung von Menschen mit Demenz gilt es, diesen Anspruch auch zu unterstützen.

3.7 «Essen und Trinken»

In der Demenzbegleitung wird gemeinsam mit den Betroffen gebacken, gekocht und gegessen. Gemeinsame Mahlzeiten bestimmen den Tagesrhythmus und sind für Menschen mit Demenz wichtig.

Essen und Trinken beeinflussen das Wohlbefinden von Menschen mit Demenz maßgeblich und sind wichtige Bestandteile ihrer kulturellen und sozialen Identität. Die Biografie verrät, welche Bedeutung der Mensch mit Demenz Essen und Trinken beigemessen hat. Möglicherweise musste er sogar mit den zur Verfügung stehenden Nahrungsmitteln um das Überleben seiner Familie kämpfen. Nicht zuletzt dienen Mahlzeiten auch der Tagesstrukturierung und bieten die Möglichkeit, sich eine Pause zu gönnen, sich zu erholen und neue Kraft zu schöpfen.

Menschen mit einer demenziellen Erkrankung, die selbstständig essen und trinken scheinen sich wohl zu fühlen (s. **Abb. 3-13**). Problematisch wird es, wenn die Betreffenden mit Fortschreiten der Demenz nicht mehr ausreichend essen und trinken. Menschen mit Demenz gehören zur Risikogruppe für Mangel- und Unterernährung sowie für Dehydratation. Das Problem ist, dass Pflegende und Betreuungspersonen dem Risiko der Mangel- und Unterernährung oftmals hilflos gegenüber stehen. Besonders das Thema «Nahrungsverweigerung» stellt letztendlich auch einen ethischen Aspekt dar, denn niemand darf zum Essen und Trinken gezwungen werden. Doch wie kann man herausfinden, ob ein Mensch mit Demenz nicht mehr essen und trinken möchte oder ob er krankheitsbedingt dazu nicht mehr in der Lage ist? Ein schlechter Ernährungszustand führt zu einem erhöhten Morbiditätsrisiko und funktionale sowie kognitive Fähigkeiten verschlechtern sich.

In diesem Kapitel wird die Rolle der Demenzbegleiter in Bezug auf eine ausreichende Nahrungs- und Flüssigkeitsaufnahme bei Menschen mit Demenz beschrieben. Welche Ursachen können dazu führen, dass Menschen mit Demenz wenig essen und/oder trinken und wie können Demenzbegleiter dieses Risiko erkennen? Wie können sie mit der Situation einer «Nahrungsverweigerung» umgehen?

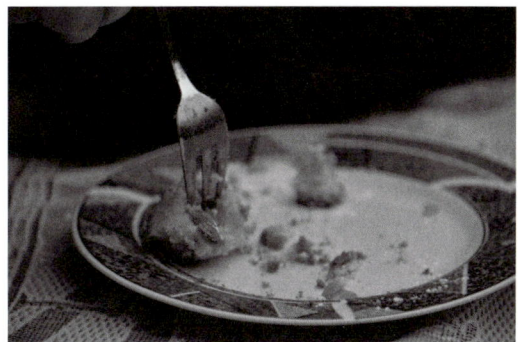

Abbildung 3-13: Selbstständig zu essen bedeutet ein Stück Lebensqualität. (Foto: Jürgen Georg)

Es gibt Möglichkeiten, wie Demenzbegleiter Menschen mit Demenz bei der Nahrungs- und Flüssigkeitsaufnahme so unterstützen können, dass deren Selbstständigkeit, Autonomie und Lebensqualität so lange wie möglich erhalten bleiben.

3.7.1 «Nahrungsverweigerung» «Sterbewunsch» oder einfach «Vergessen»?

«Essen und Trinken hält Leib und Seele zusammen», heißt es. Ernährung bedeutet die Aufnahme von Nährstoffen und Flüssigkeit in den Körper. Nahrungs- und Flüssigkeitsaufnahme dienen dazu, unseren Körper am Leben zu erhalten. Essen und Trinken sind nicht nur Voraussetzungen zum Überleben, indem die nötige Energie zur Aufrechterhaltung der Körperfunktionen zugeführt wird, sondern sie erfüllen auch eine soziale Funktion. Der an Demenz erkrankte Mensch äußert jedoch irgendwann nicht mehr das Bedürfnis nach Nahrung und Flüssigkeit. Er «lehnt» Essen und Trinken «ab», öffnet nicht den Mund, behält die Nahrung im Mund, kaut nicht, schluckt nicht, läuft während der Mahlzeiten vom Tisch weg oder reagiert mit herausforderndem Verhalten auf die Bemühungen der Begleiter. Denn schließlich darf ja niemand verhungern.

Literatur und Wissenschaft können derzeit keine Lösung für dieses Dilemma anbieten. Die einen stellen den Verlust der Fähigkeit zu essen und zu trinken als eine natürliche Folge (zum Beispiel der Demenzerkrankung) dar. Andere verfolgen den Aspekt, dass der Betroffene eben nicht mehr adäquat verbal ausdrücken kann, dass er nicht mehr essen und trinken möchte. Er kann diesen Wunsch eben nur noch mit entsprechen Verhaltensweisen oder emotionalen Äußerungen «aussprechen». Für andere ist dieser Verlust die Folge des Krankheitsbildes Demenz und sie sehen sich aus ethischer Sicht verpflichtet, Hilfe zur Ernährung zu leisten (Kolb, 2009). Es ist in der Praxis eine sehr schwierige Situation. Die Unsicherheit Pflegender und Begleiter resultiert aus ihrer Einstellung, ihrer persönlichen ethischen Grundhaltung, der Kultur der Institution sowie fehlenden Kenntnissen über die rechtliche Situation (vgl. ebd.). Studien zeigen, dass Ernährungsprobleme im Verlauf einer demenziellen Erkrankung nicht unlösbar sind. In bereits vorliegenden Konzepten zum Ernährungsmanagement in Pflegeeinrichtungen geht es eben nicht hauptsächlich um die Berechnung des Kalorienbedarfs. Dort orientiert man sich an der Lebenswelt von Menschen mit Demenz und stellt das Wohlbefinden beim Genuss von Mahlzeiten sowie den sozialen Aspekt von gemeinsamen Mahlzeiten in den Vordergrund.

3.7.2 Einschätzen von Ernährungszustand und Flüssigkeitszufuhr

Die Risikofaktoren von Mangel- und Unterernährung sind vielfältig und erfordern ein gründliches Assessment bei gefährdeten bzw. betroffenen Menschen.

Demenzbegleiter können Pflegende bei der Einschätzung des Ernährungszustandes und des Ernährungsverhaltens unterstützen.

Der siebte Expertenstandard des Deutschen Netzwerks für Qualitätsentwicklung in der Pflege (DNQP, 2009) «Ernährungsmanagement zur Sicherstellung und Förderung der oralen Ernährung in der Pflege» entstand aufgrund der bis dahin durchgeführten Studien zur Häufigkeit von Mangelernährung in der geriatrischen Pflege. Ein Ernährungsmanagement zielt darauf ab, bei jedem Patienten und Bewohner mit pflegerischem Unterstützungsbedarf oder einem Risiko für oder Anzeichen von Mangelernährung die orale Nahrungsaufnahme entsprechend seinen Bedürfnissen und seinem Bedarf sicher zu stellen. Eine demenzielle Erkrankung stellt ein Risiko dar.

Unterernährung und Dehydratation

«Unter Unterernährung versteht man eine Situation, in der ein Mensch weniger Kalorien aufnimmt als er tatsächlich braucht. Der Begriff Dehydratation beschreibt den Entzug von Wasser aus einem Körper, ganz gleich aus welchem Grund. Die ebenfalls bekannten Begriffe wie Exsikkose, Dehydratation und Austrocknung werden umgangssprachlich praktisch gleich verwandt.» (Perrar et al., 2007: 270)

Hiervon abzugrenzen ist die so genannte «Mangel- und Fehlernährung», bei der ein Mangel oder ein Überschuss an Nährstoffen vorliegt. Veränderungen in der Nahrungs- und Flüssigkeitsaufnahme sind bei Menschen mit Demenz häufig und gleichzeitig besonders problematisch einzuschätzen.

Zu dem im Alter nachlassenden Hunger- und Durstgefühl, kommen Vergesslichkeit, Desorientierung oder Antriebslosigkeit hinzu. Unter- bzw. Mangelernährung entwickelt sich über Wochen oder manchmal auch Jahre, sofern keine akute Erkrankung (z. B. Tumorerkrankung, Schlaganfall mit Schluckstörung) vorliegt. Ein Gewichtsverlust wird unter Umständen erst spät erkannt.

Im Gegensatz dazu kann sich eine Dehydratation relativ schnell entwickeln. Die Symptome können schon innerhalb weniger Tage sichtbar sein. Neben Schmerzen und anderen Faktoren gehören auch Nebenwirkungen von Medikamenten zu den nicht zu unterschätzenden Ursachen für Ernährungsprobleme bei älteren Menschen und Menschen mit Demenz. Folgende Medikamente können die Nahrungsaufnahme beeinflussen (MDS, 2003:120):
- Appetitverlust z. B. Digitoxin, Digitalis, Antibiotika, Neuroleptika, Sedativa
- Mundtrockenheit z. B. Anti-Parkinson-Mittel, Antihistaminica
- Übelkeit z. B. Zytostatica, Antihypertensiva
- Müdigkeit z. B. Psychopharmaka.

Die Risikoerfassung von Ernährungsdefiziten spielt in der gerontopsychiatrischen Pflege eine zunehmend bedeutende Rolle.

> **Kriterien der Risikoerfassung von Ernährungsdefiziten**
>
> 1. Äußerliche Einschätzung des Bewohners/Patienten
>
> - Welchen Gesamteindruck hat die Pflegeperson vom Patienten/Bewohner?
> - Sind Zeichen einer Auszehrung vorhanden, z. B. schlaffe Hautfalten an Gesäß und Bauch?
> - Sind besonders hervorstehende Knochen sichtbar?
> - Besitzt der Patient/Bewohner eigene Kleidung, die ihm «zu groß» ist?
>
> 2. Besonders auffällige Beobachtungen am Patient/Bewohner
>
> - Kann der Mensch mit Demenz nicht mehr selbständig essen und bekommt er die Nahrung gereicht?
> - Liegt bei ihm ein Mangel an Appetit vor?
> - Liegt beim Betreffenden ein niedriges Körpergewicht vor?
> - Trinkt der Betreffende häufiger Alkohol?
>
> 3. Liegen Erkrankungen vor, die zu einer Unter- oder Mangelernährung führen können?
>
> 4. Welche spezifischen Assessmentverfahren können angewandt werden?

Assessmentinstrumente zur Einschätzung des Ernährungsverhaltens bei Menschen mit Demenz

Aversive Feeding Behaviour Inventory
Mit dem Aversive Feeding Behaviour Inventory kann das Essverhalten bei Menschen mit Demenz beurteilt werden. Auch Demenzbegleiter können anhand dieses Assessments die Nahrungsaufnahme bei den Betroffenen einschätzen, denn es kommt hierbei hauptsächlich auf die Beobachtung an.

Zunächst können Demenzbegleiter einschätzen, ob es sich bei dem Betroffenen um «ablehnendes Verhalten» handelt. Demenzbegleiter können beobachten, ob der Betreffende z. B. (pflegen: demenz 2/2007):

- den Kopf zur Seite wendet
- sich die Hände abwehrend vor den Mund hält
- den Löffel weg schiebt
- nach dem Begleiter schlägt
- mit dem Essen wirft.

Kognitive Defizite, Verwirrtheit oder fehlende Konzentration können mithilfe folgender Beobachtungen beurteilt werden:
- Der Betreffende muss durch den Begleiter verbal zum Essen gedrängt werden.
- Er isst mit den Fingern statt mit Besteck.
- Er ist unfähig, mit Besteck zu essen.
- Der Betreffende spielt mit dem Essen herum ohne zu essen.
- Er versucht nicht Essbares zu essen.
- Der Mensch mit Demenz läuft während des Essens vom Tisch weg.
- Er beachtet die Nahrung nicht.

Ob eine qualitative Änderung der Ernährung erforderlich ist, weil der Betreffende sich bezüglich der Nahrungsaufnahme selektiv verhält können Demenzbegleiter an folgenden Verhaltensweisen erkennen:
- Der Betreffende verlangt nach besonderem Essen oder lehnt die Nahrung ab.
- Er verlangt nach besonderem Essen, probiert es, beklagt sich und isst nicht weiter.
- Er lehnt mehrere verschiedene Nahrungsmittel ab.
- Er isst geringe Mengen und lehnt weitere Nahrung ab.
- Er bevorzugt flüssige Nahrung (mehr als 50 % der Nahrungsaufnahme).
- Der Betreffende akzeptiert nur flüssige Nahrung.

Hinweise auf eine fehlende orale neuromuskuläre Koordination beim Reichen der Nahrung sind z. B.:
- Der Betreffende öffnet den Mund nur bei direktem physischen Kontakt mit dem Löffel.
- Er presst die Lippen zusammen.
- Er hält den Mund fest verschlossen und beißt die Zähne zusammen.
- Ständige Zungen- und Lippenbewegungen des Betreffenden verhindern die Nahrungsaufnahme.

- Der Mensch mit Demenz nimmt die Nahrung in den Mund und stößt sie wieder aus.
- Er nimmt die Nahrung auf, schluckt sie aber nicht.
- Er nimmt die Nahrung auf, schließt aber den Mund nicht, so dass die Nahrung aus dem Mund fließt.

Schluckstörungen können dazu führen, dass der Betreffende aspiriert, das heißt, dass Nahrung in die Luftwege gelangt. Diese Gefahr besteht, wenn bei der Nahrungsaufnahme gehustet oder gewürgt wird oder der Betreffende eine gurgelnde Stimme aufweist.

Weitere Beobachtungen, die zu einer unzureichenden Nahrungsaufnahme führen können sind:

- Der Betreffende zeigt wenigstens ein Merkmal gestörten Verhaltens beim Essen, isst aber selbst.
- Ihm muss gelegentlich die Nahrung gereicht werden (während einer oder verschiedener Mahlzeiten).
- Er isst nur, wenn ihm die Nahrung gereicht wird.

Eating Behaviour Scale (EBS)
Mithilfe der EBS können Demenzbegleiter ebenfalls das Essverhalten von Menschen mit Demenz beobachten und einschätzen. Für das beobachtete Verhalten gibt es Punkte von 0–3. Je weniger Punkte verteilt werden, umso größer ist die Gefahr einer Mangel- bzw. Unterernährung des Betroffenen. Bei der EBS werden folgende Verhaltensweisen beobachtet (pflegen: demenz, 2/2007):

Kann der Mensch mit Demenz mit der Nahrungsaufnahme beginnen?	
selbstständig	3 Punkte
nach verbaler Aufforderung	2 Punkte
mit Unterstützung	1 Punkt
nur mit fremder Hilfe	0 Punkte

Kann sich der Mensch mit Demenz auf die Nahrungsaufnahme konzentrieren?	
selbstständig	3 Punkte
nach verbaler Aufforderung	2 Punkte
mit Unterstützung	1 Punkt
nur mit fremder Hilfe	0 Punkte

Kann der Mensch mit Demenz sein Essen erkennen und lokalisieren?	
selbstständig	3 Punkte
nach verbaler Aufforderung	2 Punkte
mit Unterstützung	1 Punkt
nur mit fremder Hilfe	0 Punkte

Kann der Mensch mit Demenz mit Besteck umgehen?	
selbstständig	3 Punkte
nach verbaler Aufforderung	2 Punkte
mit Unterstützung	1 Punkt
nur mit fremder Hilfe	0 Punkte

Kann der Mensch mit Demenz Nahrung abbeißen, kauen und schlucken ohne zu würgen?	
selbstständig	3 Punkte
nach verbaler Aufforderung	2 Punkte
mit Unterstützung	1 Punkt
nur mit fremder Hilfe	0 Punkte

Kann der Mensch mit Demenz die Mahlzeiten beenden?	
selbstständig	3 Punkte
nach verbaler Aufforderung	2 Punkte
mit Unterstützung	1 Punkt
nur mit fremder Hilfe	0 Punkte

Die Bestimmung der tatsächlich aufgenommen Kalorienmenge erfolgt in der Praxis, indem die Menge der Kalorien bei den einzelnen Nahrungsmitteln aufgelistet werden (z. B. 1 Joghurt/kcal, 1 Pudding/kcal, eine Scheibe Brot/kcal, 10 g Butter/kcal, 1 Scheibe Käse/kcal oder 1 Scheibe Jagdwurst/kcal usw.).

Die Angaben der jeweiligen Kalorien für die Lebensmittel werden in der Regel von der Küche der Einrichtung vorgegeben.

Bei den Essensportionen am Mittag werden die Kalorien häufig pro Portion angegeben, so dass die Begleiter schätzen müssen, wie viel Kalorien der Betreffende zu sich genommen hat, z. B. eine ganze oder eine halbe Portion (s. **Abb. 3-14**).

Diese Schätzungen sind ungenau und bieten nur einen groben Überblick über die aufgenommene Kalorienmenge. Wichtiger ist, das Verhalten bei der Nahrungsaufnahme zu beobachten, um intervenieren zu können. Allein durch die Bestimmung der Kalorienmenge verbessert sich die Nahrungsaufnahme des Betreffenden nicht.

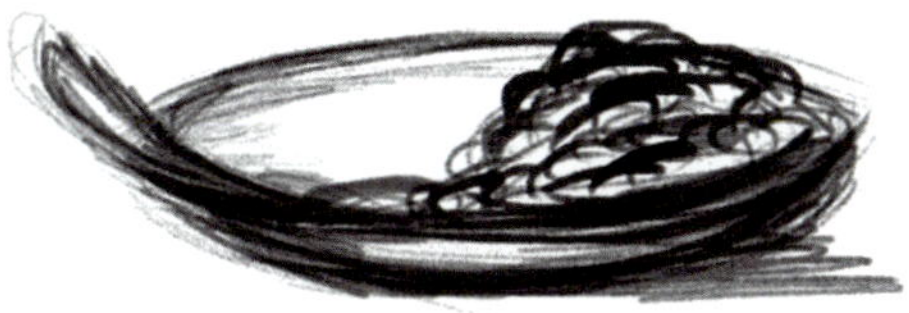

Abbildung 3-14: Eine halbe Portion. (Zeichnung: Paul Werner)

> **Merke**
>
> Der MDK verlangt grundsätzlich eine Berechnung der Kalorienmenge bei Personen mit einem Risiko der Mangel- und Unterernährung sowie eine detaillierte Dokumentation.

Risikoerfassung einer Dehydratation

Durch Miktion (Wasserlassen), Defäkation (Stuhlentleerung), Transpiration (Schweiß) und Respiration (Atmung) verliert ein Mensch jeden Tag eine beträchtliche Menge, die durch Flüssigkeitsaufnahme kompensiert werden muss.

> Als minimale Flüssigkeitszufuhr gelten 2,5 Liter Wasser. Davon werden ca. 1,5 Liter über Getränke und 1 Liter über die Nahrung zugeführt. Als Faustregel gilt: 30 ml Wasser pro Kilogramm Körpergewicht. Beachten Sie, dass für Herz- und Nierenschwache Menschen besondere Flüssigkeitsbeschränkungen gelten.

Wird die dem Körper entzogene Flüssigkeit nicht ersetzt, kommt es zu einem Defizit im Wasser- und Elektrolythaushalt, «Dehydratation» oder «Exsikkose». Ursache dafür sind vor allem Symptome wie Vergesslichkeit, Antriebsminderung und auch Wahn (z. B. Vergiftungswahn).

> **Merke**
>
> Das Durstgefühl älterer Menschen ist vermindert. Der Wasserhaushalt im Körper nimmt mit zunehmendem Alter ab.

Ursachen und andere erschwerende Faktoren:

- zu geringe Flüssigkeitsaufnahme
- Erbrechen oder Durchfall
- fiebrige Erkrankungen
- Flüssigkeitsansammlungen, etwa bei Aszites
- hohe Außentemperaturen
- mangelnde Einsicht oder Vergesslichkeit bei Demenz
- mangelnder Lebenswille
- Nebenwirkungen verschiedener Medikamente
- Schluckstörungen.

Das Risiko einer Dehydratation darf keinesfalls unterschätzt werden, denn es kann unter Umständen Lebensgefahr bestehen. Außerdem können Unruhe und Desorientiertheit durch Flüssigkeitsmangel zunehmen. Weitere mögliche Komplikationen sind Thrombose, Embolie, Obstipation sowie eine erhöhte Dekubitusgefahr. Die Folgen einer unzureichenden Flüssigkeitszufuhr verstehen und akzeptieren Menschen mit Demenz nicht. Sie sind sicher ausreichend getrunken zu haben und erinnern sich nicht, wann sie das letzte Mal etwas getrunken haben. Außerdem reagieren sie oft sehr empfindlich auf jede Form der Bevormundung und wehren sich mit aller Kraft gegen Fremdbestimmung, sei sie auch noch so liebevoll und vorsichtig formuliert. Von Seiten der Begleiter sind wiederum Geduld und Einfühlungsvermögen unerlässlich.

Der Körper reagiert bereits ab einem geringen prozentualen Flüssigkeitsverlust (gemessen an der Gesamtkörperflüssigkeit) mit Einschränkungen der Funktionen.

Funktionseinschränkungen bei Flüssigkeitsverlust:

- Ab 3 Prozent nehmen die Speichelsekretion und die Harnproduktion ab.
- Ab 5 Prozent treten Tachykardie und ein Körpertemperaturanstieg auf.
- Ab 10 Prozent kommt es zu Verwirrtheitszuständen.
- Ab 20 Prozent besteht Lebensgefahr.

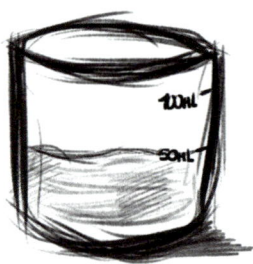

Abbildung 3-15: Ein halb leer getrunkenes Glas. (Zeichnung: Paul Werner)

> **Merke**
>
> Wenn bei einem Menschen ein sehr starkes Durstgefühl auftritt, fehlen dem Körper bereits zwei Liter Flüssigkeit. Wenn die ersten Krankheitssymptome auftreten, umfasst das Defizit rund vier Liter.

Woran können Demenzbegleiter erkennen, dass bei dem Betreffenden das Risiko einer Dehydratation besteht? Folgende Symptome können u. a. auf eine Dehydratation hinweisen:

- Fieber
- trockene, warme Haut
- trockene Mundschleimhaut
- reduzierte Urinausscheidung, konzentrierter Urin
- muskuläre Schwäche
- Lethargie
- Schwindel
- niedriger Blutdruck, erhöhter Puls (Schockzustand!).

> **Merke**
>
> Bei allen psychiatrischen Erkrankungen im Alter besteht das Risiko einer Dehydratation.

In der Praxis erfolgt die Bestimmung der aufgenommenen Flüssigkeitsmenge, indem aufgelistet wird, welche Mengen (ml) beispielsweise in eine kleine Tasse, große Tasse, großes Glas, kleines Glas, Schnabeltasse, Schnabelbecher usw. hineinpassen (s. **Abb. 3-15**).

Begleiter schätzen die getrunkene Menge ein. Passen in ein Glas 100 ml Saft und der Betreffende trinkt ein halbes Glas, dann hat er 50 ml getrunken.

Diese Schätzungen sind ungenau. Außerdem müsste man gleichzeitig die Ausfuhrmenge (Urinausscheidung) messen, um tatsächlich einen Vergleich von Einfuhr und Ausfuhr zu haben. In der Praxis lässt sich das, besonders bei Menschen mit einer Inkontinenz, nur schwer realisieren. Wichtig ist auch hier, das Verhalten bei der Flüssigkeitsaufnahme zu beobachten, um intervenieren zu können. Die Kriterien zur Einschätzung sind identisch mit denen des Essverhaltens. Allein durch die Bestimmung der Flüssigkeitsmenge verbessert sich die Flüssigkeitsaufnahme des Betreffenden nicht.

> **Merke**
>
> Der MDK verlangt grundsätzlich eine genaue Berechnung und Dokumentation der aufgenommen Flüssigkeitsmenge bei Personen, bei denen das Risiko einer Dehydratation besteht.

3.7.3 Rolle der Begleiter

Prophylaxe zur ausreichenden Nahrungs- und Flüssigkeitsaufnahme

Die Unterstützung und Beobachtung bei der Nahrungs- und Flüssigkeitsaufnahme zählt in Pflegeeinrichtungen häufig zu den Aufgaben im Rahmen der Demenzbegleitung. Aber auch unabhängig von den «offiziellen» Mahlzeiten können Demenzbegleiter in die Situation kommen, den ihnen anvertrauten älteren Menschen mit Demenz, Nahrung oder Flüssigkeit anzubieten bzw. zu reichen. Ein Beispiel ist das gemeinsame Kochen oder Backen, wo anschließend gemeinsam gegessen wird.

Merke

Es ist die Aufgabe von Demenzbegleitern im Rahmen ihrer Möglichkeiten sicher zu stellen, dass Menschen mit Demenz ausreichend Nahrung und Flüssigkeit zu sich nehmen. Bei Bedarf wird die Nahrungs- und Flüssigkeitsaufnahme dokumentiert.

Da besonders bei fortgeschrittener Demenz die Nahrungs- und Flüssigkeitsaufnahme ein Problem darstellen können, sollten Demenzbegleiter Kenntnisse darüber besitzen, wie sie auf die Ernährung Einfluss nehmen können bzw. Menschen mit Demenz so unterstützen können, dass diese sich wohl fühlen und nicht unter den Folgen einer Mangel- oder Unterernährung oder Dehydratation leiden.

Allgemeine Praxis-Tipps:

- Der Betreffende sollte an einem Tisch sitzen und möglichst viele bekannte Signale bekommen, zum Beispiel familiäre Gestaltung (Tisch eindecken wie zu Hause), vertraute Anordnung des Geschirrs, bekannte Gerichte, Küchendüfte.
- Dem Menschen mit Demenz sollte die ganze Aufmerksamkeit gewidmet werden, bei problematischem Essverhalten sollten Demenzbegleiter ihm ruhig zusprechen (Unterhaltungen im Hintergrund und mit Kollegen lenken eher ab).
- Speisen nacheinander servieren, jeweils nur ein Gericht vorsetzen.
- Rituale in den Mittelpunkt rücken, z. B. Gebet, Lied, «Guten Appetit» usw.
- Begleiter sollte während der gesamten Mahlzeit beim Menschen mit Demenz bleiben.
- Sicherstellen, dass die betreute Person ihre Brille, Gebiss und Hörgeräte angebracht hat
- Auf eine aufrechte Sitzposition des Betreffenden achten.
- Demenzbegleiter sollte in Augenhöhe zum Betreuten sitzen, am besten frontal zu der Person oder etwas seitlich.
- kleine mundgerechte Portionen reichen, diese sind groß genug um zu fühlen, dass Essen im Mund ist.
- Demenzbegleiter sollten unterstützen aber nicht zwingen.
- verbale Anweisungen benutzen; deutlich das angebotene Essen beschreiben (besonders bei pürierten Essen), freundlicher aber auch überzeugender Umgangston
- vermeiden, dass der Betreffende beim Essen spricht, da sich damit die Gefahr des Verschluckens erhöht
- freundliche verbale Aufforderungen von Seiten des Begleiters können hilfreich sein, wie «bitte kauen», «bitte schlucken», «bitte den Mund aufmachen»
- Das Berühren der Lippen mit der Nahrung kann einen nonverbalen Handlungsimpuls zum Öffnen des Mundes geben.
- Indirekte Anregung zur Nahrungsaufnahme kann ebenfalls helfen, z. B. «Das sieht aber lecker aus.», «Das duftet aber lecker.» oder «Da hat sich der Koch aber Mühe gegeben.»
- Begleiter sollten nach Möglichkeit gemeinsam mit den Menschen mit Demenz am Tisch essen!

Das Gefühl, Dinge kontrollieren zu können

Das gesamte Lebensgefühl wird durch eine wohlschmeckende und schön angerichtete Mahlzeit positiv beeinflusst. Gemeinsame Mahlzeiten, vor allem auch das Gefühl, die Dinge zu kontrollieren, können sich günstig auf die Nahrungsaufnahme auswirken. Unter Umständen verschwinden nicht organisch bedingte Probleme beim Kauen oder Schlucken, wenn die Betroffenen ihre Mahlzeiten selbst herrichten, sich ein Marmeladenbrot streichen oder Obst schälen. Voraussetzung dafür ist, die Lebensgeschichte der Betroffenen zu kennen. Verbliebene Möglichkeiten sind zu nutzen, um das selbstständige Essen zu fördern, egal ob mit Hilfsmitteln oder als «Finger-Food», ob am Tisch oder beim Herumwandern auf dem Flur, «Eat by Walking».

Ernährungs- und Essgewohnheiten
Ernährungs- und Essgewohnheiten beeinflussen den Appetit und die Nahrungsmenge. Demenzbegleiter sind daher angehalten, die Essgewohnheiten zu kennen und sie unbedingt zu respektieren. Lokale, biografisch orientierte Speisen sowie Lieblingsspeisen lassen die Mahlzeiten zu einem Ereignis werden. Besonders im fortgeschrittenen Stadium von Demenz ist es wichtig, dass Begleiter ernährungsbezogene Informationen besitzen und sie sollten diesbezüglich Pflegefachkräfte um Unterstützung bitten.

Indem sich Menschen mit Demenz selbst bedienen, selbst die Größe der Portionen bestimmen, werden ihnen Wahlmöglichkeiten eingeräumt, ihre Würde geschützt sowie die Autonomie gefördert. Den sozialen Aspekt des Essens unterstützen die Begleiter, wenn der Platz, an dem die Mahlzeiten serviert werden, der Verteilungsmodus und die anwesenden Personen möglichst gleich bleiben.

Große Ernährungsumstellungen sind nicht angezeigt. Es sollten vielmehr Speisen angeboten werden, die dem Betroffenen schmecken. Sind Veränderungen aus gesundheitlicher Sicht unumgänglich, sollten sie schrittweise eingeführt werden und dennoch den Essgewohnheiten entsprechen.

Das Auge isst bekanntlich mit. Eine Mahlzeit, die die Sinne anspricht, findet mehr Anklang, als ein lieblos geschmiertes Wurstbrot. Lassen sich die Lieblingsspeisen immer mit einer gesunden Ernährung vereinbaren? Darf der Betreffende abends eine Marmeladenstulle essen, statt Wurstbrot oder herzhafte Speisen?

Können Begleiter dem Betreffenden auch einen Pudding oder ein Milchmixgetränk anbieten, wenn er Probleme mit dem Kauen oder Schlucken hat? Selbstverständlich. Neben Vollkornbrot, Getreideflocken, mageren Fleisch- und Wurstsorten sowie bestimmten Käsesorten, können durchaus auch Pudding und Milchmixgetränke Speisen mit hohem Nährwert sein. Der Nährwert kann durch die Zugabe von Milchpulver und/oder Eiern erhöht werden. Auch hochkalorische Drinks oder Desserts in verschiedenen Geschmacksrichtungen können angeboten werden. Entscheidend ist, dass Menschen mit Demenz Freude am Essen und Trinken verspüren und überhaupt Nahrung zu sich nehmen. Das bedeutet, lieber weniger «gesundes» Essen, als gar nichts zu essen! (**Abb. 3-16**)

Konzentration auf die Mahlzeiten fördern
Eine normale und angenehme Atmosphäre fördert die Konzentration auf die Mahlzeiten. Der Duft der Speisen und eine leise Unterhaltung mit dem Betroffenen können anregend sein und die Erinnerung an frühere Restaurantbesuche oder Mahlzeiten in der Familie wecken. Zu viel Stimulierung kann sich jedoch negativ auswirken. Der Betroffene ist dann unkonzentriert oder verhält sich auffällig. Bei fortgeschrittener Demenz sind die Betreffenden überfordert, aus einer Vielzahl von angebotenen Lebensmitteln eine Wahl zu treffen. Es empfiehlt sich, den Tisch mit möglichst wenig Besteck (nur einen Löffel oder eine Gabel) und anderen Dingen, die ablenken können, zu decken. Tischdecken und Geschirr mit unruhigem Muster sind ungeeignet.

Untersuchungen haben gezeigt, dass ermutigende Gespräche, begleitet von leichten Berührungen am Arm oder an der Hand, Einfluss auf das Essverhalten haben können. (Sifton, 2011: 319).

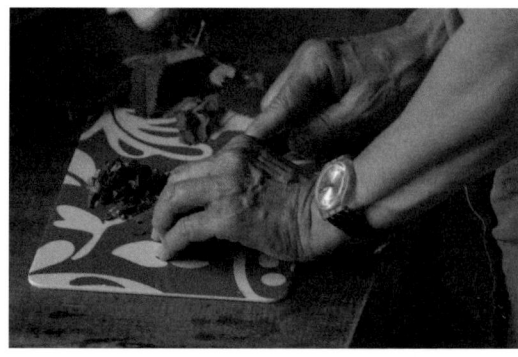

Abbildung 3-16: Mahlzeiten selbst zubereiten können. (Foto: Jürgen Georg)

Mit fortschreitender Krankheit wird der ältere Mensch mit Demenz in seinen Handlungen immer langsamer. Begleiter sollten für dieses vielleicht schönste Ereignis des Tages genügend Zeit einplanen. Was spricht dagegen, ein Frühstück bis in den Vormittag hinein einzunehmen? Eben nicht Punkt zwölf Mittag zu essen? Am Nachmittag bei Bedarf Kaffee und Kuchen anzubieten und das Abendbrot tatsächlich ab 18 Uhr und nicht bereits am späten Nachmittag zu servieren?

Unterstützung bei der Nahrungsaufnahme

Die Selbstständigkeit sollte so lange wie möglich erhalten bzw. gefördert und durch den Gebrauch von Hilfsmitteln unterstützt werden. Dennoch fällt es an Demenz erkrankten Menschen mit der Zeit immer schwerer, selbstständig zu essen und zu trinken. Manchmal genügt ein kleiner Anstoß, schon wird der altvertraute Mechanismus der Nahrungsaufnahme in Gang gesetzt. Kann der Betreffende kein Besteck mehr benutzen, sollten Nahrungsmittel angeboten werden, die sich einfach aus der Hand essen lassen, zum Beispiel Obst, belegte Brote, Gemüse-, Käse- und Wurststückchen.

Wenn das Essen gereicht wird, sind einige Dinge zu beachten, damit der Mensch mit Demenz Freude an der Mahlzeit empfindet.

> **Was ist beim Anreichen der Nahrung zu beachten? (Sifton, 2011:322 f.)**
>
> - dünnflüssige Nahrungsmittel (Getränke, Suppen) für Betroffene mit Schluckstörung vermeiden (Andicken mit Gelatine oder Mondamin empfohlen)
> - Bewohner stets aufrecht sitzen lassen.
> - Löffel nicht überladen und den Mund «vollstopfen»
> - Tempo an den Pflegebedürftigen anpassen
> - warten, bis er geschluckt hat (kleiner Löffel ist praktischer)
> - dem Betroffenen immer erklären, was man tun wird bzw. sensorischen Hinweis geben (mit der Hand berühren)
> - währenddessen nicht den Mund abwischen, weil das leicht mit dem Eingeben des Essens verwechselt werden kann oder auch das Ende der Mahlzeit suggeriert
> - den Betroffenen mitfühlend, freundlich und würdevoll behandeln
> - Trost und Sicherheit bieten, indem man leicht eine Hand hält, während man mit der anderen das Essen eingibt
> - Betroffene können sich auch sicher und aktiver fühlen, wenn sie einen Löffel in der Hand halten
> - die Stimulierung primitiver Reflexe vermeiden, falls sie aufgrund der Gehirnschädigungen auftreten (Greifreflex, Suchreflex, Zungenreflex)
> - Schluckreflex stimulieren mit aromatischen Eiswürfeln zum Lutschen oder Speicheldrüsen unter dem Kinn leicht massieren
> - vorzugsweise feuchte, weiche, vertraute Speisen anbieten, die einer Erwachsenenkost entsprechen (zum Beispiel Kartoffelpüree, Schmorgerichte, Pudding, Rührei, Pfannkuchen)
> - Speisen vermeiden, die gut gekaut werden müssen (Nüsse, Gemüsestücke) und unterschiedliche Bestandteile aufweisen (flüssig und fest), zum Beispiel Jogurt oder Dessert mit Früchten.

Unterstützung bei der Flüssigkeitsaufnahme

Beim mittleren bis fortgeschrittenen Stadium der Demenzerkrankung liegt neben der nötigen Motivierung zum Trinken, der Schwerpunkt auf dem Erhalt und der Förderung der Selbstständigkeit beim Trinkakt. Die Betroffenen wissen oft nicht mehr was zu tun ist, wenn sie Durst verspüren, oft sind sie dann nicht in der Lage ihr Glas zu ergreifen und zum Mund zu führen, sie benötigen hierfür Hilfe. Besondere Aufmerksamkeit sollten Begleiter beispielsweise auf die Form, das Gewicht und das Aussehen des Trinkgefäßes verwenden sowie auf die Füllmenge und die Temperatur des Getränkes.

> **Praxistipps**
>
> - Dem Menschen mit Demenz am Tisch zuprosten, denn er empfindet es vielleicht als unhöflich, nicht auch das Glas zu erheben und zu trinken.
> - Den Betroffenen bitten das Glas leer zu trinken, denn wenn «die Wirtin» ihn bittet das Glas leer zu trinken, weil sie das Lokal schließen möchte, ist es ein Gebot der Höflichkeit ihrer Bitte nachzukommen.
> - Ihn bitten, das Glas leer zu trinken, damit es gespült werden kann.
> - Fragen, ob das Getränk zu warm, zu kalt, zu süß oder süß genug wäre, könnten den Betreffenden dazu bewegen, das Getränk zu probieren.

Bei Menschen im weit fortgeschrittenem Stadium der Demenz geht es nicht mehr um den Erhalt größtmöglicher Selbstständigkeit, sondern darum, wie Begleiter es ihnen ermöglichen können, ausreichend Flüssigkeit zu sich zu nehmen ohne sie damit zu quälen, zum Beispiel bei Schluckstörungen oder bei Trinkverweigerung bzw. einem Trinken in winzigsten Schlückchen. Auch hier spielt die Motivation bzw. Ansprache eine wichtige Rolle, vor allem dann, wenn das Trinken verweigert wird.

Möglichkeiten zur Förderung der maximalen Selbstständigkeit bei mittlerer bis fortgeschrittener Demenz:
- Wenn ein volles Glas nicht gehalten werden kann, wird es nur halb gefüllt und ein besonders leichtes Glas verwendet.
- Getränke sollten grundsätzlich nicht im Stehen gereicht werden, außer wenn der Betreffende nicht sitzen will und überwiegend läuft.
- Manchmal gibt man einen Löffel zum Getränk, weil das Getränk lieber gegessen (gelöffelt), statt getrunken wird.
- Das Getränk kann auch in einem Schnapsglas angeboten werden, da dann die Trinkmenge nicht so viel aussieht.
- Auch ein Strohhalm kann eine Hilfe sein, damit kann leichter gesaugt werden.

Möglichkeiten zur Hilfestellung im weit fortgeschrittenen Stadium der Demenzerkrankung:
- Den Betroffenen auf das Trinken vorbereiten, ansprechen, ihm das Trinkgefäß zeigen und ihm sagen, was jetzt geschieht.
- Bewegungsanbahnung versuchen, wenn dies nicht möglich ist, das Getränk anreichen.
- Darauf achten, dass der Betreffende aufrecht sitzt.
- Wenn sich der Betroffene häufig verschluckt, besteht die Möglichkeit das Getränk anzudicken.
- Bevor das Getränk angereicht wird, gegebenenfalls die Lippen stimulieren.

Der Schluckakt sollte genau beobachtet werden. Erst wenn sicher ist, dass die Flüssigkeit geschluckt ist, sollte man den nächsten Schluck anbieten.
- Sollte der Schluckreflex nicht von allein erfolgen, kann man ihn durch zartes Massieren des Halses und durch langsame und deutliche Aufforderung zum Schlucken, auslösen.
- Wenn nur ganz winzige Schlucke genommen werden, auch ohne dass eine Schluckstörung vorliegt, können zusätzlich Joghurt, Pudding oder Eis mit dem Löffel angereicht werden.

Was tun bei Schluckstörungen?
Abweichungen vom physiologischen Schluckakt, eine mangelnde oder fehlende Fähigkeit des Nahrungs- und Flüssigkeitstransportes in die Speiseröhre und den Magen werden als Schluckstörungen (Dysphagie) bezeichnet. Ursache dafür ist der Ausfall oder die Verzögerung des Schluckreflexes. Es besteht die Gefahr der Aspiration, das bedeutet, dass flüssige oder feste Nahrung oder auch Speichel in die Luftröhre gelangt. Besonders Flüssigkeit läuft schnell entlang des geöffneten Kehldeckels in die Luftröhre hinein und kann dadurch erhebliche Komplikationen bis hin zum Ersticken auslösen. Langanhaltende Schluckstörungen können zur Mangelernährung und Gewichtsabnahme führen.

Möglichkeiten der Nahrungsaufnahme
- Flüssigkeit kann nicht aus dem Becher getrunken werden, sondern nur mit einem Löffel oder einer Spritze aufgenommen werden: z.B. angedickte Fruchtsaftgetränke (Quick

Dick aus der Apotheke), Joghurt natur, sehr feines Apfelpüree, dicke Cremes, Getränke sollten kalt sein.
- Cremige Flüssigkeit: cremige Getränke sollten sicherheitshalber anfänglich mit einem Teelöffel aufgenommen werden: gerührter Joghurt, dünne Cremes, Cremesuppen, eingedickte Gemüsesäfte.
- Nektarartige Getränke: Flüssigkeiten sind nur noch leicht angedickt oder haben eine natürliche «Dicke» und können aus Becher und Tasse getrunken oder mit Strohhalm und Löffel aufgenommen werden, z. B. angedickte Fruchtnektare, Tomatensaft, Gemüsesäfte, Milchshakes, leichte Cremesuppen, Eiscreme.

Hilfreich bei Schluckstörungen können geschmacksneutrale Andickungsmittel (spezielle diätetische Lebensmittel) sein. Damit können kalte und heiße Getränke sowie Speisen schnell und einfach in eine «dickere» Konsistenz gebracht werden, die das Schlucken erleichtert. Durch Pürieren der Nahrung erreicht man eine homogene, breiige Kost für ein risikoarmes Schlucken.

Woran können Begleiter Schluckstörungen bzw. eine Aspirationsgefahr erkennen?
- deutlich verlangsamtes Schlucken
- lange Verweildauer von Speisen im Mund
- Nahrungsreste im Mund, auf der Kleidung
- wiederholtes Husten und Räuspern nach dem Schlucken
- verschlucken, würgen, Atemnot, gerötetes Gesicht, blaue Lippen (Achtung: eventuell besteht Erstickungsgefahr! Leisten Sie Hilfe und rufen Sie den Arzt!)
- unkontrollierter Speichel- oder Nasenfluss
- belegte oder «kloßige» Stimme nach dem Schluckversuch
- Verletzungszeichen in der Mund- und Wangenschleimhaut, auf der Zunge (Fehlbisse)
- Ablehnung von Nahrung und Flüssigkeit.

Möglichkeiten der oralen Stimulation bei Schluckstörungen
Eine orale Stimulation ist für Menschen mit Schluckstörungen wichtig, um bei ihnen das Gefühl für den Mundbereich zu fördern und zu erhalten, z. B.:

- regelmäßiges Bestreichen von Lippen, Zähnen, Zunge und Gaumen mit den Fingern oder einem großen Wattetupfer (z. B. bei der Mundpflege)
- Förderung von Lutsch- und Schluckbewegungen mittels harter Brotrinde (Vorsicht, damit es nicht zum Verschlucken kommt!).

Übungen zur Mundmotorik sind beispielsweise:
- Pfeifen (Lippen spitzen, Flugzeuggeräusche oder eine Dampflok imitieren), mit der Zunge schnalzen und vieles andere mehr… vor allem letzteres stimuliert und trainiert den Zungengrund.
- Beim Zähneputzen den Mund kräftig spülen (lassen), Wangen «aufblasen».

Übung zu Schutz- und Reinigungsfunktionen:
- Räuspern und Husten lassen (vormachen, mitmachen …).

Besonderheiten im Pflegeheim
Den Essgewohnheiten bei Menschen mit Demenz, die in einem Pflegeheim leben, kommt eine besondere Bedeutung zu. Automatisierte Abläufe und Routine sind die Ursache dafür, dass Demenzbegleiter bisweilen ganz einfache Dinge vergessen, die den Betroffenen helfen können, besser zu essen und ihre Mahlzeiten erfreulicher zu machen. Dazu einige Tipps:
- Bewohner sollte an einem Tisch sitzen und möglichst viele bekannte Signale bekommen, dass Zeit zum Essen ist (zum Beispiel familiäre Gestaltung, vertraute Anordnung des Geschirrs, bekannte Gerichte, Küchendüfte)
- Ess- und Ernährungsgewohnheiten respektieren (zum Beispiel: Wo und wann mag der Betreffende essen? Welche Speisen bevorzugt er?)
- Dem Menschen mit Demenz die ganze Aufmerksamkeit widmen und ruhig zusprechen (Unterhaltungen im Hintergrund und mit Kollegen lenken eher ab).
- Speisen nacheinander servieren, jeweils nur ein Gericht vorsetzen (nicht gleichzeitig Hauptgericht und Nachspeise vor den Bewohner stellen)
- An Demenz Erkrankte haben möglicherweise Hungerzeiten und Zeiten der Nahrungsmit-

telknappheit erlebt. Sie machen sich daher Sorgen, wer die Mahlzeiten bezahlt (zum Beispiel kann ein Büchlein mit Essensmarken den Betroffenen die Situation erleichtern); manche Betroffene sind beruhigt, wenn sie hören, dass das Essen nichts kostet, oder dass der Staat oder ein Familienmitglied für die Mahlzeiten aufkommt.

Was tun, wenn …?
Die Frage, die sich dennoch häufig in der Praxis stellt lautet: Was tun, wenn trotz Berücksichtigung aller oben genannten Aspekte und Maßnahmen der Mensch mit Demenz den Mund nicht öffnet, nicht mehr kaut und schluckt, wenn Hilfe und Unterstützung vom Betreffenden offensichtlich abgelehnt wird oder erfolglos ist? Dann ist es an der Zeit, dass alle Beteiligten, auch Angehörige, eine gemeinsame Entscheidung treffen. Vielleicht möchte der Betroffene nur noch ab und zu «… das schmecken, was er immer am liebsten gegessen hat …», oder er möchte einfach nur, «… dass jemand bei ihm ist, ihm Musik vorspielt, seine Hand hält und ihn auch einmal in den Arm nimmt» (Kolb, 2004:82).

Folgende grundsätzliche Faktoren können die Nahrungsaufnahme bei Menschen mit Demenz beeinflussen:

- Kenntnisse über Ernährung bei allen Beteiligten
- Motivation und vor allem Geduld bei der Unterstützung der Nahrungsaufnahme
- eine gemütliche Atmosphäre während der Mahlzeiten und Zeit
- Biografie berücksichtigen und in die Maßnahmen integrieren
- Mund- und Zahnstatus erfassen sowie gute Mund- und Zahnpflege
- eine gute Pflegebeziehung
- häufig kleinere Mahlzeiten anbieten
- Schluckstörungen berücksichtigen, ggf. Schlucktraining, Kiefer- und Lippenkontrolle

- eine physiologische Körperhaltung bei der Nahrungsaufnahme
- genaue Dokumentation
- Evaluation der aktuellen Beobachtungen.

Orale Stimulation bei einer PEG
Bei Menschen mit Demenz, die über eine Sonde (PEG = perkutane endoskopische Gastrostomie) ernährt werden ist es sehr wichtig, dass die Betroffenen durch orale Stimulation Informationen über sich selbst und ihre Umwelt erhalten. Bei der oralen Wahrnehmung (also bei der oralen Nahrungsaufnahme) kommen mehrere elementare Aspekte zum Tragen: Geschmack, Geruch, Temperatur, Menge und Konsistenz. Das Konzept der «Basalen Stimulation» (s. S. 87 f.) beinhaltet sehr gute Angebote für Menschen mit einer demenziellen Erkrankung auf, die über eine PEG ernährt werden.

Die Berührung mit der bloßen Haut durch den Demenzbegleiter kann viel Vertrauen und Nähe bedeuten: beispielsweise mit Gaze und Wasser das Zahnfleisch massieren oder eine Mundstimulation mit anderen Nahrungsmitteln, z. B. Obst, dass in Gaze einwickelt und in den Mund geführt wird.

3.7.5 Horten und Sammeln von Nahrungsmitteln

Menschen mit Demenz können sich den ganzen Tag mit Suchen «beschäftigen». Sie können sich nicht erinnern, wo sie etwas hingelegt haben. Oft können sie auch nicht mehr auseinanderhalten, was wem gehört. Sie können auch Lebensmittel «für schlechte Zeiten!» horten. Es sind typische Verhaltensmuster von an Demenz erkrankten Menschen.

Das Horten von Lebensmitteln kann sich aus der Angst vor Hungersnot und Kriegszeiten entwickeln. Diese Verhaltensweise ist auf die Prägungszeit der betreffenden Person zurückzuführen, wo es in der Kriegs- bzw. auch Nachkriegszeit wenig zu essen gab. Sie legt sich somit Vorräte an. Da die Gefahr besteht, dass «versteckte» Lebensmittel verderben können und dann dennoch von den Betroffenen gegessen werden, sollten Begleiter dieses Verhalten er-

kennen und aufgrund des bestehenden Gesundheitsrisikos angemessen reagieren, z. B.:
- verderbliche Lebensmittel unauffällig verschwinden lassen
- die Zahl der möglichen Verstecke reduzieren
- Tauschgegenstände für die Lebensmittel anbieten, die entsorgt werden müssen
- immer Essbares in der Nähe des Betroffenen bereit halten.

3.8 «Ruhen und Schlafen»

Ruhen und Schlafen dienen der Entspannung, Erholung und Regeneration körperlicher und geistiger Kräfte nach den Aktivitäten im Alltag. Wenn wir gesund schlafen, werden Anspannungen abgebaut und verbrauchte Energien wieder gewonnen. Im Schlaf wird das Immunsystem aktiviert und gestärkt und die Zellen erneuern sich. Schlaf fördert Konzentration und Gelassenheit, verarbeitet Erlebtes, speichert Erlerntes und sorgt so für ein funktionierendes Gedächtnis.

Probleme beim Schlafen können demzufolge zu gesundheitlichen Beeinträchtigungen führen.

Viele Menschen mit Demenz sind jedoch nachts unruhig und haben Schlafstörungen. Menschen mit fortgeschrittener Demenz werden bei zunehmender Dämmerung unruhig. Sie legen sich oft früh zu Bett, (oder werden zu früh ins Bett gebracht) ohne sofort einzuschlafen, schlafen nicht tief genug und werden daher in der Nacht mehrfach wach. Viele irren nachts verwirrt, häufig erregt und unruhig umher und sind bereits frühmorgens vor der üblichen Aufstehzeit wach. Sie sind dann tagsüber müde, nicken oft ein und fühlen sich vielleicht unwohl, weil sie nicht ausgeschlafen sind.

Aufgabe der Begleiter ist es, die Betroffenen dahingehend zu unterstützen, dass sie einen normalen Schlaf-Wach-Rhythmus entwickeln, das heißt, dass sie nachts so gut schlafen, dass sie am Tage ausgeruht sind und sich wohlfühlen.

3.8.1 Schlaf-Wach-Rhythmus

Bei Menschen mit Demenz ist häufig der zirkadiane Rhythmus außer Takt und es kommt zu einem veränderten Schlaf-Wach-Rhythmus. Die Betroffenen sind entweder gleichmäßig über alle Stunden des Tages erhöht aktiv oder weisen eine erhöhte Nachtaktivität und ausgeprägte Tagesmüdigkeit auf. Das bedeutet, sie sind nachts wach und schlafen am Tag. (Mahlberg et al., 2003)

Besonderheiten im Alter

Im Alter verschiebt sich die Einschlafzeit vom späten Abend in frühere Abendstunden und ältere Menschen wachen am nächsten Morgen deutlich früher auf. Des Weiteren ist bei älteren Menschen der Tiefschlaf reduziert. Sie werden öfter wach, schlafen unruhig und erholen sich nachts kaum. Tagsüber sind ältere Menschen häufig müde und schlafen dann ein. Die Folge ist, dass der Schlafdruck am Abend und auch nachts verringert ist. Darunter können die Schlafdauer und die Schlafqualität des Nachtschlafes leiden und die Betroffenen fühlen sich am nächsten Tag müde, schlapp und nicht erholt. Bei älteren Menschen gerät sozusagen die innere Uhr aus dem Gleichgewicht und der bisher stabile Schlaf-Wach-Rhythmus, tagsüber wach und aktiv sein und nachts schlafen, gerät durcheinander.

Das kann dann wiederum Auswirkungen auf Alltagsaktivitäten älterer Menschen haben und schließlich ihre Lebensqualität beeinflussen. Auch körperlich verursachte Störungen des Schlafes werden häufiger, wie zum Beispiel Schmerzen oder nächtlicher Harndrang.

Besonderheiten bei Menschen mit Demenz

Demenzbedingte Veränderungen erfassen die Nervenzellgebiete der inneren Uhr und zerstören die Funktion des inneren Rhythmusgebers. Menschen mit Demenz haben häufig Orientierungsstörungen, der Wechsel zwischen Hell und Dunkel (Tag und Nacht) oder eben die jeweiligen Zeiten zur Nahrungsaufnahme (Frühstück, Mittagessen und Abendbrot) werden nicht mehr ausreichend wahrgenommen. Daraus kann ein unregelmäßiges Schlaf-Wach-Muster entstehen. Beispielsweise legen sich die Betroffenen nach dem Frühstück wieder ins Bett oder wollen nach dem Abendbrot aktiv sein und laufen herum. Ebenso können Ängste und Unruhezustände Schlafstörungen bei Menschen mit Demenz verursachen. Grund dafür könnte das Suchen nach Berührungs- und Bewegungsrückmeldungen zum Spüren und Wahrnehmen des eigenen Körpers sein. Die Betroffenen laufen nachts herum auf der Suche nach Sicherheit und Wahrnehmung (Hajak/Zulley, 2001).

Manche Verhaltensweisen können mit Träumen zu tun haben, die Menschen mit einer demenziellen Erkrankung oft nicht von der Realität unterscheiden können. Für die Betreffenden können Träume real sein.

Hinzu kommt, dass ältere Menschen in der Dunkelheit oft nicht mehr so gut sehen. Ihre Orientierungslosigkeit und Verwirrtheit kann sich dadurch verstärken. Ihnen fällt es schwerer, Umrisse bei schlechter Beleuchtung zu erkennen oder sie sehen Dinge, die gar nicht da sind. Unkontrollierte Erregungszustände können die Folge sein und die Betroffenen können nicht wieder einschlafen. Bei Menschen mit Demenz ist deshalb nachts das Sturzrisiko sehr hoch und es ist unbedingt für eine sichere Umgebung zu sorgen (s. Kap. 3.11). Auch kann es passieren, dass Menschen mit Demenz aufwachen und nicht wissen, wo sie sind. Das löst Angstzustände aus. Möglicherweise erkennen sie auch die Betreuungsperson nicht.

Es ist sehr viel Feingefühl und Geduld erforderlich, um den Menschen mit Demenz dann zu beruhigen.

3.8.2 «Sundowning»

Auch beim «Sundowning» handelt es sich um eine zirkadiane Verhaltensstörung (Mahlberg et al., 2003). Charakteristisch ist ein agitiertes bzw. verwirrtes Verhalten in den Nachmittag- und Abendstunden. Ältere Erwachsene weisen «hohe Stufen der Angst, der Bewegung, der allgemeinen Aktivität und des Deliriums am späten Nachmittag und am Abend» auf, bevor sie normalerweise schlafen gehen würden (Bedrosian et al., 2010).

Studien an gealterten Mäusen zeigten, dass diese eine hohe Aktivität und Angst in den Abendstunden aufwiesen, ähnlich, wie es Menschen mit Demenz tun. In diesen gealterten Mäusen fanden die Forscher Veränderungen in den Teilen ihres Gehirns, das mit Aufmerksamkeit, Gefühlen und Erwecken verbunden ist, bzw., die sich auf das Verhalten beziehen könnten, das beim «Sundowning» beobachtet wurde. «Einige Leute haben argumentiert, dass das Sundowning gerade durch eine Ansammlung der Frustration der älteren Leute erklärt werden könnte, die ihren Bedarf nicht im Laufe des Tages kommunizieren konnten, oder durch andere Faktoren,» sagte Randy Nelson, Mitverfasser der Studie und Professor der Neurologie und der Psychologie am Staat Ohio (Bedrosian et al., 2010).

Unterschiedliche Gründe können dazu führen, dass manche Menschen mit Demenz am Abend ein unruhiges Verhalten aufweisen, z. B.:
- Nachmittagsmüdigkeit der Betroffenen sowie der Betreuungspersonen
- zu wenig Abwechslung, Langeweile
- mangelnde Stimulation am späten Nachmittag und frühen Abend
- Der Betroffene ist ständig bemüht, alles um sich herum richtig zu verstehen, was am Abend die Stress-Toleranzgrenze überschreitet.
- hektische, stressige Umgebung am Abend
- Aufregungen am Abend.

3.8.3 Unterstützende Maßnahmen durch die Begleiter

Wenn Menschen mit Demenz nachts nicht durchschlafen können, ist eine Strukturierung des Tagesablaufes und seiner Aktivitäten sehr wichtig. Angepasste, den Bedürfnissen des Betroffenen entsprechende Beschäftigungen vermeiden das Aufkommen von Langeweile und Passivität und somit von Schläfrigkeit. Das bedeutet, die Begleiter sollten darauf achten, dass der an Demenz Erkrankte am Tag aktiv ist und auch der Schlaf tagsüber reduziert wird.

Dem gestörten Schlaf-/Wachrhythmus bei Menschen mit Demenz mithilfe eines gesteigerten Beschäftigungsangebotes tagsüber beggennen zu wollen, ist jedoch umstritten. Untersuchungen dazu haben gezeigt, dass je aktiver ein Mensch mit Demenz tagsüber war, umso weniger schlief er nachts. Es sollten die individuellen Gewohnheiten beachtet werden.

Mittagsschlaf ist für die meisten älteren Menschen normal und dient der Entspannung. Die Mittagsruhe sollte dennoch bei Menschen, die nachts Schlafprobleme haben, auf 30 Minuten begrenzt sein, damit der Betreffende am Abend müde ist. Somit nimmt der Schlafdruck am Abend zu und der Nachtschlaf wird verbessert.

Demenzbegleiter sollten darauf achten, dass aufregende Aktivitäten am Vormittag oder frühen Nachmittag stattfinden, damit der Tag zum Abend hin ruhig ausklingen kann. Ein längerer Spaziergang am späten Nachmittag kann den Betroffenen beispielsweise müde machen, sodass er nachts besser schläft.

Bei älteren Menschen wird der Nachtschlaf oft durch Harndrang unterbrochen. Deshalb sollten Betroffene vor dem Schlafengehen die Toilette aufsuchen. Hilfreich könnte auch sein, wenn sie vor dem zu Bett gehen nicht große Mengen Flüssigkeit zu sich nehmen. Die erforderliche Flüssigkeitsmenge sollte über den ganzen Tag verteilt getrunken werden.

Um die Selbstständigkeit der Betreffenden zu erhalten und gleichzeitig Gefahren beim nächtlichen Toilettengang zu vermeiden, können Nachtleuchten im Zimmer und im Bad angebracht werden.

Sollte der Betreffende nachts dennoch aufwachen und beispielsweise nicht wissen, wo er ist, wird ihm im ruhigen Ton die Situation erklärt. Auf jeden Fall sollte Ruhe bewahrt werden, weil sich ansonsten der Betreffende sehr schnell aufregen und erregen kann. In der Praxis bewährt haben sich auch solche Maßnahmen, wie ein Gang zur Toilette, etwas zu essen, naschen oder trinken anzubieten. Zum Einschlafen bietet sich unter Umständen auch leise Musik an. Auch Rituale vor dem Schlafengehen haben sich in der Praxis bei Menschen mit Demenz bewährt.

Mögliche Einschlafrituale:

- Lieder
- Gebete
- Glas Rotwein
- warmer Kakao
- Gute-Nacht-Geschichte vorlesen
- Tasse Kräutertee
- ein kurzer Spaziergang unmittelbar vor dem zu Bett gehen
- Herauslegen der Sachen für den Start in den morgigen Tag
- ausgiebiges Zähneputzen als letzte Handlung des Tages
- heiße Milch mit Honig
- entspannende Musik hören.

Von großer Bedeutung ist auch die Schlafumgebung. Der Mensch mit Demenz sollte einen «Lieblingsplatz» zum Schlafen haben, mit eigenem Bettzeug. Hilfreich können auch Kuscheldecken oder auch Kuscheltiere sein. In der Praxis kommt es vor, dass der Betroffene nicht zurück in sein Bett möchte, sondern lieber in einem Sessel oder auf einer Couch schlafen möchte. Es empfiehlt sich, dies nicht zu unterbinden. Genauso ist es möglich, dass sich Menschen mit Demenz nachts ankleiden, etwas herumlaufen und sich dann irgendwo hinsetzen, zum Beispiel in den Tagesraum, wenn der Betreffende in einer Einrichtung lebt. Dies sollten Begleiter ebenfalls akzeptieren, zumal Diskussionen meistens sinnlos sind. Hauptsache, der Betreffende schläft und fühlt sich wohl.

Es sollte auf die Raumtemperaturen geachtet werden. Weder Schwitzen noch Frieren fördern den Schlaf.

Vorsicht ist bei Bettgittern geboten! Sie dürfen nur mit einer richterlichen Genehmigung angebracht werden. Beobachtet werden muss dabei, ob der Betroffene über das Bettgitter steigt oder sich anderweitig verletzen kann (s. Kap. 7.6).

Grundsätzliche Maßnahmen zur Förderung des Nachtschlafes sind:

- Hektik, Stress am Abend vermeiden
- sinnvolle Aktivitäten am Tag
- Spaziergänge an frischer Luft
- Nachtkaffee
- Rituale
- am späten Abend und nachts essen und trinken anbieten
- Wecken zum IKM-Wechsel nachts überprüfen, notwendig oder nicht?
- Nachtlicht anbringen
- Lieblingsschlafplatz
- Gewohnte Kleidung zum Schlafen berücksichtigen

- Lieblingsdecke, Kissen usw. berücksichtigen
- immer Ruhe ausstrahlen und Sicherheit vermitteln.

Nachtkaffee

Für Menschen mit Demenz, die am Abend noch aktiv sein möchten, kann in den Einrichtungen jeden Abend ein «Nachtkaffee» angeboten werden. Dort können beispielsweise in der Zeit von 19:30 Uhr bis ca. 22:30 Uhr folgende Angebote von den Betroffenen wahrgenommen werden:
- gemeinsam eine Fernsehsendung oder Film ansehen
- Geschichten vorlesen
- Wäsche falten
- Kartoffeln schälen
- Gedächtnisspiele
- Massage-Angebote
- Snoezelen
- Basale Stimulation
- Zeitungsrunden usw.

Die Teilnahme sollte freiwillig sein. Für die Betroffenen sollte auch nach dem offiziellen Ende die Möglichkeit bestehen, sich weiterhin ungestört im Gemeinschaftsraum aufhalten zu können, falls noch keine Schlafbereitschaft besteht. Menschen mit Demenz, die einen ausgeprägten Bewegungsdrang verspüren, dürfen sich auf jeden Fall auf den Fluren bewegen. Kekse oder andere kleine Snacks sowie Getränke gehören zu einem gemütlichen Nachtkaffee am Abend dazu.

> **Merke**
>
> Weder junge noch ältere Menschen sind es in der Regel gewohnt, abends kurz nach 19 Uhr, wenn das Abendbrot beendet ist, zu Bett zu gehen.

Anspruchsvolle und aufregende Tätigkeiten bzw. Aktivitäten sind im Nachtkaffee auch unbedingt zu vermeiden. Das Ende des Nachtkaffees sollte immer ritualisiert sein, um einen weiteren zeitlichen Orientierungspunkt zu bieten.

3.9 «Sich beschäftigen»

Sich beschäftigen können, etwas tun, bedeutet für uns Menschen lebendig zu sein, am Leben teilzunehmen und nützlich zu sein. In der Regel ist es das Berufsleben, welches unseren Alltag füllt, ebenso wie unsere Freizeitaktivitäten, die wir allein, mit der Familie oder mit Freunden durchführen.

Beschäftigung bedeutet für uns Bestätigung und stärkt unser Selbstwertgefühl (Sifton, 2011: 250). Sinnvoll beschäftigt zu sein vermittelt Anerkennung und Zugehörigkeit. Daher ist es nicht selten ein einschneidender Aspekt im Lebenslauf, wenn ältere Menschen in den Ruhestand gehen. Wohl dem, der dann seinen Hobbies nachgehen oder sich ehrenamtlich engagieren kann. Ist das nicht der Fall, aus welchen Gründen auch immer, kann dies zur Isolation bis hin zur Depression führen. Das Gefühl «nicht mehr gebraucht zu werden», ist eine Verlustsituation im Alter. Menschen, die aufgrund einer demenziellen Erkrankung nicht mehr in ihrem Beruf arbeiten können, leiden stark unter diesem Verlust.

Grundsätzlich können Menschen mit Demenz aufgrund ihrer Erkrankung, ihr Selbstbewusstsein verlieren, ebenso das Gefühl, gebraucht zu werden und nützlich zu sein.

Es ist daher eine der wichtigsten Aufgaben in der Demenzbegleitung, Menschen mit Demenz dabei zu unterstützen, so lange wie möglich, aktiv zu sein bzw. sich beschäftigen zu können.

3.9.1 Das Bedürfnis nach Beschäftigung

Fallbeispiel

Maria Schmidt sitzt mit zwei anderen Bewohnern im Tagesraum des Pflegewohnstifts «Goldener Herbst». Das Frühstück ist beendet. Das Personal räumt das letzte Geschirr weg, bringt einige Bewohner zurück in ihre Zimmer, bevor es dann ganz ruhig wird. Maria Schmidt kann kein Personal mehr entdecken. Die beiden Bewohner am Tisch sind bereits wieder eingenickt.

Sie sieht die Vase mit Blumen auf dem Tisch. Die Blumen leuchten rot und gelb. Sie versucht an die Blumen heranzukommen, erwischt sie auch, aber die Vase kippt um. Wasser ergießt sich wie ein kleiner See auf dem Tisch. Maria Schmidt nimmt eine vom Frühstück übrig gebliebene Serviette und versucht den Tisch trocken zu wischen. Dann benutzt sie den Ärmel ihrer Jacke dazu. Nun sieht sie wieder die Blumen mit den roten und gelben Blütenblättern und nimmt sie in die Hand. Eines nach dem anderen zupft sie die Blätter ab und verteilt sie auf dem nassen Tisch. Zum Schluss findet sie noch eine gebrauchte Serviette bei ihrer Tischnachbarin und zerreißt diese in kleine Schnipsel, die sie auch auf dem Tisch verteilt. Als sie damit fertig ist ruft sie: «Hallo! Hallo! Hallo!»

Jeder Mensch verspürt das Bedürfnis nach sinnvoller Beschäftigung. Dieses Bedürfnis entwickelt sich aus dem Drang heraus, etwas bewirken zu wollen, eigenständig zu handeln und anerkannt zu werden. Langeweile führt zur Unzufriedenheit und das «Nichtbeschäftigt sein können oder dürfen» kann das menschliche Wohlbefinden entscheidend beeinflussen. Dabei ist es unerheblich, ob man sich allein mit irgendetwas beschäftigt oder mit anderen, in der Freizeit oder im Beruf. Beschäftigt zu sein wirkt sich vor allem auch auf das Selbstwertgefühl des Menschen aus. So fühlen sich Menschen, die arbeitslos sind oder auch Menschen, die im Ruhestand sind, nicht selten hilflos, verzweifelt, unter Umständen sogar minderwertig. Viele ältere Menschen fühlen sich nicht gebraucht und nützlich. Wenn dann auch körperliche und kognitive Beeinträchtigungen vorliegen, ziehen sich diese Menschen zurück.

Auch Menschen mit einer demenziellen Erkrankung haben das Bedürfnis, sich zu beschäftigen.

In der Praxis kann man häufig beobachten, dass Menschen mit Demenz bei bestimmten Dingen mithelfen möchten oder sogar auf der Suche nach Aktivitäten sind. Sie wischen mit Servietten über den Tisch, zerreißen die Serviette, «spielen» mit Blumen, Tischdekorationen oder kramen gern in Schränken und Schubladen. Die Betroffenen sammeln auch gern Gegenstände, zum Beispiel Zeitungen, Besteck oder Nahrungsmittel, die sie dann woanders hin räumen oder verstecken. Sie können auch Blumen mit der Mineralwasserflasche gießen oder mit der Tasse Tee. Nicht mehr so mobile Menschen mit Demenz beschäftigen sich, indem sie mit ihrer Kleidung spielen, an der Tisch- oder Bettdecke nesteln oder sich mit den eigenen Ausscheidungen beschäftigen. Das bedeutet, dass Menschen mit Demenz mit solchen Verhaltensweisen auch ihr Bedürfnis nach Beschäftigung zum Ausdruck bringen. Demenzbegleiter müssen dieses Bedürfnis sozusagen in die «richtigen» Bahnen lenken. Dabei geht es in erster Linie um die persönliche Befriedigung, etwas, was einem vertraut ist, mit eigenen Händen zu tun (Sifton, 2011: 248).

Merke

Es ist wichtig, dass Begleiter das Bedürfnis von Menschen mit Demenz nach Beschäftigung erkennen und entsprechende Angebote machen.

Für Begleiter ist es oftmals nicht leicht, dem Bedürfnis von Menschen mit Demenz nach sinnvoller Beschäftigung angemessen nachzukommen, besonders wenn diese in Gemeinschaft in einer Einrichtung leben. Einerseits ist es wichtig, die richtige Art der Beschäftigung für den jeweiligen Menschen mit Demenz zu finden. Andererseits ist wichtig, dass die Betroffenen nicht unter- und überfordert werden. Das kann dann zum Rückzug oder zu herausforderndem Verhalten führen. Bei Menschen mit Demenz kommt es darauf an, dass sie in den Alltag integriert werden, daran teilnehmen können. Sich sinnvoll zu beschäftigen bedeutet für Menschen mit Demenz sinnvolle Alltagsgestaltung. «Es beginnt mit dem Aufstehen und hört mit dem Schlafen wieder auf.» (Boes, 2010:9)

Möglichkeiten der Beschäftigung bieten sich beispielsweise in hauswirtschaftlichen Tätigkeiten, im gemeinsamen Kochen, Wäsche falten, Staub wischen oder auch bei der Gartenarbeit. Das ist auch in einer Pflegeeinrichtung möglich. Günstig sind dann kleine Wohngruppen, mit zehn bis zwölf Bewohnern, mit einer kleinen Küche und anderen Möglichkeiten, an hauswirtschaftlichen Tätigkeiten mitzuwirken. Zudem fühlen sich Menschen mit Demenz dann wie zu Hause und einfach nur wohl.

> **Merke**
>
> Bei Menschen mit Demenz steht nicht das Ergebnis einer Beschäftigung im Vordergrund, sondern die Aktivität selbst, das Gefühl, etwas selbst getan zu haben.

3.9.2 «Kreative» Beschäftigung?

«Beschäftigung» ist ein psychisches Bedürfnis von Menschen mit Demenz. «Beschäftigt sein heißt, auf eine persönlich bedeutsame Weise und entsprechend der Fähigkeiten und Kräften einer Person in den Lebensprozess einbezogen zu sein.» (Kitwood, 2008:124)

Beschäftigt und kreativ zu sein stärkt das Selbstbewusstsein und damit die Identität des an Demenz erkrankten Menschen.

«Es ist eine schwierige Aufgabe, eine Evidenzgrundlage zu erstellen, die zuverlässig Auskunft darüber gibt, was, wann, für wen in welchem Setting funktioniert.» (Brooker, 2008:30)

Brooker begründet die unterschiedlichen Ansätze bezüglich einer kreativen Beschäftigung mit der unterschiedlichen Ausprägung von Demenz sowie in der unterschiedlichen Professionalität des Personals. In der Praxis erleben Begleiter häufig, dass Menschen mit einer demenziellen Erkrankung aufleben, wenn eine bestimmte Aktivität für sie von Bedeutung ist. Haben die Betroffenen nicht die Möglichkeit sich zu beschäftigen, lassen ihre Fähigkeiten und letztlich ihre Selbstachtung nach (s. **Abb. 3-17**).

«Ich brauche nach wie vor das Gefühl, für etwas zu sorgen ... mich um etwas zu kümmern, das mich nicht beurteilt, niemals, mich vielmehr einfach so akzeptiert, wie ich in diesem Augenblick bin.» (Taylor, 2008:170)

Wenn Begleiter dieses Bedürfnis von Menschen mit Demenz erkennen und unterstützen, fördern sie gleichzeitig auch deren Kreativität. Bei der praktischen Umsetzung im Rahmen der Demenzbegleitung ist es wichtig, auf die Zielgruppe zu achten. Meistens handelt es sich um ältere Menschen mit Demenz, die auch andere Erkrankungen aufweisen können, die zu berücksichtigen sind. Zusätzlich ist bei der Auswahl der Aktivitäten auf das jeweilige Stadium der Demenz zu achten, in dem sich der Betrof-

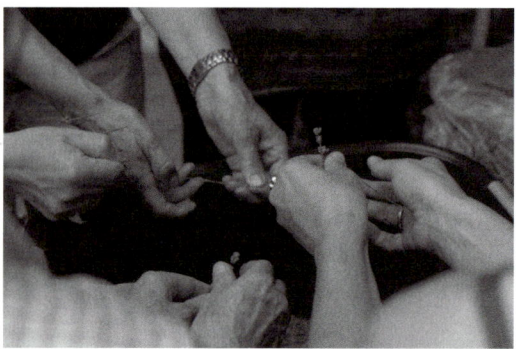

Abbildung 3-17: Gemeinsam etwas tun. (Foto: Jürgen Georg)

fende befindet. Zu Beginn einer Alzheimer-Demenz beispielsweise sind die Betroffenen zu viel mehr Aktivitäten in der Lage, als in einem späteren Stadium, wo das Gehirn bereits stark geschädigt ist, das Sprachvermögen stark eingeschränkt ist sowie auch motorische Fähigkeiten verloren gegangen sind. Erfahrungen zeigen, dass es Demenzbegleitern häufig schwer fällt, besonders Menschen im fortgeschrittenen Stadium der Demenz zu «beschäftigen». Die Betroffenen erscheinen nach außen hin sehr passiv. Sie nehmen jedoch ihre Umgebung wahr, zum Beispiel was um sie herum geschieht, Personen, Stimmen und Gerüche. Sie können fühlen und für sie ist es wichtig, dass sie einfach nur «dabei» sind, in der Kochgruppe, Bastelgruppe oder beim Singen. Sie können beispielsweise der Musik und dem Gesang lauschen, Küchendüfte schnuppern oder verschiedene Materialien und Gegenstände anfassen und fühlen. Das gibt ihnen das Gefühl dazuzugehören und nicht allein zu sein. Menschen mit fortgeschrittener Demenz sollten deshalb in alle Aktivitäten einbezogen werden.

Menschen mit Demenz weisen verschiedene Lebensläufe auf und jeder von ihnen hat andere Vorlieben, Interessen oder Hobbys, die es zu berücksichtigen gilt. Von großer Bedeutung sind auch die unterschiedlichen Bedürfnisse der Betroffenen, gekoppelt mit individuellen Ressourcen bzw. Defiziten. Nach Möglichkeit sollten sich zu den Aktivitäten Betroffene mit ähnlichen Ressourcen bzw. Einschränkungen zusammenfinden. Selbstverständlich können sich die Teilnehmer auch untereinander unterstützen, wenn das möglich ist. Wichtig ist, dass sich jeder Mensch mit Demenz bei der jeweiligen Aktivität wohlfühlt, sich nicht benachteiligt fühlt und vor allem Freude und Spaß empfindet. Dabei müssen Begleiter die Betroffenen genau beobachten und ihre Gefühle wahrnehmen. Vielleicht muss auch etwas «experimentiert» werden, bevor die optimale Beschäftigung gefunden ist, egal ob in der Gruppe oder in einer Einzel-Beschäftigung (z. B. 10-Minuten-Aktivierung, s. S. 89 ff.). Voraussetzungen von Seiten der Begleiter diesbezüglich sind z. B.:

- eine wertschätzende und akzeptierende Haltung, die die Menschen mit Demenz so akzeptiert, wie sie sind
- Interesse an der Person mit einer demenziellen Erkrankung, egal, in welchem Stadium der Demenz sich der Betreffende befindet
- Interesse und Kenntnis der Biografie des Betroffenen
- Vorlieben, Fähigkeiten, Defizite und Besonderheiten der Person mit Demenz kennen
- genau zu beobachten, wann der Betreffende Hilfe benötigt
- bei Bedarf «unauffällig» helfen, damit sich der Betroffene nicht bevormundet, «korrigiert» fühlt und ständig auf seine Defizite hingewiesen wird
- Flexibilität, denn jeder Mensch mit Demenz zeigt unterschiedliche Fähigkeiten zu verschiedenen Tageszeiten
- Humor bewahren und täglich einsetzen.

Ziele von Beschäftigungsangeboten

Beschäftigungsangebote sind in die Alltagsgestaltung von Menschen mit Demenz zu integrieren. Sie ergänzen die Tagesstruktur und bringen Abwechslung in den Alltag. Wenn Menschen mit Demenz selbst aktiv sind, sich beschäftigen, können sie sich selbst erfahren. Ihr «Selbst» und ihre Identität werden gestärkt und sie erleben mehr Lebensqualität – «Ich kann ja noch etwas» und «Ich bin noch jemand». Mit anderen aktiv zu sein fördert die soziale Zugehörigkeit und reduziert Isolation und Rückzug. Dabei sollte jedoch auch beachtet werden, dass auch Menschen mit Demenz Möglichkeiten zum Rückzug brauchen.

> **Merke**
>
> Menschen mit Demenz dürfen nicht das Gefühl haben, zu Aktivitäten und Beschäftigungen gezwungen zu werden.

Jede Teilnahme an Beschäftigungsangeboten ist freiwillig. Auch wenn Beschäftigung ein psychisches Bedürfnis ist, sollte eben auch das «Nichtstun» akzeptiert werden, denn auch Ruhen und Entspannen gehören zum Alltag und sind als sinnvolle Beschäftigungen anzusehen (Boes, 2010:9). Manche Menschen schauen vielleicht gern zu, andere basteln oder kochen (s. **Tab. 3-9**).

Sie schwelgen in Erinnerungen und können sich auch wohlfühlen dabei. Möglich ist aber auch, dass der Betreffende nicht an einer Aktivität teilnimmt, weil er Angst davor hat, zu versagen oder sich zu blamieren. Das bedeutet, die Angebote müssen so gestaltet sein, dass sie nicht zu Versagensängsten führen. Deshalb sollten Beschäftigungsangebote einfach und erfolgversprechend sein. Hilfreich kann sein, wenn sie sich an der Biografie des Menschen mit Demenz orientieren, ihm vertraut sind oder auch jahreszeitlich orientiert sind. Dabei sind Wiederholungen möglich, was für die Betroffenen kein Problem darstellt. Demenzbegleiter sollten sich vor Wiederholungen nicht scheuen. Hauptsache ist, dass sich die Betroffenen wohlfühlen.

> **Umgang mit Menschen mit Demenz bei Aktivitäten:**
>
> - den Betroffenen immer von vorn und mit seinem Namen ansprechen
> - Blickkontakt mit dem Menschen mit Demenz halten
> - Äußerungen des Betreffenden akzeptieren und möglichst nicht widersprechen, nicht korrigieren, sondern darauf eingehen (Integrative Validation)
> - den Menschen mit Demenz nicht bevormunden, ihn in Entscheidungen einbeziehen (Flexibilität, wenn es nicht nach «Plan» läuft)

Tabelle 3-9: Beschäftigungsmöglichkeiten

Beschäftigungsart	Beispiele
Alltagstätigkeiten	– hauswirtschaftliche Tätigkeiten (z. B. Geschirr spülen, kochen, backen, putzen, bügeln, Wäsche zusammenlegen, Schränke «aufräumen», Staub wischen) – Gartenarbeiten – Tiere versorgen – Wolle wickeln, Knopfdose (Knöpfe sortieren) – «Bürotätigkeiten» (z. B. Papier lochen, Papier sortieren, Papier schreddern) – Zeitungen oder Zeitschriften an andere Mitbewohner verteilen – handwerkliche Tätigkeiten, z. B. Arbeiten mit Holz (sägen, schmirgeln, Laubsägearbeiten) – Umgang mit Werkzeug, Sortieren von Nägeln und Schrauben – Auseinander- u. Zusammenbauen von «alten» Geräten
Bewegung	– regelmäßige Spaziergänge an frischer Luft oder auch im Haus – Sitzgymnastik mit Musik (dabei Rhythmen begleiten); mit versch. Materialien(z. B. Bälle, Luftballons, Tennisringe, Chiffontücher, Gymnastikreifen) – Tanzen (auch Sitztanz) – Bewegungsspiele, z. B. Kegeln, Ringwurfspiel, mit Tuch … Spiele im Freien
Musik, Singen	– bekannte Lieder singen, evtl. Begleitung mit Gitarre, Klavier; ggf. Einsatz von Musik- und Rhythmusinstrumente (z. B. Triangel, Tamborin, Holzklötzer …) – Liederbücher nutzen mit Großdruck (auch als Einzelbeschäftigung) – vertraute Musik hören (z. B. Schlager, Volkslieder) – Lieder zum Mitsingen und Mitschunkeln
Erinnerungspflege	– Erinnern und Erzählen lassen (z. B. mithilfe von «alten» Gegenständen wie Kaffeemühle, Apfelreibe, Waschbrett oder vertrauten Naturmaterialien) – Fotoalben anschauen – Erinnerungsbuch erstellen lassen – Erinnerungskiste anlegen mit vertrauten Gegenständen
Sinneswahrnehmung	– Gewürze riechen, besprechen, erinnern; Duftsäckchen z. B. aus Lavendel oder Minze herstellen – z. B. Gegenstände im Reis- oder Kirschkernbad suchen (ertasten) oder in einem Waschhandschuh oder Stoffbeutel fühlen und erraten lassen, was darin ist – Massagen z. B. mit Igelbällen, Handmassage, Handbäder – Berührung im fortgeschrittenen Stadium immer wichtig
Spiele	– Spiele, die aus der Kindheit vertraut sind – Gesellschaftsspiel (z. B. Spezialanfertigungen von «Mensch ärgere dich nicht», Dame, Mühle, Mikado Würfelspiele, Kartenspiele, Bingo) – *Wichtig:* Spielregeln variieren und anpassen!
Vorlesen, Erzählen	– kurze Artikel aus der Zeitung vorlesen – kurze Geschichten erzählen – Vorlesen oder Märchen erzählen – bekannte Gedichte, Verse, Reime, Sprichwörter, Psalmen, ggf. auch Lieder vorlesen, mitsprechen lassen, raten, ergänzen lassen, z. B. «Stadt, Land, Fluss», Kreuzworträtsel

Tabelle 3-9: Beschäftigungsmöglichkeiten *(Fortsetzung)*

Beschäftigungsart	Beispiele
Malen und Basteln	– Malen (z. B. Nass-in-Nass-Technik, Klatschbilder, Seidenmalerei, Mandalas ausmalen) – einfache Ausschneidearbeiten (z. B. für jahreszeitliche Dekoration) – Bastelarbeiten (z. B. einfache Tischkarten, Glückwunschkarten) – gemeinsame Kollagen anfertigen
Sonstige Angebote	– Erlebnisse schaffen (z. B. Besuch im Zoo, Friseurbesuch, Restaurant- oder Kaffeebesuch, Picknick im Grünen) – *Beachte:* autonome Beschäftigungen – von Menschen mit Demenz als «sinnvolle Aktivität» anerkennen u. ermöglichen (z. B. räumen, kuscheln, streicheln …)

- den Betroffenen in deutlichen, kurzen Sätzen anleiten, ggf. wiederholen
- ihm Zeit lassen, die Anleitungen zu verstehen und umzusetzen
- den Menschen mit Demenz nicht mit seinen Defiziten konfrontieren, sondern seine Fähigkeiten hervorheben und anerkennen
- bewusster Einsatz von Körpersprache.

Unterstützung bei den Aktivitäten

Die Aktivitäten können in der Gruppe oder auch als Einzelbetreuung stattfinden, je nachdem, was das Ziel der Aktivität ist und wann sich der Betroffene am wohlsten fühlt. Manche Menschen mit Demenz sind vielleicht in der Einzelbetreuung aktiver, weil sie sich allein mehr zutrauen, als in der Gruppe. Andererseits können Demenzbegleiter in der Gruppe mehr Personen «beschäftigen», besonders, wenn die Zeit für Einzelaktivitäten nicht vorhanden ist. In jedem Fall sollte die Aktivität in einer freundlichen und ruhigen Atmosphäre stattfinden, die dem Betroffenen die Angst nimmt und in der er sich akzeptiert und wohl fühlt. Hilfreich sind Rituale, auch Wiederholungen, die Vertrautheit und Sicherheit vermitteln. Einfach umzusetzen sind beispielsweise tägliche Spaziergänge am Vormittag oder Nachmittag oder gemeinsames Singen vor den Mahlzeiten. Orientierung und Sicherheit wird auch gewährleistet, wenn immer die gleiche Begrüßung und der gleiche Abschluss bei den jeweiligen Aktivitäten genutzt werden. Begrüßung und Abschluss können auch gemeinsam mit einem Teilnehmer übernommen werden.

Aufgrund der nachlassenden Konzentrationsfähigkeit von Menschen mit Demenz kann die Dauer der Aktivitäten recht unterschiedlich ausfallen und Begleiter sollten flexibel sein. Die an Demenz Erkrankten dürfen sich keinesfalls überfordert fühlen. Arbeitsabläufe, zum Beispiel beim Basteln oder Malen, können in Teilschritte aufgeteilt werden, die Schritt für Schritt erläutert werden. Es ist keine Eile geboten, die Betroffenen können auch mehrere Tage an ihrem «Werk» beschäftigt sein. Auch hier muss man sich dem Tempo des Betroffenen anpassen. Hilfreich ist auch, wenn:

- Die Begleiter die Tätigkeiten vormachen.
- Die Person mit Demenz integriert wird (z. B. indem sie den Pinsel oder Wasserbecher hält, eine Farbe oder Material aussucht).
- Der Betroffene «um Mithilfe» gebeten wird (z. B. Materialien verteilen).
- Perfektion unbedingt vermieden wird
- vorhandene Fähigkeiten unbedingt akzeptiert werden
- Monotonie akzeptiert wird, die dem Betroffenen Sicherheit vermittelt
- Ideen des Menschen mit Demenz aufgenommen und bestätigt werden
- der Betroffene angemessen gelobt und seine Kreativität anerkannt wird.

Beispiele für Beschäftigungsangebote

Bewegung (s. Kap. 3.2)
- regelmäßige Spaziergänge
- Sitzgymnastik mit Hintergrundmusik: Rhythmen begleiten mit Klatschen, Schunkeln oder mit einfachen Musikinstrumenten
- Sitzgymnastik mit verschiedenen Materialien (z. B. Bälle, Luftballons, Tennisringe, Chiffontücher, Gymnastikreifen, u. v. a)
- Bewegungsspiele, z. B. Kegelspiel, Ringwurfspiel, Ballspiele
- Tanzen: Sitztänze, Standardtänze.

Musik (s. S. 87)
- bekannte Lieder singen, evtl. mit Gitarren-, Klavierbegleitung, ggf. Einsatz von Musik- und Rhythmusinstrumente
- Liederbücher mit Großdruck (auch als Einzelbeschäftigung)
- religiöse Lieder (Biografie beachten)
- vertraute Musik hören und gezielt einsetzen
- Lieder zum Mitmachen, «Stimmungslieder» (mit und ohne Bewegung, schunkeln).

*Alltagsnahe Tätigkeiten (s. **Abb. 3-18**)*
- hauswirtschaftliche Tätigkeiten, z. B.: Geschirr spülen, kochen, backen, putzen, bügeln, Wäsche zusammenlegen («Socken-Memory»), Gartenarbeiten, …
- Arbeiten mit Wolle, Wolle wickeln, Knopfdose
- «Bürotätigkeiten»: z. B. Papier lochen und ordnen lassen, «Schreddern», «Listen» anfertigen
- handwerkliche Tätigkeiten, z. B.: Arbeiten mit Holz (sägen, schmirgeln, Laubsägearbeiten …)
- Umgang mit Werkzeug, Sortieren von Nägeln und Schrauben.

Erinnerungspflege (s. S. 93)
- Gegenständen aus früherer Zeit, z. B. alte Kaffeemühle, Apfelreibe, Bücher mit Sütterlinschrift (Flohmärkte), auch Naturmaterialien anbieten und erinnern und erzählen (lassen)
- Fotoalben anschauen
- Lebensbuch (Erinnerungsalbum) erstellen (dient auch einer an der Biografie des Betroffenen orientierten Begleitung)
- Hilfe und Unterstützung, dem im fortgeschrittenem Stadium an Demenz Erkrankten einen Teil seiner Geschichte näher zu bringen
- Erinnerungskiste anlegen.

*Spiele (s. **Abb. 3-19**)*
- Spiele anbieten, die von Kindheit an vertraut sind
- Gesellschaftsspiele (Spezialanfertigungen für ältere Menschen), z. B. Mensch ärgere dich nicht, Dame, Mühle, Malefiz, Mikado, Würfelspiele, Kartenspiele, etc.
- Grundsätzlich wichtig: Spielregeln variieren, anpassen
- weitere Spiele: Sprichwortkarten (Schriftgröße anpassen), Wolle wickeln (z. B. ein Wollknäuel mit Süßem), Tischball, Bingo, …

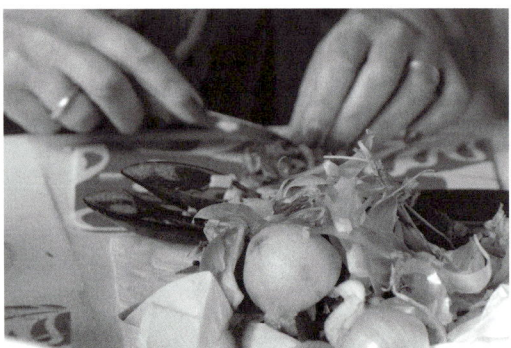

Abbildung 3-18: Im Haushalt mithelfen.
(Foto: Jürgen Georg)

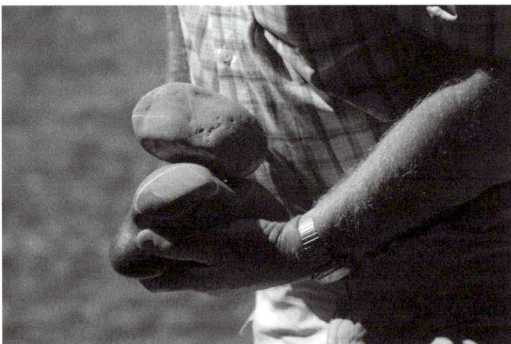

Abbildung 3-19: Spiele spielen.
(Foto: Jürgen Georg)

Beispiele für Sinneserfahrungen, Berührung
- Gewürze riechen und besprechen, erinnern, Duftsäckchen z. B. aus Lavendel herstellen
- Tasten: Gegenstände im Sago- oder Kirschkernbad suchen oder in einem Waschlappen fühlen und erraten lassen
- Bilder anschauen, wichtig: klare Konturen, Größe anpassen und nicht zu viel Information
- Massagen z. B. mit Igelbällen, Handmassage, Handbäder
- Berührung: Im fortgeschrittenen Stadium wird wichtiger!

Vorlesen und Erzählen
- kurze Artikel aus der Zeitung vorlesen
- kurze Geschichten erzählen
- Vorlesen (evtl. mit meditativer Hintergrundmusik)
- Märchen erzählen, ggf. nacherzählen lassen
- bekannte Gedichte, Verse, Reime, Sprichwörter, Psalmen, ggf. auch Lieder vorlesen, mitsprechen lassen, raten, ergänzen lassen
- «Seniorenalphabet», «Stadt, Land, Fluss», Kreuzworträtsel.

Beispiele für künstlerisch-kreative Angebote
- Malen, Umgang mit Farben, dabei verschiedene Techniken anwenden, z. B. Nass-in-Nass-Technik, Klatschbilder, Seidenmalerei, Mandalas ausmalen
- Ausschneidearbeiten (Dekoration),Bastelarbeiten,
- Knülltechnik (Krepp-Papier-Böppele).

Sonstige Aktivitäten
- Erlebnisse schaffen, z. B. Besuch im Zoo, Dampferfahrt, Friseurbesuch, Kaffee-Besuch, Restaurant-Besuch, Museum.

> **Merke**
>
> Autonome Beschäftigungen von Menschen mit Demenz sind als für sie «sinnvolles Tun» anzuerkennen und zu ermöglichen (z. B. Räumen, Kuscheln, Streicheln).

3.10 «Die eigene Sexualität leben»

«Unter Sex versteht man nicht nur Sex im Sprachgebrauch sondern vor allem Libido, Eros, Liebensbindungsfähigkeit, Nähe und Distanz, die sexuellen biographischen Entwicklungsstadien wie orale, anale Entwicklung.» (Böhm, 2011:13)

Sexualität ist ein normales Bedürfnis von erwachsenen Menschen. «Wir sind sexuelle Wesen: gelebte Sexualität ist ein wichtiger Teil unseres Daseins.» (Sifton, 2011:299)

Dennoch ist Sexualität im Alter nach wie vor ein Tabuthema in unserer Gesellschaft (Böhm, 2011). Auch ältere Menschen, egal ob mit oder ohne demenzieller Erkrankung, haben das Bedürfnis nach Sexualität, Liebe und Zärtlichkeit. Die Herausforderung im Umgang mit diesem Thema liegt darin, das Recht von Menschen mit Demenz auf Sexualität zu wahren und gleichzeitig deren Grenzen zu respektieren. Von Bedeutung ist auch die persönliche Haltung und Toleranz der Begleiter diesem sensiblen Thema gegenüber.

3.10.1 Sexualität bei Menschen mit Demenz

Sexualität im Alter ist nach wie vor ein Tabuthema und Sexualität und Demenz ist grundsätzlich kein Thema, über das in der Öffentlichkeit gesprochen wird. Das Umfeld ist unsicher im Umgang mit sexuellen Bedürfnissen von Menschen mit Demenz. Es scheint, als würde man kognitiv beeinträchtigten Menschen sexuelle Wünsche und Bedürfnisse nicht zutrauen oder absprechen, und wenn, dann nur in «unangemessener» Form. Menschen mit Demenz verlieren zwar die Kontrolle durch das sogenannte «Denkhirn», jedoch erlaubt ihnen ihr «limbisches Gefühlhirn» ihre Sexualität auszuleben, was natürlich die Umwelt irritiert. «Wir verlieren an neopsychischer Denkleistung, gewinnen aber an Gefühlsleistung.» (Böhm, 2011: 14).

Der kognitive Abbau im Zusammenhang mit einer demenziellen Erkrankung kann dazu führen, dass die Betroffenen zwar anerzogene gesellschaftlich moralische Schranken und Hemmungen verlieren, aber dennoch haben sie emotionale Bedürfnisse. Einige Menschen mit

Demenz können sogar sexuell aktiver werden, was Angehörige und Begleiter verunsichert. Das Bedürfnis nach körperlichem Lustempfinden ist jedoch ein menschliches grundlegendes Bedürfnis. Warum sollte dieses Bedürfnis bei Menschen mit einer demenziellen Erkrankung verloren gehen, wo doch gerade angeborene bzw. «triebhafte» Verhaltensweisen lange erhalten bleiben, wie zum Beispiel das Essen oder eben die «orale Phase», wo die Betroffenen alles in den Mund nehmen.

Die Auswirkung einer demenziellen Erkrankung auf die Sexualität variiert je nach Stadium und Form der Demenz. Auch sind wiederum alle Menschen diesbezüglich verschieden. So kann sich das sexuelle Interesse von Menschen mit Demenz unterschiedlich entwickeln: Sexuelle Gefühle und sexuelles Verhalten lassen häufig nach. Das sexuelle Interesse kann aber auch genauso vorhanden sein, wie vor der Erkrankung. Es kann jedoch auch gesteigert sein.

> **■ Beispiel**
>
> Bei der frontotemporalen Demenz beispielsweise (z. B. Morbus Pick, s. S. 43 f.) ist das Einfühlungsvermögen beeinträchtigt. Dies führt zu einer gewissen Enthemmung auch im sexuellen Bereich. Die Betroffenen verhalten sich rücksichtslos gegenüber anderen und sind nur auf eigene Bedürfnisse bedacht. ■

Mit dem zunehmenden Gedächtnisverlust können Menschen mit Demenz ehemals gelernte soziale und moralische Verhaltensweisen im sexuellen Bereich verlieren. Sie überschreiten dann Hemmschwellen, zeigen ihre sexuellen Bedürfnisse möglicherweise direkter, auch in der Öffentlichkeit, beispielsweise durch direkte Sprache, «unangepasste» Wortwahl, direkte Annäherungsversuche oder auch durch Berühren und «zur Schau stellen» des eigenen Intimbereiches. Dieses Verhalten ist krankheitsbedingt, denn das eigentliche, ebenfalls im Rahmen der Sozialisation, gelernte Schamgefühl ist bei den Betroffenen nicht mehr vorhanden.

Menschen mit Demenz leben in der Vergangenheit und nehmen sich als jung und gesund wahr. Besonders Angehörigen fällt es schwer, mit derartigen Verhaltensweisen umzugehen, denn Menschen mit Demenz erkennen ihre Ehepartner nicht mehr oder haben vergessen, dass sie verheiratet sind. Daher kann es vorkommen, dass sich die Betreffenden, die zum Beispiel in einer Einrichtung leben, verlieben und neue Beziehungen eingehen.

Bei Menschen mit einer demenziellen Erkrankung ist das Denken beeinträchtigt und die Wahrnehmung verändert. Situationen können nicht mehr adäquat eingeschätzt werden. So verstehen die Betroffenen die Intimpflege im Rahmen der Körperpflege nicht als solche, sondern könnten es sexuelle Aufforderung missverstehen, sich selbst stimulieren oder sich auch sexuell bedroht oder «vergewaltigt» fühlen.

> **Merke**
>
> Sexualität bezieht sich nicht unbedingt nur auf das rein Körperliche. Menschen mit Demenz wollen auch einfach nur geliebt und akzeptiert werden, gestreichelt und in den Arm genommen werden. Sie wünschen sich vielleicht einmal ein Küsschen auf die Wange. Das alles wollen sie anderen unter Umständen auch geben, ihre Bedürfnisse beispielsweise mit dem Demenzbegleiter teilen oder mit einem Mitbewohner.

3.10.2 Umgang mit Sexualität bei Menschen mit Demenz

Ältere Menschen mit einer demenziellen Erkrankung sind und bleiben Frauen oder Männer mit sexuellen Bedürfnissen. Sexualität, ob zu Hause oder in einer Pflegeeinrichtung, sollte nicht tabuisiert werden und als abnormal oder abwegig gesehen werden.

> **Merke**
>
> Auch Menschen mit Demenz benötigen Zuneigung, Beziehung, Nähe, Zärtlichkeit und Körperkontakt, damit sie sich wohl und lebendig fühlen können (s. **Abb. 3-20**).

Berührungen und Körperkontakt spielen für das Wohlbefinden von Menschen mit Demenz eine wichtige Rolle. Ihre Fähigkeit, Berührungen

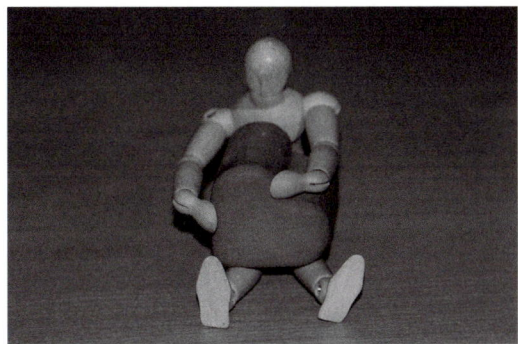

Abbildung 3-20: Zärtlichkeiten austauschen. (Foto: Jürgen Georg)

wahrzunehmen bleibt bis zuletzt erhalten. Die Intimsphäre sollte jedoch immer bewahrt bleiben. Das Zimmer des Betreffenden sowie das Badezimmer/bzw. die Nasszelle gehören zur Privatsphäre. Das bedeutet in jedem Fall, dass Begleiter vor Betreten dieser Bereiche anklopfen und eine Antwort abwarten.

Umgang mit sexuellen Verhaltensweisen:
- sexuelle Veränderungen und vielleicht schwierige Situationen können auftreten und auch wieder abklingen
- Begleiter sollten eine gelassene Grundhaltung bewahren
- Verständnis für die Bedürfnisse des Menschen mit Demenz zeigen
- nach auslösenden Faktoren suchen
- auf entsprechende Berührungen achten, je nach Kontext Berührungen vermeiden bzw. anwenden
- bei der Intimpflege immer kurz erklären, was man tut und warum
- darauf achten, dass man keine «provokante» Kleidung trägt
- auf Wortwahl achten und Ausdrucksformen, um Fehlinterpretationen zu vermeiden
- unbedingt die Privatsphäre des Betroffenen wahren, beispielsweise auf Sichtschutz achten

- Angehörigen Gespräche anbieten
- auf Reaktionen von Mitbewohnern achten (z. B. bei sexuellen Verhaltensweisen den Betroffenen ins Zimmer begleiten).

Freiräume schaffen

Pflegebedürftige Menschen mit einer demenziellen Erkrankung und ggf. deren Partner benötigen insbesondere in stationären Einrichtungen einen geschützten Rahmen für diese Form von Lebensqualität. Beispiele für derartige Freiräume sind z. B.:
- Sexualität sollte kein Tabu-Thema sein, sondern besprochen werden
- sexuelle Wünsche und Bedürfnisse von Betroffenen auffangen, mit einfachen Sätzen bestätigen
- eine Trennwand, die den Raum optisch unterteilt
- Möglichkeit, ab und zu alleine im Zimmer zu sein und diese Intimsphäre wahren
- Begleiter klopfen an die Tür und warten eine Antwort ab, bevor sie in das Zimmer des Betreffenden treten
- nach Möglichkeit sollten nur Einzelzimmer angeboten werden
- Zimmer für Ehepaare oder Eheappartements anbieten, die abschließbar sind
- Ehepaare können gemeinsam ein Doppelzimmer bewohnen.

Damit Begleiter mit sexuellen Bedürfnissen von Menschen mit Demenz angemessen umgehen können, benötigen sie sowohl Schulungen zur Reflexion ihres eigenes Verhaltens zum Thema (innere Sicherheit) als auch konzeptionelle Grundaussagen der Einrichtung zu diesem sensiblen Thema (äußere Sicherheit) (Richard, 2008). Insbesondere das Pflegeheim, «als eine sexualitätsneutrale Institution mit Berührungsauftrag», beeinflusst die Sexualität der Bewohner in besonderem Maße. Je unselbstständiger die Betroffenen sind, je mehr Unterstützung sie beispielsweise bei der Körperpflege, der Ausscheidung oder Nahrungsaufnahme benötigen, umso tiefer sind die Eingriffe in deren Intimsphäre. «Je größer der Unterstützungsbedarf, desto weniger vorstellbar sind erotische Wünsche oder gar eine Unterstützung bei ihrer Befriedigung.» (Richard, 2008)

Im Konzept der «Integrativen Validation» nach N. Richard stehen Gefühle (Wut, Freude, Angst, Misstrauen, aber auch Lust und Verlangen) und Antriebe (Motive, Lebens-Orientierungen des Handelns, z. B. Pflicht, aber auch Genuss, Charme) von Menschen mit Demenz als Ressourcen im Mittelpunkt, somit auch der Wunsch demenziell Erkrankter nach Sexualität. Wenn Demenzbegleiter Äußerungen oder Handlungen des Menschen mit Demenz bewusst wahrnehmen und mit einfachen, direkten Sätzen bestätigen, kann das, laut Richard dazu führen, «dass die Bestätigung eben nicht zu einer Verstärkung sondern zum Abflauen der Gefühle führt, wobei lebensleitende Antriebe belebt werden (etwa Charme).» (Richard, 2008)

Es sollte zu den Aufgaben der Demenzbegleitung zählen, Freiräume zu schaffen, in denen auch der Umgang mit Sexualität von Menschen mit Demenz gelebt, angesprochen und aufgefangen werden kann, denn das gehört zur Lebensqualität eines Menschen.

Einsatz von «Sexualassistenz»

Auch Menschen mit Demenz, die in einer Pflegeeinrichtung leben, verspüren bisweilen das Bedürfnis nach Intimität und Erotik. Aktive Sexualassistenz kann ihnen das ermöglichen. Ältere Menschen, vor allem mit einer demenziellen Erkrankung, werden häufig ausgegrenzt. In der Demenzbegleitung spielt jedoch auch das Thema Sexualität eine Rolle: das Bedürfnis nach Berührung, nach Zärtlichkeit, das Bedürfnis von Menschen mit Demenz, als sexuelles Wesen wahrgenommen zu werden.

Aktive Sexualassistenz ist eine bezahlte sexuelle Dienstleistung für Menschen mit einer körperlichen oder geistigen Beeinträchtigung. Sexualassistenten sind Menschen, die aus einer bewussten Motivation heraus beispielsweise Beratung, erotische Massage, gemeinsames Nacktsein, sich gegenseitig streicheln und umarmen oder Anleitung zu Selbstbefriedigung für Menschen, die das nicht anhand von Bildmaterial verstehen können sowie Oral- und Geschlechtsverkehr, anbieten. Bei der Sexualassistenz handelt es sich um eine ganzheitliche, ganzkörperliche, bewusste Sexualität, die sich keinesfalls an einer mechanischen Sexualität orientiert, die auf Geschlechtsmerkmale fixiert ist. Bei der Sexualassistenz steht der Mensch an erster Stelle.

Nur wenige Pflegeeinrichtungen nutzen bisher diese Dienstleistung für Menschen mit Demenz, wenn es beispielsweise häufiger zu sexuellen Übergriffen von pflegebedürftigen Menschen mit Demenz gegenüber Mitarbeitern oder anderen Bewohnern kommt. Rückmeldungen aus Einrichtungen, wo Sexualassistenz genutzt wird sagen aus, dass die Betroffenen nach dem Erleben einer solchen Dienstleistung entspannter wirken und derartige Übergriffe seltener werden. Allerdings ist die Sexualassistenz nicht als Therapie zu verstehen, sondern als eine Erfahrungsmöglichkeit, eine authentische menschliche Begegnung und eben als eine Möglichkeit, die eigene Sexualität auszuleben. Die Dienstleister sind sich ihrer Grenzen bewusst und respektieren diese. Auf diese Weise können sie auch ihre Klienten respektieren und wertschätzen, die das dann auch spüren.

3.10.3 «Ich bin ein Mann»

Die weibliche Sexualität scheint angesichts der überwiegenden Mehrheit weiblichen Personals in Pflegeeinrichtungen im Gegensatz zur männlichen Sexualität das geringere Problem zu sein. Auf Frauen mit ihren Wünschen und Bedürfnissen sind Institutionen scheinbar besser eingestellt. Sie werden geschminkt, gehen regelmäßig zum Friseur, werden in vertraute hauswirtschaftliche Tätigkeiten einbezogen und sie können ihre sozialen Kontakte zu Mitbewohnerinnen pflegen. Mit sexuellen Wünschen und Bedürfnissen kann das meist weibliche Personal gut umgehen, man bespricht sich dann sozusagen «von Frau zu Frau». Der Umgang mit männlicher Sexualität gestaltet sich dagegen nicht immer unproblematisch. Es kommt zu verbalen sexuellen Äußerungen männlicher Bewohner gegenüber weiblichen Mitarbeitern. Auch ist es für weibliche Mitarbeiter nicht immer einfach, so genannte Tabuzonen, die Grenzen der Intimsphäre bei Männern zu durchbrechen, beispielsweise bei der Intimpflege, An- und Auskleiden oder beim Rasieren (s. **Abb. 3-21**).

Die Mehrheit des Personals in den Einrichtungen ist weiblichen Geschlechts. Auch leben

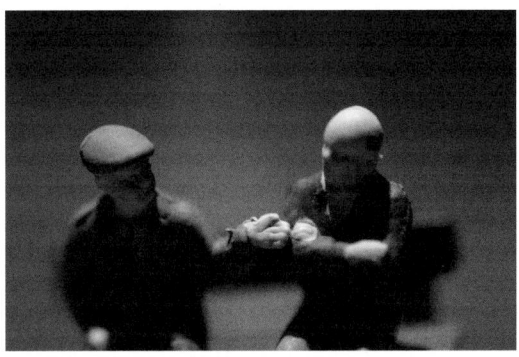

Abbildung 3-21: Ich bin zwar ein Mann, aber ...
(Foto: Jürgen Georg)

in Pflegeeinrichtungen mehr Frauen als Männer. «Für Männer stellt der Umzug in ein Pflegeheim insofern ein in besonderer Weise kritisches Lebensereignis dar, als ihr weit verbreitetes Selbstbild vom selbständigen, unabhängigen und machtvollen Mann spätestens zu diesem Zeitpunkt nicht mehr aufrecht zu erhalten ist.» (Aner/Richard, 2004) Männer, die in ihrem bisherigen Leben immer unabhängig waren, für ihre Familien gesorgt haben, sind nun pflegebedürftig und unter Umständen von ausschließlich weiblichen Mitarbeitern abhängig. Diese Situation kann «zu einer Reaktivierung entwicklungsgeschichtlich früher Konflikte führen». Wenn neben körperlichen Beeinträchtigungen zusätzlich eine demenzielle Erkrankung mit all ihren Facetten vorliegt, kann das auch in der Demenzbegleitung zu Konflikten führen. Wenn Männer bisher ihre Sexualität aktiv und besitzergreifend gelebt haben, möchten sie diese auch beispielsweise in einem Pflegeheim weiter ausleben (Aner/Richard, 2004). Andererseits sind auch bei Männern mögliche traumatische sexuelle Erfahrungen zu berücksichtigen. Männer haben ihre Kriegserlebnisse häufig verdrängt. Mit der Pflegebedürftigkeit kann eine verspätete Verarbeitung unbewältigter Kriegstraumata, möglicherweise auch sexueller Art, ausgelöst werden (Aner/Richard, 2004). Männer reden häufig nicht so gerne wie Frauen. Sie beobachten lieber, schauen zu, machen sich Gedanken aber äußern diese oft nicht. Irgendwann drängen sich diese Gedanken wieder ins Bewusstsein und können bestimmte Verhaltensweisen auslösen. Bei einer fortgeschrittenen Demenz können Männer krankheitsbedingt ihre innere Kontrollinstanz und Moralvorstellungen bezüglich ihres Umgangs mit Sexualität verlieren. Sie erleben sich häufig als junge Männer und somit durchaus als potentielle Sexualpartner für weibliche Mitarbeiter. Konfrontationen sind demzufolge nicht persönlich oder gar als beabsichtigt zu sehen, sondern, der Mensch mit Demenz möchte einfach nur dem Bedürfnis nach Sexualität nachgehen. Übersteigerte sexuelle Bedürfnisse von Menschen mit Demenz werden oft zu den herausfordernden Verhaltensweisen gezählt.

Wie bei allen herausfordernden Verhaltensweisen ist ein validierender Umgang erforderlich. In der Integrativen Validation wird jedes Gefühl als Ressource gesehen, demzufolge auch sexuelle Gefühle und Bedürfnisse. Werden diese Gefühle des an Demenz erkrankten Menschen und die eigenen Gefühle der Mitarbeiterinnen wahrgenommen, entwickelt sich eine grundsätzlich tolerante Grundhaltung gegenüber sexuellen Bedürfnissen männlicher Pflegebedürftiger mit einer demenziellen Erkrankung. Wenn Demenzbegleiterinnen in für sie unangenehmen Situationen, in denen der Mensch mit Demenz seine sexuellen Bedürfnisse äußert oder ausleben möchte, dessen Äußerungen oder Handlungen bewusst wahrnimmt und verbal bestätigt, kann dies zu einem Abbau der Gefühle führen (Aner/Richard, 2004). Die Demenzbegleiterin könnte beispielsweise sagen: «Sie kennen sich aus mit Wein, Weib und Gesang.» Der Mensch mit Demenz fühlt sich somit in seinen Gefühlen ernst genommen, als wenn ihm die Demenzbegleiterin mit Vorwürfen begegnet.

Dies bedeutet jedoch nicht, dass mittels integrativer Validation die sexuellen Wünsche und Bedürfnisse des Betreffenden verschwinden oder unterdrückt werden. Es geht in der Demenzbegleitung vor allem darum, dass Menschen mit Demenz ihre Sexualität ausleben können. Den Betroffenen können Hilfsmittel zur Verfügung gestellt werden, wie erotische Bilder, Filme oder eben auch räumliche Möglichkeiten, wo die Intimsphäre gewahrt bleibt. Eine weitere Möglichkeit wäre auch die Sexualassistenz.

Grundsätzlich muss es jedoch beim Thema Sexualität im Pflegeheim darum gehen, «deutlich mehr Offenheit an den Tag zu legen und sexuelle Bedürfnisse nicht länger aus der in den institutionellen Leitbildern versprochenen ganzheitlichen Betreuung auszuklammern.» (Aner/Richard, 2004)

Eine ganzheitliche Begleitung schließt eben auch die Sexualität ein, die mit der Pflegebedürftigkeit und/oder einer demenziellen Erkrankung und mit dem damit verbundenen Eintritt in eine Pflegeeinrichtung nicht einfach abgestreift wird. Die Verantwortung dafür liegt nicht nur in den Händen der Mitarbeiter. Auch die Träger, das Management, sind aufgefordert, sich dieser Verantwortung zu stellen, wenn ihnen das Wohlbefinden von Menschen mit Demenz am Herzen liegt.

Es ist notwendig, dass das Thema Sexualität im Alter und bei Menschen mit Demenz künftig umfassender in die Ausbildung zum Demenzbegleiter aufgenommen wird. Bisher geschieht dies eher am Rande der Ausbildung. Ergänzend dazu sollten regelmäßig Aus- und Weiterbildungskurse angeboten werden, «die den Professionellen einen geschützten Rahmen bieten, in welchem die eigenen Interaktionsmuster in sexualisierten Arbeitssituationen reflektiert werden.» (Aner/Richard, 2004)

«Nur in einem Klima der Akzeptanz und des Austauschs über die Problematik der (männlichen) Sexualität in stationären Einrichtungen der Altenhilfe kann die Toleranz entstehen, die notwendig ist, um die größten Felsen und zahlreiche Stolpersteine aus dem Weg zu räumen.» (Aner/Richard, 2004)

Sich als «Mann» fühlen

Vieles von dem was Männern früher wichtig war im Leben, wird in einem Pflegeheim ausgeblendet: Alkohol, Schmutz, Unruhe, Streit auch Kraftausdrücke oder schmutzige Witze. Stattdessen sollen sie mit den Frauen gemeinsam Mandalas malen, Kekse backen, kochen oder Waschlappen zusammen legen. Männer sind aber früher nicht unbedingt in die Küche gegangen um für einen Obstsalat Früchte klein zu schneiden oder für einen Eintopf Gemüse zu schnippeln. Sie haben eher etwas repariert im Haushalt, die Kaffeemaschine, die Spüle oder haben Dübel in die Wand gebohrt. Sie sind Auto gefahren, haben an Motorrädern geschraubt oder die Fahrräder der Kinder repariert. Es ist in den Institutionen jedoch nicht vorgesehen, dass vielleicht mal ein Bewohner etwas repariert oder wenigstens so tun dürfte als ob denn er könnte sich ja dabei verletzen. Häufig fehlen angemessene Angebote für männliche Heimbewohner. Sie sind nicht ausgelastet und man braucht sich dann nicht zu wundern, wenn sie herausfordernde Verhaltensweisen zeigen, um auf sich aufmerksam zu machen.

Auch wenn Männer in Pflegeeinrichtungen in der Minderheit sind, sollten sie «männergerechter» gestaltet werden. Beispiele für eine «männergerechte» Umgebung:
- Symbole für Männerwelten wie Autos, Motorräder, LKWs, elektrische Eisenbahnen, Fußball, Frühschoppen oder Stammtisch
- Möglichkeiten, an einer Werkbank zu arbeiten, mit Holz oder Eisen oder auch die Möglichkeit zu bekommen nur beobachten zu können, wie z. B. an einer Baustelle zu stehen
- Möglichkeiten etwas zu reparieren oder dem Hausmeister «assistieren», etwas streichen oder «bauen», den Hof fegen
- Gartenarbeit
- Männerkino, z. B. regelmäßig können Kino-Abende für Männer angeboten werden. Filme sind beispielsweise «Liebesgrüße aus der Lederhose», «Schulmädchenreport» und «Die Wirtin von der Reeperbahn».

3.11 «Sichere und fördernde Umgebung»

Menschen schaffen sich in der Regel eine Umgebung, in der sie sich sicher und geborgen fühlen. Selbst im eigenen zu Hause achtet jeder darauf, dass es keine Stolperfallen gibt, dass elektrische Geräte sicher und bei Nichtbenutzung abgeschaltet sind usw. Menschen mit Demenz benötigen aufgrund nachlassender kognitiver und physischer Fähigkeiten eine sichere Umgebung, die gleichzeitig ihre Ressourcen fördert. Die Gestaltung der Umgebung spielt dabei eine wichtige Rolle, damit sich die Betroffenen wohlfühlen und ein gewisses «Daheimgefühl» verspüren. Ein strukturierter Tagesablauf bietet ihnen Orientierung und Sicherheit.

Um Personen, Situationen und Räume besser erkennen zu können, benötigen Menschen mit Demenz helles Licht. Ausreichende Lichtquellen sollen Schattenbildungen verhindern und Wege besser ausleuchten. Dadurch können auch Stürze vermieden werden.

Auf die Bedürfnisse von Menschen mit Demenz angepasste Hilfsmittel tragen dazu bei, sich in der Umgebung zurechtzufinden. Hilfsmittel, wie beispielsweise eine Brille oder ein Hörgerät sollten von den Betroffenen immer getragen und nach ihrer Funktionstüchtigkeit überprüft werden. Dabei werden die Wünsche der Betroffenen berücksichtigt und auch akzeptiert, wenn der Betreffende die Hilfsmittel ablehnt. Dies wird im Verlaufsbericht dokumentiert.

Bei zunehmender Demenz kann es möglich sein, dass Brille, Zahnprothese oder Hörgerät als Fremdkörper wahrgenommen werden. Hinzu kommt, dass der Betreffende Defizite in der Krankheitseinsicht und Urteilsfähigkeit aufweist. Dennoch sollte die Autonomie von Menschen mit Demenz berücksichtigt werden. Das Streben nach Autonomie ist ein grundlegendes menschliches Bedürfnis. Menschen mit Demenz verhalten sich entsprechend, wenn ihre Autonomie aus irgendeinem Grund eingeschränkt ist.

3.11.1 Die Balance zwischen Autonomie und Fürsorge

Es ist Aufgabe der Demenzbegleiter, Menschen mit Demenz zu unterstützen, ihnen zu helfen, mithilfe ihrer Ressourcen, Defizite so weit wie möglich zu kompensieren. Einerseits ist es die Pflicht von Begleitern, Gefahrensituationen bei Menschen mit Demenz abzuwenden. Andererseits sollen sie aber auch deren Autonomie und Selbstbestimmtheit bewahren. Eine ganzheitliche Berücksichtigung des Menschen mit Demenz und seiner Pflegebedürftigkeit setzt voraus, dass die verschiedenen biografischen und sozialen Hintergründe des Betroffenen eingebunden werden und seine Identität gewahrt bleibt.

Demenzbegleitung gestaltet sich als Beziehung zu und Begegnung mit dem Menschen mit Demenz.

Eine gute Begleitung von Menschen mit einer demenziellen Erkrankung ermöglicht und fördert deren Autonomie bei allen Aktivitäten des täglichen Lebens. Dazu gehört, den Betroffenen in seiner Individualität wahrzunehmen und auf seine Wünsche sowie Bedürfnisse einzugehen.

Meist sind dies ganz alltägliche Dinge, wie sie in jeder zwischenmenschlichen Beziehung gelebt werden. Dies ist eine wesentliche Voraussetzung dafür, Konfliktsituationen und Grenzsituationen zu erkennen und entsprechend zu handeln. Der Mensch mit Demenz fühlt sich gedemütigt und abgewertet, wenn seine Subjektivität nicht respektiert wird. Eine sichere und fördernde Umgebung sind unerlässlich für die Autonomie und Selbstbestimmung der Betroffenen.

3.11.2 Orientierungshilfen für Menschen mit Demenz

Realitätsorientierungstraining (ROT)

Das Realitätsorientierungstraining (ROT) ist eines der ältesten kognitiven Verfahren in der psychiatrischen Betreuung. Es wurde bereits 1960 von Lucille R. Taulbee und James C. Folsom in den USA für desorientierte Menschen entwickelt, um den Verlauf einer demenziellen Erkrankung positiv zu beeinflussen. Dabei ist ein individuell abgestimmtes Trainingsprogramm wichtig, um Überforderung zu vermeiden. Die Orientierung ist bei den meisten einer Demenz zugrunde liegenden Erkrankungen bereits früh beeinträchtigt und kann auch durch das Training nicht rückgängig gemacht werden.

> **Merke**
>
> Realitätsorientierungstraining sollte nur im Anfangsstadium einer demenziellen Erkrankung und nur bei Akzeptanz seitens des Betroffenen erfolgen.

Das Verfahren besteht aus zwei prinzipiellen Modellen, die alternativ oder kombiniert eingesetzt werden können:

Informelles ROT («24-Stunden-ROT»): Diese Variante steht für ein «Rund um die Uhr» – Konzept mit dem Ziel, beständig zu allen Zeiten Orientierung zu gewährleisten. Es prägte Pflegende und Therapeuten besonders in den 70er- und 80er-Jahren. Die Orientierung bezog sich nicht nur auf den Umgebungsbereich (große Uhren, Kalender und Hinweisschilder), sondern auch auf den Bereich der Kommunikation.

Bei jeder sich bietenden Gelegenheit wurde die Person auf das Hier und Jetzt verwiesen, sowohl in der direkten Ansprache als auch durch optische oder akustische Orientierungshilfen.

Formelles oder Gruppen-ROT («classroom-ROT»): Im Rahmen von Gruppenarbeit bietet diese Variante dem Erkrankten regelmäßig alle wichtigen Orientierungspunkte aus dem Alltag an, vor allem Informationen zu Zeit, Ort, Personen und Tagesablauf.

Zielsetzung von ROT

Ziel von ROT ist, Menschen mit Demenz Orientierungshilfen zu geben, um sie wieder in die «objektive» Realität zurückzuholen. Orientierungsfähigkeit und Gedächtnisleistung des desorientierten Menschen sollen verbessert und auch Gefahrensituationen reduziert werden. ROT ist Bestandteil einer sicheren und fördernden Umgebung bei Menschen mit Demenz. Die damit verbundene Selbstständigkeit, das Selbstwertgefühl und die Identität der Betroffenen sollen erhalten und eine soziale Integration gefördert werden. Außerdem geht es darum, die Kreativität der Person zu fördern und dessen Lebensqualität insgesamt zu erhöhen. In diesem Zusammenhang können auch Menschen mit depressiven Erkrankungen oder Wahnvorstellungen von diesem Training profitieren. Der Betroffene sollte jedoch nicht mit einer Realität konfrontiert werden, die ihn ängstigt, weil er sie nicht mehr verstehen kann.

> **Merke**
>
> Wird das Konzept ROT als Orientierungshilfe angepasst, ohne immer etwas richtig stellen zu wollen, und auch vom Erkrankten selbst akzeptiert, ist das Risiko der Überforderung geringer.

Besonders der informelle Ansatz wird heute bei fortgeschrittener Demenz kritisch betrachtet. Ein ständiges Hinweisen auf Realität kann bei desorientierten Menschen zu Überforderung und Versagensgefühlen führen, was Ängste, Rückzug oder herausforderndes Verhalten zur Folge haben kann.

Der kognitive Ansatz von ROT darf nicht dazu führen, dass die Gefühlswelt des Menschen mit Demenz vernachlässigt wird.

ROT kann bei Menschen mit beginnender Demenz hilfreich sein, damit sie sich beispielsweise in der für sie fremden Umgebung eines Pflegeheimes orientieren können. Das bedeutet, dass ROT nur bei Menschen im leichten oder mittleren Stadium der Demenz angewandt werden sollte, zum Beispiel bei einer Alzheimer-Demenz im Anfangsstadium, in bestimmten Stresssituationen (z. B. nach dem Heimeinzug, Krankenhausaufenthalt oder nach dem Tod eines Lebenspartners), bei Desorientierung als Nebenwirkung von Medikamenten oder als Folge anderer Grunderkrankungen.

Heute setzt sich zunehmend eine Verfahrensweise durch, die sich den Möglichkeiten und Bedürfnissen der Menschen mit Demenz anpasst. Es gibt bisher keine einheitlichen Richtlinien zur Umsetzung von ROT. Daher sollte innerhalb einer Einrichtung im Umgang mit diesem Konzept eine Leitlinie erstellt werden.

> **Praktische Tipps bei der täglichen Anwendung von ROT (Perrar et al., 2007: 206f.):**
>
> - Gruppenaktivitäten anbieten, die einen persönlichen Bezug zum Erkrankten haben und keinen belastenden Charakter aufweisen
> - Würde des Menschen mit Demenz darf nicht verletzt werden
> - spielerische und keine verletzenden Aktivitäten anbieten, Konfrontation mit Defiziten vermeiden
> - implizites Lernen (vielseitig verwendbares Material anbieten)
> - in einfachen kurzen Sätzen sprechen
> - Wiederholungen verwenden
> - Erinnerungen als Zugang zur Gegenwart nutzen
> - Ereignisse kommentieren und Humor einsetzen
> - ROT ist nur sinnvoll, wenn alle Mitarbeiter diesem Betreuungsansatz folgen.

Das Gruppen-ROT versteht sich als Ergänzung zu einem bereits vorhandenen 24-Stunden-ROT. Als Hilfsmittel können Videos, Schallplatten, Wegweiser u. v. m. genutzt werden.

Praxistipps

In der Praxis sind z. B. folgende Orientierungshilfen möglich:

- Namensschilder und Photographien an den Türen der Bewohnerzimmer
- Kennzeichnung der Nasszellen (WC-Schilder evtl. Piktogramme)
- Tafeln und Pinnbretter mit Realitätsorientierungshinweisen, beispielsweise Name des Wohnbereiches, Namen der Betreuungspersonen, «Eingangsschilder» zum Küchenbereich, Aufenthaltsraum oder «Bastelraum»
- Pinnbretter mit aktuellen Hinweisen, beispielsweise Tagesstruktur, Geburtstage, Ankündigungen
- Anbringen von Uhren und Kalendern in jedem Zimmer und im Kontaktbereich
- Anbringen eines großen Spiegels
- Jahreszeitliche Dekoration auf den Wohnbereichen.

Förderung der räumlichen Orientierung

Die räumliche Orientierung des Menschen mit Demenz wird erleichtert durch eine einfache und übersichtliche Gestaltung des Wohnbereichs. Die gewohnte Ordnung von Möbel- und Erinnerungsstücken sollte möglichst erhalten bleiben, denn sie wird vom Betroffenen als angenehm empfunden, egal, ob sich es für die Begleiter um Ordnung bzw. «Unordnung» handelt. Wichtig ist, dass sich der Betroffene sicher und geborgen fühlt. Selbstverständlich sollten Gefahren «dezent» beseitigt werden. Zur besseren räumlichen Orientierung trägt auch bei, wenn Zahl und Vielfalt von Reizen im Raum reduziert werden sowie grundsätzlich eine angemessene Beleuchtung.

Beispiele für eine angemessene Beleuchtung:
- Tageslicht ist grundsätzlich besser als künstliche Beleuchtung
- Lichtlenksysteme tragen dazu bei, Tageslicht auch in die Tiefe eines Raumes zu leiten (bei großer Raumtiefe ist der Einsatz von Lichtlenksystemen empfehlenswert)
- Tagesbeleuchtung im Rauminnern sollte qualitativ und quantitativ den Eigenschaften des Außenlichts weitgehend nahe kommen
- Verlauf des Tageslichts sollte in seinen Facetten erlebbar sein
- Lichtstärke sollte mehr als 500 Lux betragen
- das Licht sollte weder blenden, noch Schatten werfen
- Einrichtung einer Notbeleuchtung, die beim Ausfall der allgemein künstlichen Beleuchtung aktiv wird
- Dauer des Flurlichtintervalls sollte so eingestellt werden, dass die Betroffenen ihre Wohnung bzw. ihr Zimmer auch bei nachlassender körperlicher Leistungsfähigkeit im Hellen erreichen
- monotones «Einheitslicht» ist möglichst zu vermeiden
- Licht sollte in Helligkeit und Farbigkeit veränderbar sein und die Lichtführung sollte sich möglichst an den persönlichen Bedürfnissen der Menschen mit Demenz orientieren
- Verglasungen sollten UV-durchlässig sein.

Die Orientierung wird gefördert, wenn Räume und Aufbewahrungsorte funktionell gekennzeichnet werden. Geländer, Türen, Schalter usw. sollten farblich hervorgehoben und gut erkennbar sein.

Bei starkem Gegenlicht wirken beispielsweise die Wandfarben an der Fensterseite dunkler und kühler, als sie wirklich sind, während die vom Sonnenlicht beschienenen Flächen heller und wärmer wirken.

Welche Rolle spielen Farbkonzepte?

Ältere Menschen brauchen kräftige Farben, weil ihre Sehkraft nachlässt. Farbe dient zur Unterstützung der Orientierung bei Menschen mit einer demenziellen Erkrankung. Farbkonzepte können zu einer anregenden und stimulierenden Umgebung für die Betroffenen beitragen.

Außerdem können Farben Sicherheit und Geborgenheit vermitteln. Farbe erzeugt Emotionen und ist assoziativ einsetzbar. Sie erzeugt Weite oder Enge und Farbkontraste regen an oder können den Menschen mit Demenz auch ängstigen. Besonders in den Zimmern der Betroffenen sollte daher auf den entsprechenden Einsatz von Farben geachtet werden.

> **Wirkung ausgewählter Farben (Ehret, 2011):**
>
> **Rot:**
> - warme Farbe, Farbe des Lebens, des Blutes, der Leidenschaft, aber auch der Aggression und des Zorns
> - «lockert» die Zunge, macht extrovertierter
> - erhöht den Blutdruck, Puls sowie die Atemfrequenz
> - steigert den Antrieb und aktivit Körper und Geist.
>
> **Gelb:**
> - warme Farbe, Symbol der im Zenit stehenden Sonne
> - positive Reizwirkung
> - gilt als Farbe der linken Gehirnhälfte, des Intellekts und unterstützt das Lernen und die Aufnahmefähigkeit
> - besonders stimmungsaufhellend, erheitert depressive Gemüter
> - rheumatische Beschwerden oder Arthrosen können mit Gelb bestrahlt werden.
>
> **Blau:**
> - vermittelt ein Gefühl von Ruhe, Frieden und Unendlichkeit
> - kalte Farbe und somit empfehlenswert bei Entzündungen und Fieber
> - bewirkt tiefe Entspannung und Entkrampfung
> - kann deshalb auch Spasmen lösen, etwa bei Migräne
> - fördert die Schlafbereitschaft
> - wird bei aggressivem Verhalten und bei motorischer oder innerer Unruhe eingesetzt.
>
> **Orange:**
> - Farbe der Heiterkeit, der Lebensfreude und des Frohsinns
> - dauerhafte Müdigkeit, depressive Verstimmungen, Pessimismus und Lustlosigkeit können durch Orange-Bestrahlungen verbessert werden
> - wirkt außerdem appetitanregend
> - im Feng Shui ist Orange eine soziale Farbe und fördert Prozesse menschlicher Beziehungen.
>
> **Violett:**
> - gilt als Farbe der Emotion und der rechten Gehirnhälfte
> - kann zu tiefer seelischer Befreiung und Beruhigung führen
> - fördert die innere Reife
> - wird bei Ängsten und zur Sterbebegleitung eingesetzt.
>
> **Grün:**
> - verleiht Regeneration, Harmonie und innere Ruhe
> - wirkt immer ausgleichend und ist eine neutrale Farbe – weder warm noch kalt
> - verhilft zum inneren Gleichgewicht.

Um die Orientierung von Menschen mit Demenz zu verbessern ist es hilfreich, in unterschiedlichen Räumen verschiedene Wandfarben zu verwenden. Auch einzelne Wohngruppen können farblich voneinander getrennt werden.

Die visuelle Wahrnehmung kann durch eine helle Gestaltung von Wänden und Decken gefördert werden. Laufzonen, beispielsweise Flure, in denen sich Menschen mit Demenz bewegen, sollten in einer einheitlichen Farbe, z. B. grün, gestaltet sein. Menschen mit Demenz sind in ihrer räumlichen Wahrnehmung beeinträchtigt und eine einheitliche Farbe wird von ihnen besser erkannt. Eine verwirrende Buntheit in einem Raum sollte unbedingt vermieden werden. Es empfiehlt sich, Farben mit ähnlicher Helligkeit zur Erzeugung einer harmonischen Wirkung zu verwenden.

Starke Hell-Dunkel-Kontraste sollten nur dort eingesetzt werden, wo sie benötigt werden, beispielsweise bei Treppenstufen. Sie können bei älteren Menschen zu Fehldeutungen führen. Wichtige Türen sind am besten auffällig gestaltet, damit sie von den Betreffenden selbstständig gefunden werden (z. B. Zimmertüren und Türen zu den Toiletten). Unwichtige Türen (z. B. Fahrstuhl) können kaschiert werden. Ebenso sollten Türdrücker, Rahmen, Schrammborde nicht als Farbträger benutzt werden.

Boden, Wand und Decke sind wiederum große Farbträger. Hier kann Farbe auch als Gliederung eingesetzt werden, beispielsweise um einzelne Wohnbereiche voneinander abzugrenzen.

Die farbliche Markierung des Haustürschlüssels oder Zimmerschlüssels kann ebenfalls zur Verbesserung der Orientierung (Schloss und Schlüssel in gleicher Farbe) beitragen. Auch die farbliche Kennzeichnung von z. B. Telefontasten (Bestimmte Ziffern von z. B. Kurzwahlen kennzeichnen; Sohn = blau, Tochter = rot) trägt zu einer besseren Orientierung und Selbstständigkeit bei.

Sicherheit im Wohnbereich

Bezüglich der Sicherheit, sind die Wohnung oder das Zimmer des Menschen mit Demenz auf Gefahrenquellen hin zu kontrollieren, z. B.:
- Sicherung des Küchenherdes durch automatische Absperrventile
- Zeitschaltuhren oder Gas- und Temperaturmelder einsetzen
- deutliche Markierung der Heißwasserhähne!; ggfs. niedrige Einstellung der Temperatur des Heißwasserboilers
- gefährliche Elektrogeräte wie Bügeleisen außerhalb der Reichweite der Betroffenen aufbewahren
- rutschende Teppiche oder Läufer sichern oder ganz entfernen
- Beseitigung von sonstigen Stolperfallen
- Medikamente, Haushaltschemikalien und Tabakwaren unter Verschluss aufbewahren
- im Bad Haltegriffe anbringen, z. B. an der Toilette, Dusche, Wanne
- beidseitige, stabile und farblich gut erkennbare Handläufe an der Treppe
- evtl. Gittertür am oberen Ende von Treppen anbringen, Treppenzugänge und Fahrstühle sichern.

Förderung der zeitlichen Orientierung

Eine regelmäßige Tagesstrukturierung fördert die zeitliche Orientierung, beispielsweise feste Zeiten für Aktivitäten (Mahlzeiten, Schlafengehen, Spaziergang). Angepasste Informationen können die Orientierung erleichtern. Beispielsweise könnten die Begleiter statt einer konkreten Zeitangabe sagen: «Ich hole Sie ab» oder «Nach dem Essen». Empfehlenswert sind außerdem Gewohnheiten (z. B. Spaziergang nach dem Kaffee) und zyklische Rituale (z. B. Gänsebraten zu Weihnachten, Torte zum Geburtstag). Gut sichtbare Kalender, die das tägliche Datum hervorheben und gut sichtbare Uhren mit großen Zeigern, die an verschiedenen Orten angebracht sein sollten, fördern die zeitliche Orientierung bei den Betroffenen. Begleiter sollten außerdem oft die Uhrzeit, das Datum, die Jahreszeit oder andere Besonderheiten in die Gespräche mit Menschen mit Demenz einfließen lassen.

«Wandern» und «Verirren»

Menschen mit Demenz können unruhig sein, herumlaufen oder auch weglaufen, was ein hohes Gefahrenpotential darstellt und einen hohen Bedarf an Betreuung und Aufsicht erfordert.

Praxistipps

- Verbergen der Haustür hinter einem Vorhang oder Wandschirm
- Fahrstuhl bemalen, damit dieser nicht mehr als solcher erkannt wird
- Klangspiele an der Tür anbringen, die anzeigen, dass die Tür geöffnet wird und die Betreuungsperson «gewarnt» wird
- elektronische Armbänder bei den Menschen mit Demenz einsetzen, die anzeigen, dass der Betreffende an der Tür ist

- Armbänder, Namensschilder oder Ketten mit Adresse und Telefonnummer für die Betroffenen benutzen.

3.11.3 «Altersgerechte Assistenzsysteme»

«Altersgerechte Assistenzsysteme» sind Produkte und Dienstleistungen, die es älteren Menschen ermöglichen, trotz Pflegebedürftigkeit zu Hause zu leben. Sie werden eingesetzt, um das tägliche Leben zu erleichtern, Sicherheit zu bieten und Arbeitsschritte im Alltag zu reduzieren. «Ambient Assisted Living» (kurz AAL) bedeutet so viel wie umgebungsstützendes oder unterstützendes Wohnen. Assistenzsysteme sind Technologien, die beispielsweise eine intelligente Umgebung gestalten (s. **Abb. 3-22**). «Mittels technischer Assistenz wird gerade der reife Mensch dazu befähigt, altersbedingte Einschränkungen weitgehend zu kompensieren.» (Becks et al., 2009) Sie zielen u. a. darauf ab, die Lebensqualität und Autonomie von älteren Menschen zu erhöhen, die Situation pflegender Angehörige und professionell Pflegender zu verbessern sowie die Kosten des demographischen Wandels so gering wie möglich zu halten.

Assistenzsysteme sind auf den Menschen und sein direktes Lebensumfeld ausgerichtet. Sie passen sich den Bedürfnissen der älteren Menschen an und richten sich einerseits an gesunde und aktive ältere Menschen (Babyboomer), die neue Technologien für Lifestyle-Funktionen zur Steigerung der Lebensqualität verwenden, andererseits an multimorbide Menschen, denen ein längeres selbstständiges Leben im häuslichen Umfeld ermöglicht werden soll.

«Ambient Assisted Living (AAL)» ist ein europäisches Forschungs- und Entwicklungsprogramm, das auf den demografischen Wandel in Europa reagiert. Angesichts des wachsenden Anteils älterer Menschen unterstützt es Forschungsvorhaben, die die Gesundheit und Lebensqualität im Alter verbessern. Das Programm AAL wird auf nationaler und europäischer Ebene stark gefördert. In Deutschland beteiligt sich das Bundesministerium für Bildung und Forschung an dieser Initiative.

Da es auch in Zukunft immer mehr ältere Menschen geben wird, müssen neue Infrastrukturen geschaffen werden, die die Bedürfnisse dieser Menschen befriedigen. Pflegebedürftigkeit, vor allem auch demenzielle Erkrankungen, ist im Alter häufig ein Grund für eine Einweisung ins Pflegeheim. Dennoch gilt der Grundsatz «ambulant vor stationär». Im Rahmen der ambulanten Pflege und Begleitung könnten Telemedizin, neue Entwicklungen zur Barrierefreiheit älterer Menschen oder sogar der Einsatz von Robotern, die älteren, pflegebedürftigen Menschen eine optimale Betreuung ermöglichen sollen, eine künftige Alternative zur stationären Langzeitpflege darstellen (Guggenbühl/Meienberger, 2011). Alarm- oder Notfallsysteme und integrierte Serviceorganisationen können die Mobilität, den Aktionsradius und den Wirkungskreis älterer Menschen erhöhen und gleichzeitig vor allem Sicherheit gewährleisten (Guggenbühl/Meienberger, 2011).

Der Bedarf an *Homecare-Services* für ältere Menschen, sogenannte «haushaltsnahe Dienstleistungen», ist in den letzten Jahren deutlich gestiegen, wobei sich die Bedürfnisse der älteren Menschen geändert haben. Selbstständigkeit, Sicherheit und soziale Lebensqualität bestimmen künftige Wohnformen. «Intelligentes Wohnen» soll die täglichen Aktivitäten älterer Menschen durch ein gesichertes häusliches Umfeld erleichtern und auch den Kontakt mit der Außenwelt ermöglichen. Das schließt vor allem eine selbstständige Haushaltsführung als we-

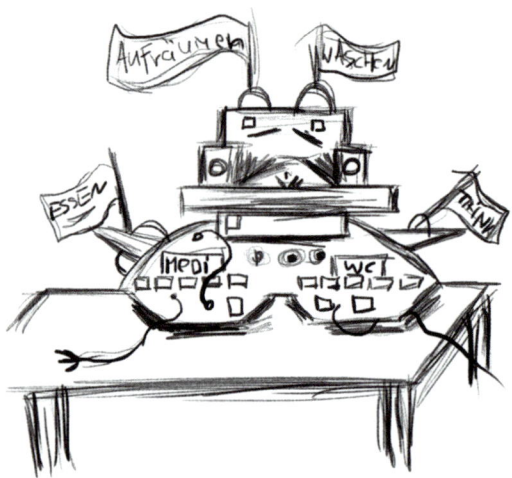

Abbildung 3-22: Sie müssen nur auf den Knopf drücken … (Zeichnung: Paul Werner)

sentliches Merkmal sozialer Unabhängigkeit im Alter ein. Das Leben im Alter ist in Deutschland durch eine starke Konzentration auf Single-, bzw. Zweipersonenhaushalte, gekennzeichnet. Es geht also künftig darum, die Haushalte zu verkleinern und gleichzeitig Möglichkeiten für soziale Kontakte zu schaffen. Außerdem werden intelligente Assistenzsysteme in den Bereichen Kommunikation, Sicherheit, Komfort, Medizin, Pflege und Vorsorge benötigt, zum Beispiel neuartige telemedizinische Lösungen oder sogar technische Helfer, die die tägliche Hausarbeit teilweise übernehmen können sowie leicht zu bedienende Kommunikationsmittel, die älteren Menschen den Kontakt mit dem sozialen Umfeld erleichtern.

Altersgerechte Assistenzsysteme ermöglichen eine fernunterstützte Betreuung und Versorgung im häuslichen Bereich, beispielsweise durch Bewegungsmelder, Sturzsensoren oder auch die Übertragung von Vitaldaten in ein Telemedizinzentrum. Hiervon könnten auch Menschen mit sogenannten leichten kognitiven Beeinträchtigungen zu Hause profitieren. Luzerner Forscher haben in diesem Zusammenhang einen Prototyp entwickelt, der bei älteren Menschen im Falle eines Sturzes schnelle Hilfe verspricht. Die Betroffenen tragen einen Sensor, der im Falle eines Sturzes die Position der am Boden liegenden Person an einen Zentralrechner funkt, der sofort per SMS Nachbarn oder Angehörige benachrichtigt bzw. die Ambulanz (Heuberger, 2011).

Beim so genannten «intelligenten» Wohnen sind alle elektrischen Einrichtungen eines Haushalts mit einem zentralen Homeserver vernetzt. Dieser Homeserver registriert, wenn die Bewohner beispielsweise das Haus verlassen. Es wird dann sofort kontrolliert, ob alle Herdplatten ausgeschaltet oder Fenster und Türen verschlossen sind. Nicht benötigte Geräte werden automatisch ausgeschaltet (Heuberger, 2011). Dies würde auch mehr Sicherheit für Menschen im frühen Stadium einer Demenz in den eigenen vier Wänden bedeuten. Die Entwicklung geht mittlerweile so weit, dass «intelligente Fußböden» unter dem Bodenbelag mit nicht sichtbaren Sensoren ausgestattet sind, die feststellen können, wann Menschen Räume betreten oder verlassen. Dies bietet älteren Menschen mehr Sicherheit, denn es wird beispielsweise bei einem Sturz ein Notruf ausgelöst.

Mithilfe neuer Technologien können motorische und kognitive Einschränkungen teilweise kompensiert werden. Besonders bei der Betreuung von Menschen mit Demenz können Warnsysteme für mehr Sicherheit im häuslichen Bereich sorgen und pflegende Angehörige unterstützen.

Technische Helfer, z. B. Roboter wie «Care-O-bot 3», könnten älteren Menschen mit motorischen Einschränkungen bei hauswirtschaftlichen Verrichtungen eine große Hilfe sein (Haseborg ter, 2010).

Beispiele für «Altersgerechte Assistenzsysteme»

Diagnose-/Therapie Unterstützung:

- telemetrische Systeme
- Tele-Monitoring
- Tele/Home Care
- technisch-assistierte Rehabilitation
- Diagnoseunterstützung u. a.

Pflegedokumentation:

- mobile Pflegeassistenz
- digitale Patientenakte
- Tagesplaner
- Routenplaner
- integrierte Versorgung (Care & Cure) u. a.

Kommunikation

- Hauskommunikation
- Home/Information- Management
- Edu-/Entertainment
- soziale Netzwerke u. a.

Mobilität

- Ortungssysteme
- Desorientiertenschutz

- Navigation/Routen
- mobile Assistenz u. a.

Sicherheit
- Notrufsysteme (Schwesternruf)
- Datenschutz
- tele-/intensivmedizinische Überwachung
- Sturzerkennung u. a.

Beispiele «Altersgerechter Assistenzsysteme» für Menschen mit Demenz

Assistenzsystem PAUL: Selbstständig leben im Alter
Der Name PAUL steht für «Persönlicher Assistent für Unterstütztes Leben». Mit dieser intelligenten Technik sollen ältere Menschen möglichst lange selbstständig zu Hause leben können. Eine Funktion ist zum Beispiel die Notfallerkennung: Das System merkt, wenn ein Nutzer zu ungewöhnlichen Zeiten inaktiv wird oder bewegungslos in der Wohnung liegt. Es kann dann Nachbarn, Angehörige oder den Notrufdienst alarmieren. PAUL steuert Beleuchtung, Rollläden, Heizung und Unterhaltungselektronik, bedient die Haustürkamera, erkennt Inaktivität oder Hilflosigkeit seines Bewohners und ruft sogar im Notfall bedarfsgerecht nach Hilfe. PAUL ist vor allem für betreutes Wohnen und in der Pflege gedacht. Menschen mit leichten kognitiven Beeinträchtigungen könnten von PAUL profitieren und Menschen mit beginnender Demenz könnte PAUL so lange wie möglich Sicherheit in den eigenen vier Wänden bieten.

«Robbe Paro»
Die «Robbe Paro» ist ein 2,7 kg schwerer Therapie-Roboter. Wenn sie sich bewegt, ist ein Surren zu hören. Er ist kuschelig, sieht wie eine lebendige kleine Robbe aus und viele Menschen mit Demenz müssen sie einfach streicheln und mit ihr reden. Und das ist auch Sinn und Zweck. Wenn die Robbe gestreichelt wird, wendet sie dem Betroffenen den Kopf zu, fiept und bewegt die Augen.

Nicht alle Menschen mit Demenz bemerken das elektronische Innenleben der Robbe. Einige erkennen darin eine echte kleine Robbe oder sogar ein Kind und beginnen sich zu öffnen, erzählen von sich, den Kindern usw. Die Robbe Paro eignet sich als «Türöffner», um Zugang zum Menschen mit Demenz zu bekommen.

Wird solch ein Therapietier (es gibt z. B. auch derartige Therapie-Katzen) in der Demenzbegleitung eingesetzt, sollten die Menschen mit Demenz nicht mit ihm allein gelassen werden. Es soll Demenzbegleitern keinesfalls die Arbeit abnehmen und die Betreffenden «beschäftigen».

«Paro» fungiert lediglich als «Brücke» und kann den Zugang des Begleiters zum Menschen mit Demenz erleichtern, der in seiner eigenen Welt lebt. Eingesetzt kann ein Therapietier beispielsweise auch bei Menschen mit Demenz, die herausforderndes Verhalten aufweisen, ängstlich oder aggressiv sind. Eine «Robbe» oder eine «Katze» können zur Beruhigung des Betreffenden beitragen.

«Paro» ist der erste therapeutisch genutzte Roboter. Kritiker des Therapie-Roboters geben echten Tieren den Vorrang, denn ein Roboter kann niemals die Beziehung zwischen einem echten Tier und dem Menschen mit Demenz ersetzen. Je nach Individualität und Stadium der demenziellen Erkrankung mag der eine die Robbe, der andere das lebende Kaninchen oder die lebende Katze. In der Praxis geht meist eine positive Wirkung von beiden aus. Studien legen nahe, «dass es keinen Unterschied macht, ob Bewohner mit Demenz einen Roboterhund, einen automatischen Tierroboter oder ein Stofftier angeboten bekommen», wenn es um das Ergebnisparameter Einsamkeit geht (Möhler, 2011). Fest steht allerdings, dass persönliche Zuwendung durch die Begleiter auch durch Kuscheltiere oder Tierroboter keinesfalls zu ersetzen ist.

Bedenken beim Einsatz von Technik
Natürlich sollte man Technik im häuslichen und stationären Pflegebereich nicht unkritisch gegenüber stehen und als bloßes Hilfsmittel ansehen (Hülsken-Giesler, 2010). Genauso falsch wäre es, solche Entwicklungen grundsätzlich abzulehnen. Jedoch ist auch die innovativste Technologie immer vorläufig, nie endgültig und

perfekt. Technik kann versagen und sie kann sehr kompliziert in der Anwendung sein.

Zu bedenken sind auch die Schwierigkeiten bei der Umsetzung von Technologien in die häusliche Umgebung, wie zum Beispiel Informationsdefizite und vor allem Kosten- und Finanzierungsprobleme (BMBF, 2011).

Assistenzsysteme bieten Entwicklungspotential, um ältere Menschen in ihren alltäglichen Handlungen so gut wie möglich zu unterstützen. Sie dürfen aber nicht dazu führen, dass Fähigkeiten, Aufmerksamkeit und Verantwortung der Betroffenen selbst sowie Angehöriger oder Betreuungspersonen vernachlässigt werden. Ältere Menschen sollten auch mittels Technik ihre Ressourcen nutzen können und motiviert werden, verlorengegangene Fähigkeiten teilweise wiederzuerlangen.

> Der Verlust an Selbständigkeit sollte nicht grundsätzlich durch Technik ersetzt werden.

Zuviel Technik könnte dazu führen, dass sich der ältere Mensch noch einsamer fühlt, wenn er nur von «Technik», statt von Menschen umgeben ist.

Der Wunsch nach Entlastung und die Sorge um die Sicherheit einer Person mit Demenz, beispielsweise durch den Einsatz von Monitoring-Systemen oder elektronischen Sicherungssystemen, dürfen die persönliche Freiheit des Betroffenen keinesfalls einschränken. Zwischen Verantwortung und Fürsorge für das Wohlergehen des Betroffenen auf der einen und der Wahrung von Autonomie auf der anderen Seite, muss genau abgewogen werden. Ältere Menschen sollten in die Entscheidungen über den Einsatz von Technik und die Art ihrer Anwendung einbezogen werden. Ein ethisches Dilemma entsteht dann, wenn der Betroffene selbst nicht über den Einsatz von Technologien entscheiden kann, wenn er beispielsweise an Demenz erkrankt ist. Außerdem können räumliche und zeitliche Desorientierung oder problematisches Verhalten wie Unruhe und Umherwandern durch geeignete technische Interventionen zwar kompensiert werden, aber grundsätzlich ist persönliche Zuwendung durch Technik niemals zu ersetzen.

3.11.4 Anforderungen an den Brandschutz

Weil immer mehr ältere Menschen an einer demenziellen Erkrankung leiden, nimmt auch die Zahl der Brände, die durch vergessene Kerzen oder durch Rauchwarenreste in den Zimmern der Bewohner von Pflegeeinrichtungen ausgelöst werden, zu. Die Vergesslichkeit und eine falsche Einschätzung der Situation von Menschen mit Demenz stellen aus brandschutztechnischer Sicht einen ernstzunehmenden Faktor dar. Es ist damit zu rechnen, dass sie bei einem Brand die Gefahren nicht erkennen oder falsch bzw. nicht darauf reagieren können. Das stellt nicht nur im häuslichen Bereich ein Problem dar, sondern auch in Pflegeeinrichtungen.

Die Flure in Pflegeeinrichtungen werden zunehmend zu Aufenthaltsbereichen für die Bewohner aufgewertet, wobei die einstige «Rettungsfunktion» immer mehr verloren geht. So finden sich auf den Fluren zunehmend Brandlasten wie Möbel, Bilder und andere brennbare Gegenstände. Unter Umständen sind sogar die Fluchtwege versperrt. Innerhalb der Wohngruppe, die häufig aus dem gemeinsamen Wohn- und Aufenthaltsbereich und den individuellen Wohn-/Schlafräumen besteht, gibt es Flure im eigentlichen bauordnungsrechtlichen Sinne nicht mehr.

Ein erhöhtes Gefährdungspotenzial im Brandfall liegt auch in der Bewohnerstruktur begründet, denn heutzutage zieht ein älterer Mensch erst in eine entsprechende Einrichtung, wenn es sich überhaupt nicht mehr vermeiden lässt, beispielsweise bei einer fortgeschrittenen Demenz. Viele Bewohner sind demzufolge in ihrer Mobilität eingeschränkt und können auf Grund ihres hohen Alters oder wegen einer demenziellen Erkrankung nicht entsprechend reagieren und bedürfen dann in Gefahrensituationen der Hilfe Anderer. Die Rettungsmaßnahmen können allerdings erschwert sein, wenn die individuellen Wohn- und Schlafräume nicht direkt über einen sicheren notwendigen Flur, sondern nur über den gemeinschaftlichen Wohnbereich zugänglich sind. Eine knappe personelle Ausstattung kann sich ebenfalls ungünstig auf Rettungsmaßnahmen auswirken. In der Regel steht im Brandfall zur Hilfe für die Bewohner als erstes das Betreuungs- und Pflegepersonal der Einrichtung zur Verfügung. Eine große Verantwortung kommt hierbei in der Gruppe der ständig anwesenden Betreuungskraft bzw. den Demenzbegleitern zu. Sie sollten wissen, was im Fall eines Brandes zu tun ist.

> **Anforderungen an den Brandschutz:**
> - In Wohngruppen für Menschen mit Demenz sollten jeweils höchstens zehn Personen gemeinschaftlich wohnen.
> - Die Größe einer Wohngruppe, bestehend aus dem Wohnbereich und den Zimmern für die Bewohner, sollte ca. 400 bis 500 m² betragen.
> - Innerhalb der Wohngruppe sollten sich neben der wohnungsüblichen Möblierung keine anderen Einrichtungen oder Einbauten befinden.
> - Außer der Benutzung des Herdes in den Gruppenküchen und haushaltsnahen Tätigkeiten (wie z. B. Bügeln) sollten keine erhöhten Brandrisiken vorhanden sein.
> - Ein entstehender Brand muss frühzeitig erkannt und eine umgehende Alarmierung der Feuerwehr und des Personals gewährleistet sein!
> - Es müssen die baulichen Voraussetzungen für eine schnelle und sichere Evakuierung der Bewohner aus den Wohngruppen in einen sicheren Bereich gegeben sein. («Fluchtplan»)
> - Es müssen bauliche Vorkehrungen zur Verhinderung der Ausbreitung von Feuer und Rauch vorhanden sein, insbesondere zwischen den einzelnen Wohngruppen sowie zwischen Wohngruppen und fremden Räumen.

Nicht immer erfüllen besonders ältere Einrichtungen all diese Anforderungen. Eine große Verantwortung bei einem funktionierenden Brandschutzkonzept übernimmt das Personal, denn es muss in der Lage sein, schnell und richtig zu reagieren.

Brandschutz auf dem Wohnbereich

Demenzbegleiter tragen die Verantwortung für die Sicherheit der Menschen mit Demenz, die sie betreuen. Sie sollten deshalb für eine sichere Umgebung für die Betroffenen sorgen.

Im Bereich der Gruppenküche innerhalb der Nutzungseinheit muss sichergestellt sein, dass bei Abwesenheit des Personals kein Betrieb der Heiz-, Koch- und Wärmegeräte möglich ist. Die Einhaltung dieser Auflage sollte durch den Einbau technischer Vorrichtungen (z. B. zentraler Schlüsselschalter) sichergestellt werden. In den Gemeinschaftsbereichen müssen Einbauten und Möblierungen mindestens schwerentflammbar sein. Davon ausgenommen sind Massivholzmöbel. Fenster oder Rauchabzugsanlagen müssen vorhanden sein, um im Brandfall Rauch abführen zu können. Wendeltreppen oder -leitern sind als Rettungswege unzulässig. Ausgänge und Rettungswege müssen durch Sicherheitszeichen dauerhaft und gut sichtbar gekennzeichnet sein. Gänge, Flure, Treppenräume sind in ihrer vollen Breite freizuhalten. Sie sollten vor allem keinesfalls durch Gegenstände versperrt werden, beispielsweise durch Rollstühle, Rollatoren oder Pflegebetten. Dieser Forderung wird oft nicht entsprochen und im Brandfall kann das die Evakuierung der Bewohner behindern. Manchmal werden sogar Feuerlöscher zugestellt. Zum Abstellen derartiger Gegenstände muss ein separater Raum zur Verfügung stehen.

Bei den Brandursachen im Altenheim spielen auch oft altersbedingte Eigenheiten der Bewohner eine entscheidende Rolle, die Demenzbegleiter kennen müssen, um auf gefährliche Situationen vorbereitet zu sein. Dazu gehören u. a.:
- Vergesslichkeit
- körperliche Einschränkungen
- eingeschränktes Reaktionsvermögen
- reduziertes Bewusstsein für Gefahren
- erhöhtes Wärmebedürfnis
- Bettlägerigkeit.

Werden die Risiken von allen erkannt, lässt sich manchmal durch Angebote an die Bewohner die Gefahr bannen. Auch durch «erlaubtes Rauchen» in übersichtlichen und brandgeschützten Raucherecken kann man die Gefahr der vergessenen Zigarette auf dem Zimmertischchen umgehen. Menschen mit Demenz, für die das Rauchen eine Gefahr darstellt, sollten begleitet werden. Meist gibt es Mitarbeiter, die selbst rauchen und den Betreffenden diesbezüglich beaufsichtigen.

Ein geschulter Blick für die Risiken im Rahmen der Demenzbegleitung kann zur Sicherheit der Bewohner mit Demenz viel beitragen. Demenzbegleiter sollten an regelmäßigen Schulungen zum Brandschutz in der der jeweiligen Einrichtung teilnehmen.

3.12 «Soziale Bereiche und Beziehungen sichern»

Soziale Beziehungen sind für jeden Menschen wichtig. Darauf bauen alle anderen Lebensbereiche auf. Menschen sind sozial veranlagt und benötigen andere Menschen um sich herum. Wenn man im Leben erfolgreich sein möchte, ist man durchaus auch auf die Hilfe anderer angewiesen. Dazu ist es wichtig, harmonische Beziehungen aufzubauen.

Menschen mit einer demenziellen Erkrankung sind aufgrund von Beeinträchtigungen in der Handlungsplanung, Merkfähigkeit, Orientierung und Sprache oft hilflos und unsicher. Das ist insbesondere der Fall, wenn der ältere Mensch aus seiner gewohnten Umgebung herausgerissen wird und in eine Pflegeeinrichtung einzieht. Solch ein Umzug ist oft mit dem Verlust sozialer Kontakte verbunden. Dies führt häufig zu einem veränderten Sozialverhalten, welches den Rückzug aus dem öffentlichen Leben und Isolation nach sich zieht. Es ist wiederum ein menschliches Grundbedürfnis, Teil einer Gemeinschaft, dazu zu gehören und soziale Kontakte zu pflegen (Tschan, 2010:180).

Im Rahmen der Demenzbegleitung ist es das Ziel, dem Menschen mit Demenz Handlungsfähigkeit im Alltag, gesellschaftliche Teilhabe und eine Verbesserung seiner Lebensqualität zu ermöglichen. Das heißt, ihre Fähigkeit, sich als soziales Wesen und Teil der Gemeinschaft zu erleben sowie eine eigene gewünschte Rolle zu leben, soll gefördert und unterstützt werden.

3.12.1 Soziale Sicherheit und Kontakte fördern

Besitz gibt soziale Sicherheit

Menschen mit Demenz sind vor ihrer Erkrankung beispielsweise mit Geld umgegangen, haben es selbst verdient und haben sich dafür etwas geleistet. Geld zu haben, bedeutete für sie Sicherheit und soziale Anerkennung. Mit der Erkrankung gehen ihre Fähigkeiten, finanzielle Dinge zu regeln mehr und mehr verloren. Vor allem bei einem Einzug in eine Pflegeeinrichtung «verlieren» Menschen mit Demenz solche Dinge wie Geld, Schlüssel oder einen Ausweis. Alle sozialen und finanziellen Angelegenheiten werden sozusagen für sie geregelt. Das Taschengeld liegt vielleicht gut verschlossen in einem Tresor, genauso wie Personalausweis oder die Krankenversichertenkarte sowie Wertgegenstände. Unter Umständen bestimmen Angehörige über soziale Belange oder sogar eine externe Betreuungsperson. Das führt dazu, dass sich die Betroffen zunehmend verloren und abhängig fühlen. Sie «besitzen» sozusagen nichts mehr, was ihnen früher von Bedeutung war. Die soziale Sicherheit sowie die «Ich-Identität» können jedoch wieder hergestellt werden, wenn Menschen mit Demenz eine Handtasche mit einer Geldbörse, einen Schlüssel, einer «alten» Kreditkarte und einem «alten» Ausweis besitzen. In der Geldbörse können sich auch ein paar Euros befinden.

Beziehungen erhalten und fördern

Das der Mensch das wird, was er schließlich im Alter ist, ist auch von seinen sozialen Beziehungen abhängig (s. **Abb. 3-23**). Bezugspersonen, die jeder im Laufe des Lebens besitzt, sichern körperliches Wohlbefinden und geben angemessene Antworten auf Bedürfnisse nach Zuwendung und sozialer Anerkennung, nach Sicherheit und Orientierung. Vertraute Menschen, die bei Bedarf immer zur Verfügung stehen, sind deshalb für Menschen mit Demenz von großer Bedeutung. Aufgrund der Pflegesituation oder eines Einzugs ins Pflegeheim verlieren die meisten Betroffenen ihre Freunde und wichtige soziale Kontakte. Familien ziehen sich vielleicht zurück. Möglicherweise lebten die Betroffenen bereits vor der Entwicklung der Krankheit

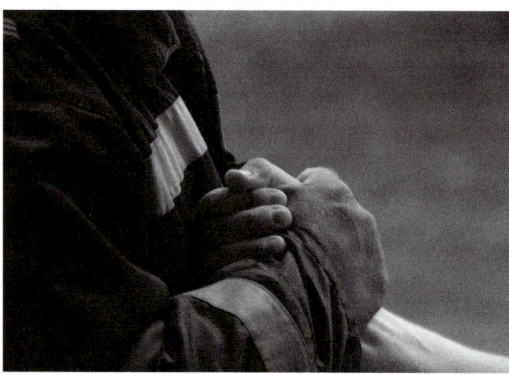

Abbildung 3-23: Leben in Gemeinschaft.
(Foto: Martin Glauser)

allein und waren dann irgendwann nicht mehr in der Lage, ihren Alltag ohne Hilfe zu bewältigen. Der Kontakt zu Freunden und Bekannten bricht möglicherweise ab, weil sie «nicht mitreden können», wenn es darum geht, was es heißt, an Demenz erkrankt zu sein. Die Betroffenen trauen sich andererseits womöglich aufgrund demenzbedingter Symptome nicht, soziale Kontakte zu knüpfen. In Gesprächen immer wieder das bereits Gesagte zu wiederholen, ein eigentlich bekanntes Gesicht nicht zuordnen zu können oder Namen von Personen zu vergessen, die man jahrelang kennt, ist peinlich und die Betroffenen schämen sich. Das Risiko ist hoch, dass sich Menschen mit Demenz völlig zurückziehen, vor allem, wenn keine Angehörigen in der Nähe sind. Im Rahmen der Demenzbegleitung, egal, ob im häuslichen oder stationären Bereich, ist es darum wichtig, Beziehungen zu erhalten und zu fördern.

Fotos können beispielsweise Beziehungen zu Angehörigen oder Freunden demonstrieren. Die Erinnerung an sie und an «alte Zeiten» wird durch Urkunden oder durch andere für den Betroffenen besondere Gegenstände erhalten. Der gemeinsame Austausch über Erinnerungen fördert einerseits die Kommunikation und bietet andererseits eine Möglichkeit, mit anderen, «Gleichgesinnten» in Kontakt zu treten. War der Betreffende ein sehr kontaktfreudiger Mensch, sollten Beziehungen zu Freunden oder Bekannten aufrecht erhalten werden oder sogar neue Kontakte geknüpft werden. Mit anderen Menschen zusammen sein, gibt dem Menschen mit Demenz das Gefühl der Zugehörigkeit, beispielsweise gemeinsam am Tisch sitzen und die Mahlzeiten einnehmen, die Kirche zu besuchen, einen Ausflug zu machen oder auch selbst Besuch empfangen und bewirten können.

Beziehungen zu Angehörigen und Angehörigenintegration

Für Menschen mit Demenz ist es besonders wichtig, dass sie ihre Beziehungen zu den ihnen vertrauten und geliebten Menschen behalten und weiterleben können. Auch den Angehörigen fällt es schwer, den Menschen in eine Einrichtung zu geben. Sie leiden unter Schuldgefühlen und haben nicht selten Bedenken, dass ihr an Demenz erkrankter Angehöriger in der Einrichtung nicht so wie zu Hause gepflegt und betreut wird. Das führt nicht selten zu Konflikten mit dem Personal. In diesem Zusammenhang ist Kommunikation ein ganz wichtiger Aspekt. Es sollte offen über die Gefühle und Ängste der Angehörigen gesprochen werden. Nur so können auch Begleiter die Sorgen der Angehörigen verstehen und gemeinsam mit ihnen eine Lösung finden. Probleme in der Kommunikation zwischen Demenzbegleitern und Angehörigen könnten sich wiederum negativ auf die Beziehung zum Bewohner auswirken. Sie stehen dann sozusagen «zwischen den Stühlen». Daher ist eine Integration Angehöriger in die Begleitung von Menschen mit Demenz sehr sinnvoll. Die Beteiligung der Angehörigen sollte in den Einrichtungen mehr erwünscht und gefordert werden. Voraussetzung ist, dass Angehörige über aktuelle Entwicklungen ihres an Demenz erkrankten Familienmitgliedes informiert werden. Dazu können verschiedene Anlässe genutzt werden, z. B.:

- Tage der offenen Tür
- bei Besuchen von Angehörigen, werden diese über relevante Gesundheitsveränderungen des Menschen mit Demenz informiert
- auch telefonischen Kontakt zu Angehörigen halten
- regelmäßige Angehörigentreffen/Workshops
- regelmäßige Sprechstunden.

Bei der Einbindung Angehöriger in den Alltag sollte natürlich auf deren Fähigkeiten, Talente und Möglichkeiten geachtet werden und gemeinsam überlegt werden, wo sie tätig werden könnten (s. **Abb. 3-24**). In der Praxis findet Integration bereits statt, wenn beispielsweise Angehörige den Bewohnern die Mahlzeiten zubereiten und reichen, sie zur Toilette begleiten oder am Abend zur Nacht versorgen. Den Mitarbeitern der Einrichtung sollte dabei bewusst sein, dass Angehörige sie damit keinesfalls ersetzen wollen, sondern dass sie mit ihrem Engagement weiterhin ihre Fürsorglichkeit und Liebe gegenüber dem Menschen mit Demenz ausdrücken wollen. Die Mitwirkung an pflegerischen Tätigkeiten wie Haare kämmen, Fingernagelpflege, Unterstützung bei der Nahrungsaufnahme oder gemeinsame Spaziergänge können die Beziehung zwischen Angehörigen und Bewohner erhalten und fördern, die Würde und Identität des Menschen mit Demenz wahren. Dabei «kümmern» sich Angehörige nicht unbedingt nur um die eigenen betroffenen Bewohner, sondern auch um Mitbewohner, die Hilfe und Unterstützung benötigen. Die Praxis zeigt, dass einige Familienangehörige bei der praktischen Versorgung des an Demenz erkrankten Betroffenen gern helfen. Das setzt natürlich voraus, dass einerseits die Verantwortlichkeiten für bestimmte Aufgaben, geregelt sind und dass Pflegende und Begleiter nicht das Gefühl haben, dass in ihre Kompetenzen eingegriffen wird. Erfahrungen in der Praxis verdeutlichen, dass Angehörige tatsächlich eine große Hilfe sein können, denn sie sind «Experten», was die Versorgung und Betreuung des einzelnen Bewohners anbelangt. Dahingehend können sie Demenzbegleiter in ihrer Arbeit effektiv unterstützen, beispielsweise bei der Gestaltung des Zimmers, bei der Biografiearbeit und Aktivitäten wie Kochen und Backen, bei Ausflügen, gemeinsamen Urlaubsfahrten oder bei Sommerfesten. Angehörige können mit dem Betroffenen Fotos anschauen, einkaufen oder in ein Museum gehen.

Die Integration Angehöriger in die Demenzbegleitung bringt viele Vorteile im Kontext mit der Aufrechterhaltung sozialer Beziehungen. Angehörige haben dann nicht das Gefühl, den Betroffenen «abgeschoben» zu haben, sondern bleiben weiterhin in dessen Leben eingebunden. Sie besuchen ihn regelmäßig und betreuen den Menschen mit Demenz sozial und emotional. Das fördert das Wohlbefinden des Betroffenen

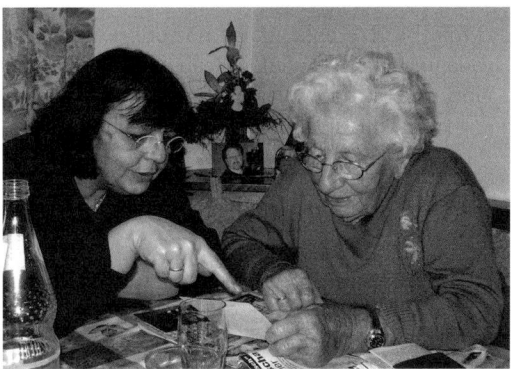

Abbildung 3-24: Angehörige in den Alltag einbinden. (Foto: Jürgen Georg)

und auch der Angehörigen. Schlechtes Gewissen kann reduziert werden, wenn Angehörige in den Alltag mehr eingebunden sind. Gleichzeitig können sich Angehörige ausreichend Freiräume schaffen, um etwas für sich selbst zu tun, was zu Hause unmöglich wäre. Das gibt ihnen wiederum Kraft, die sie in der Begleitung ihres an Demenz erkrankten Familienmitgliedes benötigen. Ein weiterer positiver Aspekt ist, dass Familienangehörige als Fürsprecher des Menschen mit Demenz in der Einrichtung fungieren können. Im Idealfall beinhaltet Angehörigenarbeit z. B.:

- kontinuierliche Gespräche mit Angehörigen, um Hintergrundinformationen über Bewohner zu erhalten, am besten bereits vor dem Einzug
- Kontakt der Familien mit Angehörigen anderer Bewohner zum Erfahrungsaustausch oder in Selbsthilfegruppen
- Besuche der Familien und Ausflüge mit Bewohnern
- Heimbewohner sind weiterhin Teil der Familie, wobei ein Teil des Familienlebens jetzt im Heim stattfindet
- keine geregelten Besuchszeiten
- Angehörige können und sollen an allen Aktivitäten im Heim teilnehmen
- Einbindung von Angehörigen in den Tagesablauf: Teilnahme und Übernahme von Pflege- und Betreuungsleistungen (z. B. Körperpflege als intimer Ritus), Teilnahme an Mahlzeiten, Beschäftigungsangeboten, Kulturveranstaltungen, Ausflügen, Geburtstagsfeiern

- Angehörige werden bei von ihnen organisierten Festivitäten (z. B. Geburtstagsfeiern, Familienfeste) von der Einrichtung unterstützt.

Die Einbindung von Familien wirkt sich letztendlich positiv auf den Menschen mit Demenz aus.

In diesem Sinne steht Angehörigenintegration vor allem auch in engem Zusammenhang mit der Lebensqualität von Menschen mit Demenz. Eine enge Zusammenarbeit mit Angehörigen in der Demenzbegleitung steigert das psychische Wohlbefinden es betreffenden Menschen mit Demenz. Die Einrichtung präsentiert sich nach außen hin als offenes Haus und durch den engen Kontakt zu den Angehörigen kann die «Außenwelt» in den Heimalltag eindringen. Die Bewohner fühlen sich nicht eingeschlossen oder weggeschlossen. Angehörige sind für eine Pflegeeinrichtung die besten Informationsträger nach außen und sorgen außerdem für neue Ideen und Kontakte.

3.12.2 Isolation und Vereinsamung vermeiden

Die Grundhaltung gegenüber Menschen ist eine wesentliche Voraussetzung dafür, um auch mit Menschen mit einer demenziellen Erkrankung ins Gespräch zu kommen, mit ihnen überhaupt zu kommunizieren und auf Wünsche und Bedürfnisse eingehen zu können. Diese Grundhaltung sollte immer auf Wertschätzung und Akzeptanz basieren. Wie bereits beschrieben, besitzen auch Menschen mit Demenz eine gewisse Handlungslogik, auch wenn deren Handlungen Nicht-Betroffenen unverständlich erscheinen. Empathie, das Einfühlen in die Welt dieser Menschen und das «Sich Einlassen» auf deren Gefühle, Gedanken und Wertvorstellungen sind unverzichtbar, wenn man Menschen mit Demenz verstehen will. Werden die Betroffenen ständig korrigiert, besteht die Gefahr, dass sie sich mehr und mehr zurückziehen. Sie fühlen sich dann unverstanden und bevormundet.

Eine wesentliche Aufgabe in der Demenzbegleitung besteht jedoch darin, Isolation und Vereinsamung bei Menschen mit Demenz zu vermeiden und ihnen die Teilhabe an der Gemeinschaft zu ermöglichen sowie Anknüpfungspunkte an das von früher bekannte soziale Leben herzustellen (z. B. Feste feiern, Ausflüge). Das Sozialverhalten und die Kontakte des Menschen mit Demenz sind bedeutende Kriterien dafür, ob sich der Betroffene wohl fühlt oder nicht.

Teilnahme am gesellschaftlichen Leben

Es wurde bereits beschrieben, welche Bedeutung Aktivitäten und Beschäftigungen für Menschen mit Demenz besitzen. Neben der Sinnfindung, Wertschätzung sowie der Stärkung des Selbstwertgefühls, wirken Aktivitäten in der Gruppe Isolation und Vereinsamung entgegen. Während im häuslichen Bereich möglicherweise pflegende Angehörige dafür «sorgen», dass der Betroffene so aktiv und eingebunden wie möglich bleibt, sind es in einer Pflegeeinrichtung auch die Begleiter, die den Menschen mit Demenz dabei unterstützen, ein Teil der Gemeinschaft zu sein und Kontakte zu pflegen.

Anlässe und Feiern sollten zu einem ungezwungenen Beisammensein führen, wo der Betreffende die Möglichkeit hat, «zu kommen und zu gehen», wann er möchte. Hervorzuheben ist, dass es nicht «die Größe und Länge eines Festes oder einer Feier» sind, die zählen, «sondern der persönliche Bezug.» (Tschan, 2010: 183) Für viele pflegebedürftige ältere Menschen ist allerdings im Alltag nicht unbedingt das gesellige Beisammensein wichtig. Aktivitäten in großen Gruppen oder mit Veranstaltungscharakter (z. B. «Fasching», «Frühlingsfest» oder große «Weihnachtsfeiern») empfinden sie nicht als gemeinschaftsfördernd (Tschan, 2010: 183). Es geht Menschen mit Demenz hauptsächlich darum, einerseits in die Gemeinschaft integriert zu sein, andererseits möchten sie auch ganz persönliche Zuwendung erfahren und engen Kontakt zu Bezugspersonen haben. Demenzbegleiter können in diesem Sinne Bezugspersonen für die Betroffenen sein. Um den Menschen mit Demenz eine Teilhabe am gesellschaftlichen Leben zu ermöglichen, können Demenzbegleiter mit dem Betroffenen beispielsweise zum ehemaligen Tanzverein oder Kegelverein gehen. Besonders zu Beginn einer demenziellen Erkrankung sind solche Aktivitäten für den Betreffenden von großer Bedeutung. Sie können auch am Stadtteilfest teilnehmen, den Weihnachtsmarkt oder ein Konzert besuchen. Menschen mit Demenz freuen sich auch, wenn Begleiter mit ihnen auf den Wochenmarkt einkaufen gehen und danach mit ihnen gemeinsam kochen.

Es gibt viele Möglichkeiten in der Demenzbegleitung, um Isolation und Vereinsamung von Menschen mit einer demenziellen Erkrankung zu verhindern. Demenzbegleitung ist täglich ein Abenteuer und mit vielen Herausforderungen und Überraschungen verbunden. Demenzbegleiter sollten den Mut haben, einfach verschiedene «Aktionen» auszuprobieren, auch wenn sie von deren Erfolg im ersten Moment nicht so recht überzeugt sind. Wir trauen Menschen mit Demenz manchmal viel zu wenig zu und sind dann umso mehr erstaunt, wie gut sie alltägliche Dinge meistern, wenn man sie nur einfach machen lässt ...

3.13 Mit existentiellen Erfahrungen des täglichen Lebens umgehen

Ereignisse, wie eine schwere Krankheit, finanzielle Probleme, der Verlust von Eigentum oder Besitz, können beispielsweise für viele Menschen eine die Existenz bedrohende Situation darstellen. Menschen mit einer demenziellen Erkrankung können aufgrund krankheitsbedingter Symptome verschiedene existentielle Erfahrungen machen. Bereits mit der Diagnose empfinden sie Angst und Unsicherheit dahingehend, wie die Krankheit verlaufen wird, welche Symptome noch auftreten werden und wie sich der Krankheitsverlauf auf ihre Unabhängigkeit und Autonomie auswirken wird.

Existentielle Erfahrungen des Lebens sind bei Menschen mit Demenz eng mit ihrem Verlustempfinden verbunden.

«Meine beiden größten und aktivsten Tumoren – sie werden von meinen Ängsten gespeist, die bei meiner Geburt aktiviert wurden, weil Dr. Hennan mir dabei versehentlich den Daumen ins Auge bohrte (nur Spaß!) – sind das wachsende Gefühl, meine Unabhängigkeit zu verlieren und meine wachsende Abhängigkeit von anderen Menschen. Diese Ängste gibt es nur im Doppelpack.» (Taylor, 2008:102).

3.13.1 Existenzbedrohende Situationen

Fallbeispiel: 1

Luise Meyer befindet sich in der Kurzzeitpflege eines Pflegeheimes.

«Man hat mich bestohlen!», ruft Luise Meyer und läuft weinend über den Flur. «Man hat mich bestohlen! Alles ist aus! Wie soll ich denn jetzt alles bezahlen?» Als ihr die Demenzbegleiterin entgegenkommt, ruft sie ganz aufgeregt: «Du hast mein Geld! Du hast alles!» Die Demenzbegleiterin versucht zu beruhigen: «Was ist denn los, Frau Meyer? Keiner hat Ihr Geld gestohlen. Es ist sicher auf der Bank.» «Nein», schreit Luise Meyer «Heute Morgen war es noch im Schrank! Du hast es dir einfach genommen! Ich gehe zur Polizei!»

Fallbeispiel: 2

Wilhelm Rosenberg sitzt weinend in seinem Zimmer. Als ihn die Demenzbegleiterin fragt, warum er weint, antwortet er: «Meine Wohnung ist weg. Ich habe kein zu Hause mehr. Ich will nach Hause.» Die Demenzbegleiterin will ihn trösten: «Aber Herr Rosenberg, Sie sind hier zu Hause ...» «Nein!», schreit er, «Das ist nicht mein zu Hause! Ich will nach Hause. Alles ist weg ... verloren. Das schöne Haus ...» Wilhelm Rosenberg weint ... «Alles ist weg.»

Zunächst stellen für Menschen mit Demenz gegenwärtige und zu erwartende Verluste eine Bedrohung für die Lebensqualität dar. Besonders mit der Diagnosestellung und im frühen Stadium der Demenz stellen Vergesslichkeit und der zunehmende Verlust der Fähigkeit, beispielsweise finanzielle Angelegenheiten selbst regeln zu können, eine existenzbedrohende Situation dar. Die Betroffenen sind frustriert, schämen sich und sind unsicher. Als bedrohlich empfunden werden vor allem auch die Erfahrungen Betroffener, von anderen aufgrund eigener Fehlern eingeschränkt oder bevormundet zu werden.

Der Mensch definiert sich zumeist über sein Handeln, seinen Besitz, seine äußere Erscheinung und über die Anerkennung in der Gesellschaft. Diesem Klischee können Menschen mit Demenz nicht mehr entsprechen. Sie sind in ihrer Handlungsfähigkeit und in ihrer Leistungsfähigkeit zunehmend eingeschränkt. Die Betroffenen erleben einen Autonomieverlust, der als bedrohlich angesehen wird. Das Selbstbild ist geschädigt und je weiter die demenzielle Erkrankung fortschreitet, desto dringlicher wird die Suche nach Werten im eigenen Leben, nach der eigenen Identität.

Im *Fallbeispiel 1* ist Luise Meyer ganz aufgeregt, weil sie ihr Geld nicht finden kann. Zu Hause bewahrt sie es immer an einen bestimmten Ort auf. Nun kann sie es nicht mehr finden. Sie ist in der Kurzzeitpflege im Pflegeheim, ihr Geld ist zu Hause und auf der Bank. Ihr Mann hat ihr etwas Taschengeld mitgegeben, welches das Personal an sich genommen hat. Ohne Geld kommt sich Luise Meyer verloren vor und fühlt sich in ihrer Existenz bedroht.

Ebenso geht es Wilhelm Rosenberg im *Fallbeispiel 2*. Er hat sein Haus verloren, seinen Besitz, das er möglicherweise selbst gebaut hat. Ein Zimmer im Pflegeheim kann diesen Verlust nicht ersetzen.

Wie fühlen sich Menschen, die alles verloren haben, was ihnen einst Anerkennung und Unabhängigkeit bedeutet hat? Menschen mit Demenz erfahren verschiedene Verluste, den Verlust des Gedächtnisses, der Orientierung, der Sprache, die Fähigkeit, alltägliche Dinge zu regeln. Das macht ihnen Angst und bedroht ihre Existenz. Dies wiederum beeinträchtigt ihr Wohlbefinden und ihre Lebensqualität.

Der Einzug in eine Pflegeeinrichtung ist auch für Menschen mit einer demenziellen Erkrankung eine einschneidende Situation. Damit ist der Verlust der eigenen vier Wände verbunden, der Verlust von gewohnten Möbeln, Gegenständen und Gewohnheiten sowie der Verlust des sozialen Umfeldes. Es braucht vielleicht seine Zeit, bis sich die Betroffenen an die neue Umgebung gewöhnt haben, sie als ihr zu Hause akzeptieren und sich wohl fühlen. Dazu benötigen sie die Unterstützung der Demenzbegleiter, die ihnen die nötige Zuwendung, Sicherheit und Geborgenheit vermitteln (s. **Abb. 3-25**).

3.13.2 Kontinuierlicher Abschied am Lebensende

Wenn wir uns Gedanken um unsere Existenz machen, betrachten wir unser Leben, was wir

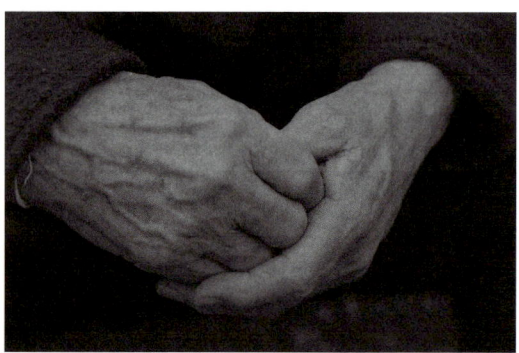

Abbildung 3-25: Ohne Worte …
(Foto aus NOVAcura 10-2012, S. 50)

erreicht oder nicht erreicht haben. Gleichzeitig denken wir nicht selten auch über das Ende des Lebens, über das Sterben und den Tod nach, besonders, wenn wir älter werden. Wir verändern uns im Laufe des Lebens. Unser Körper verändert sich. Irgendwann merken wir, dass wir älter werden und uns wird bewusst, dass wir vergänglich sind und eines Tages nicht mehr da sind. Ähnliche Gedanken können Menschen mit einer demenziellen Erkrankung beschäftigen, besonders zu Beginn der Erkrankung.

«Leben, Tod, Testamente, Vollmachten – diese Dinge sind mir plötzlich überaus wichtig geworden. Besonders aber mein Tod! Eine kurze Zeit lang suchte ich mir Lieder aus, die bei meiner Beerdigung erklingen sollen.» (Taylor, 2008:58)

Die Demenz, mit all ihren Symptomen, verändert den Menschen im Leben und im Sterben. Bereits die Diagnose «Alzheimer» bedeutet genau genommen einen Abschied vom bisherigen Leben.

Mit Fortschreiten der Krankheit taucht der Betroffene mehr und mehr in seine eigene Welt ein, in der er sich mithilfe seiner Umgebung jedoch durchaus wohlfühlen kann. Wenn man nun davon ausgeht, dass Demenz ein kontinuierliches Abschiednehmen bedeutet, stehen für die Begleiter zu Beginn der Erkrankung Aspekte wie Integration in den Alltag, Orientierung, Sicherheit sowie das Vermeiden von Stresssituationen im Vordergrund. Im Spät- und Endstadium der Demenz wird eine adäquate Sterbebegleitung bedeutender, wobei neben dem Erkrankten auch die gewohnte Lebensgemeinschaft einbezogen werden sollte. Besonders pflegende Angehörige befinden sich in dieser Zeit in einer Phase zwischen «Loslassen» und «Versorgen». Dieses Hin-und-hergerissen-sein ist oft schwer auszuhalten und kann sie emotional überfordern. Darüber hinaus besteht die Gefahr, dass Angehörige den Kontakt zum sterbenden Menschen vermeiden, weil dieser sich immer weiter in sich selbst zurückzieht und auf äußere Reize anscheinend zunehmend weniger reagiert. Begleiter sind verunsichert und ängstlich. Es kommt aber schließlich darauf an, gerade in dieser Situation dem Sterbenden beizustehen, seine Bedürfnisse zu erkennen und möglichst zu befriedigen. Der Mensch mit Demenz nimmt den Sterbeprozess an sich nicht bewusst wahr. Er bereitet sich kognitiv, psychisch und mental nicht auf den Tod vor, «er stirbt quasi aus der Situation heraus» (Kostrzewa, 2010:84). Kognition ist eine Voraussetzung dafür, ein «Todesverständnis» zu entwickeln (Kostrzewa, 2010:84). Der Tod stellt also für Menschen mit Demenz kein Lebensthema als solches dar. Darüber hinaus sind Menschen mit fortgeschrittener Demenz sehr gut in der Lage, sich in ihr Gegenüber einzufühlen. Sie spüren unsere Ängste in Bezug auf Sterben und Tod und senden diesbezüglich nonverbale Signale. Da Menschen mit Demenz bis zum Lebensende sehr wohl nonverbal kommunizieren können, drücken sie auf diese Weise ihre Bedürfnisse und Gefühle aus, etwa durch Schmerzen oder Unwohlsein. Dennoch haben auch Menschen mit Demenz, trotz ihrer kognitiven Defizite, am Lebensende auch spezielle Bedürfnisse. Auch wenn sie sich nicht so wie wir bewusst mit dem Sterben auseinandersetzen und sich Gedanken über die Zukunft machen, so spüren sie doch körperliche Symptome wie Schmerzen (durch langes Liegen oder eine andere Erkrankung). Auch die Anwesenheit vertrauter Personen nehmen sie bis zuletzt wahr, ebenso liebevolle Berührungen.

Grundsätzlich haben Menschen mit Demenz von Beginn der Erkrankung an dieselben Wünsche und Bedürfnisse, wie orientierte Menschen, vor allem im Sterbeprozess. Ihre Empfindungen bezüglich psychischer und physischer Leiden bleiben bis an ihr Lebensende erhalten. Wenn es um die Frage geht, ob Menschen mit Demenz ihr Sterben spüren, reichen die Einschätzungen von «sie bekommen nichts mehr mit» bis hin zu Erfahrungen Pflegender und Angehöriger, dass Menschen mit Demenz den nahenden Tod sehr wohl spüren und annehmen können (Lamp, 2010). Den Betroffenen ist die verbale Selbsteinschätzung, auch zum Sterbeprozess, verlorengegangen. Sie fragen nicht nach dem warum und wann. Sie sterben «aus der Situation heraus, ohne sich auf dieses große Ereignis kognitiv, psychisch und mental vorbereiten zu können.» (Kostrzewa, 2010)

Personen, deren Demenz fortgeschritten ist, können den nahenden Tod weder reflektieren noch verarbeiten, denn für ein entwickeltes Todesverständnis sind Reife und Kognition erforderlich. Sie zeigen aber sehr wohl Reaktionen auf körperliche Symptome, die sich im Krankheits- und Sterbeprozess ergeben. Das bedeutet, dass Emotionen bei Menschen mit Demenz auch während dieser Zeit erhalten bleiben. Ein Mensch mit Demenz blendet den Tod aus. Er kann sich aufgrund seiner kognitiven Defizite das «Nicht-mehr-da-sein» nicht vorstellen; «Tod berührt ihn nicht im Kern.» (Kostrzewa, 2010). Er macht sich nicht die Gedanken oder Sorgen, die sich Menschen ohne Demenz machen. Das heißt, bei Menschen mit einer fortgeschrittenen Demenz sind Sterben und Tod als Lebensthemen nicht vorhanden. «Tod als Thema geht den Menschen mit fortgeschrittener Demenz nichts an.» (Kostrzewa 2010). Er hat folglich kein Problem mit seiner Endlichkeit, wie wir es haben. Wir hingegen setzen uns mit unserer Sterblichkeit auseinander, machen uns Gedanken darüber, wie es wohl nach dem Tod sein wird. Dieser Zustand ist für uns unvorstellbar, der Gedanke daran macht uns hilflos und ängstlich. Menschen mit fortgeschrittener Demenz haben solche Gedanken nicht mehr, im Gegensatz zu Menschen, die ihre Diagnose gerade erhalten haben bzw. sich im frühen Stadium der Demenz befinden. Sie setzen sich sehr wohl einerseits mit der Diagnose Demenz auseinander, die für sie zunächst ein «Sterben auf Raten» bedeutet. Diese Situation kann für den Betroffenen existenzbedrohend sein.

«Als ich mit der Realität konfrontiert wurde und zum ersten Mal meine Diagnose hörte, sprangen meine Gedanken sofort zur unabweisbaren Folge der Alzheimer-Krankheit: zum Tod.» (Taylor, 2008:58)

Es ist schwierig, in die Erlebniswelt eines Menschen mit Demenz im Sterbeprozess einzutauchen. Menschen mit Demenz leben in ihrer letzten Lebensphase meist in einer komplett eigenen Welt.

Dies stellt für die Begleiter eine besondere Herausforderung dar. Hinzu kommt, dass sich die Sterbephase nur selten auf einen überschaubaren Zeitraum eingrenzen lässt. Auch wenn die Betroffenen in einem fortgeschrittenen Stadium den Blick auf und die Einsicht in die eigene Endlichkeit verloren haben, fühlen und empfinden sie, wenn ihr Leben zu Ende geht. Sie nehmen ihr Sterben durchaus wahr, und auch für Menschen mit Demenz ist Sterben ein ganz individueller Prozess.

3.13.3 Rolle der Begleiter

Die wichtigste Aufgabe in diesem Bereich der existenziellen Erfahrungen bei Menschen mit Demenz ist die Wahrnehmung der nicht immer deutlich geäußerten Sorgen und Ängste des Betroffenen bezüglich der Sinnfindung. Auffälliges Verhalten oder scheinbar banale Aussagen können wichtige Hinweise auf das Wohlbefinden des Betreffenden geben, z. B.:
- Der Betroffene umgibt sich mit vielen, für ihn oder allgemein wertvollen, Gegenständen. Er deutet damit möglicherweise an, dass er nur etwas darstellt, weil er etwas besitzt. Eigener Besitz bedeutet für ihn zu leben, Person zu sein und da zu sein. Das vermittelt ihm Sicherheit und Anerkennung.
- Der Betreffende äußert, dass er sich langweilt bzw. sein Verhalten deutet darauf hin; er erzählt von früheren Aktivitäten bzw. «nestelt» an der Kleidung und «stimuliert» sich selbst. Damit weist er möglicherweise darauf hin, dass er etwas darstellt, als Person wahrgenommen werden möchte, weil er etwas tut.

Allgemeine Ziele bezüglich des Umgangs mit existenzbedrohenden Situationen bei Menschen mit Demenz sind vor allem die weitestgehende Erhaltung der Selbstständigkeit, die Förderung des Wohlbefindens und somit der Lebensqualität, eine weitestgehende Akzeptanz demenziell bedingter Veränderungen und die Einbindung in den Lebensalltag. Dazu gehört insbesondere auch, so weit wie möglich, die Erhaltung und Förderung der Autonomie. Denn der Verlust der Autonomie, der Verlust der Unabhängigkeit, sind grundlegende Ängste eines Menschen.

Sterbebegleitung bei Menschen mit Demenz

Am Lebensende gewinnt bei Menschen mit Demenz die Sterbebegleitung an Bedeutung. Wie Menschen mit Demenz Sterben und Tod existenziell erleben wurde bereits erörtert.

Mit Fortschreiten der Krankheit geht unter anderem die Fähigkeit zur Kommunikation verloren. Menschen mit Demenz können Wünsche und Befindlichkeiten nicht verbal ausdrücken. Begleiter sind unsicher, bezüglich der Bedürfnisse, zum Beispiel in Bezug auf Schmerzen, Durst und Lagerung.

Wie können Begleiter den Sterbeprozess von Menschen mit Demenz menschenwürdig begleiten?

Bedürfnisse Sterbender wahrnehmen

Aus den Symptomen einer fortgeschrittenen Demenz ergeben sich häufig Wünsche und Bedürfnisse der Betroffenen. Schmerzen wahrzunehmen, hat hier oberste Priorität, da diese nach wie vor oftmals unzureichend behandelt werden (Lamp, 2010). So kann es beispielsweise in der letzten Lebensphase zu einer schmerzhaften, sogenannten Embryonalhaltung kommen, die dadurch entsteht, dass sich Sehnen, Bänder und Muskeln durch Immobilität verkürzen. Schmerzen stellen auch für den an Demenz erkrankten Menschen einen bedrohlichen Zustand dar, auf den er nur bedingt aufmerksam machen kann zum Beispiel durch herausforderndes Verhalten wie ständiges Rufen, Agitiertheit, also krankhafte Unruhe, und Aggressionen. Diese Verhaltensweisen werden nicht selten als «normale» Symptome bei Demenz fehlgedeutet. Die Folge ist ein unzureichendes Schmerzmanagement (s. S. 69 ff.). Zu berücksichtigen ist aber, dass gerade ältere Menschen oft noch andere Erkrankungen aufweisen, die Schmerzen verursachen können, zum Beispiel rheumatische Erkrankungen. Schmerzen können sich verstärken, wenn man den Patient damit allein lässt und er einsam und ängstlich ist. Hat der Betreffende jedoch keine Schmerzen mehr, tritt in der Praxis häufig eine Verhaltensänderung auf. Die subjektive Schmerzschwelle ist nämlich bei Menschen mit Demenz und Menschen ohne demenzieller Erkrankung gleich (Kostrzewa, 2010).

Unruhe und Aggression gehören ebenfalls zu den Symptomen fortschreitender Demenz. Sie sind oftmals ein Hinweis darauf, dass sich die Betroffenen überfordert, beunruhigt und ängstlich fühlen. Solche Stress auslösenden Gefühle sollten vermieden werden. Häufig weicht der für die Demenz typische Bewegungsdrang in der Sterbephase einer inneren Ruhe. Die Erkrankten ziehen sich in sich zurück und nehmen von sich aus nur noch wenig am Geschehen um sie herum teil.

Im Alter kann sich, gleichzeitig mit dem Geschmacksempfinden, die Nahrungsaufnahme verändern. Durst- und Hungergefühl lassen oftmals stark nach. Bei Menschen mit Demenz kommen die Symptome ihrer Krankheit dann erschwerend hinzu. Sie leiden im fortgeschrittenen Stadium zum Beispiel häufig unter Schluckbeschwerden oder «vergessen» zu essen und zu trinken. Apraxie und Agnosie können dazu führen, dass Trinkgefühle nicht erkannt und benutzt werden. Die Folge sind Verwirrtheitszustände, die die Symptome der Demenz noch verstärken können.

Angenehme Wohnverhältnisse und eine Privatsphäre sind zwei wesentliche Anforderungen im Rahmen der Sterbebegleitung. Die Intimität bietet den erforderlichen Schutzraum für Menschen mit Demenz, in dem sie ihr Sterben «erleben» können. Die Gestaltung des Umfeldes spielt eine wesentliche Rolle.

In diesem Zusammenhang ist auch das Bedürfnis nach Integration bzw. nach Rückzug zu betrachten, wobei der Sterbende selbst bestimmt, wann er eine vertraute Person in der Nähe haben möchte, und wann nicht.

Sterben ist ein sehr individueller Prozess, der im engen Bezug zur jeweiligen Biografie steht. Erfahrungen und Bewältigungsstrategien in bisherigen Krisensituationen können den Sterbevorgang möglicherweise beeinflussen und Pflegenden und Begleitern den Umgang damit erleichtern. Zu den begleitenden Maßnahmen gehören u. a.:

- auf Signale einfühlsam reagieren
- seelsorgerischen Beistand je nach Religiosität und Konfession anbieten
- wann immer es möglich ist, sich zu dem sterbenden Menschen mit Demenz setzen oder dafür sorgen, dass eine vertraute Person bei ihm ist
- Unruhe vermeiden, evtl. für leise Musik (z. B. Lieblingsmusik oder Meditationsmusik) sorgen, ein gesummtes oder gesungenes Lied, eine Musik von einer CD können Angst nehmen
- angenehme Beleuchtung, warmes Licht kann wohl tun
- entspannende Düfte (z. B. Duftlampe mit Lavendel- oder Zimtöl)
- Vorlesen (z. B. Gedichte, Gebete, Lieblingsliteratur)
- ein Tröpfchen Bier, Wein oder Kakao mit einer Pipette auf den Mund geben und schmecken lassen.

Der Kontakt sollte über Stimme, Berührungen und Blicke aufgenommen werden. Berührungen, die Sicherheit, Trost und Nähe vermitteln, werden vor allem im Brust-, Schulter- und Gesichtsbereich wahrgenommen. Alle Dinge, die die Gefühlsebene betreffen, erreichen den Menschen mit Demenz und menschliche Nähe wird bis zum letzten Atemzug vermittelt und wahrgenommen. Er spürt den Klang einer beruhigenden Stimme.

Sterben im Hier und Jetzt
Für die Begleiter stellen sich viele Fragen, wie zum Beispiel, wann das Sterben beginnt, oder ob Menschen mit einer demenziellen Erkrankung überhaupt Bedürfnisse haben und wie man diese erkennen kann.

Man kann bei einem sterbenden Menschen mit Demenz nicht davon sprechen, dass er noch ausstehende Dinge regeln möchte oder sich die Frage nach dem Sinn des Lebens stellt. Für ihn ist nur die Gegenwart greifbar, das «Hier und Jetzt», und damit verbunden der Wunsch nach gegenwärtigem Wohlbefinden: Also keine körperlichen Leiden, dafür aber Sicherheit und Geborgenheit, vermittelt durch die Nähe vertrauter Personen. Obwohl eine Demenz die Lebenserwartung verkürzen kann, ist sie nicht die eigentliche Todesursache. Die meisten Menschen im fortgeschrittenen Alter sind multimorbid. Der Tod kann demzufolge in jeder Phase der Demenz eintreten. In der Praxis geht diesem Prozess häufig eine Phase der Bettlägerigkeit voraus. Gerade in dieser Zeit sind Menschen mit Demenz nicht mehr in der Lage, sich verbal auszudrücken und Wünsche und Befindlichkeiten zu äußern. Sämtliche Einschätzungen, Mutmaßungen und Interpretationen sind daher stark von der Subjektivität der Pflegenden und der Begleiter geprägt. Menschen mit Demenz haben folglich am Lebensende nur wenige Möglichkeiten, bestimmte Bedürfnisse auszudrücken. So zeigen sie Schmerz, Durst oder den Wunsch nach Nähe auf unterschiedliche, oft nonverbale Art, durch verschiedene Verhaltensweisen. Ein besonderes Einfühlungsvermögen (Empathie) und eine genaue Beobachtungsgabe seitens der Begleiter sind in diesem Zusammenhang unerlässlich. Wichtig ist zum Beispiel, wer am Sterbebett sitzt. Denn auch Menschen mit Demenz möchten ihr Sterben nicht mit jedem Menschen teilen. Sie wollen in dieser sehr privaten Angelegenheit, wie vermutlich jeder Mensch, nur vertraute Personen in ihrer Nähe haben.

Sterben im vertrauten Umfeld
Die letzten Tage und Stunden im Leben eines Menschen können recht unterschiedlich verlaufen. Vor allem, wenn sich der Allgemeinzustand des Betreffenden verschlechtert, kommt es aufgrund von Hilflosigkeit, Unkenntnis oder auch Angst seitens Pflegender und Begleiter immer wieder vor, dass ein Notarzt in ein Altenheim gerufen wird und den Betreffenden eventuell sogar ins Krankenhaus einweist. Im Krankenhaus selbst wird unter Umständen das komplette Behandlungsprogramm in Gang gesetzt (zum Beispiel Infusionen oder Ernährungssonden), was für die Sterbenden häufig unangenehm und sogar schmerzhaft sein kann.

Das Lebensende sollte jedoch jeder in einer friedlichen Umgebung verbringen dürfen. Für viele Menschen mit Demenz ist es das Pflegeheim. Das Personal ist den Bewohnern hier nicht fremd und auch Angehörige sollten immer die Möglichkeit erhalten, Tag und Nacht ins Haus zu kommen und bei einem sterbenden Familienmitglied zu sein. Im Vorfeld sollten Absprachen zwischen allen Beteiligten darüber getroffen werden, wie am Ende des Lebens zu verfahren ist. Liegt eine Patientenverfügung vor, ist nach dem dort Festgeschriebenen zu verfahren. Liegt keine Patientenverfügung vor, müssen alle Beteiligten gemeinsam überlegen und schriftlich festhalten, wie sich der Betreffende seine letzte Lebensphase wohl vorgestellt hat. Was hätte er in bestimmten Situationen gewollt? Wie war seine Einstellung zu lebensverlängernden Maßnahmen?

In der Praxis ist immer wieder zu beobachten, dass es sowohl für Angehörige als auch für Begleiter gar nicht so einfach auszuhalten ist, wenn bestimmte medizinische Maßnahmen nicht mehr zum Einsatz kommen. Von «verhungern» und «verdursten» lassen ist dann oft die Rede.

> Das Wissen über Sterben und Tod ist eine notwendige Voraussetzung dafür, im Umgang mit Sterbenden Ruhe und Sicherheit auszustrahlen, nämlich genau das, was auch Menschen mit Demenz in ihrer letzten Lebensphase brauchen.

Menschen mit Demenz benötigen in der Sterbebegleitung genauso viel Zuwendung und Nähe wie ein geistig gesunder Mensch. Aufgrund der eingeschränkten Kommunikation der Betroffenen müssen Begleiter sehr gut beobachten, besonders, um Schmerzen zu erkennen. Schmerzen erkennt man beispielsweise an Mimik und Gestik, manchmal aber auch an Verhaltensweisen wie Unruhe, Aggressivität, Schlaflosigkeit und Nahrungsverweigerung.

Wie bereits erwähnt, braucht es ein hohes Maß an Empathie, um Symptome zu beobachten und wahrzunehmen sowie Verhalten adäquat zu interpretieren. Auch wenn ein Mensch mit Demenz den Sinn von Worten nicht mehr versteht, so spürt er doch am Klang der Stimme, dass es jemand gut meint und er vor allem nicht allein ist. Da der Tastsinn des Betreffenden seine Funktion zuletzt verliert, sind Berührungen ein besonders bedeutsames Mittel, um mit dem Sterbenden in Kontakt zu treten, zum Beispiel durch Händehalten, Streicheln, in den Arm nehmen oder befeuchten des trockenen Mundes. Begleiter müssen dabei sozusagen erspüren, was der Sterbende in diesem Moment wünscht. Manche Menschen möchten einfach Ruhe und können nur sterben, wenn sie allein sind. Auch das ist zu akzeptieren.

Informationen aus der Biografie des Sterbenden helfen Angehörigen und Begleitern, den sterbenden Menschen individuell zu begleiten. Wenn es schließlich darum geht, Sterbenden eine letzte Freude zu machen, einen letzten Wunsch zu erfüllen, sollte es keine Tabus geben und alles, was möglich ist, auch erlaubt sein.

Zu einer menschenwürdigen Sterbebegleitung gehört auch der respektvolle Umgang mit den Toten. Es ist nicht erforderlich, einen Verstorbenen durch einen Nebeneingang aus dem Pflegeheim zu bringen. Es muss nicht aus Rücksicht auf andere Bewohner vertuscht werden, wenn jemand verstorben ist. Das ist meist nicht nötig, da alte Menschen unverkrampfter und offener mit dem Tod umgehen, als wir denken.

Auch ein so genannter Aufbahrungsraum ist längst überholt, denn der Verstorbene verbleibt heute in der Regel in seinem Zimmer, bis er abgeholt wird.

Vielen Angehörigen bedeutet es sehr viel, zu helfen und den Verstorbenen ein letztes Mal zu versorgen. Es unterstützt sie bei der Trauerarbeit. Auch Mitbewohner sollten die Möglichkeit haben, sich zu verabschieden. Dazu bietet sich zum Beispiel an, einmal im Jahr einen Erinnerungsgottesdienst für all diejenigen abzuhalten, die verstorben sind. In konfessionellen Häusern findet immer eine Aussegnung statt.

Sterbebegleitung bedeutet auch Lebensbegleitung. Dazu gehört, Trost zu spenden und insbesondere trauernden Angehörigen dabei zu helfen, das Leben wieder neu zu beginnen.

Um auch Menschen mit Demenz ein Sterben in Würde zu gewährleisten, wird die Reflexion der Mitarbeiter zum Thema Sterben und Tod im Allgemeinen und speziell zur Sterbebegleitung von Menschen mit Demenz immer bedeutender. Sterbende empathisch zu begleiten, setzt voraus, dass sich auch Demenzbegleiter ihrer eigenen Einstellung zum Sterben bewusst werden.

4 Wesentliche Erkrankungen im Alter

Neben der demenziellen Erkrankung können die Betroffenen auch an anderen Erkrankungen leiden, die für das Alter typisch sind. Das erfordert eine besondere Pflege und Begleitung. Besonders Schmerzen, eine Erkältung oder Unwohlsein beeinflussen in hohem Maße das Wohl des Menschen mit Demenz.

Problematisch ist es, wenn die Betroffenen Störungen des Wohlbefindens nicht äußern können, oder bestimmte Maßnahmen nicht tolerieren. Auch können gesundheitliche Beeinträchtigungen zu herausfordernden Verhaltensweisen führen. Es ist in jedem Fall die enge Kooperation mit Angehörigen, Ärzten und Therapeuten notwendig.

Im folgenden Kapitel werden wesentliche Symptome alterstypischer Erkrankungen beschrieben. Eine genaue Beobachtung und Wahrnehmung der Betroffenen ist auch im Rahmen der Demenzbegleitung unerlässlich, um zu erkennen, wenn es den Betreffenden nicht gut geht und um eventuell erste Maßnahmen einzuleiten. In der Demenzbegleitung sollte es auch darum gehen, Beschwerden und weitere Erkrankungen der Betreffenden zu vermeiden. Eine besondere Begleitung ist beispielsweise bei Menschen mit Demenz notwendig, die bereits einen oder mehrere Schlaganfälle erlitten haben und dadurch körperlich eingeschränkt sind, zum Beispiel Betroffene mit einer vaskulären Demenz, die Lähmungen oder andere neurologische Defizite aufweisen.

4.1 Herz-Kreislauf-Erkrankungen

Im Alter häuft sich die Zahl der Herzinfarkte und Schlaganfälle. Die Ursache für einen akuten Herzinfarkt liegt im Absterben von Gewebe, häufig ausgelöst durch eine Blutunterversorgung. Oftmals wird das versorgende Gefäß einer Herzkranzarterie teilweise oder ganz verschlossen und verhindert somit eine ausreichende Durchblutung des Herzens. Das Muskelgewebe stirbt unwiderruflich ab, wenn nicht sofort notärztlich gehandelt wird.

Zu den Risikofaktoren gehören Stress, Bluthochdruck und Diabetes. Der Schlaganfall entsteht entweder durch eine Unterversorgung des Gehirns aufgrund mangelnden Blutzuflusses oder durch eine Hirnblutung.

4.1.1 Arteriosklerose

Viele ältere Menschen leiden unter Herz-Kreislauf-Erkrankungen, vor allem unter einer Arteriosklerose. Dabei handelt es sich um eine durch einen langen Prozess entstandene Gefäßveränderung. Die Gefäßwände lagern Fett ein, sie «verkalken» und verlieren ihre Elastizität. Dadurch verringert sich der Durchmesser der Gefäße, das Blut kann nicht mehr ungehindert fließen und es kann zu einem Arterienverschluss kommen. Bis zu einem bestimmten Grad kann der Körper arteriosklerotische Veränderungen der Gefäße ausgleichen. Schreitet die «Verkalkung» allerdings immer weiter fort, kommt es zu Folgeerkrankungen wie etwa Hypertonie (Bluthochdruck) oder Herzinfarkt. Es sind mehrere Risikofaktoren bekannt, die eine Arteriosklerose begünstigen. Darunter zählen die Stoffwechselkrankheit Hypercholesterinanämie sowie Bluthochdruck und Diabetes mellitus. Auch Nikotin, Stress, Bewegungsmangel und Übergewicht können zu Arteriosklerose führen. Da auch das Alter ein Risikofaktor ist, sind ältere Menschen besonders häufig betroffen.

Welche Anzeichen weisen auf eine Arteriosklerose hin?

Die Symptome einer Arteriosklerose sind verschieden und hängen davon ab, welche Arterien betroffen sind. Sind die Koronararterien (Herzkranzgefäße) verengt, kann das zu einem Herzinfarkt führen. Bei einem Schlaganfall (Apoplex) sind Arterien geschädigt, die das Gehirn mit Blut und Sauerstoff versorgen. Sind die Beinarterien betroffen, hat der Betreffende starke Schmerzen im betroffenen Bein beim Gehen (pAVK).

4.1.2 Koronare Herzkrankheit (KHK)

Die KHK ist eine Erkrankung der Koronararterien (Herzkranzgefäße). Eine Arteriosklerose ist häufig die Ursache für eine KHK wobei die Durchblutung beeinträchtigt ist und die Herzmuskulatur nicht ausreichend mit Sauerstoff versorgt wird. Die KHK ist eine chronische Erkrankung, die über viele Jahre bis Jahrzehnte fortschreiten kann. Sie ist nicht heilbar, kann aber medikamentös, durch therapeutische Eingriffe mithilfe eines Herzkatheters oder operativ behandelt werden.

Das Hauptsymptom einer KHK ist die Angina pectoris (Brustenge). Eine KHK kann zu lebensbedrohlichen Komplikationen wie Myokardinfarkt (Herzinfarkt) und plötzlichen Herztod führen.

Woran kann man einen Herzinfarkt erkennen?

Zu dem wesentlichen Symptomen eines Myokardinfarktes zählen u. a.:
- akut einsetzender Schmerz hinter dem Brustbein, ausstrahlend in den linken, teilweise auch in den rechten Arm, Hals, Schulter, Rücken sowie Oberbauch
- Todesangst und Unruhe
- Engegefühl in der Brust
- Atemnot
- blasse Haut und kalter Schweiß
- Übelkeit und Erbrechen (besonders bei Frauen)
- Herzklopfen, flacher, unregelmäßiger und rasender Puls
- Anfall und Schmerzen sind mit Akutmedikamenten (Nitroglycerin) nicht behandelbar.

4.1.3 Apoplex (Schlaganfall)

Ein Apoplex ist ein akut auftretender Ausfall von neurologischen Fähigkeiten, welcher meist durch eine Durchblutungsstörung im Gehirn hervorgerufen wird. Das Gehirn wird durch zwei Halsschlagadern mit Sauerstoff versorgt.

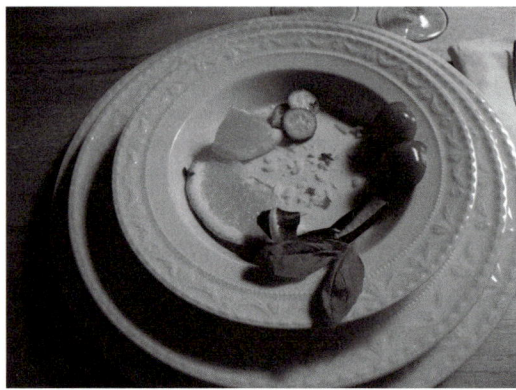

Abbildung 4-1: Auf geeignete Ernährung achten.

Diese zwei Hauptarterien gliedern sich auf in immer kleiner werdende Arterien. Das Gehirn steuert alle Körperfunktionen und ist für die Sinneswahrnehmung verantwortlich. Es reagiert sehr sensibel auf jegliche Art von Durchblutungsstörungen. In den meisten Fällen kommt es zu einem Verschluss in einer der Arterien die das Gehirn mit Sauerstoff versorgen. Solch ein Verschluss, auch Hirninfarkt genannt, erfolgt meist durch ein Blutgerinnsel.

Durchblutungsstörungen des Gehirns treten im Alter häufig auf und sind neben Herz-Kreislauf- und Krebserkrankungen eine häufige Todesursache. Apoplexie ist eine der wichtigsten Ursachen für eine körperliche Invalidität im Alter!

Darüber hinaus können wiederholte Schlaganfälle zur Entwicklung einer Demenz führen.

Schlaganfälle können verhindert werden, wenn bestimmte Risikofaktoren ausgeschaltet werden (**Abb. 4-1**).

Risikofaktoren vermeiden!

Zu den Risikofaktoren, die einen Apoplex begünstigen zählen:
- Alter
- Bluthochdruck (Hypertonie)
- Diabetes mellitus
- Herzrhythmusstörungen
- verengte Arterien im Kopf- und Halsbereich
- Rauchen
- übermäßiger Alkoholkonsum
- Fettstoffwechselstörungen, erhöhte Blutfettwerte (hoher Cholesterinspiegel)

- Adipositas
- Bewegungsmangel.

Woran kann man einen Schlaganfall erkennen?

Für einen Schlaganfall gibt es folgende Anzeichen:
- plötzliche Schwäche oder Verlust der Muskelkraft bis hin zur kompletten Lähmung einer Gesichts- oder Körperhälfte (Hemiplegie)
- Taubheitsgefühl (gestörtes Berührungsempfinden), z. B. eines Armes
- Sprachstörungen (undeutliche Sprache, Verständigungsschwierigkeiten)
- Schluckstörungen
- Sehstörungen (plötzliche Sehverschlechterung, Doppelbilder)
- Schwindel
- plötzliche Verwirrtheit
- Bewusstlosigkeit oder Benommenheit
- plötzlich auftretende, heftige Kopfschmerzen ohne bekannte Ursache (besonders bei Hirnblutung).

Neurologische Ausfälle (z. B. Lähmungen) sind vom betroffenen Teil des Gehirns abhängig. Wird bei einem Apoplex beispielsweise die rechte Gehirnhälfte beschädigt, kann das zu einer Lähmung der linken Körperhälfte führen. Kurzfristige neurologische Ausfälle, die sich von selbst und ohne Folgen zurückbilden, gelten als Warnzeichen für einen Apoplex. Solche Vorboten können zum Beispiel auch Sehstörungen, Kribbeln oder Taubheitsgefühle in den Extremitäten, Schwindel oder Kopfschmerzen sein. Diese Symptome sollten immer ärztlich abgeklärt haben. Bei einer TIA (transitorisch-ischämischen Attacke) bilden sich die Symptome nach Minuten wieder zurück. Wenn sich die Symptome erst nach etwa 24 Stunden zurückbilden, wird das als PRIND (fortschreitendes reversibles ischämisches neurologisches Defizit) bezeichnet.

Therapie

Bei einem Apoplex muss die Therapie so schnell wie möglich einsetzen, («Time is brain» – «Zeit ist Gehirn») denn jeder Betroffene ist ein medizinischer Notfall, auch wenn die Symptome wenig ausgeprägt sind. Die Behandlung von Apoplex-Patienten erfolgt in spezialisierten Schlaganfall-Einheiten, so genannten Stroke-Units (stroke; engl. für Schlaganfall; unit; engl. für Einheit), mit dem Ziel, die Schäden aufgrund der gestörten Sauerstoffversorgung im Gehirn möglichst gering halten und somit schwere Folgen verhindern. Die Therapie ist abhängig von der Ursache (Gefäßverschluss oder Blutung).

> **Merke**
>
> Es ist wichtig, schnell die genaue Ursache des Schlaganfalls herauszufinden, um unverzüglich die geeignete Behandlung einzuleiten!

Rehabilitation und Betreuung

Normalerweise zielen Rehabilitation und Pflege darauf ab, die Selbstständigkeit in den Aktivitäten des Alltags wieder herzustellen. Das wird jedoch mit zunehmendem Alter immer schwieriger. Häufig bestehen bereits Einschränkungen und Krankheiten. Ein Schlaganfall kann außerdem bestehende Störungen wie z. B. Gedächtnis- oder Orientierungsstörungen, eine Demenz oder Depressionen noch verstärken. Das Ziel einer Begleitung sollte demzufolge wenigstens eine Erleichterung für den Betroffenen darstellen. Eine demenzielle Erkrankung erschwert die Situation zusätzlich.

Neglect

Mit dem Begriff Neglect (engl. Vernachlässigung) wird eine Form der Raumverarbeitungsstörung bezeichnet, die häufig nach rechtshemisphärischen Schädigungen auftreten. Die Betreffenden nehmen die linke Körper und/oder Raumhälfte vermindert wahr. Sie realisieren sozusagen nicht, dass (links) etwas existiert. Sie ignorieren ihre linksseitige Hemiparese oder vergessen, wenn die Schwäche nur gering ausgeprägt ist, dass sie die linke Körperseite eigentlich bewegen könnten. Wenn die Betreffenden sich beispielsweise bewegen, können sie links an Gegenstände oder Türrahmen stoßen, als gäbe es die linke Seite überhaupt nicht. Das kann dazu führen, dass sie sich nur die rechte Seite ihres

Gesichtes waschen, sich nur rechts rasieren usw. Unselbstständigkeit im Alltag ist die Folge.

Wohnungsgestaltung

Das Zimmer, die Wohnung, bzw. das persönliche Umfeld des Betroffenen sollten so eingerichtet sein, dass immer über die vom Apoplex geschädigte Seite gehandelt werden muss. Auf diese Weise wird der Betroffene «gezwungen», diese Seite wahrzunehmen; denn er ignoriert sie in den meisten Fällen (Neglect). Beispielsweise sollte der Nachttisch auf die betroffene Seite gestellt werden, so dass der Betreffende immer über die geschädigte Seite greifen muss, wenn er zum Tisch greifen möchte. Auch das Bett sollte so stehen, dass der Betreffende über die gelähmte Seite hinweg zur Tür oder zum Fenster gucken muss usw.

Hilfsmitteleinsatz

Es gibt viele Hilfsmittel, die bei einer Halbseitenlähmung eingesetzt werden können. Zu berücksichtigen ist dabei, dass alle möglichen Hilfsmittel genutzt werden, die dem Betreffenden und dem Begleitenden den Alltag ermöglichen und vereinfachen. Demenzbegleiter sollten sich diesbezüglich Informationen von den Pflegefachkräften oder Physiotherapeuten einholen.

Ernährung

Bei einer Halbseitenlähmung ist oft auch die Gesichts-, Kau- und Schluckmuskulatur betroffen, was Probleme bei der Aufnahme von Nahrung und Flüssigkeit hervorrufen kann. Die Nahrungsaufnahme kann möglicherweise soweit gestört sein, dass das Legen einer Magensonde (PEG) erforderlich ist. Wenn eine orale Nahrungs- und Flüssigkeitsaufnahme möglich ist, sollte Folgendes beachtet werden:

- Der Betroffene sollte zur Nahrungsaufnahme so gelagert sein, dass die Nahrung möglichst in der Mitte des Mundes gehalten werden kann und nicht durch eine geneigte Körperhaltung aus dem Mund heraus rutscht.
- Der Betroffene sollte beidseitig kauen und nicht nur die gesunde Seite zur Nahrungszerkleinerung benutzen.
- Da die Gefahr der Aspiration (Verschlucken) besteht, sollten dem Betreffenden nur kleine Bissen angeboten werden, ggf. in passierter Form. Wichtig ist außerdem ausreichend Zeit beim Anreichen der Mahlzeiten.
- Möglichst weiche Nahrungsmittel anbieten, da das Kauen und Zerkleinern der Nahrung für den Betreffenden sehr anstrengend sein kann.
- Die Mahlzeiten und Getränke sollten gut temperiert sein, denn durch eine herabgesetzte oder fehlende Sensibilität der Mundschleimhaut bei den Betroffenen besteht eine erhöhte Verletzungsgefahr, z. B. Verbrennungen.

Kommunikation

Bei Betroffenen, bei denen nach einem Apoplex Sprachstörungen auftreten (Aphasie = erworbene Störungen der Sprache), sind besondere Verhaltensweisen zu beachten. Außerdem sind demenzbedingte Symptome in Bezug auf Sprache und Kommunikation zu beachten.

Praxistipps bezüglich der Kommunikation nach einem Apoplex:

- Gespräche sind in ruhiger Umgebung, ohne Zeitdruck und Ablenkungen zu führen.
- deutlich und ruhig, möglichst in kurzen und nicht kompliziert verschachtelten Sätzen sprechen
- Den Betroffenen immer über die betroffene (gelähmte) Seite ansprechen.
- einfache Fragen stellen, die mit ja oder nein beantwortet werden können
- Dem Betreffenden ausreichend Zeit zum Verstehen und Beantworten geben, bei Unklarheiten nachfragen.
- Den Betreffenden immer wieder loben und ermutigen.
- soweit es die demenzielle Erkrankung zulässt, können Hilfsmittel zur Verständigung eingesetzt werden, z. B. Bildtafeln mit Begriffen, Zahlen und Symbolen, eine Schreibtafel oder abgesprochene Zeichen und Gesten.

Verhalten

Neben dem Neglect zählen auch Antriebsmangel und Gleichgültigkeit sowie das Gefühl der Mut- oder Hilflosigkeit zu den besonderen Verhaltensweisen. Auch eine Depression ist möglich.

Die Betroffenen sollten daher gefördert und gefordert werden, soweit das aufgrund der demenziellen Erkrankung möglich ist. Sie sollten immer wieder motiviert werden, selbst aktiv zu sein, Handlungen eigenständig auszuführen oder zu trainieren. Dabei ist eine Überforderung unbedingt zu vermeiden. Im Umgang mit Unsicherheit und Ängstlichkeit sollte Körperkontakt eingesetzt werden. Dies gibt dem Betroffenen ein Gefühl von Sicherheit und nicht allein zu sein.

4.2 Diabetes mellitus

Diabetes mellitus (wörtlich aus dem Lateinischen übersetzt: honigsüßer Durchfluss) ist eine Stoffwechselerkrankung, die durch einen chronisch erhöhten Blutzuckerspiegel gekennzeichnet ist. Die Ursache dafür ist, dass der Körper nicht ausreichend Insulin produziert, weil die Bildung von Insulin in der Bauchspeicheldrüse gestört ist. Insulin ist ein wichtiges Hormon, das den Zuckerhaushalt im Körper reguliert und den Blutzuckerspiegel auf konstanter Höhe hält. Es sorgt sozusagen für die natürliche Regulation des Zuckerspiegels im menschlichen Körper. Symptome für die Erkrankung können lange Zeit fehlen, so dass sich der Betroffene zunächst gesund fühlt. In manchen Fällen, wenn ein sehr hoher Blutzuckerspiegel erreicht wird, tritt ein Diabetes sehr plötzlich und heftig durch ein diabetisches Koma mit Bewusstlosigkeit in Erscheinung.

Diabetes mellitus Typ I

Bei dieser Form des Diabetes mellitus besteht ein absoluter Insulinmangel. Er tritt in der Kindheit, der Jugend oder im frühen Erwachsenenalter auf. Als Ursachen kommen Veranlagung oder ein Virusinfekt wie zum Beispiel Masern, Mumps oder Röteln in Frage. Da die körpereigene Insulinproduktion nicht mehr ausreichend ist, sind die Betroffenen auf Insulininjektionen angewiesen.

Die Symptome können akut auftreten. Typische Anzeichen sind Leistungsabfall, starker Durst, vermehrtes Wasserlassen und starke Gewichtsabnahme.

Diabetes mellitus Typ II

Diese Form des Diabetes wird häufig auch als «Altersdiabetes» bezeichnet. Mittlerweile erkranken daran allerdings nicht mehr nur ältere Menschen, sondern auch jüngere, denn der Typ II Diabetes tritt häufig zusammen mit Übergewicht, Bluthochdruck und erhöhten Blutfetten auf, die bereits in früheren Jahren diese Krankheit verursachen können. Die Betroffenen sind entweder normalgewichtig (Typ II a) oder übergewichtig (Typ II b) und leiden unter einem relativen Insulinmangel, das heißt es besteht keine absolute Insulinpflicht. Bei dieser Form beginnen die Anzeichen, wie Müdigkeit und Leistungsabfall hingegen meist langsam, so dass der Diabetes oft nur durch Zufall erkannt wird, wenn der Betroffene z. B. wegen einer Hypertonie oder eines Herzproblems behandelt wird.

4.2.1 Unterzuckerung und Überzuckerung

Unterzuckerung (Hypoglykämie)

Sinkt der Blutzuckerspiegel unter einen bestimmten Wert ab (unter 50 mg/dl), kommt es zu einer Unterzuckerung (Hypoglykämie). Ursache dafür kann sein, dass die Betreffenden nicht genug gegessen oder zu spät gegessen haben, sich körperlich ungewohnt angestrengt haben (z.B. laufen manche Menschen mit Demenz sehr viel, essen vielleicht zu wenig oder lehnen Mahlzeiten ab) oder es wurde zu viel bzw. zu früh Insulin gespritzt. Bei Menschen mit Demenz, bei denen es Probleme mit der Nahrungsaufnahme gibt, muss auf den Kontext Insulingabe und Ernährung besonders geachtet werden, vor allem, wenn z. B. Insulin abgelehnt wird, die Blutzuckerkontrolle verweigert oder die anschließende Nahrungsaufnahme abgelehnt wird. Eine Hypoglykämie kann sehr plötzlich auftreten.

Woran können Demenzbegleiter eine Unterzuckerung erkennen?

Erste Anzeichen einer Unterzuckerung sind:
- Schweißausbrüche
- Zittern
- Herzklopfen

- Kopfschmerzen
- Konzentrationsschwäche.

Wird nicht rechtzeitig eingegriffen, entsteht ein Zuckermangel im Gehirn. Die Folgen können sein:
- Seh- und Sprachstörungen
- Schwindel
- Aggressivität
- Krämpfe und Bewusstlosigkeit.

Es ist demzufolge bei Menschen mit einer demenziellen Erkrankung und einem Diabetes mellitus, die sich vor allem nicht mehr verbal zu ihrer Befindlichkeit äußern können, sehr wichtig, dass auch Demenzbegleiter die Betreffenden genau beobachten und ihr Verhalten wahrnehmen.

Was ist bei einer Unterzuckerung zu tun?
Bei den ersten Anzeichen einer Hypoglykämie muss sofort gehandelt werden. Für den Notfall sollte immer ein Traubenzuckervorrat greifbar sein! Fruchtsäfte oder zuckerhaltige Getränke sowie Süßes lassen den Blutzuckerspiegel wieder rasch ansteigen und werden auch von Menschen mit Demenz gern angenommen.

Überzuckerung (Hyperglykämie)
Sehr hohe Blutzuckerwerte können zu einer lebensbedrohlichen Stoffwechselentgleisung, dem «diabetischen Koma» führen. Im Gegensatz zur Hypoglykämie entwickelt sich ein diabetisches Koma langsam über Stunden, oft sogar über Tage hinweg. Ursachen sind oft Infekte, körperlicher Stress durch Krankheiten (z. B. Infektionen), Unfälle (z. B. Sturzereignisse) oder starke seelische Belastungen und Stresssituationen. Bei Menschen mit Demenz und einem Diabetes mellitus können beispielsweise Unruhe, ständiges Herumlaufen und Desorientierung hinzukommen und dass die Betreffenden ihre Bedürfnisse können nicht äußern, so dass es schwierig sein kann, eine Überzuckerung rechtzeitig zu erkennen.

Woran können Demenzbegleiter eine Überzuckerung erkennen?
Anzeichen sind:
- Übelkeit und Erbrechen
- ein typischer Azetongeruch in der ausgeatmeten Luft
- angestrengte, tiefe Atmung
- Müdigkeit und Schläfrigkeit bis hin zur Bewusstlosigkeit.

Was ist bei einer Überzuckerung zu tun?
Das diabetische Koma stellt einen lebensbedrohlichen Zustand dar! Schon bei den ersten Anzeichen muss unbedingt der Notarzt angefordert werden! Die Pflegefachkraft sollte neben dem Notarzt ebenfalls informiert werden, damit sie den Blutzuckerwert misst und eventuell Insulin nach einem ärztlich verordneten Schema spritzt. Es sollte viel ungezuckerte Flüssigkeit, z. B. Mineralwasser, getrunken werden, wenn der Betreffende in der Lage ist, Flüssigkeit zu sich zu nehmen und zu schlucken. Vorsicht bei Schluckstörungen!

Diabetes mellitus bei Menschen mit Demenz
Bei der Betreuung von Diabetikern mit einer demenziellen Erkrankung kommen einige erschwerende Faktoren hinzu. Durch psychische Veränderungen haben die Betroffenen oft Schwierigkeiten, sich den neuen Leben- und Verhaltensweisen, die ein Diabetes mellitus mit sich bringt, anzupassen. Nachlassende Merkfähigkeit und Verwirrtheitszustände führen dazu, dass die betreffen Menschen mit Demenz notwendige Verhaltensregeln nicht eingehalten, beispielsweise auf die Ernährung zu achten, auf regelmäßige Insulininjektionen oder die Einnahme von blutzuckersenkenden Medikamenten (Antidiabetika). Dies kann zu vermehrten Stoffwechselentgleisungen führen. Bei therapeutischen Maßnahmen kann es zu herausfordernden Verhaltensweisen kommen, weil die Betreffenden aufgrund demenzieller Symptome Situation und Krankheit nicht mehr adäquat einschatzen können. Problematisch kann es beispielsweise auch durch das Zusammenspiel «Unruhe – Bewegungsdrang – wenig essen» und «therapeutische Maßnahmen zur Regulierung

des Blutzuckers ablehnen» werden. Nach Möglichkeit sollten bei Menschen mit einer demenziellen Erkrankung Diabetes-Medikamente bevorzugt werden, bei denen das Risiko einer Unterzuckerung gering ist. Da bei Menschen mit Demenz ohnehin das Risiko der Unterernährung besteht (s. Kap. 3.7), «dürfen» an Demenz erkrankte Diabetiker zuckerhaltige Nahrungsmittel und Kalorien ohne Einschränkung zu sich nehmen, vor allem, wenn sie sich viel bewegen.

Außerdem können bei Menschen mit Demenz und Diabetes auch Bluthochdruck oder chronische Verdauungsstörungen auftreten, die Auswirkungen auf den Blutzuckerspiegel haben. Der Blutzuckerspiegel gerät außer Kontrolle. Solche Erkrankungen sollten erkannt, vermieden und unbedingt behandelt werden. Ein weiterer wichtiger Aspekt sind die möglichen Wechselwirkungen der oralen Antidiabetika mit anderen Medikamenten, die der Betreffende zum Beispiel «gegen» die Demenz (Antidementiva) einnimmt und/oder die ihm aufgrund von Multimorbidität verordnet wurden.

4.3 Erkrankungen des Bewegungsapparates

Mit dem Alter nehmen degenerative Gelenkerkrankungen zu. Dies kann die Bewegung bzw. Mobilität der Betroffenen massiv beeinflussen. Bewegungseinschränkungen wirken sich auf verschiedene ABEDLs aus und somit auf die Lebensqualität älterer Menschen. Immobilität im Alter kann gravierende Folgen haben und bis hin zur Bettlägerigkeit führen.

Besonders problematisch ist, wenn Menschen mit Demenz keine Einsicht bezüglich ihrer Bewegungseinschränkungen haben, denn dann können sie sich selbst Gefahren aussetzen, zum Beispiel, wenn sie ohne Hilfsmittel laufen.

Es ist demzufolge wichtig, die wesentlichsten Symptome bei Erkrankungen des Bewegungsapparates zu kennen und entsprechende Maßnahmen bei den Betroffenen zu treffen. Dies spielt wiederum bei der Sturzprophylaxe eine bedeutende Rolle (s. S. 115).

4.3.1 Arthrose

Bei der Arthrose handelt es sich um eine chronische Abnutzungserscheinung des Gelenkknorpels. Dabei werden die Knorpelschicht der Gelenkoberfläche sowie das angrenzende Knochengewebe zerstört. Arthrose tritt häufig bei den Wirbelgelenken auf, aber auch an Hüft-, Knie- und Schultergelenken. Tritt der Gelenkverschleiß an mehreren Gelenken gleichzeitig auf, spricht der Mediziner von Polyarthrose. Es kommt zu starken Schmerzen, die sich auf die Mobilität der Betreffenden auswirken. In der Demenzbegleitung ist es wichtig, Schmerzen zu erkennen, damit sie behandelt werden können. Menschen mit Demenz und Gelenkbeschwerden sollen sich schmerzfrei bewegen können und vor allem ihre Selbstständigkeit bei den Alltagsaktivitäten so lange wie möglich behalten. Demenzbegleiter können die Betroffenen dahingehend unterstützen, indem sie regelmäßige Bewegung in den Alltag integrieren unter Berücksichtigung einer angemessenen Sturzprophylaxe.

4.3.2 Osteoporose

Die Osteoporose ist eine Skeletterkrankung, bei der durch den Abbau von Knochensubstanz die Knochenstruktur porös wird. Dies führt zu einer abnehmenden Knochenfestigkeit und damit zu einer stark erhöhten Brüchigkeit der Knochen. Diese Veränderungen des Skeletts sind mit Bewegungsschmerzen und Bewegungseinschränkungen bei den Betroffenen verbunden. Bei einer sehr weit fortgeschrittenen Osteoporose kann es schon bei leichten Bewegungen wie zum Beispiel dem Drehen im Bett oder sogar durch ein Husten zum Bruch kommen. Bei älteren Menschen sind Stürze gefährlich, weil diese zu Brüchen führen können. Da Menschen mit Demenz aufgrund demenzieller Symptome unter Umständen stark sturzgefährdet sind, ist bei einer bestehenden Osteoporose besondere Aufmerksamkeit und Vorsicht geboten. Eine Sturzprophylaxe ist wiederum unerlässlich.

Eine Osteoporose kann ohne Symptome verlaufen und wird dann zufällig, zum Beispiel bei einer Röntgenuntersuchung, erkannt. Folgende Symptome deuten auf eine Osteoporose hin, z. B.: diffuse Rückenschmerzen, Bewegungsschmerzen (in Ruhe können Schmerzen nachlassen), im späten Krankheitsverlauf können infolge einer Wirbelsäulenverkrümmung Rundrücken, Buckel oder eine Neigung zur Seite auftreten. Die Betroffenen können dann «kleiner» werden. Starke Neigung zu Brüchen ohne Gewalteinwirkung, besonders gefährdet sind die Wirbelkörper oder der Oberschenkelhals.

> **Merke**
>
> Da bei Menschen mit Demenz ein erhöhtes Sturzrisiko besteht, stellt die Sturzprophylaxe in der Demenzbegleitung eine besondere Herausforderung dar.

5 Selbstpflege in der Begleitung von Menschen mit Demenz

Es ist längst bekannt, dass Menschen andere Menschen nur dann gut pflegen und begleiten können, wenn es ihnen gelingt, auch mit sich selbst gut umzugehen.

«Es überrascht mich, daß so oft in der Vergangenheit kein ernsthafter Versuch gemacht wurde, sich mit der psychologischen Tagesordnung von Demenzpflege zu beschäftigen, oder daß die Anforderungen an eine Betreuungsperson zu einer Angelegenheit allgemeiner Freundlichkeit und gesunden Menschenverstandes trivialisiert wurden.» (Kitwood, 2008:171)

Die Begleitung von Menschen mit Demenz stellt täglich eine besondere Herausforderung dar. Sich immer auf den Menschen mit Demenz einzustellen, empathisch zu sein, flexibel, kreativ und mitfühlend, herausfordernde Verhaltensweisen nicht persönlich zu nehmen und entsprechend zu reagieren sowie ethische Konflikte im Verlauf der Erkrankung, all das sind Dinge, die von Demenzbegleitern viel abverlangen. Es ist daher wichtig, dass auch sie lernen, sich zu entspannen. Es ist sehr wichtig, dass sie ihr «Tempo drosseln, und Körper und Geist eine Ruhepause gönnen.» (Kitwood, 2008: 171)

Hinzu kommt, dass sich Unruhe und Stress aus dem Umfeld auf den Menschen mit Demenz übertragen können. Um ruhig und ausgeglichen im Umgang mit Menschen mit Demenz zu sein, müssen Begleiter eben vor allem auch für sich selbst sorgen und dürfen ihre Selbstpflege keinesfalls vernachlässigen.

Nur wer in der Begleitung von Menschen mit einer demenziellen Erkrankung ausreichend Selbstpflege betreibt und auf die Erhaltung und Verbesserung der eigenen Lebensqualität achtet, kann auch gute, professionelle Arbeit leisten (Student/Napiwotzky, 2007:87). Ansonsten drohen körperliche und psychische Beschwerden bis hin zum Burn-out (Kitwood, 2008:156).

5.1 Umgang mit Belastungssituationen in der Demenzbegleitung

Der Anteil psychischer Erkrankungen im Pflege- und Betreuungsbereich ist überdurchschnittlich hoch, wobei Muskel-Skelett-Erkrankungen und psychische Störungen eine besonders wichtige Rolle spielen. Beide Krankheitsarten stehen sehr häufig im Zusammenhang mit Belastungen in der Arbeitswelt.

Beschäftigte im Pflege- und Betreuungsbereich klagen seit langem über Stress und die gesundheitlichen Beschwerden nehmen zu. Für viele Mitarbeiter bedeutet das, «den Arbeitstag irgendwie zu überstehen».

Fallbeispiel

Die Demenzbegleiterin ist am Nachmittag mit fünfzehn Bewohnern, die an Demenz erkrankt sind, allein für die Betreuung in der Gruppe zuständig. Während sie mit der Vorbereitung des Kaffees beschäftigt ist, ruft eine Bewohnerin ständig nach einer Schwester. Die Demenzbegleiterin versucht sie zu beruhigen, gibt ihr etwas zu trinken und ein Stück Schokolade, aber ohne Erfolg. Während sie sich um die Bewohnerin kümmert, wirft ein anderer Bewohner aus Versehen eine Blumenvase um. Das Wasser tropft auf den Schoß seiner Tischnachbarin, die nun ganz laut um Hilfe ruft. Während die Demenzbegleiterin versucht, das «Chaos» zu beseitigen, bemerkt sie neben sich eine Bewohnerin, die immer an ihrem Ärmel zieht und nach ihrem zu Hause fragt ...

Fallbeispiel

Es ist Sonntagmorgen. Die Demenzbegleiterin möchte heute ein besonderes Frühstück in der Wohngruppe durchführen. Sie hat diese Aktivität rechtzeitig angekündigt und wundert sich nun, dass nur ein Bewohner bei den Vorbereitungen mithilft. Als sie auf dem Wohnbereich nachfragt, wo denn die anderen Bewohner bleiben, erhält sie vom Pflegepersonal die Antwort, dass diese noch im Bett liegen und sie es noch nicht geschafft hat, diese Bewohner zu versorgen …

Fallbeispiel

Der Demenzbegleiter möchte am Vormittag mit den Bewohnern singen. Er hat dazu seine Gitarre mitgebracht. Auch die Bewohner bekommen einfache Rhythmusinstrumente in die Hand. Nachdem das erste Lied gemeinsam gesungen ist, wird Wilhelm Rosenberg plötzlich unruhig. Er steht auf, läuft herum, nimmt den anderen Bewohnern die Instrumente weg. Der Demenzbegleiter versucht, Wilhelm Rosenberg zu beruhigen, doch ohne Erfolg. Die anderen Teilnehmer werden nun auch unruhig, stehen auf und beschimpfen Wilhelm Rosenberg sowie den Demenzbegleiter. Wilhelm Rosenberg wird immer unruhiger und versucht nun, dem Demenzbegleiter die Gitarre zu entreißen …

5.1.1 «Distress» und «Eustress»

Stress bezeichnet Zustände einer Belastung und den Prozess ihrer Bewältigung (Regnet, 2003: 120). Reize, die zu Stress führen, werden «Stressoren» genannt, bedeuten jedoch nicht gleich Stress. Stressoren sind beispielsweise plötzliche Temperaturänderungen, bakterielle Infektionen, laute Geräusche sowie angenehme und unangenehme Erlebnisse hoher Intensität. Was jedoch für den einen Menschen eine positive Herausforderung ist, kann für den anderen eine erhebliche Belastung sein. Es gibt Menschen, die mit «stressigen» Situationen sehr gut umgehen können, andere fühlen sich bei der kleinsten Herausforderung regelrecht überfordert.

Es wird zwischen «Distress» (negativer Stress) und «Eustress» (positiver Stress) unterschieden. Herausforderungen, die bei einem Menschen ein positives Gefühl bewirken und ihn motivieren, werden als «Eustress» bezeichnet. Positive Gefühle und Erregungen sind lebensnotwendig. Sie sollten deshalb nicht vermieden werden. Der so genannte Distress geht jedoch mit psychischen Belastungen einher. Er erzeugt negative Gefühle und Erregungen. Wenn nichts dagegen unternommen wird, führt dies früher oder später zu ernsten Krankheitssymptomen. Demenzbegleiter müssen Stresssituationen wahrnehmen und ihre Befindlichkeit reflektieren: «Wie geht es mir dabei?», «Fühle ich mich gut oder schlecht?» oder «Bin ich noch motiviert?» Negative Gefühle, die Begleiter möglicherweise bei ihrer Arbeit empfinden (z. B. herausforderndes Verhalten der Betroffen, Konflikte mit Angehörigen oder Mitarbeitern) dürfen keinesfalls einfach hingenommen werden: «Das gehört eben dazu, da muss ich irgendwie durch», «Andere schaffen das ja auch …» Abgesehen davon, dass es der eigenen Gesundheit schadet, wirkt es sich vor allem auch auf den Umgang mit dem Menschen mit Demenz aus. Sie spüren negative Gefühle ihrer Betreuungspersonen und können beispielsweise mit Rückzug oder herausforderndem Verhalten reagieren.

Stressfaktoren und die Folgen

Folgende Arbeitsbedingungen werden im Pflege- und Betreuungsbereich von den Mitarbeitern als besonders stressig empfunden (Hölzer, 2003:88):
- mangelnde Teamarbeit
- Verantwortung für zu viele Bewohner bzw. Patienten
- hoher Zeitdruck
- zu wenig Mitsprache
- zu wenig Anerkennung
- mangelnde Erfolgserlebnisse
- Umgang mit Gebrechlichkeit und Tod
- Konflikte mit Angehörigen
- Kommunikationsprobleme mit Leitung und Verwaltung.

Menschen bringen eine Vielzahl ihrer Befindlichkeiten und Situationen mit Stress in Verbindung. In der Begleitung von Menschen mit Demenz können beispielsweise Situationen Stress bedeuten wie:
- der Betroffene stürzt und verletzt sich
- ihm geht es nicht gut, er ist krank
- starker Bewegungsdrang des Betroffenen
- «Hin- bzw. Weglauftendenzen» des Menschen mit Demenz
- herausfordernde Verhaltensweisen.

In der Stressforschung wird vom physiologischen und psychologischen Modell sowie von unterschiedlichen Methoden der Stressbewältigung ausgegangen (Niven/Robinson, 2001). Drei Stressmerkmale spielen dabei eine Rolle (Niven/Robinson, 2001:296):
- Stress ist ein Reizereignis, z. B. die Durchführung einer Aktivität mit Menschen mit Demenz unter Zeitdruck. Die Begleiter sind dann angespannt, was sie als Stress interpretieren.
- Stress ist eine Antwort und kann die Art und Weise bezeichnen, wie Demenzbegleiter auf eine Situation reagieren, z. B. im Umgang mit einem sterbenden Menschen, mit herausfordernden Verhaltensweisen der Betroffenen oder mit «schwierigen» Angehörigen. Die Begleiter erleben dann Stress als «kombinierte Reaktion auf Personen und Umstände».
- Stress ist eine Wechselwirkung und kann Reiz und Antwort gleichzeitig sein. Mitunter sind Begleiter bei der Betreuung von Menschen mit Demenz so erschöpft, dass sie sich fragen, ob sie deren Wünschen und Bedürfnissen noch gerecht werden können. Zudem können steigende Anforderungen bei den Begleitern zur Erschöpfung führen. So besteht zwischen den Begleitern und ihrer Umgebung eine Wechselwirkung und gegenseitige Beeinflussung.

> Die wichtigsten Folgen bei einem anhaltenden negativen Stress sind (Hölzer, 2003: 88):
>
> **psychisch:** erhöhte Reizbarkeit, Konzentrationsmangel, Ratlosigkeit und Depression
> ↓
> **kognitiv:** beeinträchtigte Gedächtnisleistung, Störungen im flexiblen Denken sowie bei Problemlösungen und der Urteilsbildung
> ↓
> **organisch:** Schwächung des Immunsystems, Herz-Kreislauf- und Magen- Darm-, Hauterkrankungen und Sehstörungen
> ↓
> **Burn-out**

Fallbeispiel

Frau Müller ist seit einem Monat als Demenzbegleiterin tätig. Sie betreut täglich zwölf Menschen mit Demenz in einem Pflegeheim. Die Arbeit macht ihr Spaß. Sie gönnt sich kaum eine Pause, Hauptsache, die Menschen mit Demenz fühlen sich wohl, sind beschäftigt und es ist ruhig auf dem Wohnbereich. Sobald sie das Gefühl hat, ein Bewohner könnte einen Wunsch oder ein Bedürfnis haben, kümmert sie sich umgehend und versucht herauszubekommen, was demjenigen fehlen könnte. Sie ist erst beruhigt, wenn sie die Ursache gefunden hat. Hat sie es dann geschafft und der Bewohner wirkt zufrieden, ist auch Frau Müller zufrieden und fühlt sich in ihrem Job bestätigt und anerkannt. Zu Hause ist sie dann sehr müde und erschöpft. Sie möchte von ihrer Familie am liebsten in Ruhe gelassen werden. Ihre Gedanken sind bereits wieder im Job, bei «ihren» Bewohnern und wie sie diese am nächsten Tag wieder glücklich machen kann. Ihrem Mann und den Kindern fällt allerdings auf, dass Frau Müller zunehmend gereizt ist und immer weniger Interesse an Dingen außerhalb ihrer Arbeit zeigt ...

5.1.2 Stressphysiologie

Stress muss nach außen nicht bemerkbar sein, obwohl die Fähigkeit, weitere Stressoren zu bewältigen, reduziert ist. Der Begründer der modernen Stressforschung, Hans Selye, beschrieb als erster die Beziehung zwischen Stress und dem vegetativen Nervensystem. Er fand heraus, dass der Körper auf Stressreize in drei Phasen reagiert. Zunächst wird der Körper in Alarmbereitschaft versetzt, die «Stresshormone» Adrenalin und Noradrenalin werden freigesetzt (Alarmphase). Diese «Flight-for-Fight-Reaktion» bereitet den Körper entweder auf Flucht oder auf Kampf vor. In der nächsten Phase wehrt sich der Organismus gegen den langanhaltenden Stress und stellt Energie bereit (Resistenzphase). Wenn die Wirkung von Stress anhält, bricht schließlich die Widerstandskraft des menschlichen Organismus zusammen und unser Körper gelangt somit in die letzte Phase (Erschöpfungsphase). Dieses so genannte physiologische Stressmodell gilt für alle Stressreize. Allerdings bedeutet es für manche Begleiter Stress, wenn sie von einem Menschen mit Demenz «beschimpft» werden und für andere nicht. Ausschlaggebend ist die individuelle kognitive Bewertung der Gegebenheiten bei der Stressbewältigung. Dieses «psychologische Stressmodell» fokussiert die individuelle Bewertung der Stressoren. Von einem Menschen mit Demenz «beschimpft» zu werden bedeutet für denjenigen Stress, der die Situation überbewertet und sich persönlich angegriffen fühlt. Die Demenzbegleiter, die der «Beschimpfung» ruhig und gelassen gegenüber stehen und das Verhalten der Person als Symptom der Demenz erkennen, werden keinen Stress empfinden. Jeder potenzielle Reiz, der Stress erzeugt, wird nach seinen Auswirkungen und Folgen auf das Verhalten bewertet (Niven/Robinson, 2001: 297 ff.). Demenzbegleiter könnten sich zum Beispiel fragen, ob die oben genannten Stressfaktoren für sie tatsächlich eine Bedrohung bzw. Stress darstellen. Dieser primären (ersten) Bewertung folgt die sekundäre (zweite) Bewertung: «Wie handle ich und was sind die möglichen Folgen?» Die Bewertung ist abhängig von sozialen und kulturellen Faktoren sowie durch Erfahrungen der Begleiter in ähnlichen Situationen.

Jeder Mensch besitzt, mehr oder weniger, verschiedene Bewältigungsmechanismen, um mit Stress umzugehen. Unterschieden werden problembezogene und emotionsbezogene Strategien. Die problembezogenen Strategien beziehen sich direkt auf den Stressreiz, zum Beispiel indem der Demenzbegleiter versucht, bei der Beschäftigung in der Gruppe schneller voranzukommen, um den Zeitdruck zu reduzieren und möglicherweise noch eine andere Gruppe zu «beschäftigen». Die emotionsbezogenen Strategien zielen hingegen darauf ab, die Reaktionen auf die Situation zu verändern.

> ■ **Beispiel**
>
> Die junge Demenzbegleiterin Gabi ist im Umgang mit Wilhelm Rosenberg sehr unsicher und angespannt. Wilhelm Rosenberg reagiert häufig aggressiv und beschimpft Gabi oft. Gabi würde ihn am liebsten von einem anderen Mitarbeiter betreuen lassen. Statt darum zu bitten, dass Wilhelm Rosenberg von einem anderen Mitarbeiter betreut wird, informiert sie sich über die Krankheit und liest Fachliteratur. Sie sucht selbst nach einer Ursache, warum sich Wilhelm Rosenberg so verhält. Der Stressreiz im Umgang mit Wilhelm Rosenberg ist zwar bei Gabi noch immer vorhanden, aber sie entwickelte eine Strategie, um mit dieser Situation zunehmend entspannter umgehen zu können. ■

5.1.3 Kompetenzförderung

Demenzbegleiter benötigen Kompetenzen im Umgang mit Menschen mit einer demenziellen Erkrankung und um mit den täglichen Herausforderungen so umgehen zu können, dass diese eben nicht zur Belastung werden. Begleiter sollten demzufolge bereit und fähig sein, abweichendem Verhalten von Menschen mit Demenz mit Akzeptanz und Toleranz zu begegnen. Das bedeutet, dass sie in den Betreuten gleichberechtigte Menschen sehen, denen sie auf gleicher Augenhöhe begegnen.

Persönliche, soziale, methodische und fachliche Kompetenzen sind erforderlich, damit sich die Begleiter nicht überfordert fühlen und irgendwann «ausbrennen».

Was versteht man unter «Kompetenzen»?

Kompetenz bedeutet die Gesamtheit von Fähigkeiten und Fertigkeiten, die Demenzbegleiter benötigen, um die Probleme zu lösen, die der Alltag für Menschen mit Demenz mit sich bringt sowie die Bereitschaft dazu. Das schließt die Fähigkeit zum Selbstpflegemanagement, mit Stress und Konflikten umzugehen, ein. Beispielsweise in der Aus- und Weiterbildung, durch Lebenserfahrungen und Erfahrungen aus der Praxis, durch Selbstreflexion und Lernen, können Begleiter die nötigen Kompetenzen erlangen. Man unterscheidet vier Arten von Kompetenzen:
- Persönliche Kompetenz (Persönlichkeitskompetenz)
- Soziale Kompetenz (Sozialkompetenz)
- Methodische Kompetenz (Methodenkompetenz)
- Fachliche Kompetenz (Fachkompetenz).

Persönliche Kompetenz (Persönlichkeitskompetenz)
Zur Persönlichkeitskompetenz eines Demenzbegleiters gehört, offen gegenüber Neuem zu sein.

Der Alltag mit Menschen mit Demenz ist keinesfalls mit Routine zu meistern. Es entstehen immer wieder neue Situationen und Demenzbegleiter sollten flexibel auf sich verändernde Bedingungen und Befindlichkeiten von Menschen mit einer demenziellen Erkrankung reagieren können. Das bedeutet, dass sie ihr Wissen ständig aktualisieren und erweitern müssen, aber auch eigene Ideen entwickeln und kreativ umsetzen sollten. Empathie, Toleranz, Offenheit, Verzicht auf Gewalt- und Machtausübung, Kreativität sowie vor allem auch Gelassenheit und Reflexionsfähigkeit sind wesentliche Aspekte der persönlichen Kompetenz. Die persönliche Kompetenz eines Begleiters ist die Voraussetzung für ein effektives Selbstpflegemanagement.

Persönliche Kompetenz in der Demenzbegleitung bedeutet außerdem:
- sich der eigenen Stärken und Schwächen im Umgang mit Menschen mit Demenz bewusst zu sein
- eigene Grenzen zu erkennen und situationsgerecht damit umzugehen
- Entscheidungen im Alltag nach Prioritäten zu treffen und umzusetzen
- zuverlässig und eigeninitiativ zu handeln
- eine ethische Grundhaltung gegenüber von Menschen mit Demenz zu entwickeln.

Soziale Kompetenz (Sozialkompetenz)
Soziale Kompetenz bedeutet zum Beispiel, dass Demenzbegleiter die Privatsphäre des Menschen mit Demenz achten, ihn mit Würde und als Person behandeln, zuhören und wirklich verstehen, was der Betroffene äußert. Von großer Bedeutung ist in diesem Kontext die Fähigkeit von Demenzbegleitern zur nonverbalen Kommunikation, indem die Begleiter ihre Akzeptanz dem Menschen mit Demenz gegenüber durch eine ihm zugewandte Körperhaltung deutlich zeigen. Gleichzeitig sollten Demenzbegleiter verbale und nonverbale Äußerungen des Menschen mit Demenz wahrnehmen, verstehen und auf seine Gefühle eingehen.

Zur Sozialkompetenz eines Demenzbegleiters gehört außerdem:
- berufsgruppenübergreifend und teamorientiert zusammenzuarbeiten
- eine Grundhaltung der Wertschätzung des Menschen mit Demenz
- verbale und nonverbale Signale von Menschen mit Demenz wahrzunehmen
- sich professionell zu artikulieren
- Einfühlungsvermögen und -bereitschaft (Integrative Validation, s. S. 82 f.)
- professionelle Beziehungsgestaltung zwischen Demenzbegleiter und Mensch mit Demenz
- professionelles Verhältnis zwischen Nähe und Distanz (s. S. 64 ff.)
- Konflikte zu erkennen und Lösungsstrategien zu entwickeln bzw. anzubieten
- mit Kritik aufgeschlossen umzugehen (reflektieren, auswerten, korrigieren) und konstruktiv Kritik zu üben.

Methodische Kompetenz (Methodenkompetenz)
Als methodische Kompetenz ist bei der Begleitung von Menschen mit Demenz vor allem die Integrative Validation nach N. Richard zu verstehen, das bedeutet, den Menschen mit Demenz in seiner Welt und «Wirklichkeit» zu begleiten.

Methodische Kompetenzen von Demenzbegleitern sind in diesem Zusammenhang außerdem:
- die Selbstpflegefähigkeit von Menschen mit Demenz zu fördern (Ressourcen nutzen – Gefühle und Antriebe)
- Arbeitsabläufe in der Begleitung zu planen und zu strukturieren (z. B. Beschäftigungsangebote in den Alltag zu integrieren; Ausflüge organisieren; 10-Minuten-Aktivierung in den Alltag integrieren)
- Prioritäten zu setzen, z. B. zu erkennen, was jetzt im Augenblick für den Menschen mit Demenz wichtig ist
- angemessene Kommunikation bzw. Gesprächsführung (Validation)
- Informationen in geeigneter Form an die Pflege weiterzugeben
- in der Begleitung von Menschen mit Demenz im Alltag Problemlösungsstrategien zu entwickeln
- Biografiearbeit (s. S. 94)
- Erinnerungspflege (siehe S. 93)

Fachliche Kompetenz (Fachkompetenz)
Zur fachlichen Kompetenz von Demenzbegleitern zählt die Biografiearbeit, das Wissen über Erlebnisse und Ereignisse, die das Leben des Menschen mit Demenz geprägt haben und seine Gefühle und Antriebe beeinflussen. Das schließt auch das nötige Fachwissen zum Krankheitsbild der verschiedenen Demenzerkrankungen ein.

Fachliche Kompetenzen in der Demenzbegleitung sind:
- die fachgerechte Begleitung von Menschen mit Demenz unter Berücksichtigung der individuellen Bedürfnisse und der aktuellen Lebenssituation
- vollständige, korrekte und nachvollziehbare Dokumentation
- gesetzliche und organisationsbedingte Rahmenvorgaben einzuhalten bzw. umzusetzen.

Die Träger von Institutionen, in denen Menschen mit einer demenziellen Erkrankung gepflegt und begleitet werden, sollten Strukturen anbieten, wo auch das erworbene Wissen und die Kompetenzen von Demenzbegleitern geschätzt und anerkannt werden. Dazu zählt beispielsweise, dass auf organisatorischer Ebene Bedingungen geschaffen werden, die neue Kenntnisse zur Begleitung von Menschen mit Demenz, zum Krankheitsbild usw. für alle Mitarbeiter transparenter werden lässt. Mitarbeiter sind frustriert, wenn sie erkennen, dass ihr neues Wissen vom Träger gar nicht erwünscht ist, da die praktische Anwendung zwangsläufig zu Veränderungen führt. Gerade in der Betreuung von Menschen mit einer demenziellen Erkrankung sind bestimmte räumliche, strukturelle und besonders personelle Anforderungen unabdingbar. Es ist nicht sinnvoll, dass es gut qualifizierte und kompetente Demenzbegleiter in den Einrichtungen gibt, die aufgrund unangemessener Rahmenbedingungen Menschen mit Demenz nicht entsprechend deren Wünschen und Bedürfnissen begleiten können.

5.2 Selbstpflegemanagement

Ein erfolgreiches Selbstmanagement ist die Voraussetzung dafür, dass die Begleitung von Menschen mit Demenz im Alltag gelingt und sich die Betroffenen sowie die Begleiter wohlfühlen.

Selbstpflegemanagement in der Demenzbegleitung heißt vor allem, dass sich die Begleiter einen Ausgleich zu ihrer Arbeit (Demenzbegleitung = «Lebenskonzept») schaffen, in der sie sich erholen, Hobbys und Freizeitaktivitäten nachgehen sowie soziale Kontakte pflegen. Jeder Mensch hat auch ein Privatleben und wichtig ist, dass auch Demenzbegleiter erkennen, dass sie nicht unersetzlich sind. Sie sollten sich Auszeiten gönnen, sozusagen eine «Erholung vom Lebenskonzept» (Kitwood, 2008: 181). Dazu sind einerseits bestimmte Rahmenbedingungen in dem Umfeld, in dem Demenzbegleiter tätig sind (z. B. Pflegeeinrichtung, Familie, eigene Lebensweise) erforderlich, andererseits geht es auch darum, dass Demenzbegleiter Kompetenzen und Selbstpflegestrategien entwickeln, die ihnen dabei helfen, mit belastenden Situationen umzugehen.

5.2.1 Voraussetzungen

Eine individuelle und vor allem personzentrierte Begleitung von Menschen mit Demenz setzt Rahmenbedingungen voraus, die das Personsein aller im Unternehmen Beschäftigten gewährleisten. Wenn die Arbeit der Demenzbegleiter im Unternehmen anerkannt und wertgeschätzt wird, wenn auch Demenzbegleiter motiviert und auch in schwierigen Situationen ermutigt werden und sich nicht als «fünftes Rad am Wagen» fühlen, «werden sie ihr eigenes Gefühl des Wohlbefindens in ihren Arbeitsalltag mit einbringen.» (Kitwood, 2008: 152)

> Das Management einer Institution trägt eine große Verantwortung dafür zu sorgen, dass es allen Mitarbeitern gut geht.

Organisationsstruktur
Damit eine gute Begleitung von Menschen mit Demenz möglich ist, müssen im Rahmen der Organisationsstruktur eines Unternehmens

schließlich solche Bedingungen geschaffen werden, unter denen sich alle Mitarbeiter wohlfühlen und zufrieden sind, z. B. (Kitwood, 2008):
- angemessene Entlohnung aller Mitarbeiter
- Mitspracherecht der Mitarbeiter
- Abbau von Hierarchie
- einfache Kommunikationswege
- Einarbeitungskonzepte
- Teamarbeit fördern
- Supervision
- Möglichkeiten der Kompetenzentwicklung
- Personalentwicklung
- Karrieremöglichkeiten
- Einbindung aller Mitarbeiter in die Qualitätssicherung.

Kommunikation
Kommunikation ist ein zentraler Punkt, wenn es um Selbstpflege geht, etwa in Form von Fall- und Teambesprechungen oder Supervision. Es müssen Möglichkeiten vorhanden sein, wo sich alle an der Pflege und Begleitung Beteiligten offen über Schwierigkeiten auseinandersetzen können, wobei der Austausch mit der Leitungsebene besonders wichtig ist. Flache Hierarchien sind sehr bedeutsam für eine Institution, in der Menschen mit Demenz begleitet werden. Wenn das Management immer ein offenes Ohr für seine Mitarbeiter hat, ihnen zugänglich sind, sie wertschätzt und motiviert, wird es auch kaum Kommunikationsprobleme geben.

5.2.2 Selbstpflegestrategien

Stresserleben ist immer subjektiv. Menschen gehen unterschiedlich damit um. Die einen neigen dazu, stresserzeugende Elemente zu leugnen, die anderen wollen den Belastungen um sie herum auf den Grund gehen. Ob Demenzbegleiter ihre Umgebung mehr oder weniger aktiv gestalten, sich Pausen und Entspannung gönnen oder selbst in der Freizeit nicht abschalten können, ist individuell unterschiedlich.

Stress ist ein sehr komplexes Phänomen und so ist auch die Vorbeugung und Bewältigung vielschichtig. Regnet (2003) spricht hier von einem ganzheitlichen Stressmanagement, das sich einerseits auf Einstellungen bzw. Mentalität, körperliche Fitness und Ernährung, Entspannung und Erholung sowie soziale Beziehungen bezieht und andererseits auf die Gestaltung und Veränderung der Arbeitssituation (Regnet, 2003:127). Das Stressmanagement beschreibt dabei die Möglichkeiten und Methoden, um psychisch belastenden Stress zu mindern bzw. abzubauen. Dazu können diverse Trainingsmethoden bis hin zu Formen der Psychotherapie eingesetzt werden. Für Demenzbegleiter ist es wichtig, eine gewisse Stresskompetenz zu entwickeln, das heißt, für sich selbst die geeignete Form zu finden, um psychische Belastungen im Alltag mit an Demenz erkrankten Menschen zu reduzieren und gezielt zu entspannen. Die konstruktive Stressbewältigung setzt dabei auf verschiedenen Ebenen an (Regnet, 2003:128f):
- Stärkung der Widerstandskraft (zum Beispiel Ernährung, Schlaf)
- Gestaltung der Arbeitssituation (zum Beispiel Zeitdruck, Leistungsdruck)
- Einstellungsänderung und emotionale Unterstützung (zum Beispiel privates Umfeld, soziale Unterstützung)
- Sport (körperliches Ausgleichstraining, zum Beispiel Ausdauersport)
- gezielte Entspannungsmethoden (zum Beispiel autogenes Training, Yoga, Meditation).

Faktoren wie gesunde Ernährung, ausreichend Schlaf, kurze Ruhepausen während des Tages, Inanspruchnahme des freien Wochenendes und Urlaubs sowie die Vermeidung von Alkohol und Nikotin werden beispielsweise von Mitarbeitern häufig nicht bewusst wahrgenommen bzw. ignoriert.

In der Realität ist es so, dass Pausen entfallen bzw. zwischendurch schnell etwas gegessen wird. Freie Wochenenden werden häufig wegen Personalmangel gestrichen und um den ersehnten Urlaub entwickelt sich nicht selten ein Machtkampf. Reaktionen auf den Zeitdruck sind schnelleres Arbeiten und weniger oder keine Pausen. Konsequenzen können Erschöpfung und ein unangemessener Umgang mit den Menschen mit Demenz sein, der unweigerlich zu Konflikten führt. Demenzbegleiter, die den Alltag mit den Betroffenen so beschreiben, sollten sich fragen: «Muss das so sein? Kann ich daran etwas ändern?» Häufig ist es leider so, dass stressige Arbeitsbedingungen einfach hingenommen werden, nach dem Motto: «Das haben wir schon immer so gemacht.» «Die oben verlangen das so.» und «Die Arbeit muss ja irgendwie geschafft werden.»

Auch die Angst, den Job zu verlieren, spielt dabei eine große Rolle. Was tun?

Viele Belastungsfaktoren sind in der Organisationsstruktur begründet, zum Beispiel Zeitdruck, mangelnder Informationsfluss und wenig Anerkennung. Steigende Leistungsanforderungen bei immer weniger werdendem (vor allem qualifiziertem) Personal führen zwangsläufig zu einer Überforderung und stressbedingten Krankheiten. Demenzbegleiter sind in den Einrichtungen nach wie vor «Mangelware» oder sie werden nur stundenweise beschäftigt.

Die Pflegeversicherung brachte eine verschlechterte Arbeitssituation für das Personal in Pflegeeinrichtungen und auch Demenzbegleiter müssen nun mit den Konsequenzen leben und arbeiten lernen (Hölzer, 2003:85). Für die Begleiter bedeutet das im Alltag mit Menschen mit Demenz u. a.:

- zu prüfen, ob alle Routinearbeiten wirklich nötig sind
- zu hinterfragen, ob eigene Vorstellungen, was für den Betreffenden gut oder schlecht ist, über die des zu Begleitenden hinausgehen, zum Beispiel ein vollgepackter Beschäftigungsplan
- Streitereien mit anderen Berufsgruppen in der Einrichtung (z. B. Pflegepersonal) vermeiden bzw. an die Leitung delegieren
- die Dokumentation in Ruhe und während der Dienstzeit erledigen
- das Arbeitstempo der eigenen Leistungsfähigkeit sowie vor allem dem Tempo des Menschen mit Demenz anpassen, nicht «hetzen» lassen und auf eigene Erholungspausen achten
- Umgang mit dem Zeitmanagement lernen.

Wichtig ist, diese Sachverhalte im Team und mit Vorgesetzten zu besprechen und gemeinsam nach Lösungen zu suchen. Probleme, die im Rahmen der Demenzbegleitung entstehen, müssen kommuniziert werden, über die Wohnbereichsleitungen bis hin zur höheren Leitungsebene. Die Wohnbereichsleitungen sollten die Probleme im Team auf der Leitungsebene konkret benennen. Belastende Arbeitsbedingungen müssen erkannt, konkretisiert und wenn möglich abgeschafft werden, da sonst eine an den Bedürfnissen von Menschen mit Demenz orientierte Begleitung nicht mehr gewährleistet werden kann.

Was kann ICH für MICH tun?

Neben den gesundheitlichen Belastungen wurden in sozialepidemiologischen Studien auch gesundheitliche Ressourcen untersucht. In den Untersuchungen haben sich die zwei Ressourcen «Situationskontrolle» und «soziale Unterstützung» als bedeutsam erwiesen (Brieskorn-Zinke, 2004:66f). Die Situationskontrolle ermöglicht es Demenzbegleitern belastende Arbeitssituationen zu beeinflussen. Dies entspricht dem menschlichen Grundbedürfnis, Ereignisse zu durchschauen, zu verstehen und zu beherrschen. Die soziale Unterstützung zielt auf einen guten vertrauensvollen Umgang im Pflegeteam ab.

«Wenn es den alten Menschen gut geht, dann geht es mir auch gut, sagen viele. Wir halten gerne dagegen und behaupten: Wenn es den Pflegenden gut geht, dann geht es auch den alten Menschen gut.» (Schützendorf, 2006:1). Dieses ist vielen Mitarbeitern oftmals gar nicht bewusst. Wer nur das Wohlbefinden der ihm anvertrauten Menschen berücksichtigt, vergisst sich selbst und «merkt über kurz oder lang, dass ihm der alte Mensch genau dort im Wege steht» (Schützendorf, 2006:1). Es ist unmöglich, im Alltag immer alle Wünsche und Bedürfnisse von Menschen mit Demenz, zu erfüllen. Wer die Grenzen seiner Belastbarkeit übersieht, kann auf Dauer keinem anderen Menschen gerecht werden.

Schützendorf beschreibt so genannte «Schleusen» und meint damit die Pausen, in denen sich auch Begleiter eine «Eigen-Zeit» nehmen (Schützendorf, 2006:96f).

■ **Beispiele für eine entspannte Arbeitsatmosphäre im Wohnbereich:**

- Sich selbst loben: ein Spiegel mit einem Kussmund hängt im Flur bzw. Dienstzimmer und «fordert» alle Mitarbeiter auf, sich zu loben und in den Spiegel zu lächeln.
- Zuhören: gemütlich gestaltete Ecken, wo sich alle Mitarbeiter über ihr Befinden austauschen, einander in Ruhe zuhören, negative Erlebnisse loswerden und sich gegenseitig trösten können

- Entspannen: Oasen der Ruhe und Besinnung in einer Nische oder am Ende des Flures. Zur Gestaltung bieten sich zum Beispiel ein Liegestuhl mit Sonnenschirm, ein Zeltdach, eine Bank oder eine Pflanzen-Ecke mit einem kleinen Springbrunnen an. Auch Demenzbegleiter sollten sich die Zeit nehmen, diese Nischen aufzusuchen, bevor sie sich wieder dem Betreuungsalltag zuwenden (s. **Abb. 5-1**).
- Durchatmen: Nicht selten verlangen bestimmte Ereignisse oder Erlebnisse ein tiefes Durchatmen. Einige rauchen dann eine Zigarette oder trinken eine Tasse Kaffee. Stattdessen könnten sie eine Duftlampe an einen ruhigen Ort stellen oder sich einen gemütlichen Fenster- oder Balkonplatz suchen, der genügend frische Luft zum Durchatmen bietet, bevor sie weiter arbeiten.
- Meditation: Im Flur steht eine Kiste mit Sand, wo sich die Pflegenden zum Beispiel in Zen-Meditation (eine ungegenständliche Form der Meditation) üben können. Ziel ist die hellwache Präsenz im Augenblick. Man lässt den Sand einfach durch die Finger rieseln und denkt dabei z. B. an Strand und Meer.
- Beruhigung: Der Klang von Windspielen kann die eigene Stimmung verbessern.
- Humor: Lachen beeinflusst bekanntlich das Wohlbefinden positiv. Es sollte deshalb nicht nur in den Pausen gelacht werden. Der Phantasie zur Gestaltung von «Lachstationen» sind keine Grenzen gesetzt – gesammelte Sprüche, Karikaturen oder auch Witze können dazu beitragen, Lachen und gute Laune zu verbreiten und für Entspannung zu sorgen.
- Auch an Aquarien, Snoezelräumen und Grünpflanzen können sich neben den Menschen mit Demenz auch alle Mitarbeiter erfreuen.

«Die Verbesserung der eigenen Lage und der der alten Menschen sollte als Herausforderung angenommen werden, sich persönlich einzubringen und zu engagieren – anstatt zu resignieren.» (Hölzer, 2003:157)

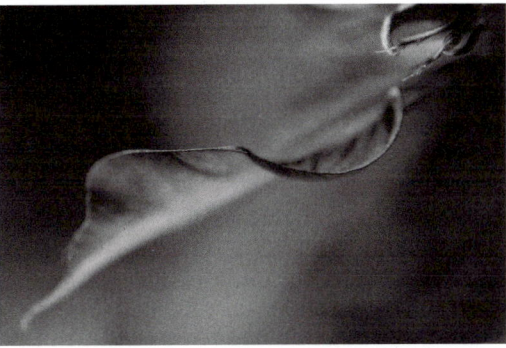

Abbildung 5-1: Mal die Seele baumeln lassen … (Foto: Jürgen Georg)

■ Beispiele zur psychischen Selbstpflege:

- auf eigene Gefühle achten (welcher Weg des Umgangs mit Problemen und schwierigen Situationen war bisher gut für mich?)
- Ausgleich durch Aktivitäten schaffen (Sport, Musik, Lesen, Entspannungsübungen)
- bei Konflikten mit den an Demenz Erkrankten nichts persönlich nehmen
- eine hohe Toleranz und Akzeptanz dem Menschen mit Demenz gegenüber entwickeln
- Zeit und Geduld im Umgang mit dem Betroffenen aufbringen
- flexibel und kreativ sein
- Prioritäten setzen! Was ist in der gegenwärtigen Situation am wichtigsten? Was kann warten?
- auf Selbstvorwürfe und Schuldgefühle dem Menschen mit Demenz gegenüber achten.

5.3 Strategien im Umgang mit Demenz am Lebensende

Demenzbegleiter werden in ihrem beruflichen Alltag immer wieder mit Krankheit, Sterben und Tod konfrontiert. Sie begleiten Sterbende und trösten Angehörige. Die eigene professionelle Trauer wird dabei häufig vergessen, verdrängt, verleugnet oder nicht zugelassen. Wie sich dies ändern kann wird im Folgenden beschrieben.

5.3.1 Trauer zulassen

Sterben und Tod sind grundlegende Bestandteile des Lebens. Palliative Care ist für Demenzbegleiter somit die Begleitung eines sterbenden Menschen mit Demenz in dessen letzter Lebensphase. Sie stellt eine besondere Form sozialer und pflegerischer Aufmerksamkeit dar. In enger Beziehung mit der Sterbebegleitung steht die Trauer. Sie beschreibt eine Gemütsstimmung, die durch ein trauriges Ereignis, den Verlust nahestehender Personen oder auch durch die Erinnerung an solche Verluste verursacht wird.

Der Tod gehört zum beruflichen Alltag Pflegender und Begleiter von Menschen mit Demenz, jedoch werden sie selbst nur selten auch als Trauernde erkannt. Von professionell Mitarbeitenden wird erwartet, dass sie mit dem Thema Sterben und Tod umgehen können. Viele Demenzbegleiter haben ein ebensolches Bild von ihrer Profession und versuchen deshalb ihre Emotionen zu unterdrücken oder nur im privaten Bereich zu zeigen. Hinzu kommt, dass auch Begleitern vielerorts weder Raum noch Zeit zugestanden wird, Emotionen zu zeigen und Trauer auszuleben. Sie erhalten keine Unterstützung und dementsprechend sind ihre Bewältigungsstrategien oft unzureichend. Dabei ist Trauer eine normale Reaktion auf einen erlebten Verlust. Sie dient dem Menschen u. a. als Selbstschutz. Die Verdrängung von Trauer und entsprechenden Emotionen können daher Stress, emotionale Erschöpfung und Depression auslösen. Im Extremfall kann sich daraus ein Burnout-Syndrom, bis hin zum Berufsausstieg entwickeln. Die Beziehung zum Menschen mit Demenz, die sich während der Begleitung entwickelt hat, erfordert Trauer. Die Intensität des Trauerempfindens entwickelt sich häufig in Abhängigkeit von der Beziehung, die zwischen dem Begleiter und dem betreuten Menschen entstanden ist. Insbesondere überall dort, wo Menschen über einen langen Zeitraum begleitet werden, z. B. in stationären Altenhilfeeinrichtungen, entstehen intensive, häufig tiefgehende Beziehungen. Verstirbt die betreute Person, so empfinden auch die Mitarbeitenden Trauer über den Verlust.

Die Verlusterfahrung Pflegender und Begleiter unterscheidet sich von der Trauer der Angehörigen oder der Freunde. Sie ist nicht so stark, nicht so intensiv und überwältigend und in der Regel bedeutend kürzer. Dennoch empfinden auch Begleiter in vielen Fällen eine Form von Trauer, die in ihrer Symptomatik der Reaktion Angehöriger ähnelt. Anzeichen dafür sind wiederholtes Reden bzw. Nachdenken über den Verstorbenen, aber auch Hilflosigkeit, Schock, Weinen oder innerer Rückzug. Auch körperliche Symptome wie Erschöpfung, Kopfschmerzen, Schlaflosigkeit oder Appetitverlust sind möglich. Diese Symptomatik kann nach wenigen Stunden beendet sein, sie kann aber auch mehrere Wochen andauern. Besonders junge oder unerfahrene Mitarbeiter sind davon betroffen. Haben sie keine Möglichkeit, das Erlebte zu verarbeiten, über ihre Ängste und Unsicherheit zu sprechen, können sich diese manifestieren. Nicht selten versuchen sie dann solchen Situationen aus dem Weg zu gehen und unterdrücken tatsächliche Emotionen. Häufig verwechseln Begleiter hier Professionalität mit einem Nicht-Zulassen von Trauer. Aus Scham und Angst, als Versager zu gelten und für die Begleitung von an Demenz Erkrankten nicht geeignet zu sein, verdrängen sie ihre Empfindungen. Weitere Gründe für das unterdrücken, verheimlichen, verstecken oder gar nicht aufkommen lassen von Trauer können sein:

- der sterbende Mensch wurde als sehr «pflegeaufwendig» angesehen, vielleicht auch als «unangenehm» und «störend» empfunden
- Antipathie gegenüber der sterbenden Person mit Demenz
- eine fehlende oder schlechte Beziehung zum Erkrankten
- Stress und Überforderung der Begleiter.

Professionelle Trauer der Begleiter

Professionelle Trauer bedeutet nicht, dass Begleiter von Menschen mit Demenz abstumpfen, Emotionen unterdrücken und zur Alltagsroutine übergehen. Professionelle Trauer zeichnet sich dadurch aus, dass sich die Begleitenden bewusst machen, dass Gefühle von Trauer auch am Ende einer professionellen Beziehung möglich und erlaubt sind. Professionelle Trauer bedeutet, sich mit Sterben und Tod auseinanderzusetzen, auch mit der eigenen Sterblichkeit. Dazu gehört, dass auch Begleiter akzeptieren, dass der Tod zum Leben gehört. Professionalität bedeutet vor allem, die Würde des Menschen mit einer demenziellen Erkrankung auch im Sterbeprozess und nach dem Tod zu wahren. Hier wird das Verhalten der Begleiter häufig auch von den unterschiedlichen Prägungen der Berufsfelder beeinflusst. So wird der Erfolg in der Gesundheits- und Krankenpflege, überwiegend im Krankenhaus, an Heilung und der Verbesserung des Gesundheitszustandes gemessen. Für Sterben und Tod ist hier normalerweise kein Platz, denn dadurch könnte das professionelle Selbstbild der Demenzbegleiter und anderer Berufsgruppen ins Wanken geraten. Anders in der Altenpflege. Hier verbringen ältere pflegebedürftige Menschen mit Demenz ihren letzten Lebensabschnitt (s. S. 178 ff.).

Der Umgang mit Sterben und Tod gehört an diesen Orten zum Berufsalltag und lässt sich nicht wegschieben. Hier müssen sich Mitarbeitende mit dem Sterben bewusst auseinandersetzen und die eigene Trauer zulassen. Demenzbegleiter können immer wieder intensive Beziehungen zu den pflegebedürftigen Menschen entwickeln. Nach deren Tod müssen sie diesen Verlust auch verarbeiten.

Hilfreiche Rahmenbedingungen gestalten
Jeder Mensch stirbt auf seine Weise und Begleiter stellen sich nach dem Tod eines Menschen oft die Fragen: Warum ist er so und nicht so gestorben? Was hätte man in der Pflege und Begleitung anders machen können? Selbstzweifel kommen auf und manchmal auch die Frage nach der Schuld. Dies kann den Trauerprozess beeinflussen. Daher ist es für den Verlauf der professionellen Trauer hilfreich, wenn auch Demenzbegleiter eine umfassende Sterbebegleitung leisten können. Dazu gehören u. a. entsprechende räumliche Bedingungen, qualifiziertes Personal, erprobte Abschiedsrituale und ausreichend Zeit. Um hier Frustrationen zu vermeiden, sind die Zusammenarbeit und Unterstützung in einem stabilen, rücksichtsvollen Pflege- und Betreuungsteam erforderlich (Student/Napiwotzky, 2007:29f).

Auch sind hier z. B. die Institutionen, in denen Menschen mit Demenz gepflegt und begleitet werden, in der Pflicht, der Sterbebegleitung gebührende Aufmerksamkeit zukommen zu lassen und für entsprechende Rahmenbedingungen zu sorgen. Diese sollten so gestaltet sein, dass Supervisionen, Fortbildungen, wertschätzende Teamsitzungen und die Förderung von persönlichen Ressourcen ernst genommen und in den Alltag integriert werden (Student/Napiwotzky, 2007:87). Ein ausreichendes Angebot an entsprechenden Maßnahmen erweitert nicht nur die Kenntnisse über Sterben, Tod und Trauer, sondern trägt auch dazu bei, dass sich Demenzbegleiter im Umgang mit Sterbenden sicher und weniger belastet fühlen.

Bewältigungsstrategien entwickeln
Palliativ Pflegende und Begleitende haben unter den gegebenen Bedingungen unterschiedliche Bewältigungsstrategien im Umgang mit Sterben, Tod und Trauer entwickelt. Diese Strategien (Coping) befähigen zum Umgang mit schwierigen Situationen. Sie sind wesentlich bestimmt von den inneren Ressourcen einer Person und davon, wie diese Ressourcen erkannt, aktiviert und genutzt werden.

Emotionales Coping
Zum emotionalen Coping gehören Gefühle der Erleichterung, der Erlösung, dass der verstorbene Mensch mit Demenz nun nicht mehr leiden muss und man selber von der belastenden Begleitung befreit ist. Auch Aggressionen gegen sich selbst oder gegen die Umgebung können vorkommen; ebenso das Verleugnen der Gefühle und das sich innerlich Distanzieren. In der Praxis wird auch häufig der Gebrauch von Drogen (Alkohol, Zigaretten) und Medikamenten beobachtet.

Kognitives Coping
Andere lenken sich beim kognitiven Coping ab, vor allem in der Freizeit durch Unternehmungen mit Freunden und der Familie, durch Fernsehen, Lesen, Sport, Arbeiten in Haus und Garten. Sie akzeptieren den Tod und wissen, dass er zum Leben dazu gehört. Sie denken über das Geschehene nach und versuchen einen Sinn darin zu sehen.

Handlungsbezogenes Coping
Beim handlungsbezogenen Coping tauschen sich Pflegende und Demenzbegleiter im Team aus. Hier stehen Gespräche über belastende Si-

tuationen im Vordergrund, die der Bewältigung dienen. Zum Teil werden solche Gespräche auch mit dem Partner oder in der Familie geführt.

Selbstpflege fördern

Zur Bewältigung von Verlust und Trauer und zur Erhaltung der physischen und psychischen Gesundheit von Demenzbegleitern stellt die Selbstpflege einen ganz wichtigen Aspekt dar. Hierbei geht es vor allem um die Fürsorglichkeit für sich selbst und das gesamte Team. Begleiter von Menschen mit Demenz sollten immer auf ihre eigenen Körpersignale achten, um ihre Kräfte richtig einzuschätzen und zu lernen, immer wieder ihre Balance zu finden. Zur körperlichen Selbstpflege gehören z. B. Entspannungsbäder, Entspannungsübungen, vertieftes Atmen oder Nackenmassagen (Student/Napiwotzky, 2007:88). Ebenso wichtig ist aber auch die seelische Selbstpflege. Hierfür sollten Begleiter um ihre eigenen Ängste vor Sterben, Tod und Trauer wissen und sie nicht verdrängen. Sie sollten persönliche bewusste und unbewusste Abschiedserfahrungen verarbeiten sowie eigene Konflikte bewältigen, bevor diese die professionelle Sterbe- und Trauerbegleitung belasten.

6 Hygiene im Alltag mit Menschen mit Demenz

Welche Bedeutung hat die Hygiene in der Begleitung von Menschen mit Demenz und wie lassen sich bestimmte Maßnahmen umsetzen?

In diesem Kapitel werden die wesentlichen gesetzlichen Vorgaben zur Hygiene beschrieben, denn um ältere, pflegebedürftige Menschen vor Infektionskrankheiten zu schützen, spielen in der stationären und ambulanten Pflege entsprechende Hygienemaßnahmen eine große Rolle. Es existieren Hygienepläne in den Institutionen, wo die wesentlichen Maßnahmen, Verfahrensanweisungen festgeschrieben sind. Diese sind für alle Mitarbeiter verbindlich.

Dennoch ist es im Alltag mit Menschen mit Demenz nicht immer leicht, bestimmte hygienische Richtlinien einzuhalten. Auf der einen Seite sollen auch an Demenz Erkrankte vor Infektionskrankheiten geschützt werden, auf der anderen Seite sind sie aufgrund kognitiver Beeinträchtigungen nicht in der Lage, hygienische Maßnahmen zu befolgen bzw. ist ihnen deren Notwendigkeit nicht bewusst. Dies wird u. a. bei der Körperpflege oder bei Toilettengängen deutlich.

Es muss deshalb genau abgewogen werden, was in der jeweiligen Situation Priorität besitzt: die Selbstständigkeit des Betroffenen sowie seine Gewohnheiten, Wünsche und Bedürfnisse oder Hygienepläne und straffe Anweisungen und Verfahren des Hygienemanagements.

6.1 Allgemeines zur Hygiene in stationären Einrichtungen

Hygiene ist nach einer Definition der Deutschen Gesellschaft für Hygiene und Mikrobiologie die «Lehre von der Verhütung der Krankheiten und der Erhaltung und Festigung der Gesundheit». Beim Auftreten von Infektionskrankheiten muss der Erhalt bzw. die Wiederherstellung der Gesundheit im Vordergrund stehen. Ziel eines Hygienemanagements in der Pflege und Begleitung von Menschen mit Demenz ist, ihnen ein hygienisch sicheres Umfeld zu bieten und gleichzeitig für eine häusliche, vertraute Umgebung zu sorgen, in der sie sich wohlfühlen und «sie selbst» sein können, und die Wahrung ihrer Privatsphäre muss gewährleistet sein. Dies ist häufig in der Praxis eine Gratwanderung. Hygienemaßnahmen dienen aber auch dazu, die Mitarbeiter vor übertragbaren Krankheiten zu schützen.

Wesentliche Voraussetzungen zur Sicherstellung einer adäquaten Betreuung bzw. Pflege in Heimen werden im Heimgesetz formuliert. Demnach ist es u. a. Aufgabe des Trägers, einen ausreichenden Schutz vor Infektionen zu gewährleisten und sicherzustellen, dass von den Beschäftigten die für ihren Aufgabenbereich einschlägigen Anforderungen der Hygiene eingehalten werden.

Der jeweilige Einrichtungsträger steht demzufolge in der Verantwortung, die personellen, materiell-technischen und räumlichen Voraussetzungen für ein effektives Hygienemanagement sicherzustellen.

Die Räumlichkeiten und ihre Ausstattung, z. B. Einrichtung der Wohnbereiche (Zimmer), der Sanitäranlagen, des Küchenbereiches oder der Waschküche müssen im stationären Bereich, wo Menschen mit Demenz leben, bestimmten Anforderungen gerecht werden, z. B.:

- alle Oberflächen sollten abwaschbar und desinfizierbar sein
- ein funktionaler, unreiner Arbeitsraum sollte in jedem Wohnbereich genügend Platz für die sachgemäße Lagerung und Aufbereitung von Gegenständen wie Waschschüsseln, Steckbecken und Urinflaschen sowie für die Zwischenlagerung von Schmutzwäsche und kontaminierten Abfällen bieten (den Menschen mit Demenz keinen Zutritt gewähren!)
- bei der Einrichtung der Zimmer für die Bewohner sollten nicht nur Hygienevorschrif-

ten beachtet, sondern vor allem auch die Privatsphäre berücksichtigt werden
- reine Arbeitsräume dienen der Aufbewahrung von Wäsche und Pflegemitteln (Pflegemittel müssen geschützt vor dem Betroffenen aufbewahrt werden!)
- auch für Rollstühle oder Materialien zur Inkontinenzversorgung sollten Lagerungsmöglichkeiten vorhanden sein
- auf den Wohnbereichen sollten ausreichend Handwaschplätze mit Desinfektionsspendern für das Personal vorhanden sein (Desinfektionsspender geschützt vor Menschen mit Demenz anbringen!).

> **Merke**
>
> Alle grundlegenden Hygienemaßnahmen sind im Hygieneplan der jeweiligen Einrichtung geregelt und nachzulesen.

6.2 Personalhygiene – Eigen- und Fremdschutz

Personalhygiene spielt auch in der Demenzbegleitung eine wichtige Rolle. Demenzbegleiter betreuen mehrere Menschen mit Demenz gleichzeitig. Sie haben beispielsweise über die Hände Kontakt mit ihnen, umarmen und streicheln sie. Umgekehrt werden Demenzbegleiter auch von Menschen mit Demenz berührt, gestreichelt, vielleicht sogar geküsst. Es versteht sich von selbst, dass hierbei grundlegende hygienische Maßnahmen notwendig sind, um sich selbst und den Betroffenen vor Krankheiten zu schützen. Erkältungskrankheiten oder auch Magen-Darm-Infektionen treten in Pflegeeinrichtungen häufig auf. Mit entsprechenden hygienischen Maßnahmen können auch Demenzbegleiter dazu beitragen, dass ansteckende Krankheiten nicht von einem zum anderen übertragen werden. Das gilt für den stationären wie auch für den ambulanten Bereich.

Händehygiene
Die Händehygiene ist die entscheidende Maßnahme zur Infektionsprävention. Selbst das regelmäßige Waschen der Hände trägt bereits zur Reduzierung der Infektionsgefahr bei (s. **Abb. 6-1**). Regelmäßiges Händewaschen mit ganz normaler Seife senkt das Risiko sich zu infizieren, denn Seife enthält Stoffe (Tenside) welche die Schutzhülle der Viren zerstören.

Im Umgang mit Menschen mit Demenz ist immer entsprechend der Situation zu entscheiden, welche Form der Händehygiene indiziert ist (Händewaschen oder hygienische Händedesinfektion). Händewaschen ist erforderlich:
- vor Arbeitsbeginn und nach Arbeitsende
- nach längeren Pausen
- bei sichtbarer Verschmutzung ohne gleichzeitige Infektionsgefahr.

Bei sichtbarer Verschmutzung mit gleichzeitiger Infektionsgefahr ist zuerst eine hygienische Händedesinfektion, danach Händewaschen und ggf. eine nochmalige Desinfektion angezeigt.

Im Betreuungssetting oder bei Beschäftigungsaktivitäten reicht in den meisten Fällen das gründliche Waschen, je nach Verschmutzung mit oder ohne Seife, der Hände aus. Die Bewohner können dabei mit einbezogen werden, z. B. nach dem Malen oder Basteln die Hände waschen oder vor und nach den Mahlzeiten. Das regelmäßige Waschen der Hände könnte somit zu einem festen Ritual werden, woran sich auch Menschen mit Demenz gewöhnen, vor allem, wenn dies mit angenehmen Erlebnissen verbunden ist und eben ohne Zwang geschieht.

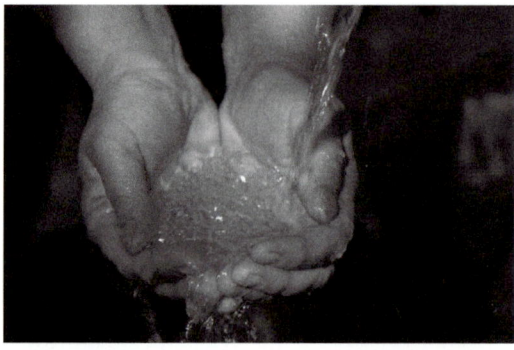

Abbildung 6-1: Hände waschen nicht vergessen! (Foto: Jürgen Georg)

Hygienische Händedesinfektion

Die hygienische Händedesinfektion ist die wichtigste Maßnahme zur Verhütung von Infektionen. Sie dient sowohl dem Schutz des Heimbewohners als auch dem eigenen Schutz. Sie zielt darauf ab, dass vom Betroffenen keine Infektionserreger durch die Hände übertragen werden.

Eine hygienische Händedesinfektion ist insbesondere im Rahmen der Demenzbegleitung in folgenden Situationen erforderlich:
- vor Kontakt mit Bewohnern, die im besonderen Maße infektionsgefährdet sind, z. B. abwehrgeschwächte und/oder chronisch kranke Menschen, Menschen mit Infektionen (z. B. Hepatitis, Darminfektionen, Menschen mit MRSA
- nach Kontakt mit Blut, Exkreten oder Sekreten, z. B. bei der Ausscheidung, Körper- und Intimpflege, Erbrechen
- nach Kontakt mit potenziell kontaminierten Gegenständen, Flüssigkeiten oder Flächen (z. B. Urinsammelsysteme, Schmutzwäsche).

> **Vorgehen bei der hygienischen Händedesinfektion:**
>
> - Alkoholische Händedesinfektion (ca. 3 ml = 2–3 Hübe aus Wandspendern) in trockene Hohlhand geben, auf beide Hände einschließlich Fingerzwischenräume, Fingerkuppen, Daumen und Handgelenke verteilen
> - mindestens 30 s Einwirkzeit einhalten
>
> 1. Desinfektionsmittel auf die Handfläche geben und verreiben.
> 2. Handfläche auf Handrücken im Wechsel für beide Hände
> 3. Handfläche auf Handfläche mit verschränkten, gespreizten Fingern
> 4. Außenseite der Finger auf gegenüberliegende Handfläche mit verschränkten Fingern
> 5. kreisendes Reiben der Daumen in der geschlossenen Handfläche für beide Hände
> 6. kreisendes Reiben hin und her mit geschlossenen Fingerkuppen in der Hohlhand für beide Hände.

Schutzkleidung

Schutzkleidung ist jede Kleidung, die dazu bestimmt ist, Beschäftigte vor schädigenden Einwirkungen bei der Arbeit oder deren Arbeits- oder Privatkleidung vor der Kontamination durch biologische Arbeitsstoffe (Mikroorganismen) zu schützen und muss dem Personal zur Verfügung gestellt werden. Durch Schutzkleidung (z. B. Schutzkittel, Handschuhe und Mund-Nasen-Schutz) soll außerdem eine Weiterverbreitung von Krankheitserregern vermieden werden.

Im Rahmen der Demenzbegleitung wird bereits weitestgehend auf eine einheitliche «Arbeitskleidung» verzichtet, z. B. auf Wohnbereichen, wo Menschen mit Demenz gepflegt und begleitet werden sowie in Wohngemeinschaften für Menschen mit Demenz. Hier arbeiten Demenzbegleiter meist in ihrer «privaten Kleidung», um eine gewisse wohnliche, vertraute und häusliche Atmosphäre zu schaffen, die für die Menschen mit Demenz unbedingt notwendig ist.

Auch hier müssen die Demenzbegleiter Prioritäten setzen und für sich und die Sicherheit des Betroffenen entscheiden. Es gelten ähnliche Empfehlungen wie bei der Händehygiene.

6.3 Infektionen vermeiden

Das Infektionsrisiko bei der Begleitung von Menschen mit Demenz wird maßgeblich von der Abwehrsituation und den erforderlichen pflegerischen, medizinischen und hygienischen Maßnahmen bestimmt. Ursachen für ein erhöhtes Infektionsrisiko können beispielsweise sein:
- chronische Erkrankungen (wie Diabetes mellitus)
- funktionelle Einschränkungen
- Immobilität
- Wunden (z. B. Dekubitus)
- Bewusstseinstrübung (einschließlich Schluckstörung).

Ein weiteres, ernst zu nehmendes Problem stellt die Besiedlung mit multiresistenten Erregern wie MRSA dar.

6.3.1 Infektionsschutzgesetz

Am 1. Januar 2001 wurde das Bundesseuchengesetz durch das Infektionsschutzgesetz abgelöst. Vorgeschrieben sind in § 43 neben einer Erstbelehrung durch das Gesundheitsamt auch jährliche Folgebelehrungen durch den Arbeitgeber für alle Mitarbeiter, die mit Lebensmitteln in Kontakt kommen. Dies schließt die Demenzbegleiter ein. Die Teilnahme an der Belehrung nach § 43 IfsG ist zu dokumentieren. Die Bescheinigung und der Nachweis der letzten Belehrung sind beim Arbeitgeber aufzubewahren. Der Arbeitgeber hat die Nachweise verfügbar zu halten und dem Gesundheitsamt auf Verlangen vorzulegen.

6.3.2 Kochen und Backen ohne Risiko

Aufgabe von Demenzbegleitern ist es, einzuschätzen, ob die Menschen mit Demenz an der Speisenproduktion beteiligt werden können oder ob es dann zu Situationen kommen kann, die hygienisch nicht beherrschbar sind. Solche Situationen müssen erkannt, benannt und entsprechend geregelt werden. Auch im häuslichen Bereich gelten hygienische Aspekte im Umgang mit Lebensmitteln.

Grundsätzlich gelten für die gemeinsame Speisenzubereitung die gleichen hygienischen Maßnahmen, wie in jedem Haushalt, z. B. Hände waschen vor, bei Bedarf auch während und nach der Zubereitung. Des Weiteren gelten für folgende leicht verderbliche Lebensmittel besondere Hygienevorschriften:

- frisches Hackfleisch, Schaschlik, Geschnetzeltes frische Bratwurst
- frisches Mett und Tatar und ähnliche Fleischzubereitungen
- Geflügel
- Fisch
- rohe Eier
- Rohmilch
- selbst hergestelltes Speiseeis
- Cremespeisen, Sahne, nicht durch gebackene Füllungen
- frische Kräuter und frische Früchte
- rohes Gemüse und Salat
- Wurst- und Käseplatten
- Feinkostsalate
- kalt gerührte Desserts.

Hygienisches Arbeiten in der Küche ist unerlässlich, denn die meist unsichtbaren Mikroorganismen können gesundheitliche Probleme verursachen, die gerade für ältere Menschen lebensbedrohlich werden können.

> **Gefährliche Mikroorganismen in Zusammenhang mit Lebensmitteln (Sitzmann, 2007:235):**
>
> - Salmonellen (z. B. in Geflügel, Eiern und daraus hergestellten Speisen)
> - Staphylokokken (z. B. in Wunden, Nasen-Rachen-Raum) – durch Niesen, Husten oder Hände gelangen sie auf Lebensmittel
> - Kolibakterien – werden durch verunreinigte Lebensmittel (z. B. rohes Fleisch, Rohmilch oder auch durch infizierte Tiere) übertragen und bilden gefährliche Gifte im Darm
> - Mykotoxine (Giftstoffe, die von Schimmelpilzen gebildet werden) – können sich über das gesamte Lebensmittel ausbreiten.

Beim gemeinsamen Kochen und Backen gelten haushaltähnliche Bedingungen. Die Lebensmittelhygieneverordnung kommt nicht zur Anwendung (Sitzmann, 2007:237).

Jedoch beginnt die «normale» Küchenhygiene auch hier bereits beim Einkauf, wobei beispielsweise die so genannte Kühlkette nicht unterbrochen werden darf. Schnell verderbliche Lebensmittel sollten unverzüglich verarbeitet werden. Ohne Risiko können Lebensmittel gemeinsam verarbeitet werden, die eben nicht leicht verderblich sind. Bei der Verarbeitung sollte darauf geachtet werden, dass möglichst sauber gearbeitet wird, das bedeutet, dass sich alle zwischendurch die Hände waschen. Auch die Lebensmittel sollten bei Bedarf gründlich gewaschen werden (z. B. wenn sie aus dem eigenen Garten kommen). Arbeitsflächen sollten auch immer gründlich gereinigt werden, was beispielsweise auch die Betroffenen übernehmen können.

Hand- und Küchentücher sind mindestens einmal pro Tag zu wechseln und zu waschen. Das Zusammenlegen nach der Wäsche können ebenfalls wieder die an Demenz Erkrankten übernehmen. Ordnung in der Küche zu halten, ist den Betroffenen sicherlich bekannt und vertraut. Somit können sie auch in Tätigkeiten wie z. B. Abfälle sammeln (sofern der Betroffene es sich nicht in den Mund steckt), schmutziges Geschirr spülen, abtrocknen und wegräumen usw. übernehmen. Geschirr spülen mit Wasser und etwas Spülmittel reicht dabei aus. Vorsicht, dass das Spülmittel von den Betroffenen nicht «getrunken» wird!

Die Speisen dürfen vorgekostet werden, aber nicht mit den Fingern und mit einem Löffel für alle! Auch sollte darauf geachtet werden, dass die Betreffenden nicht auf die Speisen niesen oder husten. Betroffene mit einer Erkältung werden dann ganz «offiziell» zum Essen eingeladen, damit sie sich nicht ausgegrenzt fühlen und «müssen» einmal nicht in der Küche mithelfen.

Merke

Wichtig ist, dass Demenzbegleiter bei gemeinsamen Aktivitäten in der Küche immer zwischen potentiellen Gefahren auf der einen und infolgedessen Ausgrenzung Betroffener auf der anderen Seite genau abwägen.

7 Rechtliche Grundlagen

Das Recht nimmt einen immer größeren Stellenwert in der Pflege ein. Zum einen werden immer neue rechtliche Regelungen geschaffen, zum anderen haben auch das Interesse und damit verbunden das Wissen über Rechte und Pflichten der Patienten, Pflegebedürftigen und deren Angehörigen zugenommen. Besonders in der Pflege und Begleitung von Menschen mit Demenz spielen rechtliche Fragen eine wichtige Rolle.

Das folgende Kapitel gibt einen Überblick über die wesentlichen rechtlichen Regelungen, die für die Pflege und Begleitung demenzkranker Menschen von Bedeutung sind. Im Fokus stehen dabei die Vorschriften im Rahmen der Pflegeversicherung, der rechtlichen Betreuung sowie rechtliche Regelungen zu freiheitsentziehenden Maßnahmen (s. **Abb. 7-1**).

- Heimgesetz
- Pflegeversicherung – SGB XI
- Qualitätssicherungsgesetz – SGB XI
- Betreuungsrecht – §§ 1896–1908 BGB
- Freiheitsentziehende Maßnahmen – § 1906 BGB

Im SGB XI finden sich alle Grundlagen, die für die Leistungen der gesetzlichen Pflegeversicherung maßgeblich sind. Ist die Versorgung in Teilen medizinisch geprägt, ist für diese Bereiche aber das Krankenversicherungsrecht nach SGB V maßgeblich. Einige gesetzliche Grundlagen für Heime bzw. das Heimpersonal sind in der Heimpersonalverordnung (HeimPersV) (zum Heimgesetz) geregelt.

Im BGB befinden sich die wesentlichen rechtlichen Regelungen zur Betreuung.

7.1 Allgemeine Grundlagen

Rechtliche Regelungen für die Begleitung von Menschen mit einer demenziellen Erkrankung im stationären oder ambulanten Pflegebereich sind:

7.2 Heimgesetz

Menschen mit Demenz, die in einem Pflegeheim leben, sind durch das Heimgesetz besonders geschützt.

Zweck des Heimgesetzes ist es laut § 2 HeimG (vgl. dazu: http://www.gesetze-im-internet.de/bundesrecht/heimg/gesamt.pdf)

«(1) Zweck des Gesetzes ist es,

1. die Würde sowie die Interessen und Bedürfnisse der Bewohnerinnen und Bewohner von Heimen vor Beeinträchtigungen zu schützen,
2. die Selbständigkeit, die Selbstbestimmung und die Selbstverantwortung der Bewohnerinnen und Bewohner zu wahren und zu fördern,
3. die Einhaltung der dem Träger des Heims (Träger) gegenüber den Bewohnerinnen und Bewohnern obliegenden Pflichten zu sichern,
4. die Mitwirkung der Bewohnerinnen und Bewohner zu sichern,

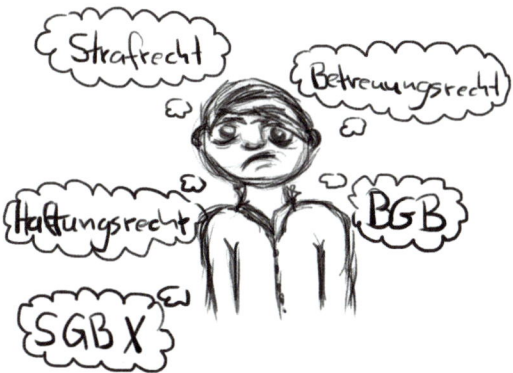

Abbildung 7-1: Alles, was Recht ist … (Zeichnung: Paul Werner)

5. eine dem allgemein anerkannten Stand der fachlichen Erkenntnisse entsprechende Qualität des Wohnens und der Betreuung zu sichern,
6. die Beratung in Heimangelegenheiten zu fördern sowie
7. die Zusammenarbeit der für die Durchführung dieses Gesetzes zuständigen Behörden mit den Trägern und deren Verbänden, den Pflegekassen, dem Medizinischen Dienst der Krankenversicherung sowie den Trägern der Sozialhilfe zu fördern.

(2) Die Selbständigkeit der Träger in Zielsetzung und Durchführung ihrer Aufgaben bleibt unberührt.»

Des Weiteren sind im Heimgesetz Regeln und Standards festgelegt, die von der Heimaufsicht kontrolliert werden. Sie betreffen zum Beispiel die Vertragsbedingungen, die Leistungen und Preise, die bauliche Beschaffenheit und Ausstattung, die erforderliche Zahl von Fachkräften und die Mitwirkungsrechte der Bewohnerinnen und Bewohner. Die Heimaufsicht ist verpflichtet, die Heime zu überwachen und Beschwerden von Bewohnerinnen und Bewohnern sowie Angehörigen nachzugehen.

Weitere Informationen zum Heimgesetz finden Sie unter: http://bundesrecht.juris.de/heimg/index.html sowie www.bmfsfj.de.

7.3 Pflegeversicherung

Die Pflegeversicherung wurde 1995 eingeführt. Sie soll das Risiko Pflegebedürftiger, die aufgrund der Schwere ihrer Pflegebedürftigkeit auf Unterstützung angewiesen sind, absichern (§ 1 SGB XI).

Die Leistungen werden in Pflegesachleistungen und Pflegegeldleistungen unterschieden.

Die grundlegenden Wertvorstellungen sind im § 8 SGB XI enthalten. Die Pflichten der Pflegeeinrichtungen sind im § 11 SGB XI geregelt.

7.3.1 Der Begriff der Pflegebedürftigkeit

Damit Leistungen der Pflegeversicherung beansprucht werden können, muss der Betroffene pflegebedürftig nach §§ 14 und 15 SGB XI sein. Danach sind Personen pflegebedürftig,

«die wegen einer körperlichen, geistigen oder seelischen Krankheit oder Behinderung für die gewöhnlichen und regelmäßig wiederkehrenden Verrichtungen im Ablauf des täglichen Lebens auf Dauer, voraussichtlich für mindestens sechs Monate, in erheblichem oder höherem Maße (§ 15 SGB XI) der Hilfe bedürfen» (vgl. § 14 SGB XI).

Der hier definierte Pflegebedürftigkeitsbegriff berücksichtigt jedoch nur bestimmte Kriterien. Mit der Pflegereform 2008 beschloss die Bundesregierung auch eine Reformierung des Pflegebedürftigkeitsbegriffes. Im Januar 2009 wurde dazu nach mehrjähriger Vorbereitung ein detaillierter Entwurf zur Neufassung des Pflegebedürftigkeitsbegriffs vorgelegt (BMfG, 2009).

Der neue Begriff sowie das neue Begutachtungsverfahren sollen einen Perspektivwechsel in der Pflegeversicherung schaffen. Das neue Instrument zielt auf eine umfassende Berücksichtigung von Pflegebedürftigkeit ab und soll deren Reduzierung auf den Hilfebedarf bei bestimmten Alltagsverrichtungen vermeiden. Er umfasst sowohl körperliche Beeinträchtigungen als auch kognitive/psychische Einbußen und Verhaltensauffälligkeiten, die einen besonderen Unterstützungsbedarf zur Folge haben. Damit sollen die Bedürfnisse altersverwirrter Menschen in Zukunft mehr berücksichtigt werden (Höfert, 2009: 329). Allerdings soll die nächste große Pflegereform zur Pflegeversicherung erst nach der Bundestagswahl 2013 stattfinden.

7.3.2 Nutzen der Pflegeversicherung für Menschen mit Demenz

Die Einführung des Pflegeleistungsergänzungsgesetzes im Jahre 2002 brachte für Menschen mit einer demenziellen Erkrankung eine Verbesserung im Bereich der allgemeinen Betreuung und Beaufsichtigung. 2008 wurde das Gesetz zur strukturellen Weiterentwicklung der Pflegeversicherung (Pflegeweiterentwicklungsgesetz) veröffentlicht. Der Betreuungsbetrag (§§ 45a und 45b SGB XI) wurde für Menschen mit Demenz mit einer anerkannten Pflegestufe und eingeschränkter Alltagskompetenz erhöht. Seitdem haben auch vollstationäre Pflegeeinrichtungen Anspruch auf leistungsgerechte Zuschläge zur Pflegevergütung für die zusätzliche Betreuung und Aktivierung der versicherten Heimbewohner mit erheblichem Bedarf an allgemeiner Beaufsichtigung und Betreuung.

Hier kann auch für die Kurzzeitpflege, zusätzliches sozialversicherungspflichtig beschäftigtes Betreuungspersonal für Heimbewohner mit erheblichem allgemeinem Betreuungsbedarf eingesetzt werden. Gemäß § 87 b SGB XI wird für 25 demenziell erkrankte Heimbewohner eine zusätzliche Betreuungskraft refinanziert. Dies soll die Betreuung demenzkranker Pflegebedürftiger im ambulanten und stationären Bereich verbessern. Die «Richtlinie zur Qualifikation und den Aufgaben von zusätzlichen Betreuungskräften in Pflegeheimen» wurde am 19. August 2008 vom GKV-Spitzenverband verabschiedet (GKV, 2008).

Für zusätzliche Betreuer und Demenzbegleiter werden die entsprechenden Aufgaben genannt.

Einheitliche Qualifizierungsrichtlinien für zusätzliche Betreuungskräfte existieren bisher nicht. Auch gehen die Pflegeeinrichtungen bezüglich des Einsatzes von «Demenzbegleitern» bzw. so genannten «Alltagsbegleitern», «Alltagsbetreuern» oder «Betreuungsassistenten» für Menschen mit Demenz recht unterschiedlich um.

«Die soziale Betreuung Demenzkranker in den Heimen ist ebenso wie die Pflege eine wichtige und anspruchsvolle Aufgabe. Demenzkranke brauchen Zuwendung und Sicherheit, sie brauchen Anregung und Aktivität, besonders auch in geselligen Gruppen, um ihre Fähigkeiten zu erhalten und sich wohl zu fühlen ... Allerdings sollte klar sein, dass es in erster Linie um eine bessere Betreuung Demenzkranker geht und nicht um eine arbeitsmarktpolitische Maßnahme.» (DAlzG, 2008)

Mit der neuen Pflegereform 2013 soll es für Menschen mit Demenz in den verschiedenen Pflegestufen höhere Leistungen geben (Pflegeneuausrichtungsgesetz – PNG).

7.3.3 Ausblick – Pflegereform

Die große Reform der Pflegeversicherung wird erst im Jahr 2013, also nach der Bundestagswahl stattfinden. Der Bundesgesundheitsminister will drei Jahre nach ersten Expertenvorschlägen eine Grundsatzreform zur Pflege auf den Weg bringen. Ein Regierungsbeirat hatte im Anfang 2012 wieder getagt. Es soll ein neues System für eine umfassende Besserstellung der immer zahlreicher werdenden Demenzkranken im Detail ausgearbeitet werden (BMfG, 2012).

Auswahl geplanter Neuerungen ab 2012 im Überblick:

- Die ambulante Versorgung soll verbessert werden.
- Ambulante Pflegedienste können neben der Grundpflege und der hauswirtschaftlichen Versorgung auch Betreuung für Menschen anbieten.
- Angehörige sollen künftig bei Rehabilitationsmaßnahmen von Menschen mit Demenz besonders berücksichtigt werden.
- entscheiden sie sich wegen einer «Auszeit» zur Kurzzeit- oder Verhinderungspflege, soll das Pflegegeld zur Hälfte weitergezahlt werden
- Pflege-Wohngemeinschaften sollen stärker gefördert werden.
- unter bestimmen Voraussetzungen erhalten sie pro Bewohner 200 Euro zusätzlich
- Das Bundesministerium will eine zeitlich befristete Initiative zur Gründung ambulanter Wohngruppen starten, wofür insgesamt 30 Millionen Euro bereitgestellt werden.
- damit sollen etwa 12 000 Bedürftige erreicht und 3 000 neue Wohngemeinschaften gefördert werden.

7.4 Rechtliche Betreuung

Im Jahre 1992 wurde die «Entmündigung» durch die «Rechtliche Betreuung» ersetzt. «Rechtliche Betreuung» bedeutet, dass ein gerichtlich bestellter Betreuer die rechtlichen Angelegenheiten für jemanden erledigt, der dazu nicht mehr in der

Lage ist, z. B. einen Menschen mit einer demenziellen Erkrankung und damit einhergehenden kognitiven Beeinträchtigungen, in rechtlichen Angelegenheiten zu unterstützen. Dabei sollen verbliebene Fähigkeiten zur Selbstbestimmung soweit wie möglich berücksichtigt werden. Wünsche des Betroffenen zur Person des Betreuers und der Durchführung der Betreuung sollten ebenfalls erfüllt werden, dürfen jedoch seinem Wohl nicht entgegenstehen.

Die Voraussetzungen für eine rechtliche Betreuung sind im § 1896 BGB geregelt. Einen Betreuer können erwachsene Menschen demnach erhalten, wenn sie aufgrund einer psychischen Krankheit oder einer körperlichen, geistigen oder seelischen Behinderung ihre Angelegenheiten ganz oder teilweise nicht mehr regeln können. Das Vormundschaftsgericht bestellt dann für sie einen Betreuer (§ 1896 BGB).

7.4.1 Bestellung eines Betreuers

Zum Betreuer können Angehörige, ehrenamtliche Betreuer, Berufs- oder Vereinsbetreuer sowie Behörden bestellt werden (geregelt in §§ 1897, 1898, 1899, 1900 BGB). Das Recht sieht eine konkrete Festlegung des Unterstützungsbedarfs vor.

Merke

Ein Betreuer darf nur für solche Aufgabenbereiche bestellt werden, in denen eine Betreuung wirklich erforderlich ist.

Teilweise benötigen Betroffene nur in einzelnen Angelegenheiten Hilfen (z. B. bei der Vermögenssorge) oder Unterstützung in bestimmten Situationen (etwa bei einer Krankenhausentlassung). Als Aufgabenkreise können in Betracht kommen:
- *Vermögenssorge* (alle Vorgänge im Zusammenhang mit dem Vermögen, z. B. Geldgeschäfte)
- *Gesundheitsfürsorge* (Veranlassung der und Zustimmung zur ärztlichen Behandlung, z. B. Operationen, Medikamentengabe)
- *Aufenthaltsbestimmung* (Entscheidung über Umzug in ein Pflegeheim, Behandlung in einem Krankenhaus oder Unterbringung in einer geschlossenen Einrichtung gegen den Willen des Menschen mit Demenz)
- *Sonstige Aufgabenbereiche* (Vertretung in persönlichen Angelegenheiten – Grundversorgung, Pflege; Postangelegenheiten – Öffnen und Verwalten der Post des an Demenz Erkrankten).

Merke

Der Wille des Betreuten ist grundsätzlich zu berücksichtigen. Solange Einwilligungsfähigkeit besteht, entscheidet der Betreute allein und genehmigungsfrei, selbst wenn eine Betreuung in diesem Aufgabenkreis besteht.

Ob die Einwilligungsfähigkeit des Betreuten vorliegt, beurteilt der behandelnde Arzt.

Der Betreuer kann selbst einem einwilligungsunfähigen Betroffenen gegen dessen Willen keine Medikamente verabreichen. Zwangsmedikation ist nur im Rahmen einer gerichtlich angeordneten Unterbringung nach § 1906 BGB zulässig, auch die heimliche Beimischung von Medikamenten in das Essen oder in Getränke zählen hierzu. Heilbehandlungen jedweder Art in Pflegeheimen und in der Psychiatrie sind in Absprache mit dem Betreuer vorzunehmen. Allein durch eine rechtliche Betreuung verliert der Betroffene weder seine Geschäftsfähigkeit noch das Wahlrecht oder andere ihm bei der Entmündigung nach altem Recht entzogene Kompetenzen.

Rechte und Pflichten des Betreuers

Der rechtliche Betreuer hat als gesetzlicher Vertreter des Menschen mit Demenz in den ihm vom Vormundschaftsgericht zugewiesenen Aufgabenbereichen Entscheidungen zu treffen, die für das Wohl des Kranken wichtig sind (vgl. §§ 1901, 1902 BGB). Der rechtliche Betreuer hat über seine Tätigkeit dem Vormundschaftsgericht Rechenschaft abzulegen und haftet für die Verletzung seiner Pflichten.

Der rechtliche Betreuer hat das Recht, über alle relevanten Ereignisse und anstehenden medizinischen Behandlungen und Eingriffe bei dem Betreuten informiert zu werden, damit sachgerechte Entscheidungen getroffen werden können.

Hierzu gehört auch das Recht auf Einsicht in Behandlungs- und Pflegedokumentationen.

Der Betreuer ist in seinen Entscheidungen grundsätzlich an die Wünsche des Menschen mit einer demenziellen Erkrankung gebunden, es sei denn, diese Wünsche widersprächen dessen Wohl.

Kommt ein Betreuer seinen Aufgaben nicht nach oder stellt sich heraus, dass er hierzu ungeeignet ist, so hat das Vormundschaftsgericht den Betreuer zu entlassen. Der Betreuer kann unter Umständen, in denen ihm eine Betreuung nicht mehr zugemutet werden kann, seine Entlassung verlangen (§ 1908b BGB).

Demenzbegleiter sollten in diesem Zusammenhang ihre Verantwortung wahrnehmen und bei Unstimmigkeiten zwischen dem Betreuer und dem Menschen mit Demenz entsprechende Maßnahmen einleiten, z.B. in Vertretung des Betroffenen Kontakt zum zuständigen Amtsgericht aufnehmen und eventuell in dessen Sinne den Einsatz eines neuen Betreuers zu beantragen.

7.4.2 Betreuungsverfügung

In der so genannten Betreuungsverfügung können Vorschläge zur Auswahl des Betreuers und Wünsche zum Inhalt der Betreuung schriftlich festgehalten werden (§ 1901a BGB). Betreuungsverfügungen können beim zentralen Vorsorgeregister hinterlegt und in einigen Bundesländern auch beim Betreuungsgericht in Verwahrung genommen werden. Sie sollte in jedem Fall schriftlich abgefasst werden und kann auch mit einer Vorsorgevollmacht verbunden werden. So können Betroffene beispielsweise verfügen, dass die von ihnen bevollmächtigte Person auch im Falle einer Betreuungsnotwendigkeit als Betreuer ausgewählt werden soll.

7.4.3 Vorsorgevollmacht

Werden die Angelegenheiten von einem Bevollmächtigten besorgt, bedarf es keines Betreuers. Der Betroffene kann selbst einen Bevollmächtigten einsetzen, wenn die Angelegenheiten dadurch ebenso gut besorgt werden können. Beschäftigte eines Heimes, in dem der Vollmachtgeber gepflegt wird, dürfen nicht bevollmächtigt werden. Der Vollmachtgeber muss zum Zeitpunkt der Erteilung der Vollmacht geschäftsfähig sein.

Die Vorsorgevollmacht muss ebenfalls die Aufgabenkreise konkret bestimmen. Somit hat der Bevollmächtigte sozusagen die gleichen Rechte und Pflichten wie ein gerichtlich bestellter Betreuer.

Die Vorsorgevollmacht kann sich dabei auf verschiedene Bereiche beziehen, wie z.B. Verträge, Bankangelegenheiten oder den Einzug in ein Pflegeheim, aber auch auf ganz individuelle, persönliche Angelegenheiten.

Aus Gründen der Eindeutigkeit und Beweiserleichterung sollte eine Vorsorgevollmacht schriftlich vorliegen und man sollte sie notariell beglaubigen lassen. Mit der Person des Vertrauens, die bevollmächtigt werden soll, sollten die Betreffenden ein offenes Gespräch führen und klären, ob sie überhaupt mit dieser verantwortungsvollen Aufgabe einverstanden ist. Der Betroffene sollte seinen eigenen Vorstellungen und Ängste, z.B. bezüglich einer Versorgung am Ende des Lebens, im konkret ansprechen, damit die bevollmächtigte Person später auch tatsächlich im Sinne des Erkrankten entscheidet.

7.5 Patientenverfügung

Eine besondere Form der Vorsorgevollmacht ist die Patientenverfügung. Mit einer Patientenverfügung kann ein Patient seinen Willen und seine Wünsche hinsichtlich künftiger Entscheidungen über medizinische Behandlungen für den Fall festlegen, dass er seinen Willen nicht mehr äußern kann.

«Eine individuelle Patientenverfügung ist wichtig. Sie sollte zum Zeitpunkt ihres Einsatzes, auch bei Eintreten einer Demenzerkrankung den Willen des Autors ausdrücken und verwirklichen helfen.» (DAlzG, 2009: 2)

Maßnahmen oder Unterlassungen, die in einer Patientenverfügung festgeschrieben werden, sind nicht an bestimmte Kriterien wie «Unheilbarkeit, fortgeschrittenes Stadium der Erkrankung oder die Nähe zum Tod gebunden». (DAlzG, 2012: 3)

Eine Patientenverfügung kann jederzeit formlos widerrufen werden. Der Patientenwille steht an erster Stelle. «Allerdings sollte auch sicher gestellt sein, dass dieser – falls er nicht verbal oder mimisch geäußert werden kann – zum aktuellen Zeitpunkt tatsächlich besteht.» (DAlzG, 2012: 3) Der aktuelle Patientenwille sollte durch die Beobachtung seines Verhaltens bzw. seiner Handlungen festgestellt werden (s. **Abb. 7-2**).

Patientenverfügungen werden heute häufig verfasst, weil die Betroffenen ängstlich und unsicher sind in Bezug auf ein würdevolles Sterben, aus Angst, am Ende des Lebens nicht mehr selbst entscheiden zu können. «Die Deutsche Alzheimer Gesellschaft hat nach wie vor Bedenken im Hinblick auf Patientenverfügungen, die Entscheidungen unter den Bedingungen einer Demenz betreffen.» (DAlzG, 2012: 1) Die Frage diesbezüglich ist, ob sich gesunde Menschen überhaupt vorstellen können, wie es ist, an Demenz erkrankt zu sein. «Die praktische Erfahrung in der Begleitung von Demenzkranken zeigt, dass zwischen Willensäußerungen in gesunden Tagen und den lebensbejahenden Verhaltensäußerungen und Willensbekundungen im tatsächlichen Leben mit einer Demenz erhebliche Diskrepanzen bestehen können, und dass ein lebenswertes Leben auch mit einer fortgeschrittenen Demenz möglich ist.» (DAlzG, 2012: 1)

Normalerweise verfasst man eine Patientenverfügung für den «Fall der Fälle», falls man eben nicht mehr dazu in der Lage ist, seinen Willen zu bekunden und vor allem auch durchzusetzen, wenn es um medizinische und pflegerische Maßnahmen geht. Dabei geht es nicht nur darum, was man nicht möchte, sondern auch um eigene Wünsche und Bedürfnisse.

7.5.1 Bedeutung einer Patientenverfügung für Menschen mit Demenz

Eine Patientenverfügung kann für den Betroffenen beruhigend sein sowie für Angehörige und Demenzbegleiter später eine Entlastung. Es wird Menschen mit einer demenziellen Erkrankung empfohlen, sich möglichst im frühen Stadium, bestenfalls mit der Feststellung der Diagnose, mit einer Patientenverfügung zu befassen. Es ist wichtig, dass die Betroffenen ihre Überzeugungen darüber, was sie möchten und nicht möchten, ihrem Umfeld mitteilen (DAlzG, 2012).

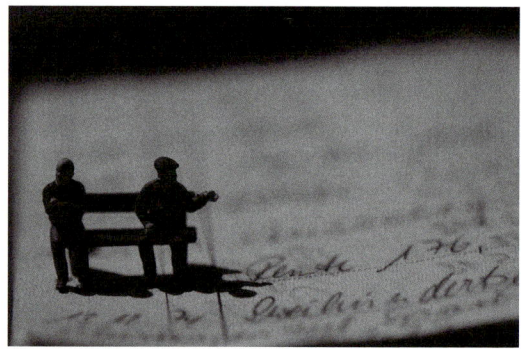

Abbildung 7-2: Patientenverfügung (Foto aus NOVAcura 2-2012, S. 35)

Gerade für die Begleitung im späten Stadium der Demenz ist es von Bedeutung zu wissen, wie sich der Betroffene vor der Erkrankung oder in einem frühen Krankheitsstadium geäußert hat. Wie wollte er in einem späten Stadium der Demenz behandelt werden? Wie hat er sich zu pflegerischen, vor allem medizinischen Aspekten geäußert?

> ■ **Beispiel**
>
> Bei Menschen mit Demenz ist die Patientenverfügung beispielsweise bei der Frage nach Anlage einer perkutanen endoskopischen Gastrostomie (PEG) bedeutsam. Hier kann sie ein hilfreiches Instrument zur Ermittlung des mutmaßlichen Willen des Betroffenen sein, wenn sich dessen Nahrungsaufnahme im Rahmen eines weit fortgeschrittenen demenziellen Prozesses verschlechtert. ■

Eine Patientenverfügung sollte ganz individuell verfasst sein. Vordrucke aus dem Internet sind häufig sehr allgemein und treffen somit keinesfalls die persönlichen Vorstellungen des Verfassers.

Selbst eine individuell und möglicherweise mehrfach aktualisierte Patientenverfügung birgt das Risiko, dass sie dann, wenn sie benötigt wird «überholt» ist, weil der Verfasser mittlerweile darüber anders denkt und z. B. möchte, dass alles, was medizinisch möglich ist, für die Erhaltung seines Lebens getan wird. Wer, wenn er gesund ist, hat tatsächlich eine Vorstellung von schweren Erkrankungen oder kann sich vorstellen, was ihn am Lebensende erwartet? Außerdem ist es möglich, dass sich der Wunsch, leben zu wollen, mit der Krankheit ändert. Viele Menschen mit schweren Erkrankungen, auch mit einer demenziellen Erkrankung, haben ganz neue Vorstellungen vom Sinn des Lebens und genießen das Leben, so lange, wie sie es noch können. «Die Erfahrung zeigt, dass auch schwer kranke Menschen leben wollen und Lebensqualität empfinden, auch wenn sie Einschränkungen in der Mobilität und Selbstständigkeit hinnehmen müssen.» (DAlzG, 2012: 2) Bei Menschen mit einer demenziellen Erkrankung können sich im Verlauf der Erkrankung Persönlichkeit, Verhalten und Wertvorstellungen verändern. Die Existenz betreffende Fragen und Fragen des Wohlbefindens sind auch noch in der letzten Phase der Demenzerkrankung möglich. Es sollte berücksichtigt und überprüft werden, dass vormals formulierten Wünsche möglicherweise mit dem aktuellen Willen des Betroffenen nicht mehr übereinstimmen.

Eine Patientenverfügung sollte nicht mit standardisierten Textbausteinen, sondern bei Menschen mit Demenz überlegt und individuell erstellt werden. Es sollten immer vertraute Personen anwesend sein, die die Äußerungen des Betroffenen bezeugen. Wenn der Patientenwille nur über diesen indirekten Weg geäußert werden kann, ist es für Ärzte und Angehörige trotz prinzipieller Gültigkeit von Patientenverfügungen oft nicht einfach, einer solchen Verfügung zu entsprechen. Für Ärzte können ethische Dilemmata die Folge sein, wenn der in der Patientenverfügung geäußerte Wille nicht mit ihrem medizinischen Auftrag zu vereinbaren ist. Angehörige empfinden Schuldgefühle, wenn der geäußerte Wille möglicherweise eine Verkürzung des Lebens für den Betroffenen bedeutet. Die Akzeptanz der Patientenverfügung sinkt, je mehr Zeit zwischen ihrer Erstellung bzw. der letzten Überprüfung und Aktualisierung durch den Verfasser und ihrer Anwendung vergangen ist. Eine Patientenverfügung sollte daher so zeitnah wie möglich sein, was in der Praxis nicht leicht umzusetzen ist. Sie wird auch weniger akzeptiert, wenn sie nicht konkret genug ist. Von Bedeutung ist auch, ob es sich um eine schriftliche oder verbale Selbstäußerung handelt, oder um eine schriftliche Äußerung, die stellvertretend durch Dritte verfasst wurde. Letztendlich ergeben sich ethische Fragen in Bezug auf eine Patientenverfügung bei Menschen mit Demenz, z. B. (Kumlehn/Kubik, 2011):
- Ist ein Mensch mit Demenz in der Lage, seine Patientenverfügung zu widerrufen?
- Welche Konsequenzen ergeben sich, wenn sich die Äußerungen des Betroffenen im Verlaufe der Erkrankung widersprechen, nicht eindeutig sind bzw. nur schwer zu deuten sind?
- Wann ist das Leben mit Demenz für den Betroffenen «nicht mehr lebenswert»? Wer entscheidet dies?

7.5.2 Aktuelle rechtliche Situation

Seit dem 1. September 2009 ist eine gerichtliche Genehmigung für die Entscheidung des Vertreters nach § 1904 BGB nur erforderlich, wenn der Arzt und der Vertreter sich nicht über den Patientenwillen einig sind und der Patient aufgrund der geplanten ärztlichen Maßnahme oder aufgrund der Weigerung des Vertreters, der vom Arzt vorgeschlagenen Maßnahme zuzustimmen, in die Gefahr des Todes oder eines schweren und länger dauernden gesundheitlichen Schadens gerät (Hübner, 2009).

In der Praxis prüft der Arzt zunächst, unter Berücksichtigung des aktuellen Willens des Betroffenen, welche ärztliche Maßnahme entsprechend seines Allgemeinzustandes und der Prognose angemessen erscheint. Bei Menschen mit einer demenziellen Erkrankung sind auch im Rahmen der Demenzbegleitung Beobachtungen aus dem Alltag, spontane Äußerungen und vor allem nonverbale Äußerungen (Gestik, Mimik oder Körperhaltung) von großer Bedeutung. Derartige Beobachtungen sollten die Begleiter mit den Angehörigen und dem behandelnden Arzt besprechen.

«Fachwissen, aber auch die gemeinsame Auswertung der von Pflegenden, Angehörigen und Ärzten gemachten Beobachtungen sind hierbei von hoher Bedeutung [...] Ist auf diese Art und Weise kein aktueller Wille feststellbar, legt § 1901 BGB fest, dass der behandelnde Arzt im Gespräch mit dem rechtlichen Betreuer den Willen des Patienten auf Grundlage der

Patientenverfügung zu ermitteln hat.» (DAlzG, 2012:4) Dies setzt voraus, dass die Patientenverfügung der aktuellen Situation des Betroffenen entspricht. Ansonsten muss der mutmaßliche Wille (nicht schriftlich niedergelegter Wille) mittels individueller Anhaltspunkte, die sich aus den Erfahrungen und dem Umgang mit dem Betroffenen ergeben, erschlossen werden. Begleiter von Menschen mit Demenz tragen in diesem Zusammenhang eine große Verantwortung und sollten ihre Beobachtungen und Wahrnehmungen unbedingt einbringen, weil in der Praxis der aktuelle Wille des Betreffenden oft nicht eindeutig festzustellen und zu interpretieren ist.

Die Deutsche Alzheimer Gesellschaft empfiehlt deshalb, dass der Bevollmächtigte oder der rechtliche Betreuer sowie ggf. weitere Angehörige mit dem behandelnden Arzt und einer Pflegekraft, die den Betroffenen sehr gut aus der direkten Pflege kennt, zusammenkommen und gemeinsam versuchen, den mutmaßlichen Willen des Betroffenen zu ermitteln (DAlzG, 2012:4).

Ethikberatung

In Situationen, in denen schwierige Entscheidungen zu treffen oder Konflikte zu lösen sind, hat es sich häufig als hilfreich erwiesen, eine Ethikberatung in Anspruch zu nehmen (z.B. Ethikkonsil, klinisches Ethikkomitee). Eine solche Beratung kann zur Vermeidung von Konflikten beitragen. Auch in Pflegeeinrichtungen, z.B. bei der Pflege und Begleitung von Menschen mit Demenz ist ein Ethikkomitee zu empfehlen. Dabei können sich je nach individueller Situation beispielsweise behandelnder Arzt, Angehörige, Bevollmächtigter, rechtlicher Betreuer, Begleiter und Pflegende zusammensetzen und besprechen, inwieweit die vorliegende Patientenverfügung auf die derzeitige Situation zutrifft und anwendbar ist. Es sollte im Rahmen eines solchen Ethikkonsils vor allem überprüft werden, ob die Patientenverfügung dem aktuellen Willen entspricht.

Manche Menschen mit Demenz, die in Pflegeeinrichtungen leben, haben keine Angehörigen bzw. keinen Kontakt zu ihnen. Im Sinne des Betroffenen sollte in dieser Situation ein beratendes Gremium hinzugezogen werden. Daran sollten teilnehmen (DGZ, 2012):

- behandelnder Arzt,
- eine Pflegekraft und Demenzbegleiter, die einen engen Bezug und Vertrauen zum Betroffenen haben,
- der rechtliche Betreuer,
- ein festes Ethikkomitee der Einrichtung (bestehend aus z.B. Seelsorger, Rechtsanwalt, Vertreter der Alzheimer Gesellschaften).

> **Merke**
>
> «Der mutmaßliche Wille ist anhand konkreter Anhaltspunkte zu ermitteln. Zu berücksichtigen sind insbesondere frühere mündliche oder schriftliche Äußerungen, ethische oder religiöse Überzeugungen und sonstige persönliche Wertvorstellungen des Betreuten.» (§ 1901a BGB)

Im Fall, dass sich Bevollmächtigte bzw. rechtliche Betreuer und behandelnder Arzt nicht einigen können, muss das Betreuungsgericht die Zulässigkeit der Entscheidung des Bevollmächtigten bzw. rechtlichen Betreuers prüfen.

In Notfallsituationen, in denen der Wille des Patienten unbekannt ist und für die Ermittlung individueller Umstände keine Zeit bleibt, ist die medizinisch indizierte Behandlung einzuleiten, die im Zweifel auf die Erhaltung des Lebens gerichtet ist. Ein Vertreter des Patienten ist sobald wie möglich einzubeziehen; sofern erforderlich, ist die Einrichtung einer Betreuung beim Betreuungsgericht anzuregen (BÄ, 2010).

7.5.3 Was gehört in eine Patientenverfügung?

Grundsätzlich sollte sich der Betroffene in Ruhe mit dem Verlauf der demenziellen Erkrankung sowie mit dem Sterben auseinandersetzen und für sich überlegen, was er in diesem Fall möchte. Dies sollte möglichst frühzeitig, im frühen Stadium der Krankheit, geschehen. Dabei sollte der Betreffende bei Bedarf externe Beratung in Anspruch nehmen. Hilfreich kann, besonders zu Beginn der Erkrankung, der Austausch mit Betroffenen, der Familie oder Freunden, dem Arzt, einem Psychologen, einer Pflegekraft, einem Rechtsanwalt, Sozialarbeiter oder Seelsorger sein. Der Betroffene kann sich somit vielleicht mehr Klarheit über die eigenen Wünsche verschaffen (DAlzG, 2012).

> **Merke**
>
> Eine Patientenverfügung zu erstellen ist jedoch ein Recht und keine Pflicht.

Nicht jeder kann sich den Fall einer Demenzerkrankung vorstellen. Auch Betroffene im frühen Stadium sind sich unter Umständen unsicher darüber, wie die Krankheit bei ihnen verlaufen wird. Vorsorgevollmacht oder Betreuungsverfügung sind eine Alternative zur Patientenverfügung. Die Betroffenen können dort festlegen, welcher vertraute Mensch für den Fall, dass sie sich selbst nicht mehr äußern können, Entscheidungen für sie treffen und ihre Interessen wahren soll.

Zur Erstellung einer Patientenverfügung gibt es mittlerweile hilfreiche Ratgeber z.B. vom Bundesministerium für Justiz oder vom Humanisten Verband Deutschland:
- www.bmj.de, unter «Patientenverfügung»
- www.standard-patientenverfuegung.de.

7.6 Rechtliche Regelungen zur Unterbringung und freiheitsentziehende Maßnahmen

Im 3. Bericht des MDS nach § 114a Abs. 6 SGB XI Qualität in der ambulanten und stationären Pflege wurde in Bezug auf freiheitsentziehende Maßnahmen angemerkt:

«Bei den Maßnahmen kann es sich beispielsweise um den Einsatz von Bettgittern oder Therapietischen am Rollstuhl, das Abschließen von Zimmertüren oder die Anwendung von Gurtfixierungen im Bett oder Rollstuhl handeln. Vor dem Hintergrund des aktuellen Wissensstandes stellt sich die Frage, ob freiheitseinschränkende Maßnahmen in diesem Umfang notwendig sind.» (MDS, 2012:18)

Freiheitsentziehende Maßnahmen «entziehen», wie der Begriff verdeutlicht, dem Betroffenen die Freiheit. Jemand seiner Freiheit zu berauben ist strafbar. In der Pflege und Begleitung von Menschen mit Demenz ist dies ein Zeichen von Gewalt und ist strafbar. «Der aktuelle Stand des Wissens zur Vermeidung von und zum Umgang mit freiheitseinschränkenden Maßnahmen ist in diversen Publikationen beschrieben worden. In ihnen wird die Einschätzung vertreten, dass freiheitseinschränkende Maßnahmen weitgehend vermieden werden können und das letzte Mittel der Wahl sein sollten.» (MDS, 2012:18)

In der Praxis greifen Pflegende und Begleiter zu freiheitsentziehenden Maßnahmen, wenn sie im Umgang mit den an Demenz Erkrankten überfordert sind, wenn sie deren Sicherheit und Wohlergehen nicht mehr gewährleisten können (z. B. bei zu wenig Personal, mangelnden Kenntnissen oder mangelnder Unterstützung durch die Leitung).

Grundsätzlich sollten die Voraussetzungen und Rahmenbedingungen im stationären und ambulanten Bereich so gestaltet sein, dass freiheitsentziehende Maßnahmen bei Menschen mit Demenz tatsächlich das letzte Mittel der Wahl sind.

7.6.1 Rechtliche Regelungen zur Unterbringung

Der Betreuer bzw. Bevollmächtigte kann den betreuten Menschen unter bestimmten Voraussetzungen mit gerichtlicher Genehmigung in einer geschlossenen Einrichtung (z. B. in der Gerontopsychiatrie) oder in einer geschlossenen Abteilung eines Krankenhauses oder einer stationären Pflegeeinrichtung unterbringen. Die Unterbringung ist allerdings nur unter den in § 1906 Abs. 1 BGB genannten Voraussetzungen zulässig und zwar wenn beim Betreuten die Gefahr einer erheblichen gesundheitlichen Selbstschädigung besteht oder wenn ohne die Unterbringung eine notwendige ärztliche Maßnahme nicht durchgeführt werden kann. Der Betreuer hat die Unterbringung zu beenden, wenn die Voraussetzungen wegfallen (§ 1906 BGB).

> **Merke**
>
> Die gerichtliche Genehmigung muss in jedem Fall zuvor eingeholt, bei Gefahr im Verzug nachgeholt werden.

7.6.2 Was sind «freiheitsentziehende Maßnahmen»?

Freiheitsentziehende Maßnahmen schränken die Bewegungsfreiheit von Menschen ein, z. B. durch ein Bettgitter oder einen Rollstuhlgurt. Grundsätzlich sind freiheitsentziehende Maßnahmen eine spezielle Form der Gewalt in der Pflege und Begleitung von Menschen mit Demenz (Berzlanovich/Kohls, 2010:356).

Unter freiheitsentziehenden Maßnahmen versteht man «alle Schutzmaßnahmen, die eine willkürliche Bewegung oder Fortbewegung zum Schutz vor Selbstgefährdung verhindern sollen. Keine freiheitsentziehende Schutzmaßnahme liegt vor, wenn sie nur vor unwillkürlicher (gefährlicher) Bewegung schützt oder Patient einwilligt (und einwilligungsfähig ist).» (Stolz, 2011)

Freiheitsentziehende Maßnahmen können demzufolge sein:
- geschlossene Unterbringung des Menschen mit Demenz durch Verschließen der Station, des Wohnbereiches oder der Wohnung (z. B. mit normalen Schließsystemen, Schlösser mit Zahlencodes, Abschließen des Zimmers oder der Station, wenn Öffnung auf Wunsch des Betroffenen nicht jederzeit gewährleistet ist
- Bauchgurt, Hand-, Fuß- oder Beingurte im Bett oder im Stuhl
- Bettgitter
- Vorsatztische
- Pflegestühle, die so gebaut sind, dass der an Demenz Erkrankte sie nicht verlassen kann
- Medikamente, die mit der Absicht verabreicht werden, den Betroffenen in seiner Bewegung einzuschränken
- so genannte Schutzdecken
- Overalls, die den Menschen mit Demenz in seinem Bewegungsdrang einschränken
- Entziehung von Hilfsmitteln, die der Betroffene zur Fortbewegung benötigt.

Freiheitsentziehungen in offenen Pflegeeinrichtungen oder Pflegebereichen bei Menschen mit Demenz sind grundsätzlich genehmigungspflichtig, wenn sie in ihrer Wirkung auf die Bewegungsfreiheit des Bewohners einer Unterbringung in einer geschlossenen Einrichtung gleichkommen, denn die Freiheitsentziehung kann z. B. durch einen Fixiergurt erheblich intensiver sein als diejenige, die durch eine verschlossene Stationstür erfolgt. Dies betrifft besonders Situationen, in denen sich der Mensch mit Demenz selbst erheblich gefährdet.

> **Merke**
>
> Der Genehmigung bedarf es auch in jedem Fall, in dem einem Betreuten durch eine mechanische Vorrichtung, Medikamente oder auf andere Weise über einen längeren Zeitraum (mehr als drei Tage) oder regelmäßig die Freiheit entzogen werden soll.

7.6.3 Wann sind «freiheitsentziehende Maßnahmen» überhaupt notwendig?

Gemäß § 239 StGB ist die Beschränkung der Freiheit eines Menschen nicht erlaubt und wird i. d. R. strafrechtlich verfolgt. Wird also ein Bewohner mit Demenz in einem Pflegeheim durch eine freiheitsentziehende Maßnahme geschützt, ist hier eine begrenzte Einschränkung der Freiheit legitim, wenn alle weniger einschränkenden Möglichkeiten ausgeschöpft wurden:
- Bewohner verlangt die freiheitsentziehende Maßnahme selbst (z. B. Bettgitter zur Sicherheit in der Nacht).
- Rechtfertigender Notstand nach § 34 StGB («Gefahr im Verzug») bei akuter und erheblicher Selbst- oder Fremdgefährdung. Ein Beschluss des Vormundschaftsgerichts ist erforderlich, wenn dieser Zustand regelmäßig stattfindet.
- Nichteinwilligungsfähige Bewohner dürfen nur mit richterlicher Genehmigung in ihrer Freiheit eingeschränkt werden (§ 1906 BGB). Freiheitsentziehende Maßnahmen bedürfen der Genehmigung des Vormundschaftsgerichts und dürfen ausschließlich durch einen Betreuer bzw. Bevollmächtigten mit dem Aufgabenkreis Aufenthaltsbestimmung, durchgeführt werden. Landesunterbringungsgesetze nach PsychKG regeln die gesetzlichen Grundlagen zur Durchführung von Zwang gegenüber psychisch Erkrankten (z. B. Unterbringung in psychiatrischen Kliniken bei behandlungsbedürftiger psychi-

scher Erkrankung wie Psychose oder Suchterkrankung). PsychKG (Gesetz über Hilfen und Schutzmaßnahmen bei psychischen Krankheiten) ist ein Landesgesetz und somit bundesweit unterschiedlich geregelt.

7.6.4 Mehr Sicherheit durch «Weglaufschutzsysteme»?

> **■ Beispiel**
>
> Auf einem Wohnbereich werden einige Bewohner mit einer demenziellen Erkrankung begleitet. Die meisten von ihnen sind noch mobil. Jedoch ist die Station nicht geschlossen, sodass ein Verlassen grundsätzlich möglich ist. Eine Bewohnerin ist deshalb auf der Straße unterwegs gewesen und stürzte. Ein weiterer Bewohner hat den Weg in die Einrichtung nicht mehr gefunden und musste von der Polizei zurückgebracht werden. In der Einrichtung sollen nun so genannte «Weglaufschutzsysteme» angewandt werden. ■

Weglaufschutzsysteme (engl.: Anti-Wandering Systems) sind technische Geräte, die verhindern sollen, dass sich Menschen mit Demenz unbemerkt entfernen, zum Beispiel im Pflegebereich, zu Hause oder unterwegs. Der Einsatz elektronischer Informationssysteme kann für an Demenz Erkrankte mehr Sicherheit bedeuten, Freiräume ermöglichen und Fixierungen vermeiden. Individuelle Bedürfnisse und vor allem die Akzeptanz des Betroffenen sind zu berücksichtigen.

Eine ständige Kontrolle ist durch Weglaufschutzsysteme zwar gewährleistet, dennoch ersetzt auch diese Technik keinesfalls die persönliche Zuwendung bei Unruhe des Menschen mit Demenz durch das Pflegepersonal oder Demenzbegleiter, zum Beispiel, wenn der Bewohner zurückzubegleiten ist. Bei zunehmenden kognitiven Einschränkungen dienen Weglaufschutzsysteme insbesondere der Sicherheit von Personen mit Demenz in privaten wie institutionellen Wohnbereichen. Der Klient selbst oder sein rechtlicher Betreuer müssen der neuen Technik zustimmen. Auch wenn die Sicherheit des Betroffenen im Mittelpunkt steht, haben Selbstständigkeit und Autonomie Priorität.

Beim Einsatz moderner Weglaufschutzsysteme gehen viele Pflegende und Begleiter aufgrund mangelnder Kenntnisse von falschen Annahmen aus. Der Einsatz elektronischer Informationssysteme stellt im eigentlichen Sinne keine freiheitsentziehende Maßnahme dar, denn das Weglaufschutzsystem hindert den Betroffenen nicht daran, sich frei zu bewegen. Freiheitsentzug wäre, wenn Menschen mit Demenz durch Türstoppsysteme eingesperrt werden. Allerdings stellen sie eine Einschränkung der informellen Selbstbestimmung dar. Das Weglaufschutzsystem ist so eingestellt bzw. installiert, dass die Möglichkeit des Betroffenen, sich unbemerkt zu entfernen, kaum gegeben ist. Bei allen verfügbaren Systemen wird eine «100-prozentige» Sicherheit jedoch nur schwer erreichbar sein. Durch regelmäßige Kontrollen könnte die Restwahrscheinlichkeit des Nichtbemerkens auf ein Minimum zu reduzieren sein.

7.6.5 Risiken für den Betroffenen

Alle angewandten Maßnahmen können zu Verletzungen wie Strangulationen und Quetschungen führen. Auch durch einen sachgemäßen Umgang sind diese Probleme nicht zu vermeiden.

Der aktuelle Stand des Wissens ist auch beim Umgang mit freiheitsentziehenden Maßnahmen zu beachten.

> **Merke**
>
> Kann das Ziel (z. B. Hin- und Weglaufen), das man mit der freiheitsentziehenden Maßnahme, beispielsweise Fixierung, verfolgen möchte auch durch andere Mittel und Maßnahmen erreicht werden, die den Betroffenen weniger in seiner Freiheit einschränken, so ist die Fixierung ein unverhältnismäßiger Eingriff in die Rechte des Betroffenen.

Die Voraussetzung zur Genehmigung einer solchen Maßnahme ist dann nicht gegeben, weil es an deren Erforderlichkeit mangelt. Im nationalen Expertenstandard Sturzprophylaxe (DNQP, 2006) wurde darauf hingewiesen, dass freiheits-

entziehende Maßnahmen keinen Vorteil in der Prophylaxe bringen und auch nicht als prophylaktische Maßnahmen anzuwenden sind. Einige Maßnahmen können die Sturzhäufigkeit sogar erhöhen. Außerdem können bei den Betroffenen Probleme wie:
- Pneumonie
- Thrombose
- Dekubitus
- Harn- und Stuhlinkontinenz
- Muskelatrophien
- Langeweile
- das Gefühl, gedemütigt zu werden, entstehen.

Fachkompetenz, ethisches Verhalten und Recht

Das Thema «Freiheitsentziehende Maßnahmen» verdeutlicht den Zusammenhang zwischen Fachkompetenz, ethischem Verhalten und Recht.

In der Praxis ist es für Demenzbegleiter oft schwierig, die Balance zwischen einer möglichst hohen Autonomie des Patienten und dessen eingeschränktem Selbstbestimmungsrecht durch Freiheitsentziehende Maßnahmen herzustellen. Besonders im Umgang mit an Demenz erkrankten Menschen, die Gefahrensituationen nicht adäquat einschätzen können, sind freiheitsentziehende Maßnahmen immer ein Thema. In der Praxis zeigt sich aber auch, dass die Betroffenen häufig auf Fixierungen mit herausforderndem Verhalten reagieren.

7.6.6 Alternativen statt «freiheitsentziehende Maßnahmen»

Zu den Maßnahmen, die die Rechte der Betroffenen weniger beeinträchtigen, zählen Interventionen zur Sturzprophylaxe, insbesondere Kenntnis und Anwendung des Expertenstandards Sturzprophylaxe in der Pflege (DNQP, 2006), aber auch z. B. die Verwendung einer Sensormatte, eines Lichtschrankensystems, Betten, die man absenken kann, Veränderung des Bodenbelags oder der Einsatz von Hüftprotektoren.

Situation für den Bewohner

Durch eine falsche, den Bedürfnissen des an Demenz Erkrankten nicht angepasste Begleitung entsteht chronischer Stress. Einschränkungen der Bewegungsfreiheit, vor allem Fixierungen, verstärken beim Betroffenen das Gefühl des Ausgeliefertseins, der Hilflosigkeit und erschweren ihm das Verständnis der Situation. Immobilisierung kann insofern auch die Entwicklung psychotischer Symptomatik begünstigen. Oft werden bereits nach wenigen Stunden der Fixierung Halluzinationen und Wahnvorstellungen beobachtet, die zumeist mit einer erheblichen psychomotorischen Unruhe und Aggressivität verbunden sind. Dies bedeutet stressige Situationen für alle Beteiligten sowie eine erhebliche Beeinträchtigung der Lebensqualität der Menschen mit einer demenziellen Erkrankung.

Wesentliche Voraussetzung einer stressfreien Betreuung von Menschen mit Demenz ist, die Ursachen von herausforderndem Verhalten zu identifizieren und daraus Alternativen zu freiheitsentziehenden Maßnahmen zu entwickeln.

> **Merke**
>
> Erst wenn eine fachliche Analyse keine Alternativen mehr zulässt, ist für den Betreuungsrichter sowie für den Betreuer die Freiheitsentziehende Maßnahme als «erforderlich» gegeben.

Alle Freiheitsentziehenden Maßnahmen werden in der Durchführung fachlich überwacht. So sind beispielsweise:
- zum Schutz vor Verletzungen an Bettgitter Polsterungen anzubringen, die das Einklemmen von Gliedmaßen und Strangulationen verhindern
- Bauchgurte nicht zu fest oder zu weit anzulegen; Kippen von Stühlen und Rollstühlen zu verhindern; Rutschen des Bewohners nach unten zu verhindern (ggf. Vorrichtung anbringen)
- Kontrollen oder Überprüfung der Maßnahme mind. alle zwei Stunden (je nach Antrieb bzw. Unruhe des Bewohners), u. U. Sitzbegleitung durchzuführen
- alle Maßnahmen und Kontrollen zu kontrollieren.

Zur Vermeidung von Schäden sind außerdem regelmäßige Schulungen der Demenzbegleiter sinnvoll.

Jede freiheitsentziehende Maßnahme, wenn sie denn unbedingt erforderlich ist, stellt für den Betroffenen eine außergewöhnliche und ungewohnte Situation dar, besonders für den Menschen mit Demenz. Er kann womöglich seine Situation überhaupt nicht einschätzen und kann auf Fixierungen u. a. wie folgt reagieren: ängstlich, panisch, abwehrend und aggressiv oder regressiv.

Der Betroffene braucht einen einfühlsamen Umgang und Unterstützung. Er sollte auf jeden Fall am täglichen Leben teilhaben können und wahrgenommen werden. Das Umfeld muss sehr sensibel mit dem Betroffenen umgehen, um seine Wünsche und Bedürfnisse wahrnehmen zu können (z. B. Hunger, Durst, Ausscheidung) und einer Reizarmut entgegenzuwirken (z. B. bei Bewohnern, die ihr Zimmer nicht mehr verlassen können).

Merke

Grundsätzlich sind freiheitsentziehende Maßnahmen bei Menschen mit Demenz zu vermeiden und Alternativen anzuwenden, vor allem bei herausfordernden Verhaltensweisen oder Bewegungsdrang.

8 Ethische Aspekte der Demenzbegleitung

Demenzbegleiter kommen täglich mit ethischen Aspekten ihres Handelns in Berührung und es wird von ihnen erwartet, dass sie sich auf ethische Konfliktsituationen einstellen und ihr eigenes Verhalten reflektieren können. Ethik bezeichnet die Lehre von den moralischen und sittlichen Grundlagen des Verhaltens der Menschen in einer Gesellschaft. Sie umfasst die «Beschäftigung mit den Grundlagen menschlichen Handelns, von Individuen und Gruppen, als auch der Gesellschaft als Ganzes […].» (van Arend/Gastmans,1996: 17) Entscheidend dabei ist, welche Normen und Werte handlungsleitend im Umgang mit Menschen mit Demenz sind. Sind diese ethisch gerechtfertigt und welche Alternativen können aufgezeigt werden?

Moral hingegen ist die gelebte Sittlichkeit, die auf Wertvorstellungen beruht. Die Moral ermöglicht Orientierung für das eigene Handeln und umfasst jene Normen und Werte, die aufgrund von Anerkennung verbindlich sind und in Form von Ge- oder Verboten in der Gemeinschaft Ausdruck finden (Großklaus-Seidel, 2002:99). Moralvorstellungen können sich im Laufe der Zeit ändern. Außerdem stößt die Moral an ihre Grenzen, wenn an alten Traditionen, Gewohnheiten und Routineabläufen festgehalten und somit eine Auseinandersetzung und Weiterentwicklung blockiert wird.

In diesem Kapitel werden die Berufsethik sowie ethische Kompetenzen in der Begleitung von Menschen mit Demenz beschrieben.

8.1 Bedeutung einer Berufsethik

Die Berufsethik beinhaltet die Begriffe «Beruf» und «Ethik bzw. Ethos» und bedeutet die Reflexion der mit dem Beruf verbundenen Moralvorstellungen. Sie stellt sich der Frage, wie sich beispielsweise Demenzbegleiter in ihrem gesellschaftlichen Kontext verhalten sollen. Daneben trifft sie Aussagen über Rechte, Pflichten und Wertvorstellungen einer Betreuungsperson, die erforderlich sind, damit sie ihren beruflichen Aufgaben gerecht werden kann.

«Ethos» hinterfragt die Folgen des Handelns und welche Handlungsstrategien für alle Beteiligten am besten sind. Ziel einer Berufsethik im Zusammenhang mit der Demenzbegleitung ist, die Begleiter für berufsethische Probleme zu sensibilisieren, sodass sie typische Konflikte, die im Umgang mit Menschen mit Demenz auftreten können, wahrnehmen und eine ethische Lösungskompetenz entwickeln können. Die Berufsethik berücksichtigt dabei nicht allein die Interessen der Demenzbegleiter, sondern auch die ihrer Bezugspersonen. Die dem Berufsethos der Demenzbegleitung zugrunde liegenden Normen und Werte müssen den beruflichen Aufgaben angepasst werden, denn es geht nicht mehr nur um das «Helfen» und darum, «etwas Soziales zu tun». Demenzbegleiter müssen im Alltag das verwirklichen, was als eine hohe moralische Anforderung anerkannt ist: sich selbstlos der Bedürftigkeit des Menschen mit Demenz zuwenden.

Die Würde des Menschen als normative Forderung ergibt sich aus der Art des Umgangs miteinander als zwischenmenschlicher Wert, der im Alltag gelebt wird.

Ethische Konflikte in der Demenzbegleitung können beispielsweise immer dann entstehen, wenn Werte und Moralvorstellungen mit den Bedürfnissen der Menschen mit Demenz nicht übereinstimmen bzw. umgekehrt. Beispiele dafür sind die Fixierung und Sedierung «unruhiger» oder «aggressiver» Bewohner, das gewaltsame Verabreichen von Nahrung und Flüssigkeit bzw. das Legen einer Magensonde (PEG) bei Menschen, die nicht selbstständig essen und trinken können bzw. die Mahlzeiten ablehnen.

Es gibt kein Patentrezept, wie sich Demenzbegleiter «richtig» verhalten. Entscheidend ist aber, in der jeweiligen Situation den Kern des Problems zu erfassen und sich nicht nur von formalen Regeln und Maximen leiten zu lassen. Reflexionen sind entscheidend sowie offene Aussprachen im Team.

Ethische Kompetenz in der Demenzbegleitung bedeutet, dass die verschiedenen biografischen und sozialen Hintergründe von Menschen mit Demenz berücksichtigt und in den Alltag integriert werden, so dass die Identität der Betroffenen gewahrt bleibt. In diesem Sinne sollte Demenzbegleitung eine größtmögliche Autonomie des Menschen mit Demenz bei allen Aktivitäten des täglichen Lebens ermöglicht und gefördert werden. Dazu gehört, den Menschen mit Demenz in seiner Individualität wahrzunehmen und auf seine Wünsche sowie Bedürfnisse einzugehen. Meist sind dies ganz alltägliche Dinge, wie sie in jeder zwischenmenschlichen Beziehung gelebt werden (s. **Abb. 8-1**).

Dies ist Voraussetzung dafür, Konfliktsituationen (z. B. herausfordernde Verhaltensweisen) zu erkennen und entsprechend zu handeln. Der Mensch mit Demenz wird sonst, wenn seine Subjektivität nicht respektiert wird, gedemütigt und abgewertet.

Es hängt von jedem Demenzbegleiter selbst ab, inwieweit er sich auf eine Beziehung zum Menschen mit Demenz einlässt, wie viel Respekt er ihm entgegenbringt und ob er seine Identität akzeptiert – kurz, von seiner Einstellung zum Menschen mit Demenz überhaupt. «Helfen wollen» allein kann dabei schnell zu einer Überforderung führen.

8.2 Ethische Kompetenz in der Demenzbegleitung

Neben fachlicher Kompetenz wird auch ethische Kompetenz in der Demenzbegleitung gefordert. Demenzbegleiter benötigen täglich gute Argumente, um bestimmte Handlungsweisen ethisch begründen zu können, beispielsweise im Umgang mit herausfordernden Verhaltensweisen.

«Ethisch kompetent ist erst derjenige, der fähig und bereit ist, sein selbstbestimmtes Handeln als an ethischen Theorien oder Prinzipien ausgerichtet zu verantworten.» (Dettmann, 2006:3)

Person-zentrierte Begleitung, Erinnerungspflege und Integrative Validation sind Beispiele für Handlungskonzepte in der Demenzbegleitung, die die Würde und Identität von Menschen mit Demenz wahren und von ethischer Kompetenz zeugen. Über ethische Kompetenz zu verfügen heißt nicht, nur Pflichten und Beschränkungen zu formulieren, sondern vor allem die Gewissheit zu stärken, dass das eigene Handeln richtig ist. Damit sollen Gewissenskonflikte verringert und der Mut zur Entscheidung aktiviert werden sowie die Möglichkeit, dann auch offen über ethische Fragen (z. B. bezüglich der Nahrungs- und Flüssigkeitsaufnahme oder in der Sterbebegleitung) zu diskutieren. Demenzbegleiter dürfen sich nicht mit ihren ethischen Fragen allein gelassen fühlen.

Ethische Konflikte erfordern ethische Kompetenz, zum Beispiel wenn Menschen mit Demenz bestimmte Maßnahmen, die ihrer Sicherheit und ihrem Wohlbefinden dienen, ablehnen. Demenzbegleiter sollten in solchen Situationen immer davon ausgehen, dass die vermeintlich «selbstzerstörerische» Entscheidung keine authentische oder keine wirklich autonome ist. Die Frage ist, ob wir immer davon ausgehen können, dass ein Mensch mit Demenz nicht mehr autonom entscheiden kann, wenn er zum Beispiel Nahrung und Flüssigkeit ablehnt, bei bestehender Sturzgefahr Hilfsmittel ablehnt oder ohne Orientierung die Einrichtung verlässt. Es ist auch möglich, dass der Mensch mit Demenz tatsächlich keinen Sinn mehr im Leben sieht und das auch Demenzbegleitern gegenüber äußert. Wie gehen Demenzbegleiter damit um? Greifen sie dann in seine Autonomie ein und

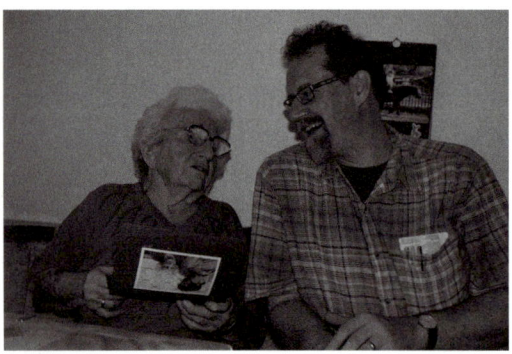

Abbildung 8-1: Wünsche und Bedürfnisse ernst nehmen. (Foto: Jürgen Georg)

denken, es kann nicht sein, was nicht sein darf? Die Situation spitzt sich zu, wenn die betroffene Person Wünsche und Bedürfnisse nicht mehr selbst äußern kann, Begleiter einzig an deren Mimik und Gestik ablesen können, dass er etwas möchte oder nicht möchte.

> Demenzbegleiter müssen über hinreichende Kompetenzen verfügen, um immer wieder zwischen entscheidungsrelevanten und kontextgebundenen Faktoren abzuwägen. Das nennt man «ethische Kompetenz in der Demenzbegleitung».

Grundvoraussetzung ist, sich in den Menschen mit Demenz hinein zu versetzen, seine Wünsche und Bedürfnisse zu akzeptieren, auch wenn Demenzbegleiter sie selbst nicht teilen, zum Beispiel Körperhygiene, Essgewohnheiten oder seine Lebensphilosophie allgemein. Ethische Kompetenz meint dabei auch Rollendistanz und Perspektivwechsel. Es bedeutet keinesfalls, den Menschen mit Demenz «zu erziehen» und von ihm das zu verlangen, was Begleiter für gut und richtig halten. Nicht alles, was Demenzbegleiter für moralisch richtig halten, ist auch ethisch gut begründet und im Interesse des Menschen mit Demenz. In der Demenzbegleitung kann man sich moralischen Entscheidungen nicht entziehen und jeder ist für sein Handeln selbst verantwortlich.

Selbst Menschen mit fortgeschrittener demenzieller Erkrankung sind zu individuellem Erleben und sensibler sozialer Wahrnehmung fähig und haben persönliche Wünsche. «Sie können daher sehr wohl noch als empfindsame Subjekte handeln und von anderen wahrgenommen werden.» (Deutscher Ethikrat, 2012:8)

Der Fokus der Demenzbegleitung besteht eben deshalb darin, mit Menschen mit Demenz in ihrer persönlichen Eigenart und unter Berücksichtigung ihrer persönlichen Biografie umzugehen und ihre jeweils noch mögliche Selbstbestimmung unbedingt zu achten (Deutscher Ethikrat, 2012:8).

9 Demenzbegleitung im ambulanten Bereich

Das folgende Kapitel vermittelt eine Zusammenfassung der Aufgaben von Demenzbegleitern im ambulanten Bereich. Im Prinzip unterscheiden sich die Aufgaben nicht von denen im stationären Bereich (s. Kap. 1.2) Ein wesentlicher Unterschied ist, dass die Demenzbegleiter im häuslichen, sehr privaten Bereich des Menschen mit Demenz agieren, nicht selten gemeinsam mit pflegenden Angehörigen.

Nach wie vor gilt in der Pflege und Betreuung von Menschen mit Demenz der Anspruch «ambulant vor stationär». Auch Menschen mit einer demenziellen Erkrankung möchten so lange wie möglich zu Hause leben statt in eine Pflegeeinrichtung zu ziehen. Technische Assistenzsysteme ermöglichen dies bis zu einem bestimmten Grad (s. Kap. 3.11.3) Viele Menschen mit Demenz werden zu Hause von Angehörigen gepflegt und betreut. Demenzbegleiter können auch Menschen mit Demenz zu Hause im Alltag begleiten. Dabei handelt es sich um die Durchführung niedrigschwelliger Entlastungsangebote in der häuslichen Pflege im Rahmen des § 45c Abs. 6 SGB XI.

Wohn- und Lebenssituation

Aufgabe von Demenzbegleiterin ist es, eine regelmäßige Beziehung zu dem Menschen mit Demenz zu Hause aufzunehmen und zu gestalten. Diese Beziehung ist sehr wichtig und ist an den Merkmalen von Sicherheit und Geborgenheit auszurichten. Auch im privaten Wohnumfeld spielt die Biografie des Betreffenden eine wesentliche Rolle, um mit ihm und ggf. mit den Angehörigen ins Gespräch zu kommen und überhaupt eine Beziehung zum Betroffenen und zur Familie aufbauen zu können (s. **Abb. 9-1**).

Praktische Beispiele diesbezüglich im Rahmen der Demenzbegleitung sind z. B.:
- über Familienfotos sprechen
- Sammelobjekte im Schrank bewundern
- Handarbeiten wertschätzen
- den Wohngeschmack beachten
- Bücher und Zeitschriften anschauen
- Erinnerungsobjekte anschauen
- eigene handwerkliche Tätigkeiten in der Wohnung bewundern
- gemeinsam malen, singen oder basteln
- gemeinsam einkaufen gehen, kochen und backen
- Geburtstage und andere Feste feiern
- gemeinsame Spaziergänge und Ausflüge unternehmen, ggf. Angehörige einbeziehen.

Zusätzlich unterstützen Demenzbegleiter den Menschen mit Demenz darin, ein sinnliches Milieu in der Wohnung zu schaffen und regen dies anregen. Dabei ist immer auf die Privatsphäre und die Bedürfnisse sowie Gewohnheiten des Betreffenden zu achten. Aufgrund von kognitiven und physischen Beeinträchtigungen sind Menschen mit Demenz zunehmend nicht mehr in der Lage, Reize, die die Sinne anregen, zu erzeugen bzw. wahrzunehmen.

Praktische Beispiele, wie Demenzbegleiter auch im häuslichen Bereich für eine angemessene Reiz- und Sinneswahrnehmung sorgen können, sind z. B.:
- Lieblingsduft anbieten (Gewürz, Parfüm, Blumen …)

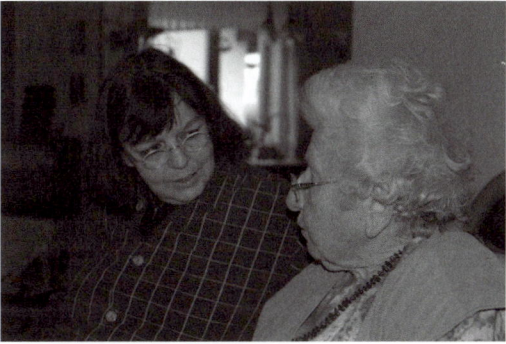

Abbildung 9-1: Pflegende Angehörige unterstützen. (Foto: Jürgen Georg)

- Lieblingsblumen hinstellen
- bevorzugte Musik zeitweise laufen lassen
- bevorzugte Materialien zum Anfassen oder Anschauen ins Blickfeld rücken: z. B. weiche Kissen, Pfeifensammlung, Stickereien, Wolle, Seide
- bei Mahlzeiten den Essplatz so gestalten, dass möglichst eigenständiges Essen (mit Spuren) zugelassen werden kann, das bedeutet Selbstbedienung, ggf. mit Fingern essen lassen, Wahlmöglichkeiten lassen.

Alltags- und Freizeitgestaltung

Demenzbegleitung zu Hause bedeutet auch, dass Demenzbegleiter die Alltagskompetenz von Menschen mit Demenz unterstützen und fördern. Beispiele dafür sind u. a.:

- den Menschen mit Demenz anleiten, zu den Mahlzeiten den Tisch nach seinen Gewohnheiten zu decken und das Essritual an seiner Biografie zu orientieren
- ihn durch angemessene Impulse befähigen, ganz oder in Teilbereichen selbstständig zu essen (Brot schmieren, Fleisch zu schneiden usw.)
- den Betroffenen in gewohnte Abläufe bei der Zubereitung von Mahlzeiten einbeziehen (z. B. Kartoffeln schälen, Gemüse putzen)
- mit ihm gemeinsam einkaufen gehen
- seine Ressourcen bei haushaltsnahen Tätigkeiten wie Abspülen, Aufräumen Wäsche falten, fegen, putzen u. a. anregen und integrieren

10 Wohnformen für Menschen mit Demenz

Menschen mit Demenz können mit Unterstützung von Angehörigen und Freunden oft noch lange in ihrer Wohnung leben. Meist ziehen die Betroffenen in eine stationäre Pflegeeinrichtung ein, weil eben ein selbstständiges Leben in den eigenen vier Wänden nicht mehr möglich ist oder vor allem auch, wenn pflegende Angehörige an ihre Grenzen der Belastbarkeit stoßen. In Deutschland leben 93 % der über 65-Jährigen in einer Pflegeeinrichtung (Fischer, 2012).

Zur Entlastung pflegender Angehöriger stehen ambulante Pflegedienste zur Verfügung, die zunehmend auch Demenzbegleitung anbieten, ehrenamtlich, aber auch professionell.

Eine Unterstützung für Angehörige bieten auch Tagesstätten bzw. die Tagespflege für Menschen mit Demenz, wo die Betroffenen von Demenzbegleitern nach einem entsprechenden Konzept betreut werden. Weitere Formen der Demenzbegleitung sind das betreute Wohnen, Wohngemeinschaften oder Hausgemeinschaften, wo die Betroffenen leben und je nach Bedarf betreut werden. Die «Demenzbegleitung» ist dabei an eine Sozialstation oder an einen ambulanten Pflegedienst gekoppelt. Demenzbegleiter sind dann bei der Sozialstation oder dem ambulanten Pflegedienst angestellt, die auch Menschen mit Demenz pflegerisch versorgen. Sollten die «Patienten» auch einen betreuerischen Bedarf haben, übernehmen dies die Demenzbegleiter.

In diesem Kapitel werden verschiedene Wohnformen für Menschen mit Demenz vorgestellt, wo auch Demenzbegleiter ein Betätigungsfeld finden können (s. **Abb. 10-1**).

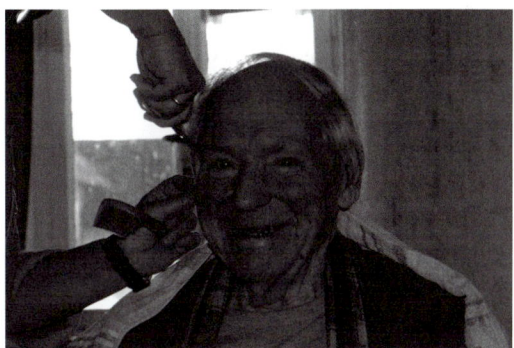

Abbildung 10-1: Unterstützung zu Hause. (Foto aus NOVAcura 1-2010, S. 41)

10.1 Betreutes Wohnen

Beim betreuten Wohnen leben Menschen mit Demenz in eigenen Wohnungen und können je nach Bedarf Pflege, Mahlzeiten oder hauswirtschaftliche Dienste in Anspruch nehmen. Die Bewohner können eine barrierefreie Wohnung mieten oder kaufen und zusätzlich Serviceleistungen in Anspruch nehmen.

Voraussetzung ist allerdings, dass auch ein demenzgerechter Service geboten wird, z. B. eben Demenzbegleitung stattfindet. Die meisten Einrichtungen des betreuten Wohnens sind auf ältere Menschen eingestellt, die vor allem wegen der körperlichen Beschwerden des Alters in eine sichere und bequeme Wohnung ziehen möchten. Bei dauerhafter Pflegebedürftigkeit oder gar einer demenziellen Erkrankung, sind die meisten Einrichtungen überfordert. Sie stoßen an ihre Grenzen, wenn aufgrund demenzbedingter Symptome eine Betreuung des Betreffenden rund um die Uhr erforderlich ist. Sie werden sich aber mehr und mehr auf die besonderen Bedürfnisse von Menschen mit Demenz einstellen müssen.

■ Beispiel: Kieler Servicehäuser

Dass betreutes Wohnen auch für Menschen mit Demenz möglich ist, zeigen beispielsweise die Kieler Servicehäuser. Dort ist das betreute Wohnen mit ambulanter 24-Stunden-Pflege und Tagespflege verknüpft. Die sieben Einrichtungen des Trägers in Kiel bieten Menschen mit Demenz Services, die ihnen das Leben in einer eigenen Wohnung ermöglichen. Dazu zählen unter anderem Gedächtnistrainings und Betreuungsgruppen (siehe www.awo-pflege-sh.de) ■

10.2 Wohngemeinschaften (WG)

In Demenz-Wohngemeinschaften teilen sich meist sechs bis zwölf Menschen mit Demenz eine Wohnung mit gemeinsamem Wohnzimmer und Küche. Professionelles Pflegepersonal kümmert sich um die Mieter. Auch Demenzbegleiter sind in einer WG für Menschen mit Demenz tätig. Die Versorgung erfolgt über ambulante Pflegedienste, im Idealfall mit Unterstützung Angehöriger.

In beinahe allen Bundesländern gibt es mittlerweile WGs für Menschen mit Alzheimer oder einer anderen Form der Demenz. Jedes WG-Mitglied bewohnt darin ein eigenes Zimmer mit eigenen Möbeln. Küche, Wohnzimmer und Bäder nutzen die Mieter gemeinsam.

Für Menschen mit Demenz kann die Wohngemeinschaft im Laufe der Zeit zu einer vertrauten Umgebung werden, wenn die Gruppe nicht zu groß ist und immer das gleiche Pflege- und Betreuungspersonal zur Verfügung steht. Außerdem können sich die Angehörigen der Betroffenen am WG-Alltag beteiligen, was für die Betroffenen sehr wichtig ist. In vielen Wohngemeinschaften ist es sogar ausdrücklich erwünscht, dass sie den Alltag organisieren helfen.

In einer Demenz-WG erledigen die Betroffenen wichtige Tätigkeiten je nach ihren Fähigkeiten und Wünschen selbst. Dazu gehören zum Beispiel Kochen, Einkaufen und Waschen. Die nötige Hilfe erhalten sie beispielsweise von Demenzbegleitern. Aufgrund dessen sollte das Konzept so abgestimmt sein, dass es dem Menschen mit Demenz die Möglichkeit bietet, länger selbstbestimmt zu leben. So haben sich Demenz-WGs als alternative Wohnform bereits etabliert.

10.3 Hausgemeinschaften

Hausgemeinschaften stellen eine familienähnliche Wohn- und Lebensform für pflegebedürftige ältere Menschen dar. Es soll einen häuslichen Charakter haben und sich von einer Institution unterscheiden (Radzey, 2011). Menschen mit Demenz können auch in Hausgemeinschaften eine optimale Versorgung erfahren. Eine Präsenzkraft oder Alltagsbegleiterin steht den Bewohnern als Bezugsperson zur Verfügung und gestaltet gemeinsam mit ihnen den Alltag.

Auch bei dieser Versorgungsform geht es darum, den Menschen mit Demenz ein hohes Maß an individuellen Kompetenzen zu bewahren und ihre Fähigkeiten zur Selbsthilfe zu fördern. So erfahren Menschen mit Demenz mehr Lebensqualität als in der herkömmlichen Pflegeheimstruktur. Kleine familiäre Wohngruppen, die sich an der Milieutherapie orientieren, tragen dazu bei, Störungen des Erlebens und Verhaltens wie Aggressionen, Apathie oder motorische Unruhe abzubauen. Die Hausgemeinschaften berücksichtigen die individuelle Entwicklung und Ausprägung von Demenz. Durch viele Angebote werden die Fähigkeiten der Betroffenen aktiviert und so lange wie möglich erhalten. Feste Tagesstrukturen geben außerdem ein Gefühl der Sicherheit und Geborgenheit. Hausgemeinschaften unterstützen die emotionale Lebenswelt der Bewohnerinnen und Bewohner. Denn in einer Hausgemeinschaft soll das Leben möglichst so normal verlaufen wie außerhalb eines Seniorenheimes.

10.4 Leben im Quartier

Leben im Quartier bedeutet selbstständiges Wohnen mit vernetzter Unterstützung, damit Menschen mit Demenz, die allein leben, möglichst lange zu Hause leben und versorgt werden können. Sie können zu Hause wohnen, im betreuten Wohnen, in einer Wohngemeinschaft oder Hausgemeinschaft. Wichtig für Menschen mit Demenz ist, dass sie ein Umfeld vorfinden, das sie im Umgang so begleitet, dass sie möglichst lange selbstbestimmt ihren Alltag leben können. Beratungs- und Entlastungsangebote werden im Quartier implementiert, schaffen kurze Wege und können leichter in Anspruch genommen werden. Ziele von «Leben im Quartier» sind u. a.:

- wertschätzende Begegnung zwischen Menschen mit und ohne Demenz in der Umgebung zu fördern und einen Zugang zu deren Welt zu eröffnen
- nachbarschaftliche Hilfe und den Austausch zu fördern, sowie Netzwerke der Solidarität anzuregen
- Menschen mit Demenz und ihren Familien die weitere Teilhabe am Leben im Stadtteil zu ermöglichen und ihren Rückzug zu verhindern
- durch eine bessere Kooperation von bürgerschaftlich engagierten und professionell tätigen Akteuren im Quartier einen besseren Umgang mit Demenz zu initiieren
- die Öffentlichkeit und die Nichtbetroffenen für das Thema Demenz zu sensibilisieren, Ängste im Umgang zu reduzieren und vor allem eine Ausgrenzung von Menschen mit einer demenziellen Erkrankung verhindern.

Menschen mit Demenz werden auf diese Weise in eine Lebenswelt mit größtmöglicher Normalität integriert. Sie können in ihrem vertrauten Wohnumfeld wohnen bleiben. Dies fördert die räumliche Orientierung und verhindert Rückzug und Isolation.

Allerdings gibt es auch bei der Betreuung im Quartier Grenzen, denn nicht alle Menschen mit Demenz können angemessen betreut werden. Andererseits besitzen quartiersbezogene Ansätze ein hohes Potenzial im Hinblick auf das sozial erwünschte und politisch gewollte Ziel eines «Lebens in Gemeinschaft» und «ambulant vor stationär». Leben im «Kiez» ermöglicht es Demenzbegleitern in der Alltagsgestaltung an die Lebensgeschichten von Menschen mit Demenz unmittelbar anzuknüpfen und sie in vertrauter Umgebung zu begleiten.

Bundesweit gibt es etwa 50 Projekte zum Thema demenzfreundliche Kommune. Sie alle arbeiten daran, dass Menschen, die durch die Grenzen ihrer geistigen Leistungen im Alltag auf Hürden treffen, Teil der Gemeinschaft bleiben können.

10.5 Pflegeoase für Menschen mit Demenz

Eine Pflegeoase ist eine alternative Wohnform, in der mehrere schwer pflegebedürftige Menschen mit Demenz gepflegt und betreut werden. Es gibt keine klassischen Einzel- oder Doppelzimmer, sondern Wohn- und Schlafbereiche, die ineinander übergehen. Mit verschiedenen Elementen des Snoezelen und mithilfe von Farben ist solch eine Oase eine Welt für sich. Die Pflegeoase ist Bestandteil des 3-Welten-Modells, das in der Schweiz von Dr. Christian Held entwickelt wurde. Die Grundlage bilden die 3 Stadien der Demenz: leicht, mittelschwer und schwer. Diesen wurden 3 verschiedene Lebensräume (Welten) zugeordnet. Sie sind im Hinblick auf die Milieugestaltung sehr unterschiedlich. Das 3-Welten-Modell folgt dem Gedanken, dass Demenz eben nicht Demenz ist, sondern im Verlauf einer demenziellen Erkrankung verschiedene Bedürfnisse in den Vordergrund treten. Das Modell wurde heftig diskutiert. Das Kuratorium für Deutsche Altershilfe kritisierte das sogenannte «3-Welten-Modell». Das Modell «lässt nur eine völlig unzulängliche Sicht auf den Krankheitsverlauf der Demenz zu». (KDA, 2009)

Aus diesem Grund wurde im Auftrag des KDA das Konzept der Qualitätsgeleiteten Pflegeoase entwickelt. Es ist für Menschen mit fortgeschrittener Demenz gedacht, die sich nur noch eingeschränkt oder gar nicht mehr verbal äußern können, die zunehmend ortsfixiert sind bis hin zur Bettlägerigkeit und in den meisten Fällen der Pflegestufe III zugeordnet sind.

Die qualitätsgeleitete Pflegeoase des KDA ist vergleichbar mit stationären Hausgemeinschaften und ambulant betreuten Wohngruppen. Es besteht im Wesentlichen aus drei Säulen (KDA, 2009):
- Alltagsbegleiterinnen und -begleiter
- Pflegefachkräfte mit Zusatzqualifikation z. B. in Gerontopsychiatrie, Palliative Care oder Schmerzmanagement, Basaler Stimulation und Kinästhetik
- zusätzliche Mitarbeitende, z. B. zusätzliche Betreuungskräfte nach § 87 b.

Die Alltagsbegleiter stellen eine dauerhafte Präsenz über 14 Stunden in der Oase sicher. Sie haben die Bewohner ständig im Blick, um ihr Verhalten und ihre Äußerungen richtig interpretieren und ihre Bedürfnisse erkennen zu können. Aufgrund dieser Beobachtungen können sie eine am Bedarf der Menschen mit Demenz orientierte Tagesstruktur schaffen und den Transfer als gezielte Pflegeintervention einsetzen. Pflegefachkräfte steuern den Pflegeprozess, beraten und leiten die Alltagsbegleiter an.

Für Demenzbegleiter bieten somit Pflegeoasen für Menschen mit Demenz ein bedeutendes Handlungsfeld. Eine wesentliche Aufgabe der Demenzbegleiter ist, die Menschen mit Demenz in ihren Verhaltensweisen zu beobachten. Wenn ihr Verhalten darauf schließen lässt, dass sie sich dort wohlfühlen, sind sie sehr gut untergebracht. Wenn aber ihr Verhalten Rückschlüsse darauf zulässt, dass es ihnen nicht gut tut, muss eine Veränderung erfolgen. Das Kommunikationssystem bildet die Grundlage des Milieus und somit auch der Milieutherapie, deren Ziel in der positiven Beeinflussung der Kommunikations- und Handlungsmöglichkeiten gesehen wird (Dettbarn-Reggentin, 2011). Die Lebensqualität, das soziale Verhalten, die Wahrnehmung der sozialen Umgebung, stehen im Vordergrund. «Pflegeoasen sollten als Weg wahrgenommen und unter Beachtung der personellen, konzeptionellen und baulichen Mindestausstattung als weiteres Angebot in der Schwerstpflege angesehen werden.» (Dettbarn-Reggentin, 2011)

11 Fortbildungsinhalte und Beispiele zur Ausbildung von Demenzbegleitern

Mittlerweile werden die unterschiedlichsten Ausbildungen und Qualifizierungsmaßnahmen für die Demenzbegleitung angeboten, denn zusätzliche Betreuungskräfte in den Einrichtungen der Altenhilfe und im ambulanten Bereich werden gebraucht und die Bildungsträger reagieren darauf.

«Alltagsbegleiter», «Demenzbegleiter» bzw. «Betreuungsassistenten» für Menschen mit Demenz müssen nach § 87b der gesetzlichen Vorgaben eine Schulung von mindestens 160 Stunden zur Befähigung für die ihnen zugedachten Tätigkeiten absolvieren. Die Schulung im Umgang mit demenziell veränderten älteren Menschen bildet hierbei einen Schwerpunkt.

Es bestehen keine besonderen Zugangsvoraussetzungen für diese Tätigkeit. Kontaktfreudigkeit, Fähigkeit zu emphatischem Verhalten und die Freude am Umgang mit älteren Menschen sollten aber grundsätzlich gegeben sein.

Bisher gibt es keine eine einheitliche Bezeichnung für diejenigen, die Menschen mit Demenz im Alltag begleiten. Die Dauer von Schulungen, Weiterbildungen oder Ausbildungen in der Demenzbegleitung variieren je nach Bildungsträger zwischen 40 und 480 Stunden, mit und ohne Praktikum. Die Ausbildungsinhalte sind ebenfalls sehr unterschiedlich.

11.2 Mindestanforderungen an die Ausbildung

Der Spitzenverband der gesetzlichen Krankenversicherungen (GKV) hat eine Richtlinie zum Einsatz und zur Qualifizierung von zusätzlichen Betreuungskräften erarbeitet. Demnach ist für die berufliche Ausübung der zusätzlichen Betreuungsaktivitäten kein therapeutischer oder pflegerischer Berufsabschluss erforderlich. Allerdings stellt die berufliche Ausübung einer Betreuungstätigkeit in Pflegeheimen auch höhere Anforderungen an die Belastbarkeit der Betreuungskräfte als eine in ihrem zeitlichen Umfang geringere ehrenamtliche Tätigkeit in diesem Bereich. Deshalb sind folgende Anforderungen an die Qualifikation der Betreuungskräfte nachzuweisen:

- ein Orientierungspraktikum (5 Tage)
- eine Qualifizierungsmaßnahme (100 Stunden «Basiskurs», 2 Wochen Betreuungspraktikum und 60 Stunden «Aufbaukurs»)
- regelmäßige Fortbildungen (einmal jährlich eine zweitägige Fortbildungsmaßnahme).

Das Orientierungspraktikum in einem Pflegeheim hat einen Umfang von fünf Tagen und ist (normalerweise) vor der Qualifizierungsmaßnahme durchzuführen. In der Praxis wird dies sehr unterschiedlich gehandhabt. In einem Orientierungspraktikum sollen die Betreffenden erste Eindrücke über die Arbeit mit betreuungsbedürftigen Pflegeheimbewohnern gewinnen und ihr Interesse und die Eignung für eine berufliche Tätigkeit in diesem Bereich selbst prüfen.

Folgende Ausbildungsinhalte sollten u. a. vermittelt werden (GKV, 2008):

- Grundkenntnisse der Kommunikation, Gesprächsführung und Interaktion unter Berücksichtigung der besonderen Anforderungen an die Kommunikation und den Umgang mit Menschen mit Demenz, psychischen Erkrankungen oder geistigen Behinderungen
- Grundkenntnisse über Demenzerkrankungen, psychische Erkrankungen, geistige Behinderungen sowie typische Alterskrankheiten wie Diabetes und degenerativen Erkrankungen des Bewegungsapparats und deren Behandlungsmöglichkeiten
- Grundkenntnisse der Pflege und Pflegedokumentation (Hilfen bei der Nahrungsauf-

nahme, Umgang mit Inkontinenz, Schmerzen und Wunden usw.) sowie der Hygieneanforderungen im Zusammenhang mit Betreuungstätigkeiten zur Beurteilung der wechselseitigen Abhängigkeiten von Pflege und Betreuung
- Erste Hilfe Kurs, Verhalten beim Auftreten eines Notfalls
- Vertiefen der Kenntnisse, Methoden und Techniken über das Verhalten, die Kommunikation und die Umgangsformen mit betreuungsbedürftigen Menschen
- Rechtskunde (Grundkenntnisse des Haftungsrechts, Betreuungsrechts, der Schweigepflicht und des Datenschutzes und zur Charta der Rechte hilfe- und pflegebedürftiger Menschen
- Hauswirtschaft und Ernährungslehre mit besonderer Beachtung von Diäten und Nahrungsmittelunverträglichkeiten
- Beschäftigungsmöglichkeiten und Freizeitgestaltung für Menschen mit Demenz
- Bewegung für Menschen mit Demenz, psychischen Erkrankungen oder geistigen Behinderungen
- Kommunikation und Zusammenarbeit mit den an der Pflege Beteiligten, z. B. Pflegekräften, Angehörigen und ehrenamtlich Engagierten.

Im «Betreuungspraktikums» sollen die Auszubildenden praktische Erfahrungen in der Begleitung von Menschen mit Demenz unter Anleitung einer Pflegefachkraft sammeln. Ist in einem Pflegeheim eine Pflegefachkraft mit einer gerontopsychiatrischen Zusatzausbildung beschäftigt, soll dieser nach Möglichkeit die Anleitung während des Praktikums übertragen werden. Das Praktikum muss nicht in einem Block absolviert werden, sondern kann zur besseren Vereinbarkeit mit beruflichen und familiären Pflichten auch aufgeteilt werden.

Zu den Mindestanforderungen zählen außerdem grundlegende Ansprüche an die persönliche Eignung von Menschen, die beruflich eine Betreuungstätigkeit in Pflegeheimen ausüben möchten.
Dazu zählen z. B.:
- eine positive Haltung gegenüber kranken, behinderten und alten Menschen

- soziale Kompetenz und kommunikative Fähigkeiten
- Beobachtungsgabe und Wahrnehmungsfähigkeit
- Fähigkeit zur Empathie und Beziehungsfähigkeit
- die Bereitschaft und Fähigkeit zu nonverbaler Kommunikation
- Phantasie, Kreativität und Flexibilität
- Gelassenheit im Umgang mit verhaltensbedingten Besonderheiten infolge von demenziellen und psychischen Krankheiten oder geistigen Behinderungen
- psychische Stabilität, Fähigkeit zur Reflexion des eigenen Handelns, Fähigkeit sich abzugrenzen
- Fähigkeit zur würdevollen Begleitung und Anleitung von einzelnen oder mehreren Menschen mit Demenz, psychischen Erkrankungen oder geistigen Behinderungen
- Teamfähigkeit
- Zuverlässigkeit.

10.2 Kritische Anmerkungen

Hinsichtlich der Ausbildung und Qualifikation von zusätzlichen Betreuungskräften wurde bereits von verschiedenen Verbänden (z. B. Deutsche Alzheimer Gesellschaft) und Interessengruppen Kritik geäußert. Das Kuratorium Deutsche Altenhilfe (KDA) bezeichnete das Vorhaben der Bundesagentur für Arbeit Menschen mit Demenz mithilfe von Basteln, Vorlesen und Spazierengehen zu «versorgen» als eine Unverschämtheit. Der Deutsche Pflegeverband (DPV) begrüßte die Pläne. Natürlich ist es erst einmal positiv zu bewerten, wenn etwas für die Menschen mit Demenz in den Pflegeheimen getan wird und wenn dadurch auch die Arbeitslosenzahlen sinken. Dass die Pflegekräfte damit überfordert sind, sich ganzheitlich um Menschen mit Demenz zu kümmern, ist längst bekannt. Aus diesem Grund ist der Ansatz, zusätzliche Betreuungskräfte einzusetzen, zu begrüßen. Grundsätzlich soll aber eine Verbesserung der Betreuung von Menschen mit Demenz angestrebt werden und dazu reichen die Richtlinien der GKV hinsichtlich der Qualifikationen nicht aus. 160 Stunden Theorie und drei Wochen Praxiseinsatz bereiten keinesfalls ausreichend auf die Tätigkeit als Demenzbegleiter vor (DAlzG, 2008). Dieser Umfang reicht nicht aus, um die nötigen Kenntnisse zur Begleitung von Menschen mit Demenz zu vermitteln.

Aufgrund der unterschiedlichen Curricula der Bildungsträger kommen die angehenden Betreuungskräfte zum einen mit ganz unterschiedlichen Voraussetzungen (z. B. Schulabschluss, Berufserfahrungen und Sprachkenntnisse) in die Maßnahmen, die meist von der Arbeitsagentur gefördert werden und gehen dann zum anderen auch mit ganz unterschiedlichen Kenntnissen in die Praxis. Dort werden dann in der Demenzbegleitung Defizite deutlich, z. B.:

- Überforderung im Umgang mit Menschen mit Demenz, wenn sich die Betroffenen nicht mehr verbal äußern können
- Überforderung im Umgang mit herausfordernden Verhaltensweisen von Menschen mit Demenz
- Überforderung im Umgang mit Menschen im fortgeschrittenen Stadium der Demenz, z. B. Integration der Betroffenen in den Alltag oder in der Begleitung am Lebensende
- Probleme in der Kommunikation, z. B. bei Kommunikation mit Menschen mit Demenz, im Team und mit Angehörigen, bei der Dokumentation und Informationsweitergabe
- kulturelle Unterschiede zwischen Begleiter bzw. Betreuer und Menschen mit Demenz.

Wesentliche Unterrichtsinhalte einer einheitlichen Ausbildung zur Demenzbegleiterin /zum Demenzbegleiter sind z. B.:

- Grundkenntnisse der Kommunikation, Gesprächsführung und Interaktion unter Berücksichtigung der besonderen Anforderungen an die Kommunikation und den Umgang mit Menschen mit Demenz (z. B. Validation, Integrative Validation, verbale und nonverbale Kommunikation)
- Grundkenntnisse über Demenzerkrankungen sowie typische Alterskrankheiten wie Diabetes und degenerativen Erkrankungen des Bewegungsapparats
- Grundkenntnisse der Pflegedokumentation
- Unterstützung bei der Nahrungsaufnahme unter Berücksichtigung der Ressourcen des Menschen mit Demenz
- Umgang mit Inkontinenz bei Menschen mit Demenz
- Unterstützung bei Prophylaxen (z. B. Schmerzbeobachtung, sensorische Deprivation, Sturzprophylaxe)
- Grundkenntnisse über Hygieneanforderungen im Zusammenhang mit Betreuungstätigkeiten
- Erste Hilfe Kurs, Verhalten beim Auftreten eines Notfalls
- Rechtskunde (Grundkenntnisse des Haftungsrechts, Betreuungsrechts, der Schweigepflicht und des Datenschutzes)
- Ethik in der Demenzbegleitung
- Umgang mit Demenz am Lebensende
- Hauswirtschaft und Ernährungslehre mit besonderer Beachtung von Diäten und Nahrungsmittelunverträglichkeiten (bes. für den ambulanten Bereich)
- Beschäftigungsmöglichkeiten und Freizeitgestaltung für Menschen mit Demenz in allen Stadien der Erkrankung
- Grundkenntnisse über nichtmedikamentöse Ansätze wie z. B. 10-Minuten-Aktivierung, Basale Stimulation, Snoezelen, person-zentrierte Begleitung
- Biografiearbeit, Erinnerungspflege
- Bewegung für Menschen mit Demenz
- Kommunikation und Zusammenarbeit mit allen an der Pflege und Betreuung Beteiligten, z. B. Pflegekräften, Angehörigen, Ärzten
- Selbstpflegemanagement in der Demenzbegleitung

Fazit
Entscheidend ist die sorgfältige Auswahl geeigneter Bewerber für die Ausbildung. «Wer an den Qualifizierungsmaßnahmen teilnimmt, muss menschlich geeignet sein, d. h. eine zugewandte Haltung gegenüber demenzkranken alten Menschen mitbringen, und bereit sein, sich Fachwissen anzueignen und sich fortzubilden. Wenn dafür geeignete Arbeitslose gefunden werden, ist das nur positiv. Allerdings sollte klar sein, dass es in erster Linie um eine bessere Betreuung Demenzkranker geht und nicht um eine arbeitsmarktpolitische Maßnahme.» (DAlzG, 2008)

Literaturverzeichnis

Alzheimer aktuell (2011). Leben in Bewegung, auch bei Demenz. 7. Fachtagung Demenz, Weinsberg. http://www.alzheimer-bw.de/fileadmin/AGBW_Medien/Dokumente/Newsletter/alzheimer%20aktuell%202011_2%20webTeil25+26-Leben%20in%20Bewegung%20-%20auch%20bei%20Demenz.pdf. 01.10.12.

Aner, K. R., Richard, N. (2004). Männliche Sexualität im Heim – Stolpersteine, Felsen und Wege. http://www.integrative-validation.de/Nova%202004%20Sexualit%E4t%201.Teil.pdf. 01.10.12.

Arend van der A., Gastmans C. (1996). Ethik für Pflegende. Bern: Huber.

Ärzteblatt (2010). DSM-V: Erste Einblicke in das neue Psychiatrie Handbuch. http://www.aerzteblatt.de/nachrichten/40054/DSMV_Erste_Einblicke_in_das_neue_Psychiatrie-Handbuch.htm. 01.10.12.

Ärzte Zeitung (2008). Viel Bewegung bremst die Demenz. http://www.aerztezeitung.de/medizin/krankheiten/demenz/article/495462/bewegung-bremst-demenz.html. 01.10.12.

Barrick, A. L., Rader, J. (2008). Menschen mit Demenz bei der Körperpflege unterstützen – allgemeine Richtlinien. In: Barrick et. al (2008). Körperpflege ohne Kampf. Personzentrierte Pflege von Menschen mit Demenz. Bern: Huber, 43-51.

Bartholmeyczik, S., Halek, M., Sowinski, C., Besselmann, K., Dürrmann, P., Haupt, M., Kuhn, C., Müller-Hergl, C., Perrar, K. M., Riesner, C., Rüsing, D., Schwerdt, R., van der Kooij, C., Zegelin, A. (2006). Rahmenempfehlungen zur Pflege bei Menschen mit Demenz und herausforderndem Verhalten. http://www.menschenpflegen.de/files/eaff3f7fc2420a587602182c039fc33b/649/4_Vortrag_Bartholmeyczik.pdf. 01.10.12.

Becks, T., Eberhardt, B., Heusinger, S., Pongratz, S., Stein, J. (2009). Intelligente Heimvernetzung - Komfort – Sicherheit – Energieeffizienz – Selbstbestimmung. http://www.vde.com/de/Institut/Querschnittstechnologien/IntelligenteHeimvernetzung/Documents/Posipap-Heimvernetzung_Web%5B1%5D.pdf. 01.10.12.

Bedrosian, T. A., Fonken, L. K., Walton, J. C., Nelson, R. J. (2010). Dept. of Neurosci., The Ohio State Univ. Med. Ctr., Columbus, OH. Abstract Text: Melatonin is http://www.sfn.org/am2010/press/OmniPress/data/papers/4940.htm. 01.10.12.

Berzlanovich, A., Kohls, N. (2010). Freiheitsentziehende Maßnahmen (FeM) in der Pflege bei Demenz: Problem und Alternativen. In: Kruse, A. (Hrsg.) (2010). Lebensqualität bei Demenz? Zum gesellschaftlichen und individuellen Umgang mit einer Grenzsituation im Alter. Heidelberg: Akademische Verlagsgesellschaft AKA GmbH, Heidelberg, 355-359.

Boes, C. (2010). Der Mensch steht im Mittelpunkt, nicht die Beschäftigung. Die Bedeutung und die Möglichkeiten sinnvoller Beschäftigung bei Menschen mit Demenz. In: pflegen: Demenz 15/2010, Seelze: Friedrich Verlag, 8-13.

Böhm, E. (2011). Grundseelennahrungsmittel. In: Altenbetreuung 04/2011. Forum der Altenarbeit in Südtirol. Zeitschrift des Verbandes der Seniorenheime (VdS), Bozen: 12-14. http://www.arpa-altoadige.it/%5CDocuments%5C9604%5Caltenbetreuung_04_11_web.pdf. 01.10.12.

Böhme, G. (2008). Förderung der kommunikativen Fähigkeiten bei Demenz. Bern: Huber.

Brieskorn-Zinke M. (2004). Gesundheitsförderung in der Pflege. Ein Lehr- und Lernbuch zur Gesundheit. 2. Aufl. Stuttgart: Kohlhammer.

Brooker, D. (2008). Person-zentriert pflegen. Das VIPS-Modell zur Pflege und Betreuung von Menschen mit einer Demenz. Bern: Huber.

Bundesärztekammer (BÄ) (2010). Empfehlungen der Bundesärztekammer und der Zentralen Ethikkommission bei der Bundesärztekammer zum Umgang mit Vorsorgevollmacht und Patientenverfügung in der ärztlichen Praxis. In: Deutsches Ärzteblatt , Jg. 107, Heft 18, 7. Mai 2010. http://www.bundesaerztekammer.de/downloads/Patientenverfuegung_und_Vollmacht_Empfehlungen_BAeK-ZEKO_DAe1.pdf. 01.10.12.

Bundesministerium für Bildung und Forschung (BMBF) (2011). Ergebnisse der BMBF-Onlineumfrage zum Thema «Assistierte Pflege von morgen». Stand: Mai 2011 http://www.aal-deutschland.de/deutschland/dokumente/Online-Fragebogen_Auswertung.pdf. 01.10.12.

Bundesministerium für Familie, Senioren, Frauen und Jugend (BMFSFJ) (2006). Aktuelle Forschung und Projekte zum Thema Demenz. http://www.

bmfsfj.de/RedaktionBMFSFJ/Broschuerenstelle/Pdf-Anlagen/Demenz-aktuelle-Foschung-und-Projekte,property=pdf,bereich=bmfsfj,sprache=de,rwb=true.pdf. 01.10.12.

Bundesministerium für Familie, Senioren, Frauen und Jugend (BMFSFJ) (Hrsg.) (2007). Pflegedokumentation stationär – Das Handbuch für die Pflegeleitung. http://www.bmfsfj.de/BMFSFJ/Service/Publikationen/publikationen,did=98616.html. 01.10.12.

Bundesministerium für Gesundheit (BMfG) (2009). Bericht des Beirats zur Überprüfung des Pflegebedürftigkeitsbegriffs. https://www.bundesgesundheitsministerium.de/uploads/publications/Neuer-Pflegebeduertigkeitsbegr.pdf. 01.10.12.

Bundesministerium für Gesundheit (BMfG) (2012). Neuausrichtung der Pflegeversicherung. http://www.bmg.bund.de/fileadmin/dateien/Downloads/R/Reden/120426_Rede_BT_Bahr_PNG.pdf. 01.10.12.

Büker, C. (2010). Spezielle Aufbau- und Ablauforganisation des Pflegeunternehmens. Pflegedokumentation. In: Loffing, C., Geise, S. (Hrsg.) (2010). Management und Betriebswirtschaft in der ambulanten und stationären Altenpflege. Lehrbuch für Führungskräfte, Weiterbildungsteilnehmer und Studenten. 2. vollständig überarbeitete und erweiterte Auflage. Bern: Huber, 168ff.

Büscher, A., Wingenfeld, K. (2008). Funktionseinschränkungen und Pflegebedürftigkeit im Alter. In: Kuhlmey, A., Schaeffer, D. (Hrsg.)(2008). Alter, Gesundheit und Krankheit. Bern: Huber, 107–119.

Bryden, C. (2005). Mein Tanz mit der Demenz. Trotzdem positiv leben. Bern. Huber.

Dettbarn-Reggentin, J. (2011). Die Pflegeoase. Zwischen Nischenprodukt und Regelversorgung. ISGOS-Berlin Fachtag Fürstenfeldbruck 24. Februar 2011. http://www.isgos.de/cms/images/stories/PDFs/dettbarn-reggentin%20vortrag%20die%20pflegeoase%20forschungsergebnisse.pdf. 01.10.12.

Dettmann, U. (2006). Vermittlung und Förderung ethischer Kompetenzen in der Altenpflege. Grundlage für qualitativ überzeugende professionelle Pflege. In: Pflegezeitschrift (59) 2, Dokumentation. Stuttgart: Kohlhammer.

Deutsche Alzheimer Gesellschaft (DAlzG9 (2008). Pressemitteilung der DAlzG zum Einsatz zusätzlicher Betreuungskräfte für Demenzkranke in Heimen am 20.08.2008. http://www.krankenpflege-journal.com/gesundheitspolitkpflege/1188-deutsche-alzheimer-gesellschaft-zum-einsatz-zusatzlicher-betreuungskraefte-fuer-demenzkranke-in-heimen-zusaetzliche-betreuungskraefte-in-heimen-muessen-menschlich-geeignet-und-fachlich-qualifiziert-sein-.html. 01.10.12.

Deutsche Alzheimer Gesellschaft (DAlzG) (2009). Empfehlungen zum Umgang mit Patientenverfügungen bei Demenz. http://www.deutsche-alzheimer.de/fileadmin/alz/pdf/empfehlungen/Empfehlungen_Patientenverfuegung_2009.pdf. 01.10.12.

Deutsche Alzheimer Gesellschaft (DAlzG) (2012). Empfehlungen zum Umgang mit Patientenverfügungen bei Demenz. http://www.deutsche-alzheimer.de/fileadmin/alz/pdf/empfehlungen/empfehlungen-Patientenverfuegung-20120213.pdf. 01.10.12.

Deutscher Ethikrat (2012). Demenz und Selbstbestimmung Stellungnahme. http://www.ethikrat.org/dateien/pdf/stellungnahme-demenz-und-selbstbestimmung.pdf. 01.10.12.

Deutsche Gesellschaft für Psychiatrie, Psychotherapie und Nervenheilkunde (DGPPN), Deutsche Gesellschaft für Neurologie (DGN)(Hrsg.) (2009). S3-Leitlinie «Demenzen». http://www.dggpp.de/documents/s3-leitlinie-demenz-kf.pdf. 01.10.12.

Deutsches Netzwerk für Qualitätssicherung in der Pflege (DNQP) (2005). Nationaler Expertenstandard Schmerzmanagement. http://www.dnqp.de/ExpertenstandardSchmerzmanagement.pdf. 01.10.12.

Deutsches Netzwerk für Qualitätssicherung in der Pflege (DNQP) (2006). Expertenstandard Sturzprophylaxe. www.dnqp.de/ExpertenstandardSturzprophylaxe.pdf). 01.10.12.

Deutsches Netzwerk für Qualitätssicherung in der Pflege (DNQP) (2007). Expertenstandard Förderung der Harnkontinenz in der Pflege. http://www.dnqp.de/ExpertenstandardKontinenz.pdf. 01.10.12.

Deutsches Netzwerk für Qualitätsentwicklung in der Pflege (DNQP) (2009). Nationaler Expertenstandard «Ernährungsmanagement zur Sicherstellung und Förderung der oralen Ernährung in der Pflege». http://www.dnqp.de/ExpertenstandardErnaehrungsmanagement.Pdf. 01.10.12.

Dialog- und Transferzentrum Demenz (DZD) (o. J.) Assessments in der Versorgung von Personen mit Demenz. Universität Witten/Herdecke gGmbH http://www.uni-wh.de/fileadmin/media/g/pflege/dzd/Downloads/Arbeitspapiere/Assessments_DZD.pdf. 01.10.12.

Dilling, H., Freyberger, H. J. (Hrsg.) (2010). Taschenführer zur ICD-10-Klassifikation psychischer Störungen. Bern: Huber.

Ehret, T. (2011). Farben wirken. Gezielte Farbgestaltung im Seniorenheim. In: Materialpakt zur Zeit-

schrift pflegen: Demenz, Heft 19: «Wohnen». Seelze: Friedrich Verlag.
Feil, N. (1992). Validation. Ein neuer Weg zum Verständnis alter Menschen. Vollständig neu bearbeitete Ausgabe mit Vicki de Klerk-Rubin. Wien: Altern und Kultur.
Fiechter, V., Meier, M. (1981). Pflegeplanung. Basel: Recom, 31.
Fischer, T. (2012). Auf keinen Fall ins Heim. Wohnen im Alter und mit Pflegebedarf. In: Pflegezeitschrift 2012, 65 (3), Stuttgart: Kohlhammer, 148–151.
Füsgen, I. (Hrsg.) (2006). Inkontinenz und Demenz- Kein unabwendbares Schicksal. Zukunftsforum Demenz 22. Workshop des «Zukunftsforum Demenz"» 8. Februar 2006 in Erfurt Dokumentationsreihe. Band 18, Tabuthemen beim dementen Patienten: Inkontinenz – Schmerz – Mangelernährung http://www.zukunftsforum-demenz.de/pdf/doku_18_innen.pdf. 01.10.12.
Großklaus-Seidel, M. (2002). Ethik im Pflegealltag. Wie Pflegende ihr Handeln reflektieren und begründen können. Stuttgart: Kohlhammer.
Guggenbühl, U., Meienberger, B. (2011). Ambient Assisted Living. http://www.fhsg.ch/fhs.nsf/de/ambient-assisted-living. 01.10.12.
Hafner, M., Meier, A. (2005). Geriatrische Krankheitslehre. Teil 1. Psychiatrische und neurologische Syndrome. Bern: Huber.
Hajak, G., Zulley, J. (2001). Schlafstörungen bei Demenz: Ursachen und Behandlungsmöglichkeiten. In: Alzheimer Info 02/2001. http://www.deutsche-alzheimer.de/index.php?id=99. 01.10.12.
Halek M. (2010). Der Drang sich zu bewegen. In: pflegen: Demenz 16/2010, S. 8–14. Seelze: Friedrich-Verlag.
Haseborg ter, V. (2010). Opas neuer Zivi. Roboter gegen Pflegenotstand. http://www.abendblatt.de/hamburg/article1693460/Opas-neuer-Zivi-Roboter-gegen-Pflegenotstand.html. 01.10.12.
Hayder D. et al. (2008). Kontinenz – Inkontinenz – Kontinenzförderung. Praxishandbuch für Pflegende. Bern: Huber.
Heuberger, S. (2011). Bis ins hohe Alter – Home Alone, http://www.ceesar.ch/fileadmin/Dateien/PDF/Publikationen/2011/1102_HSLU-Magazin_p12-14.pdf. 01.10.12.
Höfert, R. (2009). Nach der Reform ist vor der Reform. Ein Jahr Pflegeerweiterungsgesetz – Expertenresümee. In: Pflegezeitschrift 62 (9), Stuttgart: Kohlhammer, 326–329.
Hölzer R. (2003). Burnout in der Altenpflege. Vorbeugen-erkennen-überwinden. München; Jena: Urban & Fischer bei Elsevier.
Hübner, M. (2009). Alte und neue Regelungen: Patientenverfügungen werden verbindlich. Dtsch Arztebl 2009; 106(36): A-1716/B-1477/C-1445. http://www.aerzteblatt.de/archiv/65811. 01.10.12.
Hülsken-Giesler M. (2010). Technik und Pflege – Herausforderungen einer dynamischen Entwicklung. Aktive Beteiligung ist anzumahnen. In: Pflegezeitschrift 63 (5), Stuttgart: Kohlhammer, 268–270.
Kitwood, T. (2008). Demenz. Der person-zentrierte Ansatz im Umgang mit verwirrten Menschen. 5. ergänzte Auflage. Bern: Huber.
Kolb C. (2004). Nahrungsverweigerung bei Demenzkranken. PEG-Sonde – ja oder nein? Frankfurt am Main: Mabuse-Verlag.
Kolb C. (2009). Nahrungsverweigerung bei an Demenz erkrankten Menschen: Im Dilemma von Fürsorge und Autonomie. Pflegezeitschrift 62 (2), Stuttgart: Kohlhammer, 72–75.
Kostrzewa, S. (2010). Palliative Pflege von Menschen mit Demenz. Bern: Huber.
Kuhn, C. (2008). In Erinnerungen schwelgen. In: pflegen: Demenz 7 I 2008, Seelze: Friedrich Verlag.
Kumlehn, M., Kubik, A. (2011). Selbstbestimmung als Leitbild der Alternsforschung http://www.iuk-verbund.uni-rostock.de/fileadmin/IUK/Ringvorlesungen/Altern/11-01-04_Kumlehn_Kubik_Selbstbestimmung.pdf. 01.10.12.
Kuratorium für Deutsche Altershilfe (KDA) (2009). Die Qualitätsgeleitete Pflegeoase: Ein neuer Weg zur Begleitung von Menschen mit Demenz in ihrer letzten Lebensphase. In: Pro Alter 2/2009. http://www.kda.de/tl_files/kda/ProAlter/2009-07-13-ProAlter-Leseprobe-Pflegeoasen.pdf. 01.10.12
Lamp I. (2010). Die besondere Situation von sterbenden Menschen mit Demenz. In: Lamp I. (Hrsg.) Umsorgt sterben. Menschen mit Demenz in ihrer letzten Lebensphase begleiten. Stuttgart: Kohlhammer, 25–28.
Lipinska, D. (2010). Menschen mit Demenz personzentriert beraten. Dem Selbst eine Bedeutung geben. Bern: Huber.
Mace, N.L., Rabins, P.V. (2012). Der 36-Stunden-Tag. Die Pflege des verwirrten älteren Menschen mit Demenz. Bern: Huber.
Maciejewski et al. (2001). Qualitätshandbuch Leben mit Demenz. Zugänge finden und erhalten in der Förderung, Pflege und Begleitung von Menschen mit Demenz und psychischen Veränderungen. Köln: Kuratorium Deutsche Altershilfe.
Mahlberg, R., Kunz, D., Heinz, A. (2003). Verhaltensstörungen bei Demenzerkrankungen. Zirkadianer Rhythmus außer Takt. In: ärztliches journal 10. Jahrgang Nr. 10/2003. http://www.praxis-mahlberg.de/medien/Verhalten-Demenz.pdf. 01.10.12.
Medizinischer Dienst des Spitzenverbandes Bund der Krankenkassen e.V. (MDS) (2003). Grundsatzstellungnahme Ernährung und Flüssigkeitsversor-

gung älterer Menschen. http://www.mds-ev.org/media/pdf/Grundsatzstellungnahme_Ernaehrung.pdf. 01.10.12.

Medizinischer Dienst des Spitzenverbandes Bund der Krankenkassen e. V. (MDS) (Hrsg.) (2009). Grundsatzstellungnahme Pflege und Betreuung von Menschen mit Demenz in stationären Einrichtungen. http://www.mds-ev.de/media/pdf/Grundsatzst-Demenz.pdf. 01.10.12.

Medizinischer Dienst des Spitzenverbandes Bund der Krankenkassen e. V. (MDS) (2011). Überbordende Bürokratie abbauen – vernünftige Pflegedokumentation notwendig Essen, 18. März 2011. http://www.mds-ev.de/3650.htm. 01.10.12.

Medizinischer Dienst des Spitzenverbandes Bund der Krankenkassen e. V. (MDS) (2012). 3. Bericht des MDS nach § 114a Abs. 6 SGB XI Qualität in der ambulanten und stationären Pflege. http://www.mds-ev.de/media/pdf/MDS_Dritter_Pflege_Qualitaetsbericht_Endfassung.pdf. 01.10.12.

Mei v. d., S. H. (1993). Integrative Bewegungstherapie als Verbindung funktionaler und psychomotorischer Behandlung bei seniler Demenz in der Psychogeriatrie (Teil 2). In: Integrative Bewegungstherapie 2/93. Zeitschrift für Integrative Leib- und Bewegungstherapie in Deutschland, Niederlande, Österreich und Schweiz. http://www.dgib.net/?x=zeitschrift&y=online-archiv#a1993. 01.10.12.

Messer, B. (2009). Pflegeplanung für Menschen mit Demenz. Einfach, echt und individuell planen und schreiben. Hannover: Schlütersche.

Möhler, R. (2011). Bellos blechernes Bellen. Einsatz von Tierrobotern in der Altenpflege. In: Pflegezeitschrift 2011, 64 (4), Stuttgart: Kohlhammer.

Müller-Hergl, Ch. (2004). Kritische Betrachtungen des DCM in Deutschland. In: Innes, A. (Hrsg.) (2004). Die Dementia Care Mapping Methode (DCM). Anwendung und Erfahrungen mit Kitwoods person-zentrierten Ansatz. Bern: Huber, 71–84.

Müller-Hergl, Ch. (2011). «Die Welt des Herrn Lind beruht auf Fehlschlüssen». Christian Müller-Hergl nimmt Stellung zu dem Demenz-Artikel von Sven Lind. In: Pflegezeitschrift 2011, Jg. 64, Heft 1, Stuttgart: Kohlhammer, 6–11.

Müller-Hergl, Ch. (2012). Lebensqualität von Menschen mit Demenz – für wen? Vortrag vom 11. Januar 2012.

Niven N., Robinson J. (2001). Psychologie für Pflegende. Bern: Huber.

Perrar, K. M., Sirsch, E., Kutschke, A. (2007). Gerontopsychiatrie für Pflegeberufe. Stuttgart: Thieme.

Radzey, B. (2011). My home is my castle. Die eigenen vier Wände als Wohlfühlort – für Menschen mit Demenz besonders wichtig. In: pflegen: Demenz, Heft 19, 2011, Seelze: Friedrich Verlag, 8–15.

Regnet, E. (2003). Stress und Möglichkeiten der Stresshandhabung. In: Rosenstiel L., Regnet E., Domsch M. (Hrsg.) (2003). Führung von Mitarbeitern. Handbuch für erfolgreiches Personalmanagement. Stuttgart: Schäffer-Poeschel, 119–149.

Richard, N. (2008). Schwester, rubbel etwas fester. Sexualität, Demenz und die Integrative Validation. in pflegen: Demenz, 2008. http://www.integrative-validation.de/schwester.rubbel.etwas.fester.pdf. 01.10.12.

Richard, N. (2011) Wut aus Angst, Angst vor Wut. Umgang mit Herausforderndem Verhalten und die Integrative Validation®. Alzheimer Angehörigen-Initiative e. V., Berlin, 14.10.2011. http://www.alzheimer-organisation.de/HA-VeranstaltungenAP/Richard-2011.pdf. 01.10.12.

Sachweh, S. (2008). Spurenlesen im Sprachdschungel. Kommunikation und Verständigung mit demenzkranken Menschen. Bern: Huber.

Schützendorf, E. (2006). Wer pflegt, muss sich selbst pflegen. Belastungen in der Altenpflege meistern. Wien, New York: Springer.

Sifton, B. C. (2011). Das Demenzbuch. Ein «Wegbegleiter» für Angehörige, Pflegende und Aktivierungstherapeuten. Bern: Huber.

Sitzmann, H. (2007). Hygiene daheim. Professionelle Hygiene in der stationären und häuslichen Alten- und Langzeitpflege, Bern: Huber.

Spitzenverband der Pflegekassen (GKV) (2008). Richtlinien nach § 87b Abs. 3 SGB XI zur Qualifikation und zu den Aufgaben von zusätzlichen Betreuungskräften in Pflegeheimen (Betreuungskräfte-Rl vom 19. August 2008). http://www.gkv-spitzenverband.de/upload/2008_08_19_%C2%A787b_Richtlinie_2291.pdf. 01.10.12.

Spitzenverband der Pflegekassen (GKV) (2011) Evaluation der Betreuungskräfte- Richtlinie gem. § 87b Abs. 3 SGB XI. Bericht des IGES Instituts September 2011, http://www.gkvspitzenverband.de/upload/Evaluation_der_Betreuungskr%C3%A4fte_nach_%C2%A7_87_b_SGB_XI_2011_09_07_V_18251.pdf. 01.10.12.

Stoffers, T. (2008). Die Seele bewegen. In: Altenpflege Demenz Spezial, Hannover: Vincentz, 40–42.

Stolz, K. (2011). Freiheitsentziehende Maßnahmen (FEM) in Pflegeheimen- die Verantwortung der rechtlichen Betreuer. http://www.justizportalbw.de/servlet/PB/show/1273012/FeM.Ehrenamtliche.10.11.pdf. 01.10.12.

Student, J. C., Napiwotzky, A. (2007). Palliative Care. Wahrnehmen-verstehen-schützen. Stuttgart: Thieme.

Sulser, R. (2010). Ausdrucksmalen für Menschen mit Demenz. 2. überarbeitete Auflage. Bern: Huber.

Talerico, K. A., Miller, L. L. (2008). Schmerzmanagement. In: Barrick, A. et al. (2008). Körperpflege ohne Kampf. Bern: Huber, 135–155.

Taylor, R. (2008). Alzheimer und ich. Leben mit Dr. Alzheimer im Kopf. Bern: Huber.

Theune, T. (2012). Demenz bewegt. Bewegung als Lebenselixier für Menschen mit Demenz. Alzheimer Fachtagung, Weinsberg. http://www.alzheimer-bw.de/fileadmin/AGBW_Medien/Dokumente/Nachlesen/2012/VortragFachtagWeinsberg2012.pdf. 01.10.12.

Tideiksaar, R. (2000). Stürze und Sturzprävention. Assessment-Prävention-Management. Bern: Huber.

Tschan, E. (2010). Integrative Aktivierende Alltagsgestaltung. Konzept und Anwendung. Bern: Huber.

Uschok, A. (2008). Körperbild und soziale Unterstützung bei Patienten mit Ulcus cruris venosum, Bern: Huber.

Weih, M. (2011). Wie war das noch mal? Lernen, Vergessen und die Alzheimer-Krankheit. Bern: Huber.

Welz-Barth A., Füsgen I. (2007). Dementia patients in nursing homes. In: EUROJGER 9 (1), S. 23–28. http://pflegen-online.de/nachrichten/medizingsundheit/falsche_medizinische_behandlung_von_demenzpatienten_in_pflegeheimen.htm. 01.10.12.

Werner, S., Eben, E. (2010). Menschen mit Demenz professionell betreuen. Sichere und kompetente Begleitung. Fachkompetenz Pflege. Landsberg am Lech: Verlag Mensch und Medien.

Werner, S. (2012). Kontinenzförderung. Ein Leitfaden. Stuttgart: Kohlhammer.

Zegelin, A. (2006). Festgenagelt sein. Der Prozess des Bettlägerigwerdens. Bern: Huber.

Zegelin, A. (2013). Festgenagelt sein. Der Prozess des Bettlägerigwerdens. 2. Auflage. Bern: Huber.

Anhang

((1)) **Anhang Gesetzestext § 87b SGB XI**
((2)) **§ 87b SGB XI Vergütungszuschläge für Pflegebedürftige mit erheblichem allgemeinem Betreuungsbedarf**

(1) Vollstationäre Pflegeeinrichtungen haben abweichend von § 84 Abs. 2 Satz 2 und Abs. 4 Satz 1 sowie unter entsprechender Anwendung der §§ 45a, 85 und 87a für die zusätzliche Betreuung und Aktivierung der pflegebedürftigen Heimbewohner mit erheblichem Bedarf an allgemeiner Beaufsichtigung und Betreuung Anspruch auf Vereinbarung leistungsgerechter Zuschläge zur Pflegevergütung. Die Vereinbarung der Vergütungszuschläge setzt voraus, dass
1. die Heimbewohner über die nach Art und Schwere der Pflegebedürftigkeit notwendige Versorgung hinaus zusätzlich betreut und aktiviert werden,
2. das Pflegeheim für die zusätzliche Betreuung und Aktivierung der Heimbewohner über zusätzliches sozialversicherungspflichtig beschäftigtes Betreuungspersonal verfügt und die Aufwendungen für dieses Personal weder bei der Bemessung der Pflegesätze noch bei den Zusatzleistungen nach § 88 berücksichtigt werden,
3. die Vergütungszuschläge auf der Grundlage vereinbart werden, dass in der Regel für jeden Heimbewohner mit erheblichem allgemeinem Bedarf an Beaufsichtigung und Betreuung der fünfundzwanzigste Teil der Personalaufwendungen für eine zusätzliche Vollzeitkraft finanziert wird und
4. die Vertragsparteien Einvernehmen erzielt haben, dass der vereinbarte Vergütungszuschlag nicht berechnet werden darf, soweit die zusätzliche Betreuung und Aktivierung für Heimbewohner nicht erbracht wird.

Eine Vereinbarung darf darüber hinaus nur mit Pflegeheimen getroffen werden, die Pflegebedürftige und ihre Angehörigen im Rahmen der Verhandlung und des Abschlusses des Heimvertrages nachprüfbar und deutlich darauf hinweisen, dass ein zusätzliches Betreuungsangebot, für das ein Vergütungszuschlag nach Absatz 1 gezahlt wird, besteht. Die Leistungs- und Preisvergleichsliste nach § 7 Abs. 3 ist entsprechend zu ergänzen.

(2) Der Vergütungszuschlag ist von der Pflegekasse zu tragen und von dem privaten Versicherungsunternehmen im Rahmen des vereinbarten Versicherungsschutzes zu erstatten. Mit den Vergütungszuschlägen sind alle zusätzlichen Leistungen der Betreuung und Aktivierung für Heimbewohner im Sinne von Absatz 1 abgegolten. Die Heimbewohner und die Träger der Sozialhilfe dürfen mit den Vergütungszuschlägen weder ganz noch teilweise belastet werden. Mit der Zahlung des Vergütungszuschlags von der Pflegekasse an die Pflegeeinrichtung hat der Pflegebedürftige Anspruch auf Erbringung der zusätzlichen Betreuung und Aktivierung gegenüber der Pflegeeinrichtung.

(3) Der Spitzenverband Bund der Pflegekassen hat für die zusätzlich einzusetzenden Betreuungskräfte auf der Grundlage des § 45c Abs. 3 bis zum 31. August 2008 Richtlinien zur Qualifikation und zu den Aufgaben in der vollstationären Versorgung der Pflegebedürftigen zu beschließen; er hat hierzu die Bundesvereinigungen der Träger vollstationärer Pflegeeinrichtungen anzuhören und den allgemein anerkannten Stand medizinisch-pflegerischer Erkenntnisse zu beachten. Die Richtlinien werden für alle Pflegekassen und deren Verbände sowie für die Pflegeheime erst nach Genehmigung durch das Bundesministerium für Gesundheit wirksam; § 17 Abs. 2 gilt entsprechend.

((2)) **§ 45a SGB XI Berechtigter Personenkreis**

(1) Die Leistungen in diesem Abschnitt betreffen Pflegebedürftige in häuslicher Pflege, bei denen neben dem Hilfebedarf im Bereich der Grundpflege und der hauswirtschaftlichen Ver-

sorgung (§§ 14 und 15) ein erheblicher Bedarf an allgemeiner Beaufsichtigung und Betreuung gegeben ist. Dies sind
1. Pflegebedürftige der Pflegestufen I, II und III sowie
2. Personen, die einen Hilfebedarf im Bereich der Grundpflege und hauswirtschaftlichen Versorgung haben, der nicht das Ausmaß der Pflegestufe I erreicht, mit demenzbedingten Fähigkeitsstörungen, geistigen Behinderungen oder psychischen Erkrankungen, bei denen der Medizinische Dienst der Krankenversicherung im Rahmen der Begutachtung nach § 18 als Folge der Krankheit oder Behinderung Auswirkungen auf die Aktivitäten des täglichen Lebens festgestellt hat, die dauerhaft zu einer erheblichen Einschränkung der Alltagskompetenz geführt haben.

(2) Für die Bewertung, ob die Einschränkung der Alltagskompetenz auf Dauer erheblich ist, sind folgende Schädigungen und Fähigkeitsstörungen maßgebend:
1. unkontrolliertes Verlassen des Wohnbereiches (Weglauftendenz);
2. Verkennen oder Verursachen gefährdender Situationen;
3. unsachgemäßer Umgang mit gefährlichen Gegenständen oder potenziell gefährdenden Substanzen;
4. tätlich oder verbal aggressives Verhalten in Verkennung der Situation;
5. im situativen Kontext inadäquates Verhalten;
6. Unfähigkeit, die eigenen körperlichen und seelischen Gefühle oder Bedürfnisse wahrzunehmen;
7. Unfähigkeit zu einer erforderlichen Kooperation bei therapeutischen oder schützenden Maßnahmen als Folge einer therapieresistenten Depression oder Angststörung;
8. Störungen der höheren Hirnfunktionen (Beeinträchtigungen des Gedächtnisses, herabgesetztes Urteilsvermögen), die zu Problemen bei der Bewältigung von sozialen Alltagsleistungen geführt haben;
9. Störung des Tag-/Nacht-Rhythmus;
10. Unfähigkeit, eigenständig den Tagesablauf zu planen und zu strukturieren;
11. Verkennen von Alltagssituationen und inadäquates Reagieren in Alltagssituationen;
12. ausgeprägtes labiles oder unkontrolliert emotionales Verhalten;
13. zeitlich überwiegend Niedergeschlagenheit, Verzagtheit, Hilflosigkeit oder Hoffnungslosigkeit aufgrund einer therapieresistenten Depression.

Die Alltagskompetenz ist erheblich eingeschränkt, wenn der Gutachter des Medizinischen Dienstes bei dem Pflegebedürftigen wenigstens in zwei Bereichen, davon mindestens einmal aus einem der Bereiche 1 bis 9, dauerhafte und regelmäßige Schädigungen oder Fähigkeitsstörungen feststellt. Der Spitzenverband Bund der Pflegekassen beschließt mit dem Verband der privaten Krankenversicherung e. V. unter Beteiligung der kommunalen Spitzenverbände auf Bundesebene, der maßgeblichen Organisationen für die Wahrnehmung der Interessen und der Selbsthilfe der pflegebedürftigen und behinderten Menschen auf Bundesebene und des Medizinischen Dienstes des Spitzenverbandes Bund der Krankenkassen in Ergänzung der Richtlinien nach § 17 das Nähere zur einheitlichen Begutachtung und Feststellung des erheblichen und dauerhaften Bedarfs an allgemeiner Beaufsichtigung und Betreuung.

((1)) Anhang Richtlinien nach § 87b Abs. 3 SGB XI zur Qualifikation und zu den Aufgaben von zusätzlichen Betreuungskräften in Pflegeheimen (Betreuungskräfte-Rl vom 19. August 2008)

Der GKV-Spitzenverband der Pflegekassen hat nach Anhörung der Bundesvereinigungen der Träger vollstationärer Pflegeeinrichtungen und unter Berücksichtigung des allgemein anerkannten Standes medizinisch-pflegerischer Erkenntnisse diese Richtlinien am 19. August 2008 beschlossen. Das Bundesministerium für Gesundheit hat sie mit Schreiben vom 25. August genehmigt.

Präambel

Pflegebedürftige Menschen mit demenzbedingten Fähigkeitsstörungen, psychischen Erkrankungen oder geistigen Behinderungen im Sinne des § 45a Abs. 1 SGB XI haben in der Regel einen erheblichen allgemeinen Beaufsichtigungs- und Betreuungsbedarf. Ihre Versorgungssituation in der stationären Pflege wird überwiegend als verbesserungsbedürftig angesehen. Mit der Zahlung von leistungsgerechten Zuschlägen zu den Pflegesätzen für die zusätzliche Betreuung und Aktivierung von Heimbewohnern nach den Regelungen des § 87b SGB XI werden den Pflegeheimen finanzielle Grundlagen gegeben, eine bessere Betreuung für die Betroffenen im Sinne der von den Fachverbänden geforderten «Präsenzstrukturen» zu organisieren, die darauf abzielen, die betroffenen

Heimbewohner bei ihren alltäglichen Aktivitäten zu unterstützen und ihre Lebensqualität zu erhöhen. Mit der Zahlung des Vergütungszuschlages an das Pflegeheim hat der Pflegebedürftige einen Anspruch auf Erbringung der zusätzlichen Betreuung und Aktivierung gegenüber der Pflegeeinrichtung.

§ 1 Zielsetzung
Diese Richtlinien regeln die Aufgaben und Qualifikationen von zusätzlich in vollstationären Pflegeeinrichtungen einzusetzenden Betreuungskräften im Rahmen des § 87b SGB XI, damit diese in enger Kooperation und fachlicher Absprache mit den Pflegekräften und den Pflegeteams die Betreuungs- und Lebensqualität von Heimbewohnern verbessern, die infolge demenzbedingter Fähigkeitsstörungen, psychischer Erkrankungen oder geistiger Behinderungen dauerhaft erheblich in ihrer Alltagskompetenz eingeschränkt sind und deshalb einen hohen allgemeinen Beaufsichtigungs- und Betreuungsbedarf haben. Ihnen soll durch mehr Zuwendung, zusätzliche Betreuung und Aktivierung eine höhere Wertschätzung entgegen gebracht, mehr Austausch mit anderen Menschen und mehr Teilhabe am Leben in der Gemeinschaft ermöglicht werden.

§ 2 Grundsätze der Arbeit und Aufgaben der zusätzlichen Betreuungskräfte
(1) Die zusätzlichen Betreuungskräfte sollen die betroffenen Pflegeheimbewohner betreuen und aktivieren. Als Betreuungs- und Aktivierungsmaßnahmen kommen Maßnahmen und Tätigkeiten in Betracht, die das Wohlbefinden, den physischen Zustand oder die psychische Stimmung der betreuten Menschen positiv beeinflussen können.

(2) Die Aufgabe der zusätzlichen Betreuungskräfte ist es, die betroffenen Heimbewohner zum Beispiel zu folgenden Alltagsaktivitäten zu motivieren und sie dabei zu betreuen und zu begleiten:
– Malen und basteln,
– handwerkliche Arbeiten und leichte Gartenarbeiten,
– Haustiere füttern und pflegen,
– Kochen und backen,
– Anfertigung von Erinnerungsalben oder -ordnern,
– Musik hören, musizieren, singen,
– Brett- und Kartenspiele,
– Spaziergänge und Ausflüge,
– Bewegungsübungen und tanzen in der Gruppe,
– Besuch von kulturellen Veranstaltungen, Sportveranstaltungen, Gottesdiensten und Friedhöfen,
– Lesen und Vorlesen,
– Fotoalben anschauen.

Die Betreuungskräfte sollen den Pflegeheimbewohnern für Gespräche über Alltägliches und ihre Sorgen zur Verfügung stehen, ihnen durch ihre Anwesenheit Ängste nehmen sowie Sicherheit und Orientierung vermitteln.
Betreuungs- und Aktivierungsangebote sollen sich an den Erwartungen, Wünschen, Fähigkeiten und Befindlichkeiten der Heimbewohner unter Berücksichtigung ihrer jeweiligen Biographie, ggf. einschließlich ihres Migrationshintergrundes, dem Geschlecht sowie dem jeweiligen situativen Kontext orientieren.
(3) Zur Prävention einer drohenden oder einer bereits eingetretenen sozialen Isolation sind Gruppenaktivitäten für die Betreuung und Aktivierung das geeignete Instrument. Die persönliche Situation der Pflegeheimbewohner, z.B. Bettlägerigkeit, und ihre konkrete sozial-emotionale Bedürfnislage kann aber auch eine Einzelbetreuung erfordern.
(4) Die soziale Betreuung der Heimbewohner gehört zum Leistungsumfang der Pflegeheime. § 87b SGB XI ermöglicht es, die Betreuung und Aktivierung der betroffenen Pflegeheimbewohner in einem definierten Umfang quantitativ zu verbessern. Gleichzeitig ist es erforderlich, die Tätigkeit der zusätzlichen Betreuungskräfte eng

mit der Arbeit der Pflegekräfte und des sonstigen Personals in den Pflegeheimen zu koordinieren, damit keine Versorgungsbrüche entstehen. Zu den Aufgaben der zusätzlichen Betreuungskräfte gehören auch die Hilfen, die bei der Durchführung ihrer Betreuungs- und Aktivierungstätigkeiten unaufschiebbar und unmittelbar erforderlich sind, wenn eine Pflegekraft nicht rechtzeitig zur Verfügung steht.

§ 3 Anforderungen an die Betreuungskräfte
Grundlegende Anforderungen an die persönliche Eignung von Menschen, die beruflich eine Betreuungstätigkeit in Pflegeheimen ausüben möchten, sind insbesondere
- eine positive Haltung gegenüber kranken, behinderten und alten Menschen,
- soziale Kompetenz und kommunikative Fähigkeiten,
- Beobachtungsgabe und Wahrnehmungsfähigkeit,
- Empathiefähigkeit und Beziehungsfähigkeit,
- die Bereitschaft und Fähigkeit zu nonverbaler Kommunikation,
- Phantasie, Kreativität und Flexibilität,
- Gelassenheit im Umgang mit verhaltensbedingten Besonderheiten infolge von demenziellen und psychischen Krankheiten oder geistigen Behinderungen,
- psychische Stabilität, Fähigkeit zur Reflexion des eigenen Handelns, Fähigkeit sich abzugrenzen,
- Fähigkeit zur würdevollen Begleitung und Anleitung von einzelnen oder mehreren Menschen mit Demenz, psychischen Erkrankungen oder geistigen Behinderungen
- Teamfähigkeit
- Zuverlässigkeit.

§ 4 Qualifikation der Betreuungskräfte
(1) Für die berufliche Ausübung der zusätzlichen Betreuungsaktivitäten ist kein therapeutischer oder pflegerischer Berufsabschluss erforderlich. Allerdings stellt die berufliche Ausübung einer Betreuungstätigkeit in Pflegeheimen auch höhere Anforderungen an die Belastbarkeit der Betreuungskräfte als eine in ihrem zeitlichen Umfang geringere ehrenamtliche Tätigkeit in diesem Bereich.

Deshalb sind folgende Anforderungen an die Qualifikation der Betreuungskräfte nachzuweisen:
- das Orientierungspraktikum,
- die Qualifizierungsmaßnahme,
- regelmäßige Fortbildungen.

(2) Das Orientierungspraktikum in einem Pflegeheim hat einen Umfang von fünf Tagen und ist vor der Qualifizierungsmaßnahme durchzuführen. Damit ist die Zielsetzung verbunden, erste Eindrücke über die Arbeit mit betreuungsbedürftigen Pflegeheimbewohnern zu bekommen und das Interesse und die Eignung für eine berufliche Tätigkeit in diesem Bereich selbst zu prüfen.

(3) Die Qualifizierungsmaßnahme besteht aus drei Modulen (Basiskurs, Betreuungspraktikum und Aufbaukurs) und hat einen Gesamtumfang von mindestens 160 Unterrichtsstunden sowie ein zweiwöchiges Betreuungspraktikum.

Modul 1: Basiskurs Betreuungsarbeit in Pflegeheimen
Umfang: 100 Stunden
Inhalte:
- Grundkenntnisse der Kommunikation und Interaktion unter Berücksichtigung der besonderen Anforderungen an die Kommunikation und den Umgang mit Menschen mit Demenz, psychischen Erkrankungen oder geistigen Behinderungen,
- Grundkenntnisse über Demenzerkrankungen, psychische Erkrankungen, geistige Behinderungen sowie typische Alterskrankheiten wie Diabetes und degenerativen Erkrankungen des Bewegungsapparats und deren Behandlungsmöglichkeiten,
- Grundkenntnisse der Pflege und Pflegedokumentation (Hilfen bei der Nahrungsaufnahme, Umgang mit Inkontinenz, Schmerzen und Wunden usw.) sowie der Hygieneanforderungen im Zusammenhang mit Betreuungstätigkeiten zur Beurteilung der wechselseitigen Abhängigkeiten von Pflege und Betreuung,
- Erste Hilfe Kurs, Verhalten beim Auftreten eines Notfalls.

Modul 2: Betreuungspraktikum in einem Pflegeheim
Umfang: zwei Wochen
Inhalte:
- Das Praktikum erfolgt in einem Pflegeheim unter Anleitung und Begleitung einer in der Pflege und Betreuung des betroffenen Personenkreises erfahrenen Pflegefachkraft, um praktische Erfahrungen in der Betreuung von Menschen mit einer erheblichen Einschränkung der Alltagskompetenz zu sammeln. Ist in einem Pflegeheim eine Pflegefachkraft mit einer gerontopsychiatrischen Zusatzausbildung beschäftigt, soll dieser nach Möglichkeit die Anleitung und die Begleitung während des Praktikums übertragen werden. Das Praktikum muss nicht in einem Block absolviert werden, sondern kann zur besseren Vereinbarkeit mit beruflichen und familiären Pflichten auch aufgeteilt werden.

Modul 3: Aufbaukurs Betreuungsarbeit in Pflegeheimen
Umfang: 60 Stunden
Inhalte:
- Vertiefen der Kenntnisse, Methoden und Techniken über das Verhalten, die Kommunikation und die Umgangsformen mit betreuungsbedürftigen Menschen,
- Rechtskunde (Grundkenntnisse des Haftungsrechts, Betreuungsrechts, der Schweigepflicht und des Datenschutzes und zur Charta der Rechte hilfe- und pflegebedürftiger Menschen),
- Hauswirtschaft und Ernährungslehre mit besonderer Beachtung von Diäten und Nahrungsmittelunverträglichkeiten,
- Beschäftigungsmöglichkeiten und Freizeitgestaltung für Menschen mit Demenzerkrankungen,
- Bewegung für Menschen mit Demenz, psychischen Erkrankungen oder geistigen Behinderungen,
- Kommunikation und Zusammenarbeit mit den an der Pflege Beteiligten, z. B. Pflegekräften, Angehörigen und ehrenamtlich Engagierten.

(4) Die regelmäßige Fortbildung umfasst mindestens einmal jährlich eine zweitägige Fortbildungsmaßnahme, in der das vermittelte Wissen aktualisiert wird und die eine Reflexion der beruflichen Praxis einschließt.

§ 5
Anrechnung erworbener Qualifikationen
Soweit die Qualifikationsanforderungen nach § 4 Abs. 3 vollständig oder teilweise in einer Berufsausbildung, bei der Berufsausübung oder in Fortbildungsmaßnahmen nachweislich erworben wurden, gelten diese insoweit als erfüllt.

§ 6
Übergangsregelungen
Personen,
- die Erfahrungen erworben haben in der Betreuung von Menschen mit einer erheblichen Einschränkung ihrer Alltagskompetenz beispielsweise in einer ehrenamtlichen Tätigkeit, in einem freiwilligen sozialen Jahr, im Zivildienst oder in einer sonstigen Tätigkeit in einer Pflegeeinrichtung und
- eine Schulung nachweisen zu den Grundkenntnisse der Kommunikation und Interaktion unter Berücksichtigung der besonderen Anforderungen an die Kommunikation und den Umgang mit Menschen mit Demenz, psychischen Erkrankungen oder geistigen Behinderungen im Umfang von
- mindestens 30 Stunden, können als zusätzliche Betreuungskräfte beschäftigt werden, wenn sie
- die im § 4 Abs. 3 in den Modulen 1 und 3 beschriebenen Qualifikationen innerhalb eines Jahres nach dem Beginn der Beschäftigung nachholen, spätestens jedoch am 31. Dezember 2009 abschließen werden und
- bis zum Abschluss der Qualifizierungsmaßnahmen durch erfahrene Pflegefachkräfte bei der Ausübung der Betreuungstätigkeit eng angeleitet und begleitet werden.

§ 7
Inkrafttreten der Richtlinie Diese Richtlinien sind am 19. August 2008 vom Spitzenverband Bund der Pflegekassen verabschiedet worden und treten mit der Genehmigung des Bundesministeriums für Gesundheit in Kraft

Deutschsprachige Literatur, Adressen und Links zum Thema «Demenz»

Literatur (deutsch)

Auf Grundlage der Empfehlungen der Deutschen Alzheimer Gesellschaft e. V., ergänzt von Jürgen Georg, Elke Steudter, Gaby Burgermeister und Swantje Kubillus. Mai 2013

Informationen über das Krankheitsbild und den Umgang mit Demenzkranken

Alzheimer Europe (Hrsg.) (2005): Handbuch der Betreuung und Pflege von Alzheimer-Patienten. 2., aktualisierte und erweiterte Auflage. Stuttgart: Thieme.

Bell V., Troxel D. (2007): Richtig helfen bei Demenz, Ein Ratgeber für Angehörige und Pflegende. 2. Aufl. München: Reinhardt Verlag.

Bowlby Sifton C. (2011): Das Demenz-Buch. Ein «Wegbegleiter» für Angehörige und Pflegende. 2. überarb. Aufl. Bern: Verlag Hans Huber.

Beyreuther K., Einhäupl K. M., Förstl H., Kurz A. (2002): Demenzen. Grundlagen und Klinik. Stuttgart: Thieme.

Böhme G. (2008): Förderung der kommunikativen Fähigkeiten bei Demenz. Bern: Verlag Hans Huber.

Bredenkamp R., Albota M., Beyreuther K., Bruder J., Kurz A., Langehennig M., Prümel-Philippsen U., Tillmann C., von der Damerau-Dambrowski V., Weller M., Weyerer S. (2008): Die Krankheit frühzeitig auffangen. Bern: Verlag Hans Huber. *aus der Reihe: Gemeinsam für ein besseres Leben mit Demenz.*

Bruhns A., Lakotta B., Pieper D. (Hrgs.) (2010): Demenz: Was wir darüber wissen, wie wir damit leben. München: Deutsche Verlags-Anstalt.

Bundesministerium für Gesundheit: Wenn das Gedächtnis nachlässt. Ratgeber für die häusliche Betreuung demenzkranker älterer Menschen. *Zu bestellen beim BMG, per:* E-Mail: publikationen@bundesregierung.de Telefon: 01805/77 80 90 (kostenpflichtig. 14 Ct/Min. aus dem dt. Festnetz, abweichende Preise aus den Mobilfunknetzen möglich) Fax: 01805/77 80 94 (kostenpflichtig. 14 Ct/Min. aus dem dt. Festnetz, abweichende Preise aus den Mobilfunknetzen möglich) # Schriftlich: Publikationsversand der Bundesregierung, Postfach 48 10 09, 18132 Rostock *oder als PDF zum Herunterladen auf* http://www.bmg.bund.de.

Bundesministerium für Gesundheit (Hrsg.) (2007): Rahmenempfehlungen zum Umgang mit herausforderndem Verhalten bei Menschen mit Demenz. Berlin: Bundesministerium für Gesundheit.

Buijssen H. (2003): Demenz und Alzheimer verstehen – mit Betroffenen leben. Weinheim: Beltz.

Chapman A., Jackson G. A., McDonald C. (2004): Wenn Verhalten uns herausfordert. Stuttgart: Demenz Support.

de Klerk-Rubin V. (2009): Mit dementen Menschen richtig umgehen, Validation für Angehörige. 2. Aufl. München: Rheinhardt.

Fischer-Böröld C., Zettl S. (2006): Demenz. NDR Visite – Die Gesundheitsbibliothek. Hannover: Schlütersche.

Förstl H. (Hrsg.) (2002): Lehrbuch der Gerontopsychiatrie und -psychotherapie. Stuttgart: Thieme.

Förstl H., Kleinschmidt C. (2009): Das Anti-Alzheimer-Buch. Ängste, Fakten, Präventionsmöglichkeiten. München: Kösel-Verlag.

Forstmeier S., Maercker A. (2008): Probleme des Alterns. Göttingen: Hogrefe.

Furtmayr-Schuh A. (2000): Die Alzheimer Krankheit – das große Vergessen. Stuttgart: Kreuz.

Gutzmann H., Zank S. (2004): Demenzielle Erkrankungen, medizinische und psychosoziale Interventionen. Stuttgart: Kohlhammer Urban.

Hallauer J. F.; Kurz A. (Hrsg.) (2002): Weißbuch Demenz. Stuttgart: Thieme.

Hauser U. (2009): Wenn die Vergesslichkeit noch nicht vergessen ist – zur Situation Demenzkranker im frühen Stadium. 2. Aufl. Köln: KDA.

Höhn M. (2004): Häusliche Pflege: … und sich selbst nicht vergessen. Was pflegende Angehörige wissen sollten. Köln: PapyRossa.

Kastner U., Löbach R. (2007): Handbuch Demenz. München: Elsevier.

Klessmann E. (2012): Wenn Eltern Kinder werden und doch die Eltern bleiben. 7. Aufl. Bern: Verlag Hans Huber.

Kompetenznetzwerk Demenzen e. V. (Hrsg.) (2009): Alzheimer und Demenzen verstehen. Der Ratgeber des Kompetenznetzes Demenzen. Diagnose, Behandlung, Alltag, Betreuung. Stuttgart: MVS Medizinverlage.

Krämer G. (2000): Alzheimer Krankheit. Antworten auf die häufigsten Fragen. Stuttgart: Trias.

Landesinitiative Demenz-Service NRW (Hrsg.) (2005): «Wie geht es Ihnen?» – Konzepte und Materialien zur Einschätzung des Wohlbefindens von Menschen mit Demenz. Köln: KDA.

Leuthe F. (2009): Richtig sprechen mit dementen Menschen. München: Reinhardt.

Mace N. L., Rabins P. V. (2012): Der 36-Stunden-Tag. Die Pflege des verwirrten älteren Menschen, speziell des Alzheimer-Kranken. 6. Aufl. Bern: Verlag Hans Huber.

Martin M., Schelling H. R. (Hrsg.) (2005): Demenz in Schlüsselbegriffen. Bern: Verlag Hans Huber.

Moniz-Cook E., Manthorpe J. (2010): Frühe Diagnose Demenz. Bern: Verlag Hans Huber.

Niemann-Mirmehdi M., Mahlberg R. (2003): Alzheimer – was tun, wenn die Krankheit beginnt? Stuttgart: Trias.

Perrar K. M., Sirsch E., Kutschke A. (2011): Gerontopsychiatrie für Pflegeberufe. 2. aktualisierte und erweiterte Auflage. Stuttgart: Thieme.

Piechotta G. (2008): Das Vergessen erleben. Lebensgeschichten von Menschen mit einer demenziellen Erkrankung. 1. Aufl. Frankfurt: Mabuse-Verlag.

Powell J. (2003): Hilfen zur Kommunikation bei Demenz. Köln: Kuratorium Deutsche Altershilfe. Tel. 0221 931 847 0, http://www.kda.de.

Powell J. (2002): Hilfen zur Kommunikation bei Demenz. 4. Aufl. Köln: KDA. [vergriffen]

Richter B., Richter R. W. (2004): Alzheimer in der Praxis. Bern: Verlag Hans Huber. *Ärztlicher Ratgeber.*

Riesner Ch. (2010): Menschen mit Demenz und ihre Familien. Das person-zentrierte Bedarfsassessment CarnapD: Hintergründe, Erfahrungen, Anwendungen. Hannover: Schlütersche. [Pflegebibliothek: Wittener Schriften]

Rösner M. (2007): Humor trotz(t) Demenz – Humor in der Altenpflege. Köln: KDA.

Schäfer U. (2004): Demenz – Gemeinsam den Alltag bewältigen, Ein Ratgeber für Angehörige und Pflegende. 1. Aufl. Göttingen: Hogrefe.

Schwarz G. (2009): Basiswissen: Umgang mit demenzkranken Menschen. 1. Aufl. Bonn: Psychiatrie-Verlag

Stechl E., Steinhagen-Thiessen E., Knüvener C. (2008): Demenz – mit dem Vergessen leben. Ein Ratgeber für Betroffene. 1. Aufl. Frankfurt: Mabuse-Verlag.

Steffen N. (2008): Lernstationen: Demenzielle Erkrankungen. Lernzirkel in der Pflegeausbildung. München: Elsevier.

Stiftung Warentest; Verbraucherzentrale Nordrhein-Westfalen (Hrsg.) (2009): Demenz – Hilfe für Angehörige und Betroffene. 2. Aufl. Berlin: Stiftung Warentest.

Tackenberg P., Abt-Zegelin A. (Hrsg.) (2004): Demenz und Pflege: Eine interdisziplinäre Betrachtung. Frankfurt a. M.: Mabuse Verlag.

Tönnies I. (2007): Abschied zu Lebzeiten. Wie Angehörige mit Demenzkranken leben. Bonn: Balance Buch- und Medien-Verlag.

Wächtler C. (Hrsg.) (2003): Demenzen – Frühzeitig erkennen, aktiv behandeln, Betroffene und Angehörige effektiv unterstützen. 2. Aufl. Stuttgart: Thieme.

Weidenfelder M. (2004): Mit dem Vergessen leben: Demenz, Verwirrte alte Menschen verstehen und einfühlsam begleiten. Stuttgart: Kreuz.

Whitehouse P. J., George D. (2009): Mythos Alzheimer. Bern: Verlag Hans Huber.

Wojnar J. (2007): Die Welt der Demenzkranken. Leben im Augenblick. 1. Aufl. Hannover: Vincentz-Verlag.

Pflege, Pflegekonzepte

Archibald C. (2007): Menschen im Krankenhaus. Ein Lern- und Arbeitsbuch für Pflegekräfte. Köln: Kuratorium Deutsche Altershilfe.

Barker P., Buchanan-Barker P. (2013). Das Gezeiten-Modell. Der Kompass für eine recovery-orientierte, psychiatrische Pflege. Bern: Huber.

Barrick A. L. et al. (2011): Körperpflege ohne Kampf – Personenorientierte Pflege von Menschen mit Demenz. Bern: Verlag Hans Huber.

Böhm E. (2009): Verwirrt nicht die Verwirrten. Neue Ansätze geriatrischer Krankenpflege. 14. Aufl. Bonn: Psychiatrie Verlag.

Bölicke C., Mösle R., Romero B., Sauerbrey G., Schlichting R., Weritz-Hanf P., Zieschang Tania T. (2007): Ressourcen erhalten. Bern: Verlag Hans Huber. *aus der Reihe: Gemeinsam für ein besseres Leben mit Demenz.*

Bonner, C. (2013): Stressmindernde Pflege bei Menschen mit Demenz. Bern: Huber.

Breuer P. (2009): Visuelle Kommunikation für Menschen mit Demenz. Bern: Verlag Hans Huber.

Brooker D. (2008): Person-zentriert pflegen – Das VIPS-Modell zur Pflege und Betreuung von Menschen mit Demenz. Bern: Verlag Hans Huber.

Buchholz T., Schürenberg A. (2013): Basale Stimulation in der Pflege alter Menschen. 4., überarb. und erw. Aufl. Bern: Verlag Hans Huber.

Chalfont G. (2010): Naturgestützte Therapie. Tier- und pflanzengestützte Therapie für Menschen mit einer Demenz planen, gestalten und ausführen. Bern: Verlag Hans Huber.

Chapman A., Jackson F. A., McDonald C. (2004): Wenn Verhalten uns herausfordert …: Ein Leitfaden für Pflegekräfte zum Umgang mit Menschen mit Demenz. Stuttgart: Demenz Support Stuttgart.

Falk J. (2004): Basiswissen Demenz. Lern- und Arbeitsbuch für berufliche Kompetenz und Versorgungsqualität. Weinheim: Juventa.

Feil N. (2007): Validation. 5. Aufl. München: Reinhardt-Verlag.

Fischer T. (2011): Schmerzeinschätzung bei Menschen mit schwerer Demenz. Bern: Verlag Hans Huber.

Gatterer G., Croy A. (2005): Leben mit Demenz. Heidelberg/Berlin: Springer.

Gauer J. (2009): Du hältst deine Hand über mir. Gottesdienste mit Demenzkranken. Düsseldorf: Patmos.

Gogl A. (Hrsg.) (2013): Selbstvernachlässigung bei alten Menschen. Bern: Huber.

Grond E. (2009): Pflege Demenzkranker. 4. Aufl. Hannover: Schlütersche.

Gutensohn S. (2000): Endstation Alzheimer? Ein überzeugendes Konzept zur stationären Betreuung. Frankfurt: Mabuse.

Hammerla M. (2009): Der Alltag mit demenzerkrankten Menschen. Pflege in den verschiedenen Phasen der Erkrankung. München/Jena: Elsevier, Urban und Fischer.

Hegedusch E. und L. (2007): Tiergestützte Therapie bei Demenz. Hannover: Schlütersche.

Held C. (2013): Was ist «gute» Demenzpflege. Demenz als dissoziatives Geschehen – ein Praxishandbuch für Pflegende. Bern: Verlag Hans Huber.

Höwler E. (2008): Herausforderndes Verhalten bei Demenz. Stuttgart: Kohlhammer.

Innes A. (Hrsg.) (2004): Die Dementia Care Mapping Methode (DCM). Bern: Verlag Hans Huber. [vergriffen]

Jenkins D. (2006): Der beste Anzug. Hautpflege bei Menschen mit Demenz. Köln: KDA.

Kasten E., Utecht C., Waselewski M. (2004): Den Alltag demenzerkrankter Menschen neu gestalten. Hannover: Schlütersche.

Kitwood T. (2013): Demenz. Der person-zentrierte Ansatz im Umgang mit verwirrten Menschen. 5. Aufl. Bern: Verlag Hans Huber.

Killick J., Craig C. (2013): Kreativität und Kommunikation bei Menschen mit Demenz. Bern: Huber.

Krasberg U. (2013): «Hab ich vergessen, ich hab nämlich Alzheimer!» – Beobachtungen einer Ethnologin in Demenzwohngruppen. Bern: Huber.

König J., Zemlin C. (2008): 100 Fehler im Umgang mit Menschen mit Demenz und was Sie dagegen tun können. Hannover: Schlütersche.

Kolb C. (2003): Nahrungsverweigerung bei Demenzkranken. PEG-Sonde – ja oder nein? Frankfurt: Mabuse Verlag.

Kostrzewa S. (2010): Palliative Pflege von Menschen mit Demenz. 2. Aufl. Bern: Verlag Hans Huber.

Kuhlmann A. (2005): Case Management für demenzkranke Menschen. Eine Betrachtung der gegenwärtigen praktischen Umsetzung. Münster: LIT-Verlag.

Kuhn D., Verity J. (2012): Die Kunst der Pflege von Menschen mit einer Demenz. Bern: Verlag Hans Huber.

Kuratorium Deutsche Altershilfe (2001): Qualitätshandbuch Leben mit Demenz. Köln: KDA.

Kuratorium Deutsche Altershilfe (2008): DazugeHÖREN. Türen öffnen zu hörgeschädigten Menschen mit Demenz. Köln: KDA.

Marshall M., Allan K. (2011): «Ich muss nach Hause» – Ruhelos umhergehende Menschen mit einer Demenz verstehen. Bern: Verlag Hans Huber.

Morton I. (2002): Die Würde wahren – Personzentrierte Ansätze in der Betreuung von Menschen mit Demenz. Stuttgart: Klett-Cotta.

Münch M., Schwermann M. (2007): Professionelles Schmerzassessment bei Menschen mit Demenz. Stuttgart: Kohlhammer.

Plemper B., Beck G., Freter H.-J., Gregor B., Gronemeyer R., Hafner I., Klie T., Pawletko K.-W., Rudolph J., Schnabel E., Steiner I., Trilling A., Wagner J. (2007): Gemeinsam betreuen. Bern: Verlag Hans Huber. *aus der Reihe: Gemeinsam für ein besseres Leben mit Demenz.*

Richter B., Richter R. W. (2004): Alzheimer in der Praxis. Bern: Verlag Hans Huber. *Ärztlicher Ratgeber.*

Robert Bosch Stiftung (Hrsg.) (2007): Gemeinsam für ein besseres Leben mit Demenz – Gesamtausgabe. Bern: Verlag Hans Huber.

Sachweh S. (2008): Spurenlesen im Sprachdschungel. Kommunikation und Verständigung mit demenzkranken Menschen. Bern: Verlag Hans Huber.

Schindler U. (Hrsg.) (2003): Die Pflege demenziell Erkrankter neu erleben. Mäeutik im Praxisalltag. Hannover: Vincentz.

Staack S. (2004): Milieutherapie, Ein Konzept zur Betreuung demenziell Erkrankter. Hannover: Vincentz.

Tackenberg P., Abt-Zegelin A. (2004): Demenz und Pflege. Eine interdisziplinäre Betrachtung. Frankfurt: Mabuse.

Urselmann, W. (2013): Schreien und Rufen. – Herausforderndes Verhalten bei Menschen mit Demenz. Bern: Huber.

van der Kooij C. (2012): «Ein Lächeln im Vorübergehen». Erlebensorientierte Altenpflege mit Hilfe der Mäeutik. 2., erg. Aufl. Bern: Verlag Hans Huber.

van der Kooij C. (2010): Das mäeutische Pflege- und Betreuungsmodell. Bern: Verlag Hans Huber.

Verbraucher-Zentrale Nordrhein-Westfalen e.V. (2003): Pflegende Angehörige – Balance zwischen Fürsorge und Entlastung. Düsseldorf: Verbraucher-Zentrale NRW.

Weissenberger-Leduc M. (2009): Palliativpflege bei Demenz. Ein Handbuch für die Praxis. Wien: Springer.

White E. (2013): Sexualität bei Menschen mit Demenz. Bern: Huber.

Wissmann P. et al. (2007): Demenzkranken begegnen. Bern: Verlag Hans Huber. *aus der Reihe: Gemeinsam für ein besseres Leben mit Demenz.*

Person-zentrierte Pflege

Arens, F. (2005): Kommunikation zwischen Pflegenden und dementierenden alten Menschen. Frankfurt am Main: Mabuse-Verlag.

Arens, F. (2003): «Lebensweltlich-kommunikatives Handeln»: Ein Ansatz zur Situationsbewältigung zwischen Pflegenden und dementierenden alten Menschen? In: Pflege und Gesellschaft 8 (2) 68–73.

Baer, U. (2007): Innenwelten der Demenz: Das SMEI-Konzept. Neukirchen-Vluyn: Affenkönig.

Bartholomeyczik, S.; Halek, M. (Hrsg.) (2009): Assessmentinstrumente in der Pflege. Hannover: Schlütersche.

Bartholomeyczik, S.; Halek, M. (2006): Verstehen und Handeln. Hannover: Schlütersche.

Bell, V.; Troxel, D. (2004): Personzentrierte Pflege bei Demenz. München: Reinhardt Verlag.

Bradford Dementia Group (2008): Pflege von Menschen mit Demenz evaluieren. Die DCM-Methode, 8. Aufl. Witten: Priv. Universität Witten/Herdecke.

Bosch, C.F.M. (1998): Vertrautheit: Studie zur Lebenswelt dementierender alter Menschen. Wiesbaden: Ullstein Medical.

Bowlby Sifton C. (2011): Das Demenz-Buch. Ein «Wegbegleiter» für Angehörige und Pflegende. 2. überarb. Aufl. Bern: Verlag Hans Huber.

Brooker, D., Surr, C. (2008): Dementia Care Mapping. Grundlagen und Praxis. Witten: Priv. Universität Witten/Herdecke.

Brooker, D. (2008): Person-zentriert pflegen. Bern: Verlag Hans Huber.

Diakonisches Werk Württemberg (Hrsg.), Bär, M.: Demenzkranke Menschen im Pflegeheim besser begleiten. Hannover: Schlütersche 2004.

Franke, L (2006): Demenz in der Ehe: Über die verwirrende Gleichzeitigkeit von Ehe- und Pflegebeziehung. Frankfurt: Mabuse-Verlag.

Gröning, K.; Kunstmann, A.-C. (Hrsg.) (2004): Pflegegeschichten: Pflegende Angehörige schildern ihre Erfahrungen. Frankfurt: Mabuse Verlag.

Hennig A.; Riesner C.; Schlichting, R.; Zörkler, M. (2006): Qualitätsentwicklung in Pflegeeinrichtungen durch Dementia Care Mapping? Saarbrücken: Institut für Sozialforschung und Sozialwirtschaft e.V.

Innes, A. (Hrsg.) (2004): Die Dementia Care Mapping Methode (DCM). Bern: Verlag Hans Huber.

Institut für Sozialforschung und Sozialwirtschaft e.V. (2005): Menschen mit Demenz: Wegweisende Impulse für die häusliche Pflege und Betreuung. Saarbrücken.

Menzen, K.-H. (2004): Kunsttherapie mit altersverwirrten Menschen. München: Reinhardt Verlag.

Morton, I. (2002): Die Würde wahren. Personenzentrierte Ansätze in der Betreuung von Menschen mit Demenz. Stuttgart: Klett-Cotta.

Müller-Hergl, C. (2004): Aus Sicht des Subjektiven. In: Im Brennpunkt: Lebensqualität/ Pflegequalität. Demenz Support Stuttgart (Hrsg.). Stuttgart: Demenz Support Stuttgart: 105–130.

Pörtner, M. (2004): Ernstnehmen-Zutrauen-Verstehen. Stuttgart: Klett-Cotta.

Pörtner, M.: (2005): Alt sein ist anders. Personenzentrierte Betreuung von alten Menschen. Stuttgart: Klett-Cotta.

Stuhlmann, W. (2004): Demenz – wie man Bindung und Biographie einsetzt. München: Reinhardt Verlag.

Tackenberg, P.; Abt-Zegelin, A. (Hrsg.) (2000): Demenz und Pflege: Eine interdisziplinäre Betrachtung. Frankfurt am Main: Mabuse Verlag.

Uhlmann, P.; Uhlmann, M. (2006): Was bleibt…: Menschen mit Demenz. edition uhlensee.

Weyerer, S.; Schäufele, M. (2006): Demenzkranke Menschen in Pflegeeinrichtungen. Stuttgart: Kohlhammer.

Welling, K. (2005): Interaktionen in der Pflege von Menschen mit Demenz, Heft 16. Brake: Prodos Verlag.

Wissmann, P. (Hrsg.) (2004): Werkstatt Demenz. Hannover: Vincentz Verlag 2004.

Zieres, G.; Weibler, U. (Hrsg) (2007): Herausforderung Demenz: Optimierung der Versorgung von Menschen mit Demenzerkrankung. Dienheim: IATROS Verlag 2007.

Zusammenstellung: Christian Müller-Hergl, ergänzt von Jürgen Georg

Demenz und Zivilgesellschaft

Demenz Support Stuttgart (Hrsg.) (2010): «Ich spreche für mich selbst» – Menschen mit Demenz melden sich zu Wort. Frankfurt: Mabuse.

Förstl H., Kleinschmidt C. (2010): Das Anti-Alzheimer-Buch. Ängste, Fakten, Präventionsmöglichkeiten. München: Kösel.

Taylor R. (2011): Der moralische Imperativ des Pflegens. Bern: Verlag Hans Huber.

Wissmann P., Gronemeyer R. (2008): Demenz und Zivilgesellschaft – Eine Streitschrift. Frankfurt: Mabuse.

Beschäftigung, Training, Erinnern

Bayerisches Staatsministerium für Arbeit und Sozialplanung, Familie und Frauen (2006): Musizieren mit dementen Menschen. Ratgeber für Angehörige und Pflegende. München: Reinhardt.

Becker J. (1999/2001): «Die Wegwerfwindel auf der Wäscheleine» und «Gell, heut geht's wieder auf die Rennbahn» – Die Handlungslogik dementer Menschen wahrnehmen und verstehen. afw-Arbeitshilfe Demenz I und II. Darmstadt: Arbeitszentrum für Fort- und Weiterbildung im Elisabethenstift. (Pädagogische Akademie Elisabethenstift gGmbH, Stiftstr. 14, 64287 Darmstadt, Tel. 06151 4095-100, E-Mail: pae@elisabethenstift.de, Internet: http://elisabethenstift.de).

Bell V., Troxel D., Tonya C., Hamon R. (2007): So bleiben Menschen mit Demenz aktiv. 17 Anregungen nach dem Best-Friends-Modell. München: Reinhardt.

Bendlage R., Nix A., Schützendorf E., Wölfel A. (2009): Gärten für Menschen mit Demenz und Alzheimer. Stuttgart: Ulmer.

Friese A. (2007): Sommerfrische. 28 Kurzaktivierungen im Sommer für Menschen mit Demenz. Hannover: Vincentz.

Friese A. (2008): Herbstvergnügen. 28 Kurzaktivierungen im Herbst für Menschen mit Demenz. Hannover: Vincentz.

Friese A. (2009): Frühlingsgefühle. 28 Kurzaktivierungen im Frühling für Menschen mit Demenz. Hannover: Vincentz.

Gatz S., Schäfer L. (2002): Themenorientierte Gruppenarbeit mit Demenzkranken. 24 aktivierende Stundenprogramme. Weinheim: Beltz.

Joppig W. (2004): Gedächtnistraining mit dementen Menschen. Troisdorf: Bildungsverlag Eins.

Kiefer B., Rudert B. (2007): Der therapeutische Tischbesuch, TTB – die wertschätzende Kurzzeitaktivierung. Hannover: Vincentz.

Kleindienst J., Rath B. (2011): Momente des Erinnerns. Auswahl: Vorlesebücher für die Altenpflege. Bd. 3 und 4. Berlin: Zeitgut.

Kuratorium Deutsche Altershilfe (Hrsg.) (2007): Tiere öffnen Welten. Leitlinien zum fachgerechten Einsatz von Hunden, Katzen und Kaninchen in der Altenhilfe. Köln: KDA.

Meier E., Teschauer W. (2009): Reise ins unbekannte Land. Bildgestaltung mit demenzkranken Menschen. Norderstedt: Books on Demand.

Midi-Music-Studio: Da klingt dein Herz. Senioren singen mit. CD und Textbuch. Zu beziehen über Midi-Music-Studio, Tel: 054 05-33 21, www.mm-studio.eu

Möllenhoff H., Weiß M., Heseker H. (2005): Muskeltraining für Senioren. Ein Trainingsprogramm zum Erhalt und zur Verbesserung der Mobilität mit CD Hamburg: Behr's Verlag.

Oswald W. D., Ackermann A. (2009): Kognitive Aktivierung mit SimA-P: Selbständig im Alter. Wien: Springer.

Radenbach J. (2009): Aktiv trotz Demenz. Handbuch für die Aktivierung und Betreuung von Demenzerkrankten. Hannover: Schlütersche.

Schmidt-Hackenberg U. (1996): Wahrnehmen und Motivieren. Die 10-Minuten-Aktivierung für die Begleitung Hochbetagter. Hannover: Vincentz.

Schmidt-Hackenberg U. (2003): Zuhören und Verstehen. Warum man im Januar Brezel aß und im Juli nicht zur Ruhe kam …. Hannover: Vincentz.

Schmidt-Hackenberg U. (2004): Anschauen und Erzählen, Gedankenspaziergänge mit demenziell Erkrankten. Hannover: Vincentz.

Strätling U. (2011): Als die Kaffeemühle streikte. Geschichten zum Vorlesen für demenzkranke Menschen. Köln: KDA, auch zu beziehen über: www.geschichtenfuerdemenzkranke.de.

Sulser R. (2010): Ausdrucksmalen für Menschen mit Demenz. 3. Aufl. Bern: Verlag Hans Huber.

Tageszentrum Wetzlar: Lieder-CDs und dazugehörige Liederbücher (Volkslieder, Schlager, Weihnachts- und Kirchenlieder etc. – instrumental und/oder mit Gesang. Zu beziehen über das Tageszentrum am Geiersberg, Geiersberg 15, 35578 Wetzlar, Tel. 06441 4 37 42; www.tageszentrum-am-geiersberg.de.

Wissmann P. (Hrsg.) (2004): Werkstatt Demenz. Hannover: Vincentz.

Reminiszenztherapie, Biografiearbeit, Erinnerungspflege

Enßle J. (2010): Demenz und Biografiearbeit. Hamburg: Diplomica-Verlag.

Fotokiste zur Biografiearbeit mit dementen Menschen. Box mit Begleitbuch «Leitfaden zur Biografiearbeit». Hannover: Vincentz 2003.

Höwler E. (2011): Biografie und Demenz. Stuttgart: Kohlhammer.

Lambrecht J. (2004): Jule. Geschichten, wie die heute alten Menschen ihre Kindheit erlebten Hannover: Vincentz.

Medebach D. (2011): Filmische Biographiearbeit im Bereich Demenz: Eine soziologische Studie über Interaktion, Medien, Biographie und Identität in der stationären Pflege. Berlin, Münster: Lit Verlag.

Oswald W. D., Ackermann A. (2009): Biographieorientierte Aktivierung mit SimA-P: Selbständig im Alter. Wien: Springer.

Rath B. (2010): Vorlesebücher für die Altenpflege: Momente des Erinnerns. Zeitzeugen erzählen von früher. Bd. 1 und 2. Berlin: Zeitgut.

Schweitzer P., Bruce E. (2010): Das Reminiszenz-Buch – Praxishandbuch zur Biografie- und Erinnerungsarbeit mit alten Menschen. Bern: Verlag Hans Huber.

Stuhlmann W. (2004): Demenz – wie man Bindung und Biographie einsetzt. München: Ernst Reinhardt.

Trilling A., Bruce E., Hodgson S., Schweitzer P. (2001): Erinnerungen pflegen. Unterstützung und Entlastung für pflegende und Menschen mit Demenz. Hannover: Vincentz.

Spiele

Damals. Memoryspiel zum Sich-Erinnern. Bad Rodach: Wehrfritz. Wehrfritz GmbH, August-Grosch-Str. 28–38, 96476 Bad Rodach. Tel.: 09564 929-0; E-Mail: service@wehrfritz.de; Internet: http://www.wehrfritz.de Wehrfritz GmbH, Businesscenter 271, AT–4000 Linz. Tel.: 0800 8809402, Fax: 0800 8809401; E-Mail: service@wehrfritz.at; www.wehrfritz.at

Fiedler P. (2004): Sonnenuhr. Hannover: Vincentz.

Fiedler P. (2005): Waldspaziergang. Hannover: Vincentz. http://shop.altenpflege.vincentz.net

Fiedler P., Hohlmann U. (2006): «Vertellekes». Brettspiel. Hannover: Vincentz. http://shop.altenpflege.vincentz.net

Fiedler P., Hohlmann U. (2010): «Vertellekes – das neue (Spiel). Ein Frage- und Antwortspiel für ältere Menschen. Hannover: Vincentz. http://shop.altenpflege.vincentz.net

Fiedler P., Hohlmann Ub (2011): Ergänzungsset «Vertellekes – das neue (Spiel). 120 Ergänzungskarten zum Spiel. Hannover: Vincentz. http://shop.altenpflege.vincentz.net

Sprichwortbox. 400 farbige Karten. Hannover: Vincentz. http://shop.altenpflege.vincentz.net

1. Ne gute Figur. 2. In voller Blüte
Beide Spiele wurden von der Firma HeiMap entwickelt. Die Dipl.-Gerontologin Heike Manger-Plum hat ihre Firma «HeiMap – sinnesstimulierende Beschäftigungsmaterialien für die Altenhilfe» 2010 gegründet und mit ihrem Team, die Spiele entwickelt und produziert. 2010/2011: Bezugsquelle: HeiMap. http://www.heimap.de/1,000 000035564,8,1

Paillon M. (2008): Mit Sprache erinnern. Kommunikative Spiele mit dementen Menschen. München: Reinhardt.

Schmidt-Hackenberg U. (2004): Anschauen und Erzählen – Gedankenspaziergang. Kartensatz und Begleitheft. Hannover: Vincentz.

Yalniz Degilsiniz! – Du bist nicht allein! Erinnerungskarten mit türkischen Weisheiten für die Beschäftigung mit demenziell erkrankten türkischen Menschen. (Projekt Demenz & Migration). Bezug: Arbeiterwohlfahrt Bezirk Westliches Westfalen e. V., Kronenstr. 63–69, 44139 Dortmund, Tel.: 0231/5483-0, E-Mail: info@awo-ww.de, Internet: http://www.awo-ww.de.

Ernährung

Bayerisches Staatsministerium für Arbeit und Sozialordnung, Familie und Frauen (2007): Ratgeber für die richtige Ernährung bei Demenz. 2. Aufl. München: Reinhardt.

Borker S. (2002): Nahrungsverweigerung in der Pflege. Bern: Verlag Hans Huber. [vgr.]

Crawley H. (2008): Essen und Trinken bei Demenz. Köln: Kuratorium Deutsche Altershilfe (Tel. 0221 931 847 0).

Deutsche Expertengruppe Dementenbetreuung e. V. (DED): Die Ernährung Demenzkranker in stationären Einrichtungen, 1. Aufl. 2005. Deutsche Expertengruppe Dementenbetreuung e. V., c/o Alzheimer Gesellschaft Bochum, Universitätsstr. 77, 44789 Bochum; Tel.: 03221 105 6979 E-Mail: info@demenz-ded.de; Internet: http://www.demenz-ded.de/

Kolb Ch. (2003): Nahrungsverweigerung bei Demenzkranken. PEG-Sonde – ja oder nein? 3. Aufl. Frankfurt: Mabuse Verlag.

Menebröcker C., Rebbe J., Gross A. (2008): Kochen für Menschen mit Demenz. Norderstedt: Herstellung und Verlag: Books on Demand GmbH.

Rückert W. et al. (2007): Ernährung bei Demenz. Bern: Verlag Hans Huber. *aus der Reihe: Gemeinsam für ein besseres Leben mit Demenz.*

Wohnen und Pflegeheim

Alzheimer-Gesellschaft Brandenburg e. V. (2009): Leben wie ich bin. Menschen mit Demenz in Wohngemeinschaften – selbst organisiert und begleitet. Ein Leitfaden und mehr, Potsdam. Bestellung über Alzheimer-Gesellschaft Brandenburg, Tel: 0331 704 3747. E-Mail: denkert@alzheimer-brandenburg.de, www.alzheimer-brandenburg.de

Bär M. (2008): Demenzkranke Menschen im Pflegeheim besser begleiten. Arbeitshilfe für die Entwicklung und Umsetzung von Pflege- und Betreuungskonzepten. Herausgegeben vom Diakonischen Werk Württemberg. 2., aktualisierte Auflage. Hannover: Schlütersche.

Chalfont G. (2010): Naturgestützte Therapie. Tier- und pflanzengestützte Therapie für Menschen mit einer Demenz planen, gestalten und ausführen. Bern: Verlag Hans Huber.

Dettbarn-Reggentin J., Reggentin H., Risse T. (2009): Alternative Wohnformen für Menschen mit demenziellen, geistigen und körperlichen Einschränkungen. Konzepte, Finanzierung, Betreuung, Praxisbeispiele. Merching: Forum Gesundheitsmedien.

Dürrmann P. (Hrsg.) (2001): Besondere stationäre Dementenbetreuung I. Hannover: Vincentz.

Dürrmann P. (Hrsg.) (2005): Besondere stationäre Dementenbetreuung II. Konzepte, Kosten, Konsequenzen. Hannover: Vincentz.

Gutensohn S. (2000): Endstation Alzheimer? Ein überzeugendes Konzept zur stationären Betreuung. Frankfurt: Mabuse-Verlag.

Heeg S., Bäuerle K. (2004): Freiräume – Gärten für Menschen mit Demenz. Stuttgart: Demenz-Support Stuttgart.

Heeg S., Bäuerle K. (2008): Heimat für Menschen mit Demenz. Aktuelle Entwicklungen im Pflegeheimbau – Beispiele und Nutzungserfahrungen. Frankfurt: Mabuse-Verlag.

Held C., Ermini-Fünfschilling D. (2004): Das demenzgerechte Heim. Lebensraumgestaltung, Betreuung und Pflege für Menschen mit Alzheimerkrankheit. Basel: Karger.

Klie T. (Hrsg.) (2002): Wohngruppen für Menschen mit Demenz. Hannover: Vincentz.

Kuhn C., Radzey B. (2005): Demenzwohngruppen einführen. Ein Praxisleitfaden für die Konzeption, Planung und Umsetzung. Stuttgart: Demenz Support Stuttgart, Zentrum für Informationstransfer.

Kuratorium Deutsche Altershilfe (Hrsg.) (2009): Licht + Farbe: Wohnqualität für ältere Menschen.

Planer K. (2010): Haus- und Wohngemeinschaften – Neue Pflegekonzepte für innovative Versorgungsformen. Bern: Verlag Hans Huber.

Staack S. (2004): Milieutherapie. Ein Konzept zur Betreuung demenziell Erkrankter. Hannover: Vincentz.

Weyerer S., Schäufele M. (2006): Demenzkranke Menschen in Pflegeeinrichtungen. Stuttgart: Kohlhammer.

Winter P., Genrich R., Haß P. (2002): KDA-Hausgemeinschaften. Die 4. Generation des Altenpflegeheimbaus. Eine Dokumentation von 34 Projekten. = BMG Modellprojekte Bd. 9, 2001/2002. Köln: Kuratorium Deutsche Altershilfe.

Technische Unterstützung

Heeg S., Heusel C., Kühnle E., Külz S., von Lützau-Hohlbein H., Mollenkopf H., Oswald F., Pieper R., Rienhoff O., Schweizer R. (2007): Technische Unterstützung. Bern: Verlag Hans Huber. *aus der Reihe: Gemeinsam für ein besseres Leben mit Demenz.*

Beratung und Unterstützung für Angehörige (wissenschaftliche Beiträge)

Engel S. (2006): Alzheimer und Demenzen – Unterstützung für Angehörige. Die Beziehung erhalten mit dem neuen Konzept der einfühlsamen Kommunikation. Stuttgart: MVS Medizinverlage.

Hedtke-Becker A., Steiner-Hummel I., Wilkening K., Arnold K. (2000): Angehörige pflegebedürftiger alter Menschen – Experten im System häuslicher Pflege. Eine Arbeitsmappe. Frankfurt am Main: Deutscher Verein für Öffentliche und Private Fürsorge.

Franke L. (2006): Demenz in der Ehe. Über die verwirrende Gleichzeitigkeit von Ehe- und Pflegebeziehung. Frankfurt a. Main: Mabuse-Verlag.

George W., George U. (2003): Angehörigenintegration in der Pflege. München: Reinhardt.

Lipinska D. (2010): Menschen mit Demenz personzentriert beraten. Bern: Verlag Hans Huber.

Perrig-Chiello P., Höpflinger F. (2012): Pflegende Angehörige älterer Menschen. Bern: Verlag Hans Huber.

Wadenpohl S. (2008): Demenz und Partnerschaft. Freiburg i. Br.: Lambertus.

Wilz G., Adler C., Gunzelmann T. (2001): Gruppenarbeit mit Angehörigen von Demenzkranken. Leitfaden. Göttingen: Hogrefe.

Woods B., Keady J., Seddon D. (2009): Angehörigenintegration. Beziehungszentrierte Pflege und Betreuung von Menschen mit Demenz. Bern: Verlag Hans Huber.

Zeisel J. (2011): «Ich bin noch hier!» Bern: Verlag Hans Huber.

Erfahrungsberichte, Tagebücher und Prosa

Alzheimer-Gesellschaft Berlin, Christa Matter, Noel Matoff (Hrsg.). (2009). «Ich habe Fulsheimer». Angehörige und ihre Demenzkranken. 1. Aufl. Hamburg/München: Dölling und Galitz Verlag.

Andersson B. (2007): Am Ende des Gedächtnisses gibt es eine andere Art zu leben. München: Brunnen.

Anonymus (2007): Wohin mit Vater? Ein Sohn verzweifelt am Pflegesystem. Frankfurt a. Main: Fischer.

Basting A. D. (2012): Das Vergessen vergessen. Bern: Verlag Hans Huber.
Bayley J. (2002): Elegie für Iris. Taschenbuch zum Film. München: dtv.
Bernlef J. (2007): Bis es wieder hell ist. München: Nagel & Kimche.
Blasius C. (2002): Gestern war kein Tag. Bielefeld: Verlag Neues Literaturkontor.
Braam S. (2008): «Ich habe Alzheimer». Wie die Krankheit sich anfühlt. Weinheim: Beltz-Verlag.
Bryden C. (2011): Mein Tanz mit der Demenz – Trotzdem positiv Leben. Bern: Verlag Hans Huber.
Buell-Whitworth H. (2013): Das Lewy-Body-Demenz Buch. Wissen und Tipps zum Verstehen und Begleiten. Bern: Verlag Hans Huber.
Degnaes B. (2006): Ein Jahr wie tausend Tage. Ein Leben mit Alzheimer. Düsseldorf: Walter.
Forster M. (2006): Ich glaube, ich fahre in die Highlands. 10. Aufl. Frankfurt a. Main: Fischer.
Ganß M. (2009): Demenz-Kunst und Kunsttherapie. Künstlerisches Gestalten zwischen Genius und Defizit. Frankfurt: Mabuse.
Genova L. (2009): Mein Leben ohne gestern. Bergisch Gladbach: Bastei Luebbe.
Held W. (2000): Uns hat Gott vergessen. Tagebuch eines langen Abschieds. Bucha bei Jena: Quartus-Verlag.
Hummel K. (2009): Gute Nacht, Liebster. 3. Aufl. Bergisch Gladbach: Bastei Lübbe.
Jens T. (2009): Demenz. Abschied von meinem Vater. 3. Aufl. Gütersloh: Gütersloher Verlagshaus.
Klessmann E. (2012): Wenn Eltern Kinder werden und doch die Eltern bleiben. 7. Aufl. Bern: Verlag Hans Huber.
Lambert M. (2000): Mutter …. Aufarbeitung einer Beziehung. Toppenstedt: Schmitz.
Maurer K., Maurer U. (2009): Alzheimer und Kunst. Carolus Horn – Wie aus Wolken Spiegeleier werden. Frankfurt a. Main: Frankfurt University Press.
McCarthy, B. (2012): Nur nicht den Verstand verlieren. Bern: Verlag Hans Huber.
Offermans C. (2007): Warum ich meine demente Mutter belüge. München: Kunstmann.
Obermüller K. (Hrsg.) (2006): Es schneit in meinem Kopf. Erzählungen über Alzheimer und Demenz. München: Nagel & Kimche Verlag.
Rohra H. (2012): Aus dem Schatten treten. Warum ich mich für unsere Rechte als Demenzbetroffene einsetze. Frankfurt: Mabuse.
Schänzle-Geiger H., Dammann G. (2009): Alois und Auguste. Alzheimer und Demenz – Geschichten über das Vergessen. Frauenfeld: Huber.
Snyder L. (2011) Wie sich Alzheimer anfühlt. Bern: Verlag Hans Huber.
Suter M. (1999): Small World. Zürich: Diogenes. *Kriminalroman*.
Taylor R. (2010): Alzheimer und Ich. – Leben mit Dr. Alzheimer im Kopf. 2. Aufl. Bern: Verlag Hans Huber.
Taylor R. (2011): Im Dunkeln würfeln. (Bild-Text-Band). Bern: Verlag Hans Huber.
Taylor R. (2011): Der moralische Imperativ des Pflegens. Bern: Verlag Hans Huber.
Taylor R. (2013): Hallo Mr. Alzheimer. Wie kann man weiterleben mit Demenz? – Einsichten eines Betroffenen. Bern: Verlag Hans Huber.
Veld E. (2000): Klein, still & weiß. Frankfurt: Fischer.
Vilsen L. (2000): Die versunkene Welt der Lucie B. – Das Leben mit meiner alzheimerkranken Frau. Stuttgart: Urachhaus Verlag.
Von Rotenhan E. (2009): Paradies im Niemandsland: Alzheimer. Eine literarische Annäherung. Stuttgart: Radius-Verlag.
Zander-Schneider G. (2006): Sind Sie meine Tochter? Leben mit meiner alzheimerkranken Mutter. Reinbek: Rowohlt.
Zimmermann C., Wissmann P. (2011): Auf dem Weg mit Alzheimer. Wie sich mit einer Demenz leben lässt. Frankfurt: Mabuse.

Bücher für Kinder und Jugendliche
Abeele van den V., Dubois C. K. (2007): Meine Oma hat Alzheimer. Gießen: Brunnen-Verlag. *Ab 5 Jahre.*
Alzheimer Europe (Hrsg.) (2007): Liebe Oma. Luxembourg: Alzheimer Europe. 3. Aufl. *7–12 Jahre*; Deutsche Alzheimer Gesellschaft e. V.
Hula S. (2006): Oma kann sich nicht erinnern (ab 8 Jahre). Wien: Dachs-Verlag.
Körner-Armbruster A. M. (2009): Oma Lenes langer Abschied. Mötzingen: Sommer-wind-verlag. *Ab 5 Jahre.*
Kuijer G. (2007): Ein himmlischer Platz. Hamburg: Verlag Friedrich Oetinger. *Ab 10 Jahre.*
Langston L., Gardiner L. (2004): Omas Apelkuchen. Kiel: Friedrich Wittig Verlag. *3–5 Jahre.*
Messina L. (2005): Opa ist … Opa! Frankfurt: Kinderbuchverlag Wolff. *Ab 3 Jahre.*
Mueller D. (2006): Herbst im Kopf. Meine Omi Anni hat Alzheimer. Wien: Annette Betz Verlag. *Ab 4 Jahre.*
Musgrove M. (2010): Als Opa alles auf den Kopf stellte. Weinheim: Beltz & Gelberg.
Nilsson U., Erriksson E. (2008): Als Oma seltsam wurde. Bilderbuch. Frankfurt a. M.: Moritz-Verlag.
Park B. (2003): Skelly und Jake. Gütersloh: C. Bertelsmann Verlag. *10–16 Jahre.*
van Kooij R. (2007): Nora aus dem Baumhaus. Wien: Jungbrunnen.

Vendel van de E. (2004): Was ich vergessen habe. Hamburg: Carlsen Verlag. *6–12 Jahre.*

Vendel van de E., Godon I. (2006): Anna Maria Sofia und der kleine Wim. Hamburg: Carlsen Verlag. *Ab 4 Jahre.*

Medizinische Fachliteratur

Beyreuther K. et al. (2002): Demenzen. Grundlagen und Klinik. Stuttgart: Thieme.

Förstl H. (Hrsg.) (2002): Lehrbuch der Gerontopsychiatrie und -psychotherapie. 2. Aufl. Stuttgart: Thieme.

Förstl H. (2010): Demenz Diagnose und Therapie. Stuttgart: Schattauer.

Förstl H. (2012): Demenzatlas spezial. Stuttgart: Thieme.

Gutzmann H., Zank S. (2004): Demenzielle Erkrankungen, medizinische und psychosoziale Interventionen. Stuttgart: Kohlhammer.

Kastner U., Löbach I. (2007): Handbuch Demenz. München: Urban & Fischer.

Martin M., Schelling H. R. (Hrsg.) (2005): Demenz in Schlüsselbegriffen. Bern: Verlag Hans Huber.

Richter B., Richter R. W. (2004): Alzheimer in der Praxis. Bern: Verlag Hans Huber.

Wallesch C.-W., Förstl, H. (2012): Demenzen. Stuttgart: Thieme.

Recht und Pflegeversicherung

Bundesministerium für Justiz (Hrsg.) (2007): Betreuungsrecht mit ausführlichen Infos zur Vorsorgevollmacht, Broschürenversand der Bundesregierung. Tel.: 01805 / 77 80 90
Internet: http://www.bmj.de/SharedDocs/Downloads/DE/broschueren_fuer_warenkorb/DE/Das_Betreuungsrecht.pdf?__blob=publicationFile

Coeppicus R. (2009): Patientenverfügung, Sterbehilfe und Vorsorgevollmacht. Rechtssicherheit bei Ausstellung und Umsetzung – Mustertexte und Lexikon. Essen: Klartext.

Klie T. (2005). Pflegeversicherung. Einführung, Lexikon, Gesetzestexte, Nebengesetze, Materialien. 7. Aufl. Hannover: Vincentz.

Petzold Ch. et al. (2007): Ethik und Recht. Bern: Verlag Hans Huber. *aus der Reihe: Gemeinsam für ein besseres Leben mit Demenz.*

Schriftenreihe der Bundesarbeitsgemeinschaft Selbsthilfe e. V.: Die Rechte behinderter Menschen und ihrer Angehörigen. 37. Aufl. 2010/11. Bezugsadresse: BAG Selbsthilfe e. V., Broschürenversand, Dieter Gast, Kirchfeldstr. 149, 40215 Düsseldorf, E-Mail: dieter.gast@bag-selbsthilfe.de, Tel. 0211 310060 Internet: www.bag-selbsthilfe.de > Veröffentlichungen > Literaturverzeichnis.

Verbraucherzentrale (2011): Pflegefall – was tun? Leistungen der Pflegeversicherungen und anderer Träger verständlich gemacht. 8. Auflage. www.vz-nrw.de.

Ferner stellt das Bundesministerium für Gesundheit kostenlos verschiedene Broschüren zur Verfügung:
1. Pflegen zu Hause. Ratgeber für die häusliche Pflege (2007)
2. Pflegeversicherung. Schutz für die ganze Familie (2006).
3. Ratgeber Pflege – Alles was Sie zur Pflege wissen müssen (2008)
4. Gut zu wissen – das Wichtigste zur Pflegereform 2008 (2008)

Zu bestellen beim BMG,
per: E-Mail: publikationen@bundesregierung.de
Telefon: 018 05 77 80 90 (kostenpflichtig: 14 Ct/Min. aus dem dt. Festnetz, abweichende Preise aus den Mobilfunknetzen möglich) Fax: 018 05 77 80 9490 (kostenpflichtig: 14 Ct/Min. aus dem dt. Festnetz, abweichende Preise aus den Mobilfunknetzen möglich) Schriftlich: Publikationsversand der Bundesregierung Postfach 48 10 09 18132 Rostock *oder als PDF zum Herunterladen auf* http://www.bmg.bund.de.

Fachzeitschriften

pflegen DEMENZ
Kallmeyer Verlag im Erhard Friedrich Verlag
Im Brande 17
30926 Seelze/Velber
Tel.: +49 (0)511 4 00 04-0
Fax: +49 (0)511 4 00 04-1 19
abo@friedrich-verlag.de
www.pflegen-demenz.de
(4 Hefte/Jahr)

demenz-DAS MAGAZIN
Brinkmann Meyhöfer GmbH & Co. KG
An der Strangriede 54 A
30167 Hannover
Tel. +49 511 261775- 11
Fax +49 511 261775-29
E-Mail: info@brinkmann-meyhoefer.de
(4 Hefte/Jahr)

NOVAcura (Alten- und Langzeitpflege)
Verlag Hans Huber
Länggass-Str. 76
CH-3000 Bern 9
Tel.: 0041 (0)31 300 45 00
Fax: 0041 (0)31 300 45 93
Internet: http://www.verlag-hanshuber.com
E-Mail: verlag@hanshuber.com
(11 Hefte/Jahr)

Videos und DVDs

Apfelsinen in Omas Kleiderschrank. DVD inklusive Arbeitsblätter und Begleitheft mit methodisch-didaktischen Empfehlungen für die Umsetzung im Unterricht. Drei Filme, insgesamt 70 Minuten. Regie: Wilma Dirksen und Ralf Schnabel.

Demenzielles Verhalten verstehen, Abschied von den Spielregeln unserer Kultur (DVD) (2007). Hannover: Vincentz (Fortbildung, Schulung).

Der Tag, der in der Handtasche verschwand. Zu bestellen bei Marion Kainz, die den Film gedreht hat, Tel: 0179 502 40 88.

Der schleichende Verfall des Gehirns. Die Alzheimersche Krankheit (DVD) (2006). Hannover: Vincentz.

Erinnerungspflege mit demenziell Erkrankten. Hannover: Vincentz, 2002. DVD, 30 Minuten.

Eyre, R. (2003): Iris. Spielfilm. 87 min. Aus dem Englischen.

Integrative Validation nach Nicole Richard. Hannover: Vincentz, 1999. DVD, 30 Minuten.

Kuratorium Deutsche Altenhilfe (2010): DVD-Box «Demenz – Filmratgeber für Angehörige»; beinhaltet den Spielfilm «Eines Tages…», zwei weitere DVDs mit 12 Themenfilmen sowie eine CD-Rom mit Begleitmaterialien. *zu beziehen über:* KDA, Versand, An der Pauluskirche 3, 50677 Köln, Fax.: 0221/9318476, E-Mail: versand@kda.de, http://www.kda.de/kdaShop/filme/5014/demenz.html

Medienprojekt Wuppertal e.V. Projektleitung: Andreas von Hören (2010): Vom Leben mit Demenz. Viele Abschiede. DVD. 140 Minuten plus 109 Minuten Bonus. Bezugsquelle: www.medienprojekt-wuppertal.de.

Mein Vater – Coming Home. Spielfilm (Regie: Andreas Kleinert; Darsteller: Klaus J. Behrendt; Götz George; Ulrike Krumbiegel). Euro Video 2006. *Emmy-Gewinner 2003.*

Österreichisches Institut für Validation: Zurück zu einem unbekannten Anfang – Leben mit Alzheimerkranken. Dokumentarfilme und Fortbildungseinheiten (DVD). Bestellung über Filmcasino & polyfilm BetriebsGmbH, Margaretenstrasse 78, A-1050 Wien, Informationen: http://www.leben-mit-alzheimerkranken.at

Polley S. (2006): An ihrer Seite. Spielfilm. 110 min. Aus dem Englischen.

Rosentreter S.: Ilses weite Welt: Filme für Menschen mit Demenz.
– Ein Tag im Tierpark (2010)
– Musik – gemeinsam singen! (2011)
Beide DVDs sind auch mit Begleitbuch, Fotokarten und Haptik-Set erhältlich. Bezugsquelle: www.ilsesweitewelt.de.

Ulmer E.-M. (2005): Interaktionen mit dementen Menschen. Hannover: Schlütersche. (DVD) *Fortbildung, Schulung.*

Weck R. (Hrsg.) (2007): Einfach Alltag. Personenzentrierte Pflege in der Praxis. Stuttgart: Demenz Support Stuttgart. (DVD) *Dokumentarfilm X1.* Dieser Film wurde unter der Projektleitung des LVR Zentrums für Medien und Bildung von Ester.Reglin.Film produziert und vom Land Nordrhein-Westfalen und den Landesverbänden der Pflegekassen in NRW finanziert.

10-Minuten-Aktivierung bei Verwirrten. Aufbruch in die Vergangenheit. Hannover: Vincentz. Zwei VHS-Kassetten, 92 Minuten.

Veröffentlichungen der Deutschen Alzheimer Gesellschaft e.V.

Selbsthilfe Demenz

Schriftenreihe

Band 1: Leitfaden zur Pflegeversicherung. Antragstellung, Begutachtung, Widerspruchsverfahren, Leistungen. 11. aktualisierte Auflage 2009.

Band 2: Ratgeber in rechtlichen und finanziellen Fragen für Angehörige von Demenzkranken, ehrenamtliche und professionelle Helfer. 5. aktualisierte Auflage 2008.

Band 3: Stationäre Versorgung von Demenzkranken. Leitfaden für den Umgang mit demenzkranken Menschen. 6. aktualisierte Auflage 2008, Band 5: Ratgeber Häusliche Versorgung Demenzkranker. 3. überarbeitete Auflage 2010.

Tagungsreihe der Deutschen Alzheimer Gesellschaft

Band 3: Demenz und Pflegebedürftigkeit. 1. Aufl. 2001.

Band 4: Gemeinsam handeln, Referate auf dem 3. Kongress der Deutschen Alzheimer Gesellschaft, Friedrichshafen, 1. Aufl. 2003.

Band 6: «Demenz – eine Herausforderung für das 21. Jahrhundert. 100 Jahre Alzheimer-Krankheit», Referate auf dem 22. Internationalen Kongress von Alzheimer›s Disease International (12.–14.10.2006, Berlin), als CD-ROM.

Band 7: «Aktiv für Demenzkranke», Referate auf dem 5. Kongress der Deutschen Alzheimer Gesellschaft (9.–11.10.2008, Erfurt), inkl. CD-ROM.

Praxisreihe der Deutschen Alzheimer Gesellschaft

Band 1: Betreuungsgruppen für Demenzkranke. Informationen und Tipps zum Aufbau. 4. aktualisierte Auflage 2009.

Band 2: Alzheimer- Was kann ich tun? Erste Hilfe für Betroffene. 11. Aufl. 2010.

Band 3: Mit Musik Demenzkranke begleiten. Informationen und Tipps. 3. Aufl. 2009.

Band 4: Helferinnen in der häuslichen Betreuung von Demenzkranken. Aufbau und Arbeit von Helferinnenkreisen. 4. Aufl. 2009.
Band 5: Leben mit Demenzkranken. Hilfen für schwierige Verhaltensweisen und Situationen im Alltag. 4. Aufl. 2007.
Band 6: Ernährung in der häuslichen Pflege Demenzkranker. 7. Aufl. 2008.
Band 7: Gruppen für Angehörige von Demenzkranken. 1. Aufl. 2005.
Band 8: Inkontinenz in der häuslichen Versorgung Demenzkranker. Informationen und Tipps bei Blasen- und Darmschwäche. 2. Aufl. 2006.
Band 9: Prävention, Therapie und Rehabilitation für Demenzkranke. 1. Aufl. 2009.
Band 10: Frontotemporale Demenz. Krankheitsbild, Rechtsfragen, Hilfen für Angehörige, 1. Aufl. 2009.
Band 11: Wenn die Großmutter demenzkrank ist. Hilfen für Eltern und Kinder. 1. Aufl. 2010.

CD-ROMs und DVDs

Allein leben mit Demenz. Herausforderung für Kommunen – Handbuch zum Projekt. Schulungsmaterialien, Interviews und kurze Filme. DVD, 1. Aufl. 2010.
Deutsche Alzheimer Gesellschaft e.V. «Hilfe beim Helfen». Schulungsreihe für Angehörige von Alzheimer- und anderen Demenzkranken. CD-ROM, 3. aktualisierte Auflage 2008. Das interaktive modulare Seminarprogramm wendet sich an pflegende Angehörige.
Demenz interaktiv. Informationen und Übungen für Angehörige und Betroffene. CD-ROM, 2. Aufl. 2009.
Leben mit FTD. Dreiteiliger Dokumentarfilm über frontotemporale Demenz der Deutschen Alzheimer Gesellschaft, 2010. Bezugsquelle: www.deutsche-alzheimer.de.

Sonstige Veröffentlichungen

Das Wichtigste über die Alzheimer-Krankheit und andere Demenzformen. Ein kompakter Ratgeber. 17. aktualisierte Auflage 2010.
Das Buch der Erinnerungen. Buch mit Beiträgen verschiedener Prominenter zur Unterstützung der Arbeit der DAlzG.
Fotoband «Blaue und graue Tage», Portraits von Demenzkranken und ihren Angehörigen, 1. Aufl. 2006.
Liebe Oma. Kinderbuch. 3. Aufl. 2007.
Pflege und Betreuung von Menschen mit Demenz am Lebensende. Hrsg.: Alzheimer Europe, Deutsche Alzheimer Gesellschaft, Schweizerische Alzheimervereinigung, 1. Aufl., November 2009.

Vergesst die Demenzkranken nicht! Forderungen der Deutschen Alzheimer Gesellschaft e.V., 3. Aufl. 2010.
Zeitschrift Alzheimer Info – Vierteljährlich erscheinende Mitgliederzeitschrift
Zu bestellen bei: Deutsche Alzheimer Gesellschaft e. V. Selbsthilfe Demenz,
Friedrichstraße 236, 10969 Berlin
Tel. 030 – 259 37 95-0, Fax 030 259 37 95-29
http://www.deutsche-alzheimer.de

Links

Im Internet gibt es inzwischen eine Vielzahl von interessanten Websites mit Informationen über Demenz bzw. die Alzheimer-Erkrankung. Im Folgenden wird lediglich eine Auswahl der verschiedenen Seiten vorgestellt und näher beschrieben. Der Verlag übernimmt keine Verantwortung für die Aktualität der Inhalte bzw. mögliche Links der Internetseiten. Stand der Informationen Oktober 2009.

http://www.aktion-demenz.de: Seite des Vereins Aktion Demenz e. V. Der Verein möchte das bürgerschaftliche Engagement wecken und fördern und wendet sich nicht nur an Fachpublikum.
http://www.alois.de: firmengebundenes Informationsportal zur Alzheimer Krankheit des Alzheimer Online Informationsservice.
http://www.alz.ch: Die Seite der schweizerischen Alzheimervereinigung informiert über aktuelle Themen rund um die Krankheit. Der Schwerpunkt der Vereinigung liegt auf der Beratung von Betroffenen und ihren Angehörigen. Die Vereinigung unterhält ein sogenanntes Alzheimer-Telefon.
http://www.alzheimer.lu. Internetseite der Luxemburgischen Alzheimergesellschaft
http://www.alzheimer-europe.org. Dachverband der europäischen Alzheimergesellschaften
http://www.alzheimerforum.de: Seite der Angehörigen Initiative e.V. mit wichtigen Informationen zur Krankheit mit Schwerpunkt auf der Unterstützung der Angehörigen. Aktuelles auch zu den Themen Recht, Pflegeversicherung, Behandlungsansätze und Hilfsmittel. Möglichkeit der telefonischen Beratung. Bietet umfassende Adressenliste auch über Angehörigengruppen in Österreich.
http://www.alzheimerforum.ch: Alzheimer Forum Schweiz.
http://www.alzheimer-forschung.de: Alzheimer Forschung Initiative e.V.
http://www.alzheimer-gesellschaft.at: Seite der österreichischen Alzheimer Gesellschaft mit Schwerpunkt auf Wissenschaft und Forschung.
http://www.alzheimer-net.ch: eine firmengebundene Schweizer Info-Plattform (deutsch/französisch)

http://www.alzheimer-selbsthilfe.at: Seite des Alzheimer Angehörigen Austria Vereins mit nützlichen Informationen zu vielen Themen der Krankheit für Betroffene und Angehörige.

http://www.brad.ac.uk. Website der Bradford Dementia Group.

http://www.dcm-deutschland.de: Offizielle deutsche Seite des DCM-Verfahrens unter der Trägerschaft der Privaten Universität Witten/Herdecke mit Informationen über Aus- und Fortbildung für Pflegende und andere Angehörige des Gesundheitswesens.

http://www.demenz-service-nrw.de: Seite der Landesinitiative Demenz-Service Nordrhein-Westfalen. Dies ist eine gemeinsame Plattform einer Vielzahl von Akteuren, in deren Zentrum die Verbesserung der häuslichen Situation von Menschen mit Demenz und die Unterstützung ihrer Angehörigen stehen. Die Seite bietet vielfältige Informationen.

http://www.demenz-support.de: Zentrum für Informationstransfer zum Thema Demenz. Herausgeber der Zeitschrift «Demenz», ein Gesellschaftsjournal, in dem das Thema Demenz aus einer zivilgesellschaftlichen, übergreifenden Perspektive beleuchtet wird. Sie richtet sich an pflegende Angehörige, an Alzheimer-Betroffene, an bürgerschaftlich engagierte Menschen, an Vertreter der Kommunen, der Kirche, der Kultur und vieler anderer gesellschaftlicher Bereiche.

http://www.deutsche-alzheimer.de: Seite der deutschen Alzheimer Gesellschaft mit Hilfen für Betroffene und ihre Angehörigen. Sie bietet den Service der Online-Beratung, die Möglichkeit, Informationsblätter, Materialien und Broschüren herunterzuladen bzw. zu bestellen. Darüber hinaus bietet sie eine umfassende Adressenliste von allen regionalen Alzheimer Gesellschaften, Beratungsstellen und Angehörigengruppen in Deutschland.

http://www.demenz-service-nrw.de. Landesinitiative Demenz-Service Nordrhein-Westfalen.

http://www.dialogzentrum-demenz.de. Seite des «Dialogzentrum Demenz» an der Privaten Universität Witten/Herdecke. Wissenschaftlicher Arbeitsplatz der Herausgeber.

http://www.dgn.org: Deutsche Gesellschaft für Neurologie.

http://www.dgpalliativmedizin.de: Die Deutsche Gesellschaft für Palliativmedizin befasst sich unter anderem auch mit der Palliativbetreuung fortgeschritten demenziell Erkrankter (s. «DPG Arbeitsgruppen, Palliativmedizin Nichttumorpatienten»).

http://www.evidence.de/Leitlinien/leitlinien-intern/index.html: Evidenzbasierte medizinische Leitlinie (Experten, Fachleute im Gesundheitswesen).

http://www.hospiz.net: Die Seite des Deutschen Hospiz- und Palliativverbandes (DHPV) beschäftigt sich unter anderem auch mit der hospizlichen Begleitung von Menschen mit Demenz in fortgeschrittenen Stadien bzw. in der Sterbephase.

http://www.kda.de: Seite des Kuratoriums Deutsche Altershilfe mit vielen nützlichen Informationen zur Pflege und Betreuung von alten Menschen und hilfreichen Informationen zu aktuellen Veröffentlichungen zum Thema Demenz.

http://www.kosch.ch: Website zur Koordination und Förderung von Selbsthilfegruppen in der Schweiz.

http://www.mas.or.at. Internetseite der Österreichschen Alzheimergesellschaft. http://www.oegn.at: Österreichische Gesellschaft für Neurologie.

http://www.patientenleitlinien.de: Internetseite mit gut verständlichen medizinischen Informationen für Patienten.

http://www.pflegen-demenz.de: Erste deutschsprachige Fachzeitschrift für die professionelle Pflege von Personen mit Demenz mit Beiträgen, deren Schwerpunkte auf der praktischen Umsetzung und Verbesserung im Alltag von Menschen mit Demenz und ihren Pflege- und Betreuungspersonen liegen.

http://www.wegweiser-demenz.de: Internetportal des Bundesministeriums für Familien, Senioren, Frau und Jugend (BMFSFJ) mit vielen Informationen zum Thema Demenz.

http://www.wg-qualitaet.de: vom Bundesministerium für Familie, Senioren, Frauen und Jugend gefördertes Modellprojekt zur Qualitätssicherung in ambulant betreuten Wohngemeinschaften für Menschen mit Demenz.

http://www.zfg.uzh.ch: Zentrum für Gerontologie; interdisziplinäres und interfakultäres Kompetenzzentrum der Universität Zürich; auch psychologische Beratung zum Altern.

Adressen

Deutschland

Alzheimer-Ethik e. V.
Nassauerstrasse 31
59065 Hamm
Tel.: 02381 972 28 84
E-Mail: anfrage@alz-eth.de
Internet: http://www.alzheimer-ethik.de
http://www.alzheimer-alternativ-therapie.de

Alzheimer Forschung Initiative e. V.
Kreuzstr. 34
40210 Düsseldorf
Postadresse: Postfach 20 01 29, 40099 Düsseldorf
Tel.: 0211 862 066-0; Service-Tel.: 0800 200 400 1 (gebührenfrei)
Fax: 0211 862 066-11
E-Mail: info@alzheimer-forschung.de
Internet: http://www.alzheimer-forschung.de

BAGA Bundesarbeitsgemeinschaft für Alten- und Angehörigenberatung e. V.
Lisa Berk
Berliner Platz 8
97080 Würzburg
Tel.: 0931 28 43 57
E-Mail: info@baga.de
http://www.baga.de

BAG SELBSTHILFE e. V.
Bundesarbeitsgemeinschaft SELBSTHILFE von Menschen mit Behinderung und chronischer Erkrankung und ihren Angehörigen e. V.
Kirchfeldstr. 149
40215 Düsseldorf
Tel.: 0211 310 06-0
Fax: 0211 310 06-48
E-Mail: info@bag-selbsthilfe.de
Internet: http://www.bag-selbsthilfe.de

Bundesarbeitsgemeinschaft der Freien Wohlfahrtspflege (BAGFW) e. V.
Oranienburger Straße 13–14
10178 Berlin
Tel.: 030 240 89-0
Fax: 030 240 89-134
E-Mail: info@bag-wohlfahrt.de
Internet: http://www.bagfw.de

Bundesministerium für Familie, Senioren, Frauen und Jugend
11018 Berlin
Tel.: 0 01 80 190 705 0 (Montag bis Donnerstag: von 9.00–18.00 Uhr)
(Anrufe aus dem Festnetz: 9–18 Uhr 3,9 Cent pro angefangene Minute)
Tel: 030 185 55-0 (Zentrale)
Fax: 030 185 554 400
E-Mail: Kontaktformular
http://www.bmfsfj.de (dann weiter zu® Ältere Menschen® Demenz)

Bundesministerium für Gesundheit (BMG)
Erster Dienstsitz: Rochusstr. 1, 53123 Bonn
Zweiter Dienstsitz: Friedrichstraße 108, 10117 Berlin (Mitte)
Telefon: 030 18441-0 (bundesweiter Ortstarif)
Fax: 030 18441-4900
E-Mail: info@bmg.bund.de oder Kontaktformular
http://www.bmg.de (dann weiter zu ® Pflege ® Demenz)

Demenz Support Stuttgart – Zentrum für Informationstransfer
Hölderlinstr. 4
70174 Stuttgart
Tel.: 0711 997 87 10
Fax: 0711 997 87 29
E-Mail: info@demenz-support.de
Internet: http://www.demenz-support.de

Demenz – Das Magazin
Vincentz Network GmbH
Postfach 6247
30062 Hannover
Internet: http://www.altenpflege.vincentz.net/zeitschriften/demenz/

Deta-Med
Karl-Marx-Str. 188 (Ärztehaus)
12043 Berlin
Tel.: 030 689 89 970
Fax: 030 89 979689457
E-Mail: info@deta-med.com

Demenz Support Stuttgart – Zentrum für Informationstransfer
Hölderlinstr. 4
70174 Stuttgart
Tel.: 0711 997 87 10
Fax: 0711 997 87 29
E-Mail: info@demenz-support.de
Internet: http://www.demenz-support.de

Deutsche Alzheimer Gesellschaft e. V.
Friedrichstr. 236
10969 Berlin
Tel.: 030 259 37 95 0
Fax: 030 259 37 95 29

E-Mail: info@deutsche-alzheimer.de
Internet: http://www.deutsche-alzheimer.de/
Mit ausführlichen Informationen zu allen regionalen Beratungsstellen in Deutschland.

Deutsche Arbeitsgemeinschaft Selbsthilfegruppen e. V.
Kontaktstelle für Selbsthilfegruppen Gießen
Friedrichstr. 28
35392 Gießen
Tel.: 0641 994 56 12
Fax: 0641 994 56 19
E-Mail: dagshg@gmx.de
Internet: www.dag-shg.de

Deutsche Expertengruppe Dementenbetreuung e. V.
Herr Martin Hamborg
Haberkamp 3
22399 Hamburg
Tel.: 03221 105 69 79
Fax: 040 2787 1381
E-Mail: info@demenz-ded.de
http://www.demenz-ded.de

Deutsche Gesellschaft für Gerontologie und Geriatrie (DGGG) e. V.
Geschäftsstelle
Seumestr. 8
10245 Berlin
Tel. 030 52137271
Fax: 030 52137272
E-Mail: gs@dggg-onli.de
http://www.dggg-online.de

Deutsche Gesellschaft für Neurologie e. V. (DGN)
Geschäftsstelle
Reinhardtstr. 14
10117 Berlin
Tel.: 030 531 437 93-0
Fax: 030 531 437 93-9
E-Mail: info@dgn.org
Internet: http://www.dgn.org

Deutsche Gesellschaft für Gerontopsychiatrie und -psychotherapie e. V. (DGGPP)
Geschäftsstelle
Postfach 1366
51675 Wiehl
Tel.: 02262 797 683
Fax: 02262 999 99 16
E-Mail: GS@dggpp.de
Internet: http://www.dggpp.de/

Deutsche Gesellschaft für Psychiatrie, Psychotherapie und Nervenheilkunde (DGPPN)
Hauptgeschäftsstelle:
Reinhardtstr. 14
10117 Berlin
Tel.: 030 240 477 20
Fax: 030 240 477 229
E-Mail: sekretariat@dgppn.de
Internet: http://www.dgppn.de

Deutsche Seniorenliga e. V.
Heilsbachstr. 32
53123 Bonn
Tel.: 0228 367 93 0
Fax: 0228 367 93 90
E-Mail: info@deutsche-seniorenliga.de
Internet: http://www.deutsche-seniorenliga.de

Deutsches Grünes Kreuz e. V.
Im Kilian
Schuhmarkt 4
35037 Marburg
Tel.: 064 21 29 30
Fax: 064 21 229-10
E-Mail: dgk@kilian.de Internet: http://www.dgk.de

Deutsches Zentrum für Altersfragen (DZA)
Manfred-von-Richthofenstr. 2
12101 Berlin-Tempelhof
Tel.: 030 260740 0
Fax: 030 7854350
E-Mail: Kontaktformular auf der Homepage («Kontakt») Internet: http://www.dza.de

Dialog- und Transferzentrum Demenz (DZD) an der Universität Witten/Herdecke
Universität Witten/Herdecke
Stockumer Straße 10
58453 Witten
Sekretariat: Claudia Kuhr
Tel.: 02302 926-306
Fax: 02302 926-310
E-Mail: Claudia.Kuhr@uni-wh.de oder Kontaktformular auf der Homepage («E-Mail») Internet: http://www.uni-wh.de/gesundheit/pflegewissenschaft/institute-und-einrichtungen/dialogzentrum-demenz-dzd/

Forum gemeinschaftliches Wohnen e. V.
Bundesvereinigung
Haus der Region, Hildesheimer Str. 20
30169 Hannover
Tel.: 0511 475 3253
Fax: 0511 475 3530
E-Mail: info@fgwa.de
Internet: http://www.fgwa.de

Hirnliga e. V.
Geschäftsstelle
Postfach 1366
51657 Wiehl
Tel.: 02262 999 99 17 (montags bis freitags von 8.30 bis 12.30 Uhr)
E-Mail: buero@hirnliga.de
Internet: http://www.hirnliga.de

IdeM
Informationszentrum für dementiell und psychisch erkrankte sowie geistig behinderte MigrantInnen und ihre Angehörigen
Frau Derya Wrobel
Rubensstr. 84
12157 Berlin
Tel.: 030 856 296 57
Fax: 030 856 296 58
E-Mail: derya.wrobel@vdk.de
Internet: http://www.idem-berlin.de
Allgemeine Sprechzeiten: dienstags 9.00–12.00 Uhr donnerstags 13.00–15.00 Uhr
Muttersprachliche Sprechzeiten: Jeweils in der ersten Woche des Monats
Türkisch: montags von 9.00–12.00 Uhr
Arabisch: montags von 15.00–18.00 Uhr
Polnisch: dienstags von 15.00–18.00 Uhr
Serbisch-Kroatisch: mittwochs von 15.00–18.00 Uhr

Kompetenznetz Demenzen e. V.
Sprecher Prof. Dr. med. Wolfgang Maier
Zentralinstitut für Seelische Gesundheit
J5
68159 Mannheim
Beratung und Hilfe s. Deutsche Alzheimer Gesellschaft
Internet: http://www.kompetenznetz-demenzen.de

Kuratorium Deutsche Altershilfe (KDA)
Wilhelmine-Lübke-Stiftung e. V.
An der Pauluskirche 3
50677 Köln
Tel.: 0221 931 847 0
Internet: http://www.kda.de

Selbsthilfewegweiser für Bremen und Nordniedersachsen
Angehörigengruppe für Alzheimererkrankte
Faulenstr. 31
28195 Bremen
Tel.: 0421 4988634 und 0421 704581
Fax: 0421 707472
E-Mail: info@netzwerk-selbsthilfe.com
Internet: http://www.netzwerk-selbsthilfe.de

Österreich

Alzheimer-Selbsthilfe.at
Obere Augartenstr. 26–28
1020 Wien
Tel./Fax: 01 332 51 66
Internet: http://www.alzheimer-selbsthilfe.at

Schweiz

Alzheimer – Schweizerische Alzheimervereinigung
Rue des Pêcheurs 8 E
1400 Yverdon-les-Bains
Tel.: 024 426 20 00
Alzheimer-Telefon: 024 426 06 06, bedient von Montag bis Freitag, jeweils von 8–12 und von 14–17 Uhr.
E-Mail: info@alz.ch
Internet: http://www.alz.ch

Alzheimer Forum Schweiz
Postfach 7832
3001 Bern
E-Mail: info@alzheimerforum.ch
Internet: http://www.alzheimerforum.ch

Schrittweise …
Palliative Betreuung in Ihrer Nähe
Mühlegasse 33
8001 Zürich
Tel.: 044 463 13 10
Fax: 044 463 18 86
E-Mail: kontakt@schrittweise.ch

Offene Kirche – in der Heiliggeistkirche
Postfach 1040
3000 Bern 23
Jeweils Dienstag, 16.30–18.30 Uhr: Persönliche Kurzberatung durch die Alzheimervereinigung Bern. Keine Voranmeldung nötig
Tel.: 031 370 71 14
Fax: 031 370 71 91
E-Mail: info@offene-kirche.ch
Internet: www.offene-kirche.ch

Bezugsquellen für Materialien

Für einzelne Aktivierungen benötigtes Material (Instrumente, Geräte, Baselutensilien, aber auch Puppen, Spiele etc.) findet man in einschlägigen Fachgeschäften (z. B. Sanitätshäuser, Schreibwarengeschäfte, Spielwarengeschäfte). Vieles wird auch online vertrieben. Nachfolgend eine kleine Auswahl von Bezugsadressen, die neben dem örtlichen Geschäft auch über einen Online-Shop verfügen:

Deutschland

Gehrmeyer Orthopädie- und Rehatechnik GmbH
Averdiekstr. 1
49078 Osnabrück
Tel.: 0541 94545-00
E-Mail: info@gehrmeyer.de
Internet: www.gehrmeyer-spielewelt.de
Materialien, Instrumente, Spielgeräte, Spielsachen, Puppen für jedes Alter
Sehr gut strukturierte, übersichtliche Internet-Seite, große Auswahl

Boutique Karthaus
Werkstätten Karthaus
Weddern 14
48249 Dülmen
Tel.: 02594 8932-254
E-Mail: vertrieb@werkstaetten-karthaus.de
Internet: werkstaetten-karthaus.de
Kleine Auswahl an schönen Brettspielen (z. T. mit extra großen Figuren), Domino, Memospielen (auch 3D), alles aus Holz, Holzkalender (auch fremdsprachig)

Ellhol GmbH
Holger Ellinger
Oberhofer Platz 1
80807 München
Tel.: 089 2033-1323 (Anrufbeantworter, wenn Büro nicht besetzt; Nachricht hinterlassen)
E-Mail: info@ellhol.de oder Kontaktformular auf d. Homepage
Internet: www.aktivierungen.de
Sehr große Auswahl, Suche braucht aber wegen der eingeschränkten Übersichtlichkeit etwas Geduld u. Zeit. Vieles, das man auch selbst basteln/herstellen kann. Fundgrube für eigene Ideen.

Kreativsport
Inh. Arnd Corts, Diplom-Wirtschaftsingenieur (FH)
Hermesstr. 38
58095 Hagen
Tel.: 0 23 31 204 44 34
E-Mail: info@kreativsport.de
Internet: www.kreativsport.de -> „Seniorensport"
vor allem für körperliche Aktivierungen, im Kinderbereich aber auch große Auswahl an Spielen

Schweiz

Betzold Lernmedien GmbH
Winkelriedstr. 82
8203 Schaffhausen
Tel.: (0041) (0)52 644 80 90
E-Mail: service@betzold.ch
Internet: www.betzold.ch
Ob Basteln, Malen oder Sport – hier finden sich Materialien und Gegenstände für alle Sinne, auch in größeren Mengen/größerer Anzahl. Schnäppchen suchen!

Deutschsprachige Kurse zum DCM-Verfahren.

Das im Buch mehrfach erwähnte DCM-Verfahren stellt eine Möglichkeit dar, anhand von recht zuverlässigen und validen Beobachtungen festzustellen, ob und wie eine Einrichtung positive Arbeit an der Person erbringt. Menschen mit Demenz werden hinsichtlich ihres Verhaltens und ihres Wohlergehens beobachtet mit dem Ziel, Ansatzpunkte herauszufinden, wie die Qualität der Pflege und Betreuung verbessert werden kann. Im Anschluss an ein «Mapping» werden die gesammelten Daten in vorgegebenen Schritten verdichtet und dem Pflegeteam zurückgemeldet. Diese Rückmeldung leitet das ein, was Kitwood in seinem Buch «Entwicklungsschleife» nennt: Team und Mapper vereinbaren im Idealfall quantifizierbare Entwicklungsziele zusammen mit einem Handlungsplan, dessen Umsetzung beim nächsten Mapping überprüft werden kann.

Die strategischen Partner der Universität Bradford im deutschsprachigem Raum sind unter den folgenden Anschriften erreichbar:

Private Universität Witten/Herdecke. Tertianum AG
Institut für Pflegewissenschaft ZfP
Christian Müller-Hergl und Carsten Niebergall
Christine Riesner Seestrasse 110
Stockumer Str. 10 CH-8267 Berlingen
DE-58453 Witten Telefon +41 (0)52 762 57 57
Tel.: +49 (0)2302 926 306/308
Telefax +41 (0)52 762 57 70
Fax: +49 (0)2302 926 310 zfp@tertianum.ch
www.dcm-deutschland.de
http://www.zfp.tertianum.ch

Trainings werden im Institut selbst oder als «In-House-Seminar» in der interessierten Einrichtung durchgeführt. Nähere Infos bitte beim Institut anfordern.

Weiter Informationen sind erhältlich über:
Kuratorium Deutsche Altershilfe (KDA)
Bibliothek/ Simone Helck
An der Paulskirche 3
DE- 50677 Köln
Tel.: +49 (0)221 9318 47-10
Fax: +49 (0)221 9318 47-6
library@kda.de
www.kda.de

Autorinnenverzeichnis – Über die Autorin

Sylke Werner, geb. 1963 ist examinierte Altenpflegerin. Sie arbeitete in verschiedenen Einrichtungen der Altenhilfe in Berlin, vor allem im Bereich der Gerontopsychiatrie sowie im Demenzbereich. Seit ihrem Studienabschluss in Gesundheits- und Pflegemanagement 2009 ist sie als freiberufliche Dozentin in der Erwachsenenbildung im Bereich Aus-, Fort- und Weiterbildung in der Pflege tätig. Sylke Werner hat bereits mehrere Fachbeiträge in der *Pflegezeitschrift* (Kohlhammer), in der *NOVAcura* (Schweiz) und in *pflegen: palliativ* (Friedrich Verlag) veröffentlicht. Unter anderen ist sie Mitautorin einer Demenzbroschüre «Menschen mit Demenz professionell betreuen – Sichere und kompetente Begleitung» aus der Reihe «Fachkompetenz Pflege» im Verlag Mensch und Medien; Autorin von «Kontinenzförderung – Ein Leitfaden» aus der Reihe «Pflege kompakt» im Kohlhammer Verlag sowie Mitautorin des Lehrbuches «Altenpflegehilfe» (Westermann Verlag). Sylke Werner ist Herausgeberin der deutschsprachigen Ausgabe von «Bonner: Stressmindernde Pflege bei Menschen mit Demenz» (Huber).

Kontakt über E-Mail: Sylke.Werner63@web.de

Sachwortverzeichnis

A

ABEDL 19, 26, 61–178
Aktivierung, körperliche 47
Aktivitäten, allgemeine 154
Alkoholmissbrauch 46
Alltagsreize 68–69
Alzheimer-Demenz 39–42
Ambient Assisted Living/AAL 166
Analog-Skala, visuelle 71
Angehörigenintegration 172–174
Anregung, spirituelle 69
Ansatz, personzentrierter 55
Anti-Wandering-Systems 219
Aphasie 186
Apoplex 184–187
Arbeitsatmosphäre, entspannte 198–199
Arteriosklerose 183
Arthrose 189
Assistenzsysteme, altersgerechte 166–169
Atemnot 119
Atemtätigkeit 118–119
Aufgaben 21–23
 –, ambulant 23
 –, stationär 21
Ausbildung 233–235
 – Anmerkung, kritische 234
 – Mindestanforderung 233
Ausscheiden 126–132
 – Begleiterrolle 129
 – Blasenentleerung 129
 – Harninkontinenz 129
 – Inkontinenz 127
 – Signale 130
 – Stuhlinkontinenz 128
 – Umgebung, kontinenzfördernde 131
Autonomie 124
Aversive Feeding Behaviour Inventory 135–136

B

Basale Stimulation 47, 69, 87–89, 105
 – Formen 88
Bedeutung 21–23
Bedürfnisse, psychische 56
 – Befriedigung 57
Beeinträchtigung, leichte kognitive 37–38
Bereiche, soziale s. Beziehungen, soziale
Berufsbezeichnungen 20
Berufsethik 223–224

Berührung 65, 87–89, 155–156
Berührungssinn 88
Beschäftigung 56–57, 148–155
BESD-Skala 72
Besitz 171
Betrachtungsweise, ganzheitliche 19
Betreuer 212
Betreuungsrecht 209, 211–213
Betreuungsverfügung 213
Bewegung 110–117, 154
Bewegungsapparat, degenerativer 189–190
Beziehungen/Bereiche, soziale 171–175
 – Angehörige 172
 – erhalten/fördern 171
 – Isolation/Vereinsamung 174
Beziehungsprozess 24
Bezugspersonen 171–174
Bindung, primäre 56–57
Biografiearbeit 94–97
BISAD 72
Blutdruck 119–120
Böhm, E. 97
Brandschutz 169–171

C

CAM 51
Cholinesterasehemmer 48
Chorea Huntington 40
CMAI 104
Confusion Assessment Method 51
Creutzfeldt-Jakob-Krankheit 40

D

Defizitidentifikation 26–27
Dehydratation 134, 138
Delir 48–52
 – Assessment-Instrumente 51
 – Behandlung 50
 – Demenz-Delir-Merkmale 51
 – Ursachen 48
Dementia Care Mapping/DCM 56–58, 104
Demenz 35–59
 – Bedeutung 36
 – Behandlung 47
 – Definition 37
 – Diagnostik 46
 – Formen 40
 –, kortikale 40

– Kriterien 37
– Primär-/Sekundärsymptome 38
– primäre/sekundäre 40
– Stadien 38
–, subkortikale 40
–, vaskuläre 40, 42
Demenzbegleitung 17–20
– im Team 30
Demenzfrüherkennung 45–46
Demenzkranke 52–59
– Bedürfnisse, psychische 56
– Person sein 52, 55
– Ressourcen/Verluste 54
– Selbstbestimmung 58
– Selbstwahrnehmung 53
– Wahrnehmung 63
Depression/Depressionsabgrenzung 45
Deprivation, sensorische 67–68
Diabetes mellitus 187–189
Dienstleistungen, haushaltsnahe 166
Distanz 64–67
Distress 192–193
Doloplus-Skala 73
Drei-Speicher-Modell 76
DRS-Delirium Rating Scale 52
Durchblutung 119
DZD 45

E
Eating Behaviour Scale/EBS 136
ECPA 72
Einbeziehung 56–57
Einschlafrituale 147
Epilepsie 40
Erfahrungen des Lebens, existenzielle 175–181
– Abschied, kontinuierlicher 176
– Begleiterrolle 178
– Situationsbeispiele 175
Ergotherapie 47
Erinnerungspflege 47, 93–94, 105, 154
Erkrankungen im Alter 183–190
Ernährungsdefizite/-zustand 134–138
Erreger 206
Erregtheit, extreme 110
Erzählen 155
Essen und Trinken 69, 133–145
– Assessmentinstrumente 135
– Begleiterrolle 138
– Besonderheiten im Pflegeheim 143
– Faktoren, beeinflussende 144
– Gewohnheiten 140
– Konzentration fördern 140
– Nahrung anreichen 141
– Nahrungsmittel sammeln 144
– Praxis-Tipps 139, 142
– Stimulation bei PEG 144

– Unterstützung 141
– Vergessen/Verweigerung 133
– Zustandseinschätzung 134
Ethik 223–225
Eustress 192–193
Evaluation 28
Existenzbedrohung s. Erfahrungen des Lebens

F
Fachkompetenz 194–196
Farben 163–165
FEDL 19
Feil, N. 80
Fieber 121
Flüssigkeitszufuhr 134
Fortbildungsinhalte 233–235
Fragen, ständiges 108
Freiheitsentzug s. Maßnahmen, freiheitsentziehende
Frieren 120–121
FTD 43
Fürsorge 124

G
Gedächtnis, deklaratives/prozedurales 77
Gedächtnistraining 76–78
Gegenstände verstecken 109
Gehirn 41, 46
Gehirninfektion 40
Geruchssinn 88
Geschmackssinn 88
Gestalten 87
Ginkgo biloba 48
Ginseng 48
Gleichgewichtssystem 88
Gleichgewichtswahrnehmung 69
Gruppen-ROT 162

H
Händedesinfektion 205
Händehygiene 204
Handlungen, repetitive 109
Hausgemeinschaften 230
Heimgesetz 209–210
Herumnesteln 111
Herz-Kreislauf-Erkrankungen 183–187
Herz-Kreislauf-Funktion 119–120
Hinterherlaufen, ständiges 108
Hirnverletzungen, traumatische 46
Homeserver 167
Hörsinn 88
Horten 109
Hygiene 121, 203–207
– Einrichtungen, stationäre 203
– Infektionen 205
– Personal 204
Hyperglykämie 187–188

Hypertonie 120
Hypoglykämie 187–188
Hypotonie 119

I
IAA 19
ICD-10 37
Identität 56–57
Infektionsschutzgesetz 206
Infektionsvermeidung 205
Information 61–63
– Aufnahme 61
– Selektion 62
– Verarbeitung 63
Informationssammlung 25
Inkontinenz s. Ausscheiden
Integration, sensorische 87
Integrative Validation 47, 82–85
Isolation 69, 174–175
IVA 47, 82

K
Kitwood, T. 55
Kleidung s. Sich kleiden
Kochen, risikoloses 206
Kognition 61, 76
Kommunikationsförderung 74–93
– Besonderheiten 74
– Verfahren, kognitive 76
– Verfahren, sensorische 87
Kommunizieren 61–74
– Begleiterrolle 71
Kompetenz, ethische 224–225
Kompetenz/-förderung 194–196
Konzepte 19
Koronare Herzkrankheit/KHK 184
Körperbild 125
Körperpflege 69, 121–124
Körpertemperatur 120–121
Körpertiefe 88
Kreativität 85–86, 150
Kunsttherapie 47, 85, 155

L
Leben, gesellschaftliches 174–175
Leben im Quartier 230
Lebensaktivitäten 61–181
Lebensumfeld 99–110
Lewy-Körperchen-Demenz 40, 44–45
Licht 163
Liebe 56
Lobärdegeneration, frontotemporale 40, 43–44

M
Malen 86–87, 155
Maßnahmen, freiheitsentziehende 116, 209, 217–221

– Alternativen 220
– Definition 218
– Ethik/Fachkompetenz 220
– Gründe 218
– Risiken 219
– Unterbringung 217
– Weglaufschutz 219
MCI 39
Medikamente 48
Methodenkompetenz 194–196
Mikroorganismen 206
Milieutherapie 68–69, 99–101
Mobilität 110–117
Modell, psychobiografisches nach Böhm 97–99
Morbus Pick 40, 43–44
MRSA 205
Multiple Sklerose 40
Musiktherapie 47, 85, 87, 154
MVC-Nursing Delirium Rating Scale 52

N
Nachtkaffee 148
Nachtschlaf 147–148
Nähe 64–67
Nahrungsverweigerung s. Essen und Trinken
NEECHAM Confusion Scale 51
Neglect 185
NMDA-Antagonist 48
NOSGER 104
NRS 71

O
Organisation, institutionelle 196
Orientierung s. Realitätsorientierungstraining
Osteoporose 189–190

P
Parkinson-Krankheit 40, 45
Patientenverfügung 213–217
– Ethikberatung 216
– Inhalt 216
– Situation, aktuelle rechtliche 215
PAUL-System 168
PEG 144
Person sein 35, 52, 55
Persönlichkeitskompetenz 194–196
Persönlichkeitsveränderung 103
Perzeption 61
Pflege, ambulante 23, 227–228
Pflege, stationäre 21
Pflegealltag 18
Pflegeanamnese 25
Pflegebedürftigkeit 210
Pflegedokumentation 24, 28–30
Pflegedurchführung 28
Pflegeoase 231–232

Pflegeplanung 27
Pflegeprozess 23–28
— Teilschritte 25
Pflegereform 211
Pflegeteam 30–33, 197
— Kommunikation/Probleme 31
— Störungsquellen 32
— Tipps 33
Pflegeversicherung 210–211
Pflegeziele 27–28
Phänomene, psychotische 103
Pneumonieprophylaxe 118
Priming 77
Problemlösungsprozess 24
Prozesspflege, fördernde 19
Psychosyndrom, hirnorganisches 48

Q
Qualifizierung, berufliche 233–235
Qualitätssicherungsgesetz 209

R
RAI 104
Rangskala, numerische 71
Rating-Skala, verbale 71
Reaktionen, überschießende 110
Realitätsorientierungstraining/ROT 47, 161–163
—, formelles 162
—, informelles 161
— Zielsetzung 162
Recht 209–221
Reizarmut/-überflutung 68
Reize, angemessene 68–69
Reminiszenz-Therapie/REM 94
Ressourcen 54
Ressourcenerkennung 26–27
Richard, N. 82
Rivastigmin 48
Robbe Paro 168
Ruhen und Schlafen 145–148
— Besonderheiten bei Demenz 145
— Maßnahmen, unterstützende 146
— Rhythmus, veränderter 145
— Rituale 147

S
SADT 40
Schädel-Hirn-Trauma 46
Schilddrüsenunterfunktion 40
Schlaf-Wach-Ryhthmus 145–146
Schlafen 145–148
— Besonderheiten bei Demenz 145
— Maßnahmen, unterstützende 146
— Rhythmus, veränderter 145
— Rituale 147
Schlaganfall 184–187

Schluckstörungen 142–143
Schmerz/-wahrnehmung 69–70
— Fremdeinschätzung 72
— Interventionen 73
— Selbsteinschätzung 71
Schmidt-Hackenberg, U. 89
Schutzkleidung 205
Schwitzen 120–121
Sehsinn 88
Selbstbestimmung 58–59
Selbsterhaltungstherapie/SET 47, 79–80
Selbstpflege 191–196, 202
— Belastung/Umgang mit 191
— Kompetenz 194
— Stress/-faktoren 192
Selbstpflegemanagement 196–199
— Kommunikation 197
— Situationskontrolle 198
— Strategien 197
— Unterstützung, soziale 198
— Voraussetzungen 196
Sexualassistenz, aktive 158
Sexualität leben, eigene 155–159
— Demenzkranke 155
— Enthemmung, sexuelle 156
— Freiräume 157
—, männlich/weiblich 158
— Sich als Mann fühlen 159
— Umgang mit 156
Sich beschäftigen 148–155
— Angebotsziele 151
— Bedürfnis 148
— Beispiele 154
— Kreativität 150
— Möglichkeiten 152
— Unterstützung 153
Sich bewegen 110–117
— Ansatz, nicht-medikamentöser 112
— Begleiterrolle 116
— Bewegung 111
— Rhythmusgefühl 113
— Starthilfen 113
— Stürzen 115
— Wandering 113
Sich kleiden 124–126
— Begleiterrolle 126
Sich pflegen 121–124
Sicherheit, soziale 171
Sinnesanregung/-wahrnehmung 87
Sinneserfahrung 155
Snoezelen 47, 69, 89
Sozialkompetenz 194–196
Spiele 154
Sterben/Sterbebegleitung 176–181
— Trauer, professionelle 199
Sterbewunsch 133

Störungen, affektive 103
Stress 192–193
Stressphysiologie 193–194
Stuhlinkontinenz s. Ausscheiden
Sturzprophylaxe 115–116, 190
 – Expertenstandard 115
 – Risikofaktoren, extrinsische/intrinsische 116
Sundowning 146

T
Tastsinn 88
TFFD 45
Therapie 47–49
 –, künstlerische 47, 85–87
 –, medikamentöse 48
 –, nicht-kognitive Symptome 49
 –, nicht-medikamentöse 47, 112
Therapie-Roboter 168
Thromboseprophylaxe 119
Tod s. Sterben/Sterbebegleitung
Toilettengang 131–132
Training, kognitives 76–78
 – Grundsätze 78
 – Speichermodell 76
 – Tipps 77
 – Ziele 77
Trauer, professionelle 199–202
 – Bewältigungsstrategien 201
 – Selbstpflege fördern 202
Trinken s. Essen
Trost 56–57

U
Umgebung, sichere und fördernde 160–171
 – Assistenzsysteme 166
 – Autonomie/Fürsorge 161
 – Brandschutz 169
 – Farbkonzepte 163
 – Orientierung, räumliche 163
 – Orientierung, zeitliche 165
 – Orientierungshilfen 161
 – Wohnbereich 165
Umherlaufen/-wandern 107, 111, 113–115, 165
Unruhe 107
Unruhe, nächtliche 108
Unter-/Überzuckerung 187–188
Unterbringung, rechtliche s. Maßnahmen, freiheitsentziehende
Unterernährung 134
Urininkontinenz s. Ausscheiden

V
Validation nach Feil 47, 80–82, 105
 – Grundsätze 81
 – Techniken 81
Validation nach Richard s. Integrative Validation

VAS 71
Verdächtigungen 109
Vereinsamung 174–175
Vergiftungen, chronische 40, 46
Verhalten 99–110
Verhalten, herausforderndes 101–110
 – Assessmentinstrumente 104
 – Basale Stimulation 105
 – Begleiterrolle 107
 – Bewegungsförderung 105
 – Definition 102
 – Diagnostik, verstehende 104
 – Interventionen 105, 107
 – Krisen, akute 105
 – Rahmenempfehlungen 104
 – Symptome 103
 – Validation 105
 – Wechselwirkung Demenzkranker/Begleiter 106
Verhaltensstörung, zirkadiane 145
Verirren 165
Verluste 54
Verwahrlosung 123–124
Verwirrtheitszustand, akuter 48
Vitalfunktionen aufrechterhalten 117–121
Vitamin B12-Mangel 40
Vorlesen 155
Vorsorgevollmacht 213
Vorwürfe 109
VRS 71

W
Wahrnehmungsverarbeitung 61–64
Wohlfühlen 56
Wohnen, betreutes 229–230
Wohnen, intelligentes 167
Wohnen, sicheres 165
Wohnformen 229–232
Wohngemeinschaften/WG 230

Z
Zehn-Minuten-Aktivierung 89–93
 – Beispiele 91
 – Taschentücher 93
 – Thema Kochen 92
 – Thema Wäsche 92
Ziellosigkeit 107
Zugang, lebensgeschichtlicher 93–99